Heilung

des Unheilbaren

THOMAS E. LEVY

HEILUNG DES UNHEILBAREN

Vitamin C: Die Wunderwaffe der Natur, die selbst »unheilbare« Krankheiten heilt

KOPP VERLAG

1. Auflage September 2015
2. Auflage Dezember 2015
3. Auflage März 2020 als Sonderausgabe
4. Auflage Februar 2021 als Sonderausgabe
5. Auflage Februar 2022 als Sonderausgabe

Titel der amerikanischen Originalausgabe:
Curing the Incurable: Vitamin C, Infectious Diseases, and Toxins

Übersetzung: Dr. med. Eberhard J. Wormer, Dr. Natalie J. Lauer
Umschlaggestaltung: Stefanie Huber
Lektorat: Dr. Ulrike Voigt
Satz und Layout: opus verum, München
ISBN: 978-3-86445-740-1

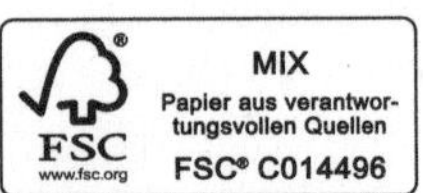

Gerne senden wir Ihnen unser Verlagsverzeichnis.
Kopp Verlag
Bertha-Benz-Straße 10
D-72108 Rottenburg
E-Mail: info@kopp-verlag.de
Tel.: (0 74 72) 98 06-10
Fax: (0 74 72) 98 06-11

Unser Buchprogramm finden Sie auch im Internet unter:
www.kopp-verlag.de

Im Gedenken an Frederick R. Klenner, M.D.,
den großartigen Visionär und wahren medizinischen Pionier

Inhalt

Danksagung

Der Mediziner Frederick R. Klenner, M.D., dem dieses Buch gewidmet ist, verdient den größten Dank für sein Werk. Ohne seine scharfsinnigen Erkenntnisse und die Bereitschaft, über die Grenzen traditioneller medizinischer Lehren hinauszublicken, wäre die Möglichkeit, mit Vitamin C einige »unheilbare« Infektionen und Vergiftungen zu heilen, bis heute völlig unbekannt geblieben. Hauptanliegen dieses Buches ist es, die riesige Anzahl an wissenschaftlichen Dokumentationen zu sichten und aufzuzeigen, dass Dr. Klenners Prinzipien der Vitamin-C-Therapie absolut zutreffend sind und auf der ganzen Welt angemessen angewandt werden sollten.

Linus Pauling, Ph.D., hat gleichfalls enormen Anteil an der Aufklärung der Welt über die Vorteile von Vitamin C. Linus Pauling wurde 1954 mit dem Nobelpreis für Chemie und 1962 mit dem Friedensnobelpreis ausgezeichnet. Obwohl sein Platz in der Geschichte bereits gesichert war, zögerte Pauling nicht, sich für Vitamin C einzusetzen, und warf seine Glaubwürdigkeit in die Waagschale – vor der Weltöffentlichkeit und Medizinern, die sich von einem Nicht-Arzt nicht belehren lassen wollten. Persönliche und wissenschaftliche Integrität hatten für Pauling höchste Priorität. Obwohl Vitamin C heute nach wie vor vielfach ungenutzt bleibt, schaffte es Pauling – und das ist ein historisches Verdienst –, mehr Menschen als je zuvor dazu zu bewegen, täglich eine ordentliche Dosis Vitamin C einzunehmen. Obwohl er kein Arzt war, beeinflusste Pauling damit die Weltgesundheit wahrscheinlich weitaus nachhaltiger zum Guten als auf seinem angestammten Gebiet, der Chemie.

Dr. Albert von Szent-Györgyi Nagyrápolt hatte 1937 den Nobelpreis für Physiologie/Medizin für die Entdeckung von Vitamin C erhalten. Er definierte die chemische Struktur von Vitamin C, isolierte und reinigte es. Dadurch ermöglichte er es vielen nachfolgenden Forschern, die anhaltende und zunehmende Bedeutung von Vitamin C für die Medizin und Wissenschaft zu untersuchen.

Der Zahnarzt Hal A. Huggins, D.D.S., M.S., ein guter Freund, Kollege und Koautor meines ersten Buches *Uninformed Consent* (»Einwilligung ohne Information« – bisher nicht auf Deutsch erschienen), machte mich mit den erstaunlichen Eigenschaften von Vitamin C zur Behandlung von Infektionen und zur Neutralisierung von Giften 1993 erstmals bekannt.

Seitdem sind mein Leben und meine Ansichten über die Medizin nicht mehr dieselben.

Der Zahnarzt Robert Kulacz, D.D.S., ein guter Freund, hervorragender Forscher und Koautor meines dritten Buches *The Roots of Disease* (»Die Wurzeln von Krankheiten« – bisher nicht auf Deutsch erschienen), hat in Bezug auf medizinische Fragen ebenso viel zu meinem Erkenntnisgewinn beigetragen wie jeder meiner Medizinerkollegen. Er fungierte als unschätzbarer Resonanzboden für viele meiner Theorien, Gedanken, Fragen und Ideen.

Mein Bruder John las und redigierte dieses Buch sorgfältig. Obwohl er keinen explizit medizinischen Hintergrund hat, übernahm ich viele seiner kenntnisreichen Anregungen, um die Botschaft des Buches besser ausdrücken zu können.

Meine bewundernswerte Mutter Catherine hat nach wie vor den positivsten Einfluss auf meine Karriere. Ihre Liebe und Unterstützung haben mich während meines ganzen Lebens nachhaltig angespornt. Auch meine Schwester Cathy war immer hilfreich zur Stelle.

Mein Dank gilt auch Char Longwell, Chris Prudhomme und Bob Culp von der medizinischen Bibliothek des *Memorial Hospital* in Colorado Springs, CO. Ihre Hilfe beim Bemühen, die nötige Forschungsarbeit für dieses Buch zu vervollständigen, war unschätzbar wertvoll.

Vorwort

In der Wissenschaft steht denjenigen die Auszeichnung zu, die die Welt überzeugen, nicht denjenigen, die zuerst die Idee hatten.

Sir William Osler

Um bei den Worten von William Osler zu bleiben: Forschung ohne Weiterverbreitung und Integration ist bedeutungslos. Wenn die größte Entdeckung nur sehr wenige Köpfe erreicht – oder sehr viele Köpfe erreicht, aber niemals richtig verstanden wird –, hat sie keine Auswirkungen. Bei der Lektüre dieses Buches wird der Leser schnell bemerken, dass die hier vorgestellte Forschungsliteratur meist mindestens 50 Jahre alt ist. Seit mehr als 100 Jahren haben viele verschiedene Forscher und Autoren über

Vitamin C oder den »Anti-Skorbut-Faktor« geschrieben. Vitamin C hat sich als solch faszinierende Substanz erwiesen, dass ein Großteil der Forschung über seine Wirkungen schon aus der Zeit vor seiner exakten chemischen Isolierung stammt. Für die Wahrnehmung der offensichtlich vorteilhaften Wirkung von frischen Früchten und Gemüse auf die Gesundheit von Menschen und Labortieren war keine genaue Kenntnis dessen nötig, was in diesen Nahrungsmitteln steckt und die allgemeine Gesundheit so stark verbesserte.

Dieses Buch möchte viel mehr, als nur die weit gefächerte Forschungsliteratur über Vitamin C, Infektionskrankheiten und Gifte in einem Band zusammentragen. Die Gesamtdarstellung der Informationen über Vitamin C in diesem Buch macht es wahrscheinlich tatsächlich einzigartig: Viele der auf den nachfolgenden Seiten präsentierten Auffassungen und Informationen resultieren aus meinem kontinuierlichen Bestreben, die zahlreichen und unwiderlegbaren klinischen Ergebnisse besser zu verstehen, die ich auch selbst bei geeigneter Anwendung von Vitamin C beobachtet hatte. Das Buch präsentiert aber noch mehr bemerkenswerte klinische Forschungsergebnisse als die von mir selbst beobachteten; diese habe ich in den Bergen der über Vitamin C publizierten Studien entdeckt oder sie wurden mir von Kollegen mitgeteilt. Solche Ergebnisse sind unter praktizierenden Medizinern nach wie vor meist unbekannt – oder sie werden ignoriert. Es gibt buchstäblich Literatur im Überfluss, die unwiderlegbar nachweist, dass Vitamin C der wichtigste Einzelnährstoff ist, um eine optimale Gesundheit zu erreichen und zu erhalten. Es ist auch das Mittel der ersten Wahl, um eine große Zahl der häufigsten Infektionskrankheiten zu heilen oder wirksam zu behandeln. Vitamin C ist zweifellos die wichtigste Therapie, die die meisten Patienten mit Infektionskrankheiten bekommen sollten – unabhängig von der Diagnose und unabhängig davon, ob bereits mit anderen Behandlungen und Medikationen begonnen wurde.

Viele Ärzte und Forscher verlangen eine präzise Erklärung für jedes Resultat, das sich aus einem Behandlungs- oder Forschungsprotokoll ergibt. Eine derart umfassende Nachvollziehbarkeit ist ein wünschenswertes Ziel. Die Unmöglichkeit oder das Fehlen einer Nachvollziehbarkeit sollte aber niemals der Nutzung einer Therapie im Weg stehen, mit der belastbare und reproduzierbare positive klinische Ergebnisse erzielt wurden und werden. Ergebnisse sind Ergebnisse. Zu wissen, warum ein Ergebnis erzielt wird, ist in der Regel ein Luxus für den Arzt und für die Genesung des Patienten nicht erforderlich. Fehlendes Verständnis kann niemals ein positives klinisches Ergebnis zunichte machen. Nur die intellektuell und geistig unselbstständigsten Ärzte oder Therapeuten würden eine Behandlung verweigern, die eindeutig wirksam ist – insbesondere dann, wenn diese Behandlung klar und nachweislich unbedenklich ist, was die breite Anwendung seit mehr als 60 Jahren weltweit bewiesen hat.

Obwohl es viele andere »Vitamin-C-Autoren« vor mir gegeben hat, markiert nun das neue Jahrtausend eine Phase, in der mehr Informationen als jemals zuvor für Ärzte und Forscher zur Verfügung stehen. Das Internet und das *World Wide Web* haben für eine beispiellose Verfügbarkeit von Information über jedes denkbare Thema gesorgt. Dieser »Informations-Tsunami« hat dazu geführt, dass jede Berufsgruppe sehr viel mehr Verantwortung gegenüber der Öffentlichkeit für die Sorgfalt, Integrität und Rechtschaffenheit ihres Verantwortungsbereichs übernehmen muss.

Viele medizinische Autoren schrecken davor zurück, den Begriff »Heilung« zu benutzen. Einerseits ist diese Vorsicht, einen wichtigen Begriff nicht zu missbrauchen, lobenswert. Andererseits ist es absolut angemessen, den Begriff »Heilung« dann zu verwenden, wenn es faktisch eindeutige Belege dafür gibt, dass eine bestimmte Erkrankung definitiv und wiederholt durch eine bestimmte Therapie geheilt wurde. Der Aufbau von Kapitel 2 – das wichtigste Kapitel, das die Vitamin-C-Therapie und bestimmte Infektionskrankheiten behandelt – ist so gestaltet, dass man leicht erkennen kann, ob eine Infektionskrankheit durch eine geeignete Vitamin-C-Dosierung heilbar oder reversibel ist oder gar verhindert werden kann – gemäß der Angaben aus der medizinischen Weltliteratur des letzten Jahrhunderts.

Eine Infektionskrankheit gilt dann als »reversibel« (im Gegensatz zu »heilbar«), wenn die optimale Vitamin-C-Dosis einige oder alle Begleiterscheinungen, Symptome und von der Norm abweichenden Laborbefunde eindeutig rückgängig machen kann. Ist diese Normalisierung vollständig und nachhaltig, wird die Erkrankung als heilbar eingestuft. Ein solches System erlaubt dem Leser, der in erster Linie von einer bestimmten Infektionskrankheit betroffen ist, direkt diesen Abschnitt zu wählen und sich über die dokumentierte Vitamin-C-Wirkung bei dieser Erkrankung zu informieren. Einen Begriff wie »Heilung« zu vermeiden, wenn er absolut angemessen ist, richtet genauso viel Schaden an wie die unangemessene Verwendung des

Begriffs. Wer die unglaubliche Eigenschaft von Vitamin C, bestimmte Infektionskrankheiten zu heilen, nicht erkennt, verlängert nur die Anwendung vieler anderer unnützer und toxischer Arzneimittel sowie belastender klinischer Therapiemaßnahmen. Passt der Schuh, dann trage ihn – und wenn die Behandlung wirkt, dann gib es öffentlich bekannt!

Wo es sinnvoll erscheint, werden dem Leser zur Beurteilung auch potenzielle, aber bisher undokumentierte Wirkungen von richtig dosiertem Vitamin C auf eine Infektionskrankheit vorgestellt. Man kann bestimmt häufig Rückschlüsse auf die klinische Reaktion einer wirksameren (meist intravenös verabreichten) und höheren Dosierung von Vitamin C bei einer bestimmten Infektionskrankheit anstellen. Eine solche klinische Bewertung basiert auf der günstigen Reaktion einer ähnlichen Infektionskrankheit auf eine optimierte Vitamin-C-Dosisverordnung. Obwohl dieses Vorgehen nicht den Stellenwert einer kontrollierten klinischen Studie hat, sollte ein kompetenter Arzt jedenfalls die Option haben, Dosisvorgaben für Vitamin C anzuwenden, die sich bei einer anderen Infektionskrankheit als sicher erwiesen haben, auch wenn sie bislang in der Fachliteratur noch nicht beschrieben wurden. Tatsächlich erwartet man von einem Arzt häufig, dass er eine Behandlung bei einer Erkrankung versucht, die sich bei einer bestimmten anderen Erkrankung bereits als sehr sicher erwiesen hat, wenn andere Mittel weitgehend versagen. Dieser Fall trifft sogar dann zu, wenn die Beweislage der Fachliteratur so unzureichend ist, dass eine eindeutige Aussage nicht möglich ist. Selbst wenn viele Ärzte den sicheren Hafen etablierter Therapien bevorzugen, ist die behutsame Anwendung von Therapien zu befürworten, die bei anderen Erkrankungen allgemein als sicher gelten.

Dieses Buch wurde genau mit den zuvor erwähnten Punkten im Hinterkopf geschrieben. Wenn ich eine Hypothese vorstelle, die auf begrenzten Informationen aus Praxis und Forschung beruht, weise ich darauf hin. Auf der anderen Seite sage ich auch klar, dass Vitamin C eine Erkrankung geheilt hat, wenn es aus der Gesamtheit der Erkenntnisse klar zu erkennen ist. Der Leser soll sich jederzeit aufgefordert und ermutigt fühlen, alle Literaturhinweise zu prüfen, die in diesem Buch zahlreich zitiert werden und die angeführten Erklärungen und Thesen unterstützen sollen. Rückmeldungen sind von jedem Leser hochwillkommen – vor allem dann, wenn sie ein ernsthafter Versuch sind, einen quasi unglaublichen Literaturhinweis mit der enorm wichtigen Bedeutung von Vitamin C für das Leben und die Gesundheit jedes menschlichen Wesens in Einklang zu bringen. Wieso sollte es für mich eine Beleidigung sein, wenn jemand mich herausfordert und seine Behauptungen mit echten wissenschaftlichen Daten untermauern will? Solche Rückmeldungen machen mich doch zu einem noch besseren Arzt. Sie werden die Qualität meiner zukünftigen medizinischen Behandlungen und meiner medizinischen Schriften verbessern. Auf der anderen Seite ist es mein sehnlichster Wunsch, dass alle anderen Ärzte, die auf dieses Buch stoßen, eine ähnlich offene Position vertreten. Allein die Ergebnisse sollten für oder gegen Vitamin C sprechen.

Selbstverständlich sind Propaganda und intellektuelle Arroganz bei einer angesehenen medizinischen Praxis fehl am Platz. Forscher, die bereit sind, sich gegen etablierte medizinische Konzepte auszusprechen, sollten von ihren Kollegen anerkannt und ermutigt werden, man sollte sie nicht isolieren und bloßstellen. Wenn sich ihre neuen, radikalen medizinischen Theorien als falsch erweisen, dann werden solche Ergebnisse für sich selbst sprechen. Medizin und Wissenschaft haben selten signifikante Fortschritte gemacht, wenn die Thesen der Mehrheit gegenüber einer Minderheit dominierten. Nur wahrhaft unabhängige Denker wie Galilei, Tesla, Newton und Pauling ermöglichten der Menschheit, einen Sprung nach vorne zu machen – nicht bloß vorwärtszukriechen oder gar zurückzufallen.

Wie Sir William Osler zu Beginn dieses Vorworts bemerkte, hat es unglücklicherweise eine höhere Bedeutung, die Welt davon zu überzeugen, dass etwas wirklich existiert, als es nur zu entdecken und die Beweise für sich selbst sprechen zu lassen. Hoffentlich wird dieses Buch eine wesentliche Rolle für die »Entdeckung« spielen, dass Vitamin C ein unerhört wichtiger Faktor ist, um die Gesundheit des Menschen zu erhalten und wiederherzustellen. Dieses Buch ist auch all jenen unbekannten Vitamin-C-Forschern gewidmet, die zwar einige kunstvolle Pinselstriche beigesteuert haben, aber niemals Gelegenheit hatten, das fertige Meisterwerk zu betrachten – oder vielleicht nie wussten, dass ein viel größeres Bild existiert.

Geleitwort

von Dr. Garry Gordon

Seit Jahren schätze ich Dr. Tom Levys bedeutenden wissenschaftlichen Beitrag zur wundersamen Heilkraft von Vitamin C. Bei der Behandlung von Patienten sowie bei der Schulung praktizierender Ärzte habe ich stets auf seine Erfahrungen vertraut und auf dieses Buch *Curing the Incurable: Vitamin C, Infectious Diseases and Toxins* verwiesen. Ich fühle mich sehr geehrt, das Geleitwort für die vierte Auflage verfassen zu dürfen.

Aufgrund der umfassenden Publikationen zum Thema, die Dr. Levy zusammengetragen hat (über 1200 wissenschaftlichen Referenzen), besteht nun für viele Klarheit darüber, in welcher Dosierung Vitamin C am wirksamsten ist. Es ist nachgewiesen, dass die aktuell empfohlene Tagesdosis von Vitamin C deutlich zu niedrig bemessen ist, um eine gesunde zelluläre Funktion aufrechtzuerhalten und um Infektionen bekämpfen zu können. Megadosierungen von Vitamin C von 5000 bis 20 000 Milligramm oder mehr oral sowie 20 bis 200 Gramm Vitamin C intravenös können Leben retten und haben Leben gerettet – selbst wenn andere Therapiemethoden versagt haben.

Als junger Arzt wusste ich nichts über das lebensrettende Potenzial von Vitamin C. Das hat sich erst geändert, als ich aus persönlichen Gründen mit orthomolekularer Medizin zu tun hatte. Von Geburt an leide ich unter Gesundheitsproblemen. Unter anderem vertrug mein Magen nicht mehr als 1000 Milligramm der damals verfügbaren Vitamin-C-Präparate. Dies war der Beginn einer aufregenden Reise, die seit mehr als 40 Jahren andauert. Und ich hatte das spezifische Privileg, mit Größen wie Dr. Linus Pauling (der ursprünglich den Terminus »orthomolekular« prägte) und anderen herausragenden Vordenkern auf diesem Gebiet wie etwa Dr. Abraham Hoffer, Dr. Robert Cathcart und Dr. Harold Foster zusammenzuarbeiten. Diese Männer haben die Wirkung intensiver Nährstoff-Supplementierung zur Behandlung und sogar zur Rückbildung von chronischen und akuten Erkrankungen – darunter Herzleiden und Krebs – beobachtet. Diejenigen von uns, die die Wirkung von Vitamin C und anderen Nährstoffen in quantitativer Megadosierung verfochten haben, zogen den Hohn und sogar den Zorn ihrer Kollegen auf sich – ein Paradigma, das sich jetzt gerade zu ändern beginnt.

Derzeit geben wir in den USA mehr für den Gesundheitsbereich aus als jedes andere Land der Welt. Wir werden von Tag zu Tag übergewichtiger und kränker und nehmen gleichzeitig immer mehr Arzneimittel ein. Tödliche Arzneien werden entwickelt, in Massen produziert und von Unternehmen verkauft, die mit dem Leid und der Krankheit anderer Milliarden Dollar umsetzen. Unglücklicherweise liegt der Fokus der Schulmedizin und der Pharmaindustrie nicht darauf, effektive Therapien zu entdecken – alles dreht sich nur ums Geld. Die meisten Medikamente maskieren nur die Symptome. Die tatsächlich zugrunde liegenden Ursachen von Erkrankungen werden ignoriert, und so kommt es zu neuen Erkrankungen und Beschwerden, die wiederum mit anderen Arzneien therapiert werden müssen. Das *Wall Street Journal* berichtete, dass mehr als ein Viertel der Kinder und Jugendlichen in den USA heutzutage regelmäßig rezeptpflichtige Medikamente verordnet bekommen. Fast sieben Prozent dieser jungen Patienten nehmen zwei oder mehr Arzneimittel ein. Grippeschutzimpfungen und Antidepressiva werden schwangeren Frauen verschrieben, wobei man schädliche Nebenwirkungen der Mittel auf den Fötus in Kauf nimmt, was langfristig zu chronischen Erkrankungen im späteren Leben des Kindes führen kann. Laut den *Centers for Disease Control and Prevention* (CDC) nimmt die Hälfte der US-amerikanischen Bevölkerung regelmäßig rezeptpflichtige Medikamente ein. Etwa ein Drittel davon konsumiert täglich zwei oder mehr unterschiedliche Pharmazeutika, und mehr als zehn Prozent aller US-Bürger wenden häufig mehr als fünf Medikamente gleichzeitig an. Angesichts solcher Statistiken überrascht es nicht, wenn das *Journal of The American Medical Association* (JAMA) feststellt, dass die häufigste Todesursache in den USA Nebenwirkungen von Medikamenten sind.

Mit *Curing The Incurable* legt Dr. Levy eine umfangreiche Sammlung wissenschaftlicher Studien vor, die eindeutig belegen, dass Vitamin C sowohl oral als auch intravenös in hohen Dosierungen angewendet werden kann – oral in täglichen Dosierungen von vier bis 20 Gramm oder mehr sowie nach Bedarf eingenommen, intravenös in Dosierungen von 30 bis 200 Gramm oder mehr pro Tag –, um der Menschheit dabei zu helfen, zahlreiche schwere chronische und akute Gesundheitsprobleme zu bewältigen.

Wir alle müssen lernen, wie wir uns vor den unzähligen Problemen der Gesundheitsversorgung schützen können, denen wir ausgesetzt sind – beginnend mit kleineren Vorkommnissen bis hin zu Antibiotikaresistenten

Infektionen, die jährlich mehr als 100 000 Patienten dahinraffen. Wir müssen über alle möglichen Optionen informiert sein und für unser unabdingbares Recht kämpfen, natürliche Heilmittel anstelle von konventionellen Therapien wählen zu können. Dr. Levy zeigt uns, wie man Leben retten kann. Wir brauchen mehr Vorkämpfer seiner Art und solche wie Ralph Fucetola, J.D., der als »The Vitamin Lawyer« (»Verfechter der Vitamine«) bekannt ist. Dr. Fucetola erhielt zahlreiche Auszeichnungen für die Schlüsselrolle, die er in Bezug auf die 1995-DHEA-Fälle im Namen der *Life Extension Foundation* spielte. Gleiches gilt für Jonathan Emord (Anwalt für Verfassungsrecht), der sich im Sinne der Menschenrechte und des Rechts eines jeden Bürgers, Zugang zu alternativen und experimentellen Therapien zu haben, vor dem Bundesgericht inzwischen achtmal gegen die US-Arzneimittelbehörde FDA durchsetzte. Viele sogenannte alternative Anwendungen können auf Verlangen des Patienten in die schulmedizinische Therapie integriert werden – dies wird dann der Fall sein, wenn die Öffentlichkeit über die zahllosen lebensrettenden anderen Behandlungsoptionen besser informiert ist.

Würden Sie mich heute fragen, was der wirkungsvollste Nährstoff für eine Person mit Gesundheitsproblemen ist, würde ich antworten, dass bei mir Vitamin C ganz oben auf der Liste steht. Es hat mich niemals im Stich gelassen – und es wird auch Sie nicht im Stich lassen.

Einführung

Man braucht mehr als Logik und glasklare Beweise, um die Trägheit und den Dogmatismus des etablierten Denkens zu überwinden.

Irwin Stone

Überraschenderweise gibt es in der medizinischen Literatur Belege dafür, dass Vitamin C nachhaltig und ohne Weiteres sowohl die akute Kinderlähmung (Polio) als auch die akute Leberentzündung (Hepatitis) geheilt hat. Die moderne Medizin betrachtet diese beiden Viruserkrankungen hingegen noch immer als unheilbar, unabhängig von der Behandlungsmethode. Man sollte erwähnen, dass sowohl Polio als auch die Hepatitis gelegentlich spontan abheilen, entweder relativ rasch oder innerhalb eines längeren Zeitraums. Allerdings ist sich die moderne Medizin dessen nicht bewusst, dass mit angemessen dosiertem Vitamin C in fast allen Fällen akute Polio- und Hepatitis-Erkrankungen zuverlässig und schnell geheilt werden können. Kleinkinder mit Polio sind in weniger als einer Woche komplett geheilt! Hepatitis-Patienten sind nur einige Tage krank, nicht einige Monate. Darüber hinaus entwickelt sich die akute Hepatitis nicht zur chronischen Hepatitis weiter, wenn die Betroffenen mit genügend Vitamin C behandelt werden.

> In fast allen Fällen kann angemessen dosiertes Vitamin C zuverlässig und rasch akute Kinderlähmung und akute Hepatitis heilen.

Mit Vitamin C konnten zudem zahlreiche andere weitverbreitete virale und bakterielle Erkrankungen, die nach wie vor Kinder und Erwachsene heimsuchen, gestoppt und oft geheilt werden. Es gibt jede Menge Erkenntnisse, die klar belegen, dass mit richtig dosiertem Vitamin C auch andere schwere Erkrankungen wie Krebs und Herzerkrankungen reversibel sind. Und fast immer ist Vitamin C vorbeugend wirksam. Am besten und überzeugendsten ist die Heilung zahlreicher Infektionskrankheiten dokumentiert, die viel Leid verursachen, häufig tödlich verlaufen oder zu Behinderungen führen. Da dem Leser nur eine Stichprobe aus der Unmenge an harten wissenschaftlichen Beweisen (Evidenz) präsentiert wird, die die wirksame Behandlung von Infektionskrankheiten mit Vitamin C praktisch ignorieren, ist es gut verständlich, dass zahlreiche weitere, weniger gut dokumentierte Vitamin-C-Anwendungen gleichermaßen unbeachtet bleiben. Derzeit hat die moderne Medizin lediglich eine breite Auswahl an Impfstoffen im Angebot, mit der Hoffnung auf Schutz vor zahlreichen Infektionskrankheiten. Hat man sich einmal infiziert, erweist sich die heutige Behandlung fast aller infektiöser Viruserkrankungen als wenig fortschrittlich.

Bei nicht-viralen Infektionen machen Antibiotika den großen Unterschied aus. Aber für die Behandlung der meisten Virusinfektionen ist die unterstützende Therapie kennzeichnend. Sie ist auf die Behandlung von Symptomen ausgerichtet, in der Hoffnung, dass das Immunsystem die eigenen Kräfte mobilisieren kann. Letztendlich gewinnt entweder das Virus oder der Körper – und der behandelnde Arzt wartet mit seinem Patienten auf das Endergebnis.

Mit Vitamin C muss sich ein solches Szenario nicht zwangsläufig ständig wiederholen. Beispielsweise belegen die in diesem Buch vorgestellten wissenschaftlichen Befunde überzeugend, dass die als Kinderlähmung (Polio) bekannte Viruserkrankung durch geeignete Anwendung sehr hoher Vitamin-C-Dosierungen geheilt wurde und geheilt werden kann. Die wissenschaftlichen Nachweise (Evidenz) in diesem Buch werden auch schlüssig belegen, dass Vitamin C sehr viel mehr kann als nur Polio heilen. Obwohl Polio für die jüngere Generation eine weitgehend unbekannte Erkrankung ist und für die ältere Generation eine vergessene Krankheit, wird Ihnen jeder Arzt (alt oder jung) sagen, dass Polio eine Erkrankung ist und bleibt, für die es keine wirksame Behandlung und erst recht keine Heilung gibt.

Im Licht solcher erstaunlichen klinischen Ergebnisse müssen die Vergangenheit, Gegenwart und Zukunft des Mainstreams der etablierten Medizin auf den Prüfstand gestellt werden. Die meisten Ärzte haben mögli-

Die wichtigsten Erfordernisse der Vitamin-C-Anwendung sind:

1. die richtige Form
2. die geeignete Technik
3. die ausreichend häufige Einnahme
4. die ausreichend hohe Dosierung
5. bestimmte zusätzliche Substanzen
6. die ausreichend lange Anwendung

cherweise die besten Absichten, dennoch sollten sie für ihre kollektive und hartnäckige Ignoranz gegenüber den unausweichlichen Schlussfolgerungen in Bezug auf die enormen klinischen Vorteile von richtig dosiertem Vitamin C zur Rechenschaft gezogen werden. 1949, auf dem Höhepunkt der Polio-Epidemie, lebten alle jungen Eltern in der Angst, dass ihre Babys und Kleinkinder die nächsten Opfer sein könnten. Zu dieser Zeit berichtete Frederick R. Klenner darüber, dass er 60 von 60 Polio-Patienten, die in seine Praxis oder in die Nofallambulanz gekommen waren, erfolgreich geheilt hatte! Darüber hinaus teilte er mit, dass keiner der 60 behandelten Patienten irgendeinen bleibenden Schaden der Viruserkrankung aufwies, die oft lebenslang schwere Behinderungen verursacht. Diese Ergebnisse präsentierte Klenner 1949 auf dem Jahreskongress der *American Medical Association*, die sich mit der Behandlung von Polio-Patienten befasste.

Frederick R. Klenner berichtete, dass er erfolgreich 60 von 60 Polio-Patienten geheilt hatte.

Sie werden sehen, dass Klenners Forschung und seine Studiendaten glasklar und unmissverständlich sind. Und es bleibt dann dem Leser überlassen, festzustellen, dass solche Informationen in der Vergangenheit ignoriert wurden und noch heute ignoriert werden. Landwehr (1991) befasste sich mit den Einzelheiten von Klenners Versuch, die *American Medical Association* über die erstaunliche Reaktion der Polio-Infektion auf richtig dosiertes Vitamin C zu informieren. Klenner konnte zudem wiederholt nachweisen, dass Vitamin C offenbar die ideale Substanz ist, um jedes infektiöse Virus abzutöten. Er zeigte mehrfach, dass Vitamin C ganz einfach die beste Option ist, um fast jede toxische Chemikalie oder giftige Substanz zu eliminieren oder zu neutralisieren – inklusive Toxine, die bei einigen Infektionskrankheiten anfallen. Darüber hinaus erfahren Sie, wie Klenner und zahlreiche weitere Ärzte und Forscher zweifelsfrei nachgewiesen haben, dass Vitamin C als perfektes Mittel zu betrachten ist, um die meisten Bakterien, Pilze und anderen Mikroorganismen zu zerstören, die die Menschheit heimsuchen.

Ergänzend zum Nutzen von Vitamin C als Einzelsubstanz erfahren Sie, dass die Wirksamkeit vieler gängiger Therapien bei einem Großteil der Infektionskrankheiten von der richtigen Begleitbehandlung mit Vitamin C enorm profitiert. Vitamin C ist als Einzelanwendung bei vielen Infektionskrankheiten unglaublich effektiv, und darüber hinaus gibt es auch so gut wie keine medizinische Behandlung irgendeiner Infektionskrankheit, die nicht durch zusätzliches Vitamin C mindestens verbessert wird!

Jeder, der obige Informationen gelesen hat, wundert sich bestimmt, wie es sein kann, dass eine solch spektakuläre Heilung und Behandlung von Polio, Hepatitis und anderen Infektionskrankheiten von derart vielen engagierten intelligenten Ärzten und Forschern möglicherweise übersehen werden konnte. Die Erklärung für dieses Phänomen ist nicht ganz einfach.

Die meisten Menschen, insbesondere Menschen mit Hochschulbildung wie Ärzte, stecken verbissen und hartnäckig im Denken als Gruppe fest. Sie sehen sich nicht als Individuen, die zu einem kollektiven Fundus des Wissens beitragen. Sobald etwas auf den Seiten eines medizinischen Lehrbuchs steht und von Professoren landesweit Medizinstudenten und Doktoranden gelehrt wird, werden alle Widersprüche zu solchen orthodoxen Lehren pauschal ignoriert, wenn aus vielversprechenden Aspiranten praktizierende Ärzte werden. Dieser bedingungslose Glaube an »etabliertes« medizinisches Wissen ist so tief verankert, dass viele Ärzte noch nicht einmal in Erwägung ziehen, etwas zu lesen, das aus Quellen stammt, die sie in Bezug auf neue medizinische Konzepte als wertlos erachten. Und wenn sie zufällig doch auf solche Informationen stoßen und diese lesen, lehnen sie sie als lächerlich ab, wenn sie den Auffassungen widersprechen, die die Mehrheit der Kollegen und Lehrbücher vertreten.

Ärzte fürchten nichts mehr, als von ihren Kollegen lächerlich gemacht zu werden. Und mehr als jeder andere Faktor, den ich mir vorstellen könnte, scheint diese Furcht unabhängiges medizinisches Denken komplett zu unterdrücken.

Ich praktiziere seit 25 Jahren als Arzt und kann dem Leser versichern, dass fast alle Ärzte nichts mehr fürchten, als von ihren Kollegen lächerlich gemacht zu werden. Und mehr als jeder andere Faktor, den ich mir vorstellen könnte, scheint diese Furcht unabhängiges medizinisches Denken komplett zu unterdrücken. Goethe bemerkte hierzu: »Wir würden eher unsere moralischen Verfehlungen, Missgriffe und Verbrechen zugeben als unsere wissenschaftlichen Irrtümer.« In der Tat könnte eine Handvoll skrupelloser Ärzte bemerken, dass einige unwillkommene, aber legitime medizinische Fortschritte ihr Einkommen schmälern, weswegen sie solche Fortschritte bekämpfen. Andererseits kümmern sich die meisten Ärzte um ihre Patienten und möchten ihnen helfen. Die Frage ist: Wie bekommt man Ärzte und die vollständige medizinische Wahrheit zusammen? Forman (1981) untersuchte diese Innovationsresistenz bei einigen Wissenschaftlern, insbesondere in einer Praxis oder im Krankenhaus arbeitenden Ärzten.

Am Sonntag, dem 2. Juli 2000, wurde zur besten Sendezeit ein Fernsehfilm ausgestrahlt. Er hieß *First Do No Harm* (Deutsch: *Solange es noch Hoffnung gibt*). Meryl Streep, eine der berühmtesten zeitgenössischen Schauspielerinnen, verkörperte die Hauptrolle. Die fiktive Geschichte basierte auf wahren Begebenheiten im Leben einer Mutter (Streep) und ihres kleinen Kindes. Das Kind entwickelte Epilepsie, die sich als zunehmend resistent gegenüber allen verordneten Medikamenten erwies. Zudem kam es bei dem Kind zu zahlreichen Nebenwirkungen, davon mindestens einem lebensbedrohlichen Zwischenfall. Schließlich schlug man eine Hirnoperation als *ultima ratio* vor – mit geringer Chance auf einen Langzeiterfolg.

Die Mutter des Kindes beschloss, sich nicht mit ihrem Schicksal abzufinden, und vertiefte sich in die Forschungsliteratur in der medizinischen Bibliothek. Sie entdeckte eine Behandlung namens »ketogene Diät«, von der bekannt ist, dass damit bei einem Großteil der erfolglos mit Antiepileptika behandelten Patienten Krämpfe komplett zum Verschwinden gebracht werden können. Ihr Neurologe hatte die Diät noch nicht einmal als Therapieoption erwähnt, obwohl diese medizinische Behandlung seit etwa 75 Jahren bekannt ist!

Als die Mutter den Ärzten erklärte, dass sie die Diät probieren wolle, reagierte der Neurologe nur mit Spott und bezeichnete die Erfolgsberichte als »anekdotisch«. Er drohte sogar mit juristischen Schritten, um sie davon abzuhalten, ihr Kind in das Johns-Hopkins-Krankenhaus in Baltimore zu bringen, um die Diät zu versuchen und die Operation zu vermeiden. Wie zu erwarten, war die Diät ein voller Erfolg, und das Kind wurde rasch krampffrei, ganz ohne Medikamente.

Am Tag nach der Ausstrahlung, im Aufenthaltsraum einer Klinik in Colorado Springs, wurde mir ziemlich klar, dass sich die Ärzte als Gruppe angegriffen fühlten, weil ihre Autorität durch den Film infrage gestellt worden war: *First Do No Harm* (»Erstens: Du sollst niemandem Schaden zufügen«. Als ein Arzt meinte, er würde sich diese ketogene Diät mal »anschauen«, bildete sich im Rest der Gruppe rasch eine starke Ablehnungshaltung aus, die nur noch abwertende Kommentare über dieses Therapieverfahren akzeptierte. Einige Kommentare der echten Ärzte deckten sich fast mit den negativen Kommentaren des TV-Neurologen.

Die Ärzte qualifizierten die Berichte über positive Erfahrungen mit der ketogenen Diät als anekdotisch ab, obwohl ziemlich klar war, dass die meisten, wenn nicht gar alle von ihnen niemals etwas von einer ketogenen Diät gehört hatten, bevor sie den Film sahen. Und dies trotz der Tatsache, dass viele Publikationen über positive Ergebnisse mit der Diät berichteten. Ein Arzt bezeichnete sogar das Internet als weiteren *National Enquirer* und unterstellte Laien, dass sie viel zu ignorant seien, um jemals auf eigene Faust an wichtige Informationen zu kommen; und dass sie sich durch alles, was sie lesen, täuschen ließen.

Ein älterer Arzt erklärte, dass er eine »komplette Bibliografie« medizinischer Belegstellen benötigen würde, bevor er auch nur einen Gedanken auf die ketogene Diät verschwenden würde. Die Gruppe stellte mit allgemeiner Zustimmung fest, es sei unmöglich, dass ihnen irgendeine wichtige Behandlung bei therapieresistenten Krampferkrankungen im Laufe ihrer medizinischen Ausbildung entgangen sein könnte. Statt in die Diskussion einzusteigen, hörte ich lieber zu und verabschiedete mich schließlich wortlos.

Zu Hause brauchte ich etwa drei Minuten, um in MEDLINE 180 Literaturangaben über die »ketogene Diät« zu finden. MEDLINE ist die Datenbank der *National Library of Medicine*. Sie enthält mehr als elf Millionen Einträge und Zusammenfassungen (»Abstracts«) von Autoren aus weltweit mehr als 4000 biomedizinischen Zeitschriften, von 1966 bis heute. (Am Ende dieses Abschnitts finden Sie eine kleine Auswahl zitierter Literatur über die ketogene Diät.)

Eine der aktuelleren Literaturangaben, die April-Ausgabe von *Pediatrics* aus dem Jahr 2000, bezieht sich auf eine Arbeit, die über elf Studien zur ketogenen Diät berichtet. Die Autoren stellen fest, dass die ketogene Diät therapieresistente Krämpfe bei einem signifikanten Prozentsatz der Kinder komplett beseitigt. Bei einer noch größeren Zahl von Kindern verringerte sich die Krampfhäufigkeit um mehr als 90 Prozent! Ähnliche Artikel findet man in verschiedenen neurologischen und epileptologischen Fachzeitschriften.

Es ist bedauerlich, dass offenbar viele Kinderärzte und pädiatrische Neurologen nicht wissen, was in der neuesten Ausgabe ihres eigenen Fachblatts steht. Und zu guter Letzt scheint es so, als ob das Gelesene in den seltensten Fällen unabhängig bewertet und im Kopf des lesenden Doktors verarbeitet würde. Es bleibt dabei: Neue und radikale Informationen müssen schlicht von der Mehrheit der ärztlichen Kollegenschaft abgesegnet sein, um eine reelle Chance zu haben, bei Patienten angewendet zu werden. Ältere und »radikalere« Informationen haben offenbar eine noch geringere Chance, dass sie objektiv bewertet und in der Praxis eingesetzt werden.

Darüber hinaus ist auffallend, dass immer versucht wird, verschreibungspflichtige Medikamente durchzudrücken – wann immer möglich und bei fast jeder Erkrankung. Als die ketogene Diät entdeckt wurde, gab es keine Antiepileptika. Allerdings benötigt man für die Anwendung der Diät mehr Zeit und Anstrengung als für das Ausstellen eines Rezepts.

Als einige Jahre später die ersten Antiepileptika auftauchten, fiel die ketogene Diät rasch in Ungnade. Das ist vor allem deswegen betrüblich, weil Antiepileptika wie andere rezeptpflichtige Medikamente häufig schwere Nebenwirkungen haben. Es genügt festzustellen, dass der gewöhnliche Arzt selten von dem abweicht, was in den führenden Lehrbüchern steht – sogar dann, wenn in den dem Arzt geläufigen Fachjournalen etwas anderes steht.

Noch ein Wort zu der am häufigsten geäußerten ärztlichen Kritik, wenn ein bestimmtes Konzept nicht zu gängigen medizinischen Informationen passt: Wird etwas als »anekdotisch« gekennzeichnet, sagt man damit dem Berichterstatter einer Information, dass er oder sie unfähig ist, über die Reaktion eines Patienten auf eine Therapie korrekt zu berichten. Das Lexikon definiert die Anekdote als unveröffentlichte Kurzgeschichte. Die renommiertesten Fachjournale bringen heute häufig sogenannte »Fallberichte«, nichts anderes als kurze Zusammenfassungen der Erfahrungen mit einer bestimmten Therapie bei einem oder mehreren Patienten. Ein »Fallbericht« ist demnach ebenfalls nur ein »anekdotischer Bericht«, der es geschafft hat, veröffentlicht zu werden. Allerdings werden publizierte Fallberichte in der Regel von Gesundheitsprofis verfasst. Und die Inhalte weisen oft Kennzeichen einer eher wissenschaftlich aufbereiteten Studie oder eines Fachartikels auf.

Letztendlich ist ein Fallbericht jedoch eine Anekdote, und eine Anekdote ist ein Fallbericht. Die einzigen Unterschiede betreffen den Berichterstatter und seine Fähigkeit, veröffentlicht zu werden. Laienberichterstatter oder ärztliche Nicht-Mainstream-Berichterstatter werden lächerlich gemacht und müssen dafür kämpfen, dass ihre Ergebnisse gedruckt werden. Demgegenüber werden Berichte aus dem »ärztlichen Mainstream« häufig publiziert und mit größerem Respekt der Medizinerszene belohnt, weil sie eine bedeutsame Beobachtung eines bemerkenswerten klinischen Phänomens darlegen. Neue, wegweisende medizinische Konzepte sozusagen aus inoffiziellen Quellen kämpfen jedoch häufig darum, überhaupt wahrgenommen zu werden.

Die Macht des Lehrbuchs spielt auch eine wichtige Rolle für die Beibehaltung einer Therapie und der hartnäckigen Opposition gegenüber einer anderen Therapie. Obwohl die Diät wie erwähnt in der aktuellen medizinischen Literatur als sehr zuverlässige Therapie bei Epilepsie beschrieben ist, benutzen die meisten Ärzte keine Therapien, die nicht in den Lehrbüchern stehen – es sei denn, ihre Kollegen machen es bereits so.

In der 21. Auflage des *Cecil Textbook of Medicine* (2000) wird die ketogene Diät zur Behandlung der Epilepsie nicht einmal erwähnt. Dieses medizinische Lehrbuch gilt landesweit als »Goldstandard« für Medizinstudenten und niedergelassene Ärzte. Wie ist es möglich, dass eine seit 75 Jahren bekannte und ausgewiesene Epilepsietherapie nicht einmal auf irgendwelchen Seiten *erwähnt* wird, obwohl angesehene medizinische Institutionen wie das Johns-Hopkins-Krankenhaus und die Stanford-Universität die Therapie favorisieren und immer wieder über positive Ergebnisse berichtet haben? In der Tat, eine gute Frage.

Dem gewöhnlichen Arzt erscheint es auch nicht fragwürdig, dass ein Kapitel in einem medizinischen Lehrbuch normalerweise von nur einem Autor, selten von zwei oder mehr Autoren, stammt. Das bedeutet, dass in der Regel nur ein oder zwei Leute damit betraut sind, die gesamte relevante Information zu einem bestimmten Thema in der haltbarsten und nützlichsten Form zusammenzufassen. Darüber hinaus unterstellt man diesen Autoren, dass sie alle thematisch wichtigen Artikel in der medizinischen Literatur geprüft haben.

> Die meisten Ärzte benutzen keine Therapien, die nicht in den Lehrbüchern stehen – es sei denn, ihre Kollegen machen es bereits so.

Dieses Buch wird klar aufzeigen, dass ein Großteil der Informationen über den enormen Wert von Vitamin C in der medizinischen Literatur unberücksichtigt bleibt oder vielleicht sogar ignoriert wird. Die meisten Übersichtsarbeiten der heutigen Medizinliteratur über Vitamin C erwähnen oder zitieren wenig von der originären Forschung. Bedauerlicherweise ist dieser Umstand ein direkter Indikator dafür, warum viele andere wichtige alte Konzepte oder andere bedeutsame Informationen über irgendein medizinisches Thema niemals den Weg auf die Seiten eines medizinischen Lehrbuchs finden.

Jedes Mal, wenn eine Neuauflage eines medizinischen Lehrbuchs erscheint, können Sie davon ausgehen, dass eine bestimmte Therapie im Vergleich zur Vorauflage nur minimal verändert beschrieben wird. Meist beziehen sich Unterschiede nur auf die Literatur der letzten paar Jahre. Mit anderen Worten: Schafft es ein wichtiges Konzept der älteren Medizinliteratur nicht sofort in die erste Auflage eines zeitgenössischen Lehrbuches, stehen die Chancen schlecht, dass es jemals angemessen wahrgenommen wird – egal, wie wichtig es sein könnte.

Um die Wahrheit zu sagen: Viele Ärzte verachten Fachliteratur geradezu, die mehr als ein paar Jahre alt ist. Es sieht fast so aus, als hätten selbst die besten wissenschaftlichen Daten ein Verfallsdatum. Werden sie nicht umgehend in ein Lehrbuch aufgenommen, werden sie niemals anerkannt – es sei denn, ein zeitgenössischer Forscher beschließt, die Studie zu wiederholen und die Information »neu zu entdecken«.

Unter dem Stichwort *ascorbic acid* (Ascorbinsäure), dem Fachbegriff für Vitamin C, ergibt eine Suche in *PubMed* (www.ncbi.nlm.nih.gov), der Datenbank der *US National Library of Medicine National Institutes of Health*, auf Anhieb eine Liste mit 47 602 Treffern (Abfrage: Mai 2015)! Zudem wird pro Tag etwa ein Artikel verfasst, der sich mit Vitamin C befasst. Vitamin C war, ist und bleibt eines der populärsten Forschungsthemen der Medizingeschichte. Ein Hinweis auf die Popularität von Vitamin C als Forschungsthema stammt von King (1936), der eine umfangreiche Abhandlung über Vitamin C geschrieben hat. Damals merkte er an, dass seine Übersichtsarbeit »fast gänzlich auf Forschungsstudien beruht, die in den letzten vier Jahren erschienen« seien. Gleichwohl zitierte er 169 Arbeiten.

Ironie des Schicksals! Vitamin C bleibt eine der am meisten ignorierten Substanzen in Bezug auf die praktische Anwendung – trotz des ungeheuren Umfangs an Forschungsarbeiten, die damals wie heute durchgeführt werden. Autoren zahlreicher Studien über Vitamin C schließen ihre Diskussion meist damit ab, dass sie die weitere Erforschung empfehlen und darauf hinweisen, dass ihre Arbeiten naturgemäß vorläufig seien. Und das trotz der Tatsache, dass ungeheuer viele positive Erfahrungen mit Vitamin C bei bestimmten Erkrankungen in den Studien beobachtet worden sind.

Die Studie von Massell et al. (1950) ist ein besonders eindrucksvolles Beispiel dafür. Sie untersuchte die klinische Wirksamkeit von Vitamin C bei sieben Patienten mit rheumatischem Fieber. Alle sieben Patienten bemerkten die dramatische Wirkung von Vitamin C: Die Arthritis im Fall 1 verschwand innerhalb von 24 Stunden nach der Vitamin-C-Gabe. Fall 3 war sechs Wochen krank gewesen. Nach zwei Tagen Vitamin-C-Therapie hatte sich seine Temperatur normalisiert, die Gelenkentzündung war komplett beseitigt. Fall 7 hatte sich, mit den Worten des Autors, »sehr deutlich gebessert«, nachdem die Vitamin-C-Therapie begonnen hatte. Bei Fall 5 war eine »offensichtlich große Verbesserung« zu beobachten. In den drei restlichen Fällen zeigten sich vergleichbar positive Wirkungen. Und doch erklären die Autoren am Ende ihres Artikels, dass »kein abschließendes Urteil in Bezug auf den möglichen therapeutischen Wert« von Vitamin C zur Behandlung von rheumatischem Fieber abgegeben werden kann. Obwohl die Autoren betonen, dass Vitamin C »generell als unschädlich zu betrachten ist«, fügen sie hinzu, dass »offenkundig sorgfältige Toxizitätsstudien nötig sind«. Es sieht so aus, als ob die klinische Wirkung nicht dramatisch genug und ohne jede Spur einer Nebenwirkung ausgefallen wäre, als dass es diese Autoren gewagt hätten, die Routineanwendung von Vitamin C bei rheumatischem Fieber zu empfehlen. Man könnte fast sagen, dass das Wasser immer ein wenig zu kalt ist, um darin zu schwimmen. Im Allgemeinen traut sich niemand zu, eine regelmäßige Hochdosistherapie mit Vitamin C zu empfehlen, obwohl die gewissenhafte Prüfung der Vitamin-C-Forschung genau diese Schlussfolgerung zulässt.

> Ironie des Schicksals! Vitamin C bleibt eine der am meisten ignorierten Substanzen in Bezug auf die praktische Anwendung – trotz des großen Umfangs an Forschungsarbeiten, die damals wie heute durchgeführt werden.

Es gibt nur wenige Erkrankungen, die nicht wenigstens bis zu einem gewissen Grad durch regelmäßige Anwendung optimaler Vitamin-C-Dosierungen gebessert werden können. Und es gibt nur selten einen guten Grund dafür, einem Patienten nicht sofort hochdosiertes Vitamin C zu geben und anschließend mit medizinischen Maßnahmen fortzufahren. Tatsächlich berichtete Klenner, dass seine Patienten zuerst routinemäßig mit Vitamin C behandelt und dann medizinisch weiterbehandelt wurden. Darüber hinaus teilte Klenner mit, dass er immer gute Ergebnisse mit dieser Vorgehensweise erzielt habe.

Wenn die Dosierung einer therapeutischen Substanz niedrig genug ist, werden sich nur geringe oder keine Wirkungen auf eine Infektion oder einen Krankheitsprozess zeigen. Andererseits kann man aus dieser Beobachtung *nicht* ableiten, welche Wirkungen sehr viel höhere Dosierungen der Substanz haben würden. Klenner benutzte Tagesdosen von Vitamin C, die bis zu 10 000 Mal höher waren als die Tagesdosierungen, die in vielen klinischen Studien benutzt wurden! Und obwohl geringste Dosierungen von Vitamin C häufig immer noch zu unglaublichen klinischen oder laborchemischen Effekten führen, wurde ebenso häufig auch über Unwirksamkeit berichtet. Ein wissenschaftlich überzeugender Vergleich zwischen den Wirkungen solch stark unterschiedlicher Dosierungen ist schlicht nicht möglich.

Die medizinische Literatur, die über MEDLINE/*PubMed* zu finden ist, sowie die Literatur, die vor MEDLINE entstand, offenbart viele verloren geglaubte, ignorierte oder anderweitig missachtete wissenschaftliche Fakten und diverse informative Bruchstücke. Die oben erwähnten Beispiele zur ketogenen Diät in der medizinischen Literatur, die in MEDLINE indexiert ist, sind offenbar praktizierenden Kinderärzten, Internisten, Neurologen und Neurochirurgen unbekannt geblieben oder werden nicht anerkannt.

Klenner benutzte häufig Tagesdosierungen von Vitamin C, die bis zu 10 000 Mal höher waren als die Tagesdosierungen, die in vielen klinischen Studien benutzt wurden!

Es überrascht nicht, dass zahllose und dramatische medizinische und klinische Berichte der Vitamin-C-Forschung aus den Jahren 1990, 1960, 1940 oder aus noch früherer Zeit stammen. Es ist leicht nachvollziehbar, dass Studiendaten, die 1940 publiziert wurden und nie in medizinischen Lehrbüchern berücksichtigt wurden, keine echte Chance haben, von der Mehrheit der praktizierenden Ärzte von heute wahrgenommen zu werden. Wie sollte das auch möglich sein, wenn schon die aktuelle Forschung von 1999 oder 2000 vielen Ärzten nicht bekannt ist – sogar dann, wenn sie in ihren Fachzeitschriften erscheint.

Die Vitamin-C-Forschung ist auch in der Beziehung einzigartig, dass sich ein riesiger Berg von Informationen ansammelte, bevor die Substanz überhaupt chemisch identifiziert war. Vor der Identifikation war Vitamin C nur als »Anti-Skorbut-Faktor« bekannt, der in vielen Früchten, Gemüsen und Pflanzen enthalten ist. Skorbut ist die zwangsläufig tödliche Erkrankung, die nach monatelangen Schiffsreisen ohne Vitamin-C-Zufuhr auftritt. Viele ältere und weniger gut definierte Forschungsberichte enthalten dennoch einige erstaunliche Informationen, wie sich noch zeigen wird.

In diesem Buch ist, so weit möglich, alte und neue medizinische Fachliteratur berücksichtigt. Ein motivierter Leser kann einen Großteil der angeführten Literatur prüfen. Grundsätzlich gibt es eine klare Trennung zwischen meinen eigenen Erklärungen zu Wirkmechnismen und Wirkungen von Vitamin C und direkt aus der Fachliteratur übernommenen Aussagen. Häufig bleibt eine bestimmte Fragestellung in der Literatur mehr oder weniger unbeantwortet. Dann werde ich versuchen, mithilfe der existierenden Informationen zu einer logischen Schlussfolgerung zu kommen.

Dieses Buch möchte Sie herausfordern, aus der Fassung bringen und (hoffentlich!) zum Handeln motivieren. Dieses Anliegen betrifft sowohl den medizinischen Laien als auch jeden im Bereich Gesundheit praktisch tätigen Menschen.

Ja, Vitamin C kann viele Infektionskrankheiten heilen, rückgängig machen und/oder verhindern, die als unheilbar und weitgehend unbehandelbar gelten – abgesehen von der Linderung der Begleitsymptome. Ja, viele Virusinfektionen wurden mit Vitamin C geheilt und können jederzeit mit der richtigen Anwendung von Vitamin C geheilt werden.

Ja, Impfungen gegen solche behandelbaren Infektionskrankheiten sind absolut unnötig, wenn man die Möglichkeit einer geeigneten Vitamin-C-Therapie hat.

Und ja, alle Nebenwirkungen von Impfstoffen, ob schwer oder leicht, sind ebenfalls komplett unnötig, da Impfungen nicht unbedingt durchgeführt werden müssen, wenn richtig dosiertes Vitamin C verfügbar ist.

Es ist längst überfällig, dass Vitamin C von der Schulmedizin angemessen gewürdigt und eingesetzt wird. Darüber hinaus sollte Vitamin C nicht auf die Minidosierungen reduziert werden, die bezeichnenderweise 65 Jahre lang erforscht wurden. Im Vordergrund stehen die sehr viel höheren optimalen Dosierungen, die Frederick R. Klenner und einige andere bemerkenswerte Ärzte und Forscher benutzt haben.

Durch optimale Vitamin-C-Dosierung könnte der Verbrauch von Antibiotika und anderen Medikamenten drastisch verringert werden!

Durch optimale Vitamin-C-Dosierung könnte der Verbrauch von Antibiotika und anderen Medikamenten drastisch verringert werden!

Wenn Sie dieses Buch gelesen haben, können Sie selbst darüber urteilen, ob richtig dosiertes Vitamin C zahlreiche Krankheiten und unnötiges Leid verhindern kann.

Fachliteratur zur Einführung

Casey, J., McGrogan, J., Pillas, D., Pyzik, P., Freeman, J., Vining, E. (1999) The implementation and maintenance of the ketogenic diet in children. *Journal of Neuroscience Nursing* 31(5): 294–302

Cecil Textbook of Medicine. (2000) 21. Auflage. Hg. von Goldman, L. und J. Bennett. Philadelphia, PA: W. B. Saunders Company

Forman, R. (1981) Medical resistance to innovation. *Medical Hypotheses* 7(8): 1009–1017

Freeman, J., Vining, E. (1999) Seizures decrease rapidly after fasting: preliminary studies of the ketogenic diet. *Archives of Pediatrics & Adolescent Medicine* 153(9): 946–949

King, C. (1936) Vitamin C, ascorbic acid. *Physiological Reviews* 16: 238–262

Klenner, F. (Juli 1949) The treatment of poliomyelitis and other virus diseases with vitamin C. *Southern Medicine & Surgery* 111(7): 209–214

Landwehr, R. (1991) The origin of the 42-year stonewall of vitamin C. *Journal of Orthomolecular Medicine* 6(2): 99–103

Lefevre, F., Aronson, N. (2000) Ketogenic diet for the treatment of refractory epilepsy in children: a systematic review of efficacy. *Pediatrics* 105(4):E46

Massell, B., Warren, J., Patterson, P., Lehmus, H. (1950) Antirheumatic activity of ascorbic acid in large doses. Preliminary observations on seven patients with rheumatic fever. *The New England Journal of Medicine* 242(16): 614–615

Sirven, J., Whedon, B., Caplan, D., Liporace, J., Glosser, D., O'Dwyer, J., Sperling, M. (1999) The ketogenic diet for intractable epilepsy in adults: preliminary results. *Epilepsia* 40(12): 1721–1726

Stafstrom, C., Spencer, S. (2000) The ketogenic diet: a therapy in search of an explanation. Neurology 54(2): 282–283

Kapitel 1

Grundlegende Konzepte und historische Perspektiven

Entdeckung bedeutet: etwas zu sehen, was jeder andere gesehen hat – und zu denken, was niemand gedacht hat.

Dr. Albert von Szent-Györgyi Nagyrápolt, ausgezeichnet mit dem Nobelpreis für Physiologie/Medizin 1937 für seine Entdeckungen auf dem Gebiet der biologischen Verbrennungsprozesse, besonders in Beziehung auf Vitamin C und die Katalyse der Fumarsäure

Geschichte und Forschung

Eine Theorie des Lebens

Szent-Györgyi (1978, 1980) stellte die These auf, das Wesen des Lebens bestehe darin, dass organische Moleküle wie Proteine in Körpergeweben im Zustand der Elektronen-Entsättigung vorliegen müssen. Jede Materie enthält unterschiedliche Anteile an Elektronen, Protonen und Neutronen. Szent-Györgyi behauptete, dass totes Gewebe vollständig mit Elektronen gesättigt ist, während im lebenden Gewebe ein Defizit an Elektronen vorliegt. Vitamin C, chemisch Ascorbinsäure genannt, interagiert mit einem breiten Spektrum an chemischen Basisstoffen im Körper. Vitamin C scheint buchstäblich eine der Grundsubstanzen zu sein, die für einen starken kontinuierlichen Elektronenaustausch in den Körpergeweben und Molekülen sorgt.

Szent-Györgyi betonte, dass dieser Energieaustausch die wohl lebenswichtigste Form der zellulären Kommunikation und nur dann möglich ist, wenn es ein Ungleichgewicht zwischen und unter Molekülen gibt. Dieses Ungleichgewicht von Elektronen verursacht den natürlichen Fluss von Elektronen im ganzen Körper (eine Art biologische Elektrizität). Alle Körperfunktionen werden durch diese physiologische Elektrizität gelenkt, kontrolliert und reguliert. Darüber hinaus erzeugt und erhält dieser elektrische Strom ein schwaches magnetisches Feld im ganzen Körper, das offenbar etwas mit guter Gesundheit zu tun hat.

Obwohl Vitamin C noch weitere wichtige Eigenschaften hat, stimuliert es offensichtlich den lebensnotwendigen Fluss der Elektronen. Ein höherer Anteil an Vitamin C im Körper verbessert den Elektronenstrom und optimiert die Fähigkeit von Körperzellen, ihre gesundheitswirksame Kommunikation aufrechtzuerhalten. Ein Zustand, in dem der bestmögliche Austausch von Elektronen zwischen Zellen stattfinden kann, ist demnach eine Definition von Leben. Gesundheit ist nur dann möglich, wenn Elektronen maximal und frei fließen können. Krankheit entsteht dann, wenn dieser Fluss deutlich gestört ist. Tod bedeutet, dass dieser Fluss aufgehört hat. Zudem besteht bei Störungen des Elektronenflusses ein erhöhter Bedarf an Vitamin C, das diese Störung beheben kann.

Da ein verminderter Elektronenfluss in Körpergeweben die Ursache oder ein Faktor für Krankheit zu sein scheint, bedeutet dies auch, dass bei Krankheit normalerweise ein Vitamin-C-Defizit vorliegt. Aufgrund dieser Wechselwirkung sollte Vitamin C bei fast jedem Krankheitszustand Teil einer Therapie sein. Genauso, wie man bei Austrockung Wasser braucht, wird bei vermindertem Elektronenfluss – dem primären Kennzeichen des Krankheitszustands – Vitamin C gebraucht. Dies gilt fast immer, sogar dann, wenn bei einem bestimmten Krankheitszustand nicht notwendigerweise ein Vitamin-C-Defizit bemerkbar ist.

Es gibt nur wenige Situationen, in denen man mit der Anwendung von Vitamin C vorsichtig sein sollte. Darum geht es in Kapitel 4.

Hartnäckige Irrtümer

Der außerordentliche klinische Nutzen von Vitamin C ist nach wie vor kaum anerkannt. Diese Geringschätzung beruht teilweise auf seiner Einstufung als Vitamin, die eine sehr begrenzte Definition ist. Die 28. Auflage von *Dorland's Illustrated Medical Dictionary* definiert Vitamine so:

Ein Sammelbegriff für eine Anzahl unverbundener organischer Substanzen, die in vielen Nahrungsmitteln in geringer Menge vorkommen und als Spurenelemente für die normalen Stoffwechselfunktionen des Körpers erforderlich sind.

Vitamin C wird zumindest in Spuren gebraucht, damit der Körper überleben kann und damit die als Skorbut bekannte Defiziterkrankung vermieden wird. Weit größere Mengen sind nötig, um optimale körperliche Gesundheit zu erreichen und aufrechtzuerhalten. Die obige Definition trifft mehr auf andere Vitamine als auf Vitamin C zu. Bloße Spuren von Vitamin C werden nicht die normalen Stoffwechselfunktionen im Körper aufrechterhalten können, wie in der Definition behauptet wird. Im Gegenteil – permanente Unterversorgung mit Vitamin C aufgrund fehlender oder minimaler Supplementierung und des Verzehrs nährstoffarmer Lebensmittel begünstigt die Entwicklung fast aller bekannten chronisch-degenerativen Erkrankungen. Darüber hinaus werden die Ausführungen in diesem Buch klar und deutlich zeigen, dass chronischer Vitamin-C-Mangel häufig eine der allerersten Ursachen dafür ist, dass man sich viele der gängigen Infektionskrankheiten einfängt. Zweifellos leiden weltweit – inklusive der »wohlgenährten« USA – viele Menschen an den Folgen einer chronisch unzureichenden Vitamin-C-Zufuhr.

Permanente Unterversorgung mit Vitamin C begünstigt die Entwicklung fast aller bekannten chronisch-degenerativen Erkrankungen.

Es ist sehr gut möglich, dass der von der Schulmedizin beanspruchte Erfolg für die Verlängerung der Lebenserwartung und die Absenkung der Häufigkeit von Infektionskrankheiten auf die Beigabe geringer Mengen von Vitamin C sowie anderer antioxidativer Nährstoffe zu ansonsten nährstoffarmen Lebensmittelprodukten zurückzuführen ist. Das Ausmaß dieses »Erfolgs« sollte sich mit der Zeit noch vergrößern, da es zunehmend selbstverständlich ist, noch mehr Nahrungsmittel mit noch größeren Mengen von Vitamin C anzureichern.

Wie bereits ausführlich in der Einleitung dargelegt wurde, kann man ein wissenschaftliches Konzept – so falsch es sein mag – nur sehr schwer korrigieren, wenn es einmal akzeptiert wurde und Glaubwürdigkeit durch Veröffentlichung in medizinischen Lehrbüchern erhalten hat. Die Informationen in diesem Buch werden wiederholt aufzeigen, dass die vitaminartige Funktion nur eine der zahlreichen wichtigen Eigenschaften von Vitamin C ist.

Da nachgewiesen wird, dass wohl weit größere Mengen von Vitamin C als nur »Spuren« nötig sind – die regelmäßig eingenommen werden müssen, um die optimale Gesundheit und die normale Stoffwechselfunktion aufrechtzuerhalten –, könnte eine strikte Interpretation der Vitamin-C-Definition sogar das Argument stützen, Vitamin C sei überhaupt kein Vitamin. Letzten Endes sollte dem Leser klar sein, dass Vitamin C der wichtigste Einzelnährstoff für den Körper ist – unabhängig davon, ob man es als Vitamin betrachtet. Dennoch werde ich der Einfachheit halber und im Einklang mit der riesigen Menge an Literatur, die sich mit dieser faszinierenden Substanz befasst hat, in diesem Buch den Begriff »Vitamin C« verwenden. Die wissenschaftliche und medizinische Literatur kennt noch weitere Namen für Vitamin C, die sich auf die chemische Komposition beziehen. Ich werde sie aber nur selten benutzen, um Verwirrung und Unstimmigkeiten beim Leser zu vermeiden.

Eine weitere kritische Fehlwahrnehmung von Vitamin C bezieht sich darauf, wie viel davon benutzt werden sollte, um den beabsichtigten therapeutischen Effekt zu erzielen. Immobilienmakler erklären häufig die drei wichtigsten Attribute eines Hauses so: »Lage, Lage, Lage.« Damit vergleichbar sind die drei wichtigsten Attribute der Vitamin-C-Therapie »Dosis, Dosis, Dosis«. Wenn Sie nicht genug einnehmen, erzielen Sie nicht die gewünschte Wirkung. Punkt! Andererseits werden Sie bei zahlreichen Erkrankungen fast immer einen dramatischen Effekt bemerken, wenn die Dosierung hoch genug ist und lange genug eingenommen wird.

Die drei wichtigsten Attribute der Vitamin-C-Therapie heißen »Dosis, Dosis, Dosis«.

Sogar die Anwendung relativ geringer Dosierungen von Vitamin C führt häufig zu klar erkennbaren Ergebnissen bei vielen Infektionskrankheiten. Fast alle in der Literatur verfügbaren Arbeiten, die eine Unwirksamkeit von Vitamin C bei bestimmten Erkrankungen belegen, benutzten unglaublich niedrige Vitamin-C-Dosierungen für ihre Studien und Experimente – in der Erwartung dramatischer und signifikanter Besserungen. Die empfohlene Tagesdosis (RDA) von Vitamin C bewegt sich zwischen 30 und 95 Milligramm. 60 Milligramm werden erwachsenen Männern und Frauen empfohlen. Meistens beträgt eine geeignete Dosierung von Vitamin C zur Behandlung einer Infektionskrankheit etwa das Hundertfache bis Mehrtausendfache der Mini-RDA-Dosis! Die RDA dient nur dazu, die Entwicklung des echten klinischen Bilds eines Skorbuts bei ansonsten Gesunden zu verhindern oder die Vitamin-C-Spiegel auf ein als normal oder akzeptables Niveau anzuheben.

Fast alle in der Literatur verfügbaren Arbeiten, die eine Unwirksamkeit von Vitamin C bei bestimmten Erkrankungen belegen, benutzten unglaublich niedrige Vitamin-C-Dosierungen für ihre Studien und Experimente.

Tatsächlich kommt es bei vielen Menschen, die an Infektionskrankheiten leiden, zur Verstoffwechselung großer Mengen Vitamin C. Die Vitamin-C-Speicher sind entleert. Dann kann die Vitamin-C-RDA nicht einmal davor schützen, dass Symptome des Skorbuts auftreten, und auch der Vitamin-C-Blutspiegel kann sich nicht normalisieren.

Die in diesem Buch enthaltenen Erkenntnisse können sogar zeigen, dass viele Menschen mit solchen Vitamin-C-konsumierenden Infektionskrankheiten in erster Linie an den Komplikationen von akutem Skorbut sterben. Beispielsweise sterben scheinbar viele Menschen an Infektionskrankheiten, in Wahrheit aber an den Blutungskomplikationen. Akuter und schwerer Vitamin-C-Mangel ist häufig die unmittelbar zugrundeliegende Ursache sowohl für Mikroblutungen als auch massive Blutverluste.

Zahlreiche Arbeiten der Vitamin-C-Forschung sind auch in Bezug auf ihre Schlussfolgerungen irreführend, da darauf beharrt wird, die geringen Vitamin-C-Mengen in ihren Studien seien »Megadosierungen«. Selbst die Vitamin-C-Mengen, die in der Literatur als »Megadosis« deklariert sind, müssten mehrtausendfach erhöht werden, um die für einen gewünschten therapeutischen Effekt nötige Dosis zu erreichen. Aufgrund dieser Fehldeklaration in der Literatur werde ich diejenigen Mengen an Vitamin C, die empfehlenswert sind, als »Optidosierung« (optimale Dosis) bezeichnen.

Obwohl viele der in diesem Buch empfohlenen Optidosierungen deutlich höher sind als die meisten in der Literatur erwähnten »Megadosierungen«, kann die Verwendung des Begriffs »Optidosierung« Ärzte und Patienten allmählich daran gewöhnen, dass die empfohlene Dosis wirklich die *optimale* Dosis ist, die der Körper gerade braucht. Es ist gleichermaßen von Bedeutung, dass die Vitamin-C-Optidosierung stark variieren kann (sogar beim einzelnen Patienten) – abhängig davon, wie krank der Betreffende bereits war, als die Therapie begonnen wurde.

Darüber hinaus ist eine Optidosierung für einen Patienten nicht unbedingt auch für einen anderen Patienten mit derselben Erkrankung geeignet, da bei dem einen Faktoren vorliegen können, die einen viel höheren Vitamin-C-Verbrauch verursachen als beim anderen. Andererseits suggeriert der Begriff Megadosis dem behandelnden Arzt nur, dass eine hohe Dosis empfehlenswert ist. Diese Dosis muss aber nicht notwendigerweise diejenige Dosis sein, die der Unterstützung und Wiederherstellung der optimalen Gesundheit nützt.

Wer regelmäßig Optidosierungen von Vitamin C einnimmt, entwickelt ein geschärftes Gesundheitsbewusstsein. Kündigt sich etwas an, das die Gesundheit gefährdet, etwa eine neue toxische oder infektiöse Belastung, ist es nicht ungewöhnlich, dass der erfahrene Vitamin-C-Anwender fast reflexartig die tägliche Vitamin-C-Optidosierung nach Bedarf erhöht. Eine »chronisch gesunde« Person weiß fast immer, wann selbst geringste Veränderungen der Gesundheit stattfinden. Sie wird dann in solchen Zuständen ausreichend Vitamin C zusätzlich einnehmen und fast immer prompt die optimale Gesundheit wiederherstellen können. Es ist dann extrem unwahrscheinlich, dass irgendeine infektiöse Erkrankung auftritt.

Genetische Defizite

Vitamin C muss direkt eingenommen werden, in der Regel in Form von Nahrungsergänzung sowie über das Essen, um in Körpergewebezellen ausreichend hohe Spiegel zu bekommen (versus die gewöhnlich im Blut gemessenen Spiegel). Gewebezellen enthalten höhere Konzentrationen an Vitamin C im Vergleich zum Blut (Meiklejohn, 1953). Demnach reicht es nicht aus, so viel Vitamin C einzunehmen, dass ein bestimmter Blutspiegel aufrechterhalten wird. Dann gibt es keine Garantie dafür, dass viele Vitamin-C-reiche Gewebezellen genügend Vitamin C aus dem Blut zur Verfügung haben, um ihre nötigen Konzentrationen beibehalten zu können.

Man sollte auch daran denken, dass der menschliche Körper Vitamin C nicht selbst herstellen kann. Im Allgemeinen haben fast alle Säugetiere, Reptilien und Amphibien die Fähigkeit, zumindest ein wenig ihres täglichen Vitamin-C-Bedarfs zu synthetisieren. Die meisten Säugetiere produzieren Vitamin C in der Leber. Das wurde erstmals von Grollman und Lehninger (1957) experimentell nachgewiesen. Andere Tiere, vor allem Reptilien und Amphibien, synthetisieren Vitamin C in den Nieren (Chatterjee et al., 1975). Diese Fähigkeit fehlt dem Menschen komplett, ebenso Primaten, Flughunden und Meerschweinchen.

Fast alle Säugetiere, Reptilien und Amphibien haben die Fähigkeit, Vitamin C zu synthetisieren. Diese Fähigkeit fehlt dem Menschen komplett.

Interessanterweise ist die Tatsache, dass auch Meerschweinchen selbst kein Vitamin C produzieren können, einer der Hauptgründe dafür, dass sie für die wissenschaftliche Forschung so nützlich sind. Das Meerschweinchen kann leichter krank gemacht oder vergiftet werden als ein Vitamin-C-produzierendes Labortier. Das Meerschweinchen reagiert weniger variabel auf bestimmte Stressoren im Vergleich zu anderen Tieren, die auf Stress mit der endogenen Produktion von Vitamin C reagieren. Forscher erkannten rasch, dass Meerschweinchen und Primaten (inklusive Mensch) ganz offenbar besonders anfällig für eine breite Palette klinischer Syndrome sind – lebensbedrohlicher Schock und Infektionskrankheiten wie Tuberkulose, Diphtherie und Polio eingeschlossen. Selbstverständlich war klar, dass für experimentell induzierten Skorbut ein Tier wie das Meerschweinchen, das kein eigenes Vitamin C produziert, oder ein anderes Tier, das nur geringe Mengen davon produziert, gut geeignet sind.

Chatterjee et al. (1975) untersuchten die Fähigkeit zur Vitamin-C-Eigenproduktion bei verschiedenen Tierarten. Bei Säugetieren zeigte sich, dass insbesondere Ziegen erhebliche Mengen von Vitamin C produzieren konnten. Tatsächlich verzeichneten Ziegen eine 13-fach höhere Vitamin-C-Produktion als Katzen und Hunde. Alle getesteten Wildtiere hatten mindestens eine vierfach höhere Vitamin-C-Eigenproduktion als Katzen und Hunde. Das ist wahrscheinlich ein Hauptgrund dafür, dass sich Tierärzte bei diesen populären Haustieren häufig mit denselben Krankheiten beschäftigen müssen, die auch ihre menschlichen Besitzer plagen. Obwohl sie Vitamin C produzieren, synthetisieren Katzen und Hunde viel weniger davon als viele andere Tiere. Im Vergleich zu wilden Tieren geraten sie unter Stress viel leichter in einen Vitamin-C-Mangelzustand. Beispielsweise kann die erwachsene Ziege endogen mehr als 13 000 Milligramm pro Tag herstellen, um die optimale Gesundheit zu erhalten, wenn sie nicht von einer schweren Gesundheitsstörung bedroht ist (Stone, 1979). Noch erstaunlicher ist, dass Ziegen angeblich bis zu 100 000 Milligramm Vitamin C täglich produzieren, wenn sie lebensbedrohlichem Stress durch Infektionen oder Gifte ausgesetzt sind! Forscher wie Levine (1986) haben behauptet, dass es sehr schwierig ist, eine optimale Dosis Vitamin C für Menschen zu empfehlen. Allerdings würden einige Wissenschaftler, die mit der ungeheuren Menge an Vitamin-C-Forschung vertraut sind, darauf beharren, dass RDA-Dosierungen kaum ausreichen, um den gesamten Bedarf des Körpers zu decken.

> Ziegen sollen bis zu 100 000 Milligramm Vitamin C täglich produzieren können, wenn sie lebensbedrohlichem Stress durch Infektionen oder Gifte ausgesetzt sind.

Conney et al. (1961) wiesen nach, dass Tiere, die mit endogener Vitamin-C-Synthese ausgestattet sind, die zehnfache Menge der Basisversorgung produzieren, wenn sie ausreichend biochemischem Stress ausgesetzt sind, etwa durch Arzneimittel. Dieser Automatismus, die Vitamin-C-Produktion unter Stress zu erhöhen, erklärt die Beobachtung, dass wilde Tiere dazu neigen, während ihrer gesamten Lebenszeit gesund zu bleiben, bis zum letzten Atemzug. Umgekehrt verbringen Vitamin-C-defizitäre menschliche Wesen ihr halbes Leben damit, eine oder mehrere chronische Erkrankungen zu bewältigen. Hunde und Katzen sind meist gesünder als Menschen. Ihre begrenzte Fähigkeit zur Vitamin-C-Synthese stößt aber an Grenzen, wenn sie älter werden und größeren toxischen Stress aushalten müssen. Dies führt dann häufiger zu Krankheiten als bei wilden Tieren.

Anders als bei Menschen, die viel Lebenszeit damit verbringen, eine chronische Erkrankung zu bekämpfen, produzieren wilde Tiere genügend Vitamin C, um sich während ihrer gesamten Lebensspanne guter Gesundheit zu erfreuen.

Selbst das Kaninchen kann schätzungsweise fünfmal mehr Vitamin C endogen herstellen als der Hund oder die Katze. Es kann bis zu dem Punkt mangelernährt werden, der der tödlichen Stoffwechselstörung gleicht, die bei Skorbut vorkommt (Findlay, 1921). Man begreift dann ohne Weiteres, dass ein Vitamin-C-konsumierender Zustand wie eine schwere Infektion selbst Vitamin-C-produzierende Tiere in den Status des klinischen Skorbuts versetzen kann.

Der spezifische Gendefekt, der beim Menschen die endogene Vitamin-C-Produktion blockiert, ist das fehlende Leberenzym L-Gulonolactonoxidase (GLO). GLO ist das letzte Enzym in einer Sequenz von Leberenzymen, die für die Umwandlung von Glucose (Blutzucker) in Vitamin C zuständig sind. Bemerkenswert: Das GLO-Genom (die Sequenz der kodierenden DNA) ist auch beim Menschen identifiziert worden (Nishikimi et al., 1988). Aus unbekannten Gründen bleibt dieses menschliche DNA-Segment quasi unübersetzt. Das heißt, das Rezept für GLO ist beim Menschen zwar vorhanden, bleibt aber unbenutzt. Das eröffnet heutigen Genforschern möglicherweise aufregende neue Wissensgebiete. Würde eventuell ein Weg gefunden werden, um den bereits vorhandenen Gencode für GLO »anzuschalten« und fortwährend Vitamin C zu produzieren, wäre dies ein Quantensprung für die Gesundheit der Weltbevölkerung – auf ein Niveau, das heute unvorstellbar erscheint. Menschen könnten dann fortwährend Vitamin C aus Glucose synthetisieren. Es gäbe dann weit weniger toxische und infektiöse Probleme, die Krankheiten verursachen. Wie bereits bei vielen Vitamin-C-produzierenden wilden Tieren bekannt, könnte ein Mensch dann davon ausgehen, dass er während seiner gesamten Lebenszeit viel gesünder sein würde.

Eine gewissenhafte Durchsicht der Literatur enthüllt einen weiteren, möglicherweise spannenden Weg, der mit der fehlenden Vitamin-C-Synthese des Menschen zu tun hat und bislang nicht ernsthaft weiter verfolgt wurde. Obwohl sie nicht immer praktisch oder klinisch wirksam sind, können genetische Enzymdefekte manchmal durch den direkten Einsatz des fehlenden Enzyms kompensiert werden. Sato et al. (1986) setzten GLO, die von Hühnern oder Ratten stammte, bei Meerschweinchen ein. Durch die Enzymgabe überlebten die Meerschweinchen Vitamin-C-arme Kost. Zumindest sollte dies die weitere Forschung anregen, zu prüfen, ob eine solche direkte Enzymersatztherapie auch auf den Menschen übertragbar ist. Hadley und Sato (1988) entwickelten ein Protokoll für die Langzeitanwendung von GLO bei Meerschweinchen, mit dem ein hoher Anteil dieser Versuchstiere erfolgreich überlebte.

Das Rezept zur Synthese von Vitamin C ist beim Menschen vorhanden, es wird nur nicht umgesetzt.

Diese Ergebnisse rechtfertigen sicher die ernsthafte Untersuchung solcher Behandlungsprogramme für Menschen. Die Arbeit der Leber bei einem Vorgang zu unterstützen, der eine natürliche Funktion sein sollte, ist ein sehr lohnendes klinisches Ziel. Vielleicht könnte eine regelmäßige GLO-Enzymersatztherapie, ergänzt durch mehr Vitamin C, ein sehr gutes, gesund erhaltendes Konzept sein, wenn Gift- und Umweltstressoren präsent sind. Die Leber dazu zu bringen, Vitamin C direkt ins Blut abzugeben, wäre zweifellos hilfreich bei oralen und nicht-intravenösen Anwendungsformen von Vitamin-C-Supplementen. Die in Kapitel 2 vorgestellte wissenschaftliche Spezialliteratur weist klar und deutlich die Überlegenheit von intravenös injiziertem Vitamin C gegenüber jeder anderen Form der Vitamin-C-Anwendung nach. Im Vergleich zur oralen Anwendung erreicht man mit einer signifikant geringeren intravenösen Vitamin-C-Dosis häufig die prompte Abheilung einer Infektionskrankheit.

Die menschliche Unfähigkeit, GLO zu produzieren, kann als angeborener Stoffwechselfehler gesehen werden. Diesen Stoffwechselfehler konnte man auch bei der Vitamin-C-produzierenden Ratte erzeugen (Mizushima et al., 1984). Die Forscher züchteten Rattenmutanten ohne GLO-Produktion – mit demselben Defekt, der normalerweise bei Menschen und Meerschweinchen vorkommt. Wie auch bei anderen angeborenen Stoffwechselfehlern sollten behandelnde Ärzte routinemäßig bei jeder Erkrankung an eine fehlende Enzymaktivität denken. Daraus ergibt sich eine recht simple Vorgabe: Verordne immer Vitamin C zur täglichen Anwendung, und immer genug davon.

Bis heute wurden KEINE Infektionskrankheiten gefunden, bei der die Anwendung von Vitamin C jemals als gefährlich oder ungeeignet aufgefallen wäre – obwohl grob gerechnet ein Jahrhundert Vitamin-C-Forschung mit 50 000 bis 100 000 wissenschaftlichen Artikeln vorliegen. Im Kapitel 4 wird eine Handvoll Fälle erwähnt, die Anlass dazu geben, bei wenigen speziellen klinischen Bedingungen eine gewisse Vorsicht beim Einsatz von Vitamin C walten zu lassen.

Bis heute wurden KEINE Infektionskrankheiten gefunden, bei der die Anwendung von Vitamin C jemals als gefährlich oder ungeeignet aufgefallen wäre.

Dennoch wurden niemals Ergebnisse veröffentlicht, die gezeigt hätten, dass die regelmäßige Optidosierung von Vitamin C bei irgendjemandem vermieden werden sollte. Jeder braucht die regelmäßige tägliche Optidosierung Vitamin C, um eine optimale Gesundheit zu erreichen und aufrechtzuerhalten. Kein menschlicher Körper kann effektiv arbeiten und gesund bleiben ohne eine solche Optidosierung. Die einzige offene Frage ist noch, wie hoch eine solche individuelle tägliche Optidosierung sein sollte. Auch das werde ich später in allen Einzelheiten beantworten.

Es kommt ganz selten vor, dass ein angeborener Stoffwechselfehler wie das GLO-Defizit alle Menschen betrifft. Man kennt zahlreiche weitere angeborene Stoffwechselfehler, die aber nur einige unglückliche Individuen betreffen. Allerdings geht die Medizin weitgehend davon aus, dass ein hundertprozentiges GLO-Defizit ein Genmerkmal aller Menschen ist.

Soweit ich nach Durchsicht der Literatur erkennen kann, wurde aber niemals eine Studie durchgeführt, um zu prüfen, ob dieses entscheidende

Enzym wirklich bei allen Menschen nicht vorhanden ist. Denken Sie an Anekdoten, die darüber berichten, dass jemand beiläufig gehört hat, ein bestimmtes Individuum sei 100 Jahre alt geworden, obwohl es an jedem Tag seines Erwachsenenlebens geraucht und Alkohol getrunken hat. Da ein Mensch mit einem sehr viel besseren Immunsystem ausgestattet sein kann als ein anderer, könnte die Fähigkeit der GLO-Synthese (zumindest in begrenztem Umfang) auch ein Grund dafür sein, unglaublich lange und gesund zu leben.

Jeder angeborene Stoffwechselfehler ist zudem nicht die ganze Zeit »vollständig exprimiert«. Manche Enzymspiegel können um zehn, 50 oder 90 Prozent erniedrigt sein, nicht immer um 100 Prozent. Dies sollte bei der Bewertung von GLO-Spiegeln bei langlebigen Personen berücksichtigt werden – solange Studien nicht das Gegenteil zeigen. Cummings (1981) wies darauf hin, dass einige Teilnehmer von Vitamin-C-Entzugsstudien dann von der weiteren Teilnahme ausgeschlossen wurden, wenn sich keine Skorbutsymptome zeigten und die Vitamin-C-Spiegel über einen längeren Zeitraum nicht deutlich sanken (Kline und Eheart, 1944; Pijoan und Lozner, 1944).

Niemand scheint sich ernsthaft dafür interessiert zu haben, ob diese Individuen noch längere Zeit weiterhin Vitamin C in ihrem Körper gehabt haben könnten. Wenn irgendwelche Individuen mit bloß teilweiser GLO- und endogener Vitamin-C-Produktion identifiziert werden könnten – wenn die Vitamin-C-arme Kost für die restlichen Studienteilnehmer zu Skorbut geführt hat –, würden sich noch interessantere Forschungsgebiete eröffnen. Es ist doch immer leichter, einen Zustand zu untersuchen, der nur bei wenigen vorhanden ist.

Weitere Hinweise darauf, dass das Konzept des kompletten GLO- und endogenen Vitamin-C-Defizits nicht für alle Menschen gilt, kommen aus Studien mit Meerschweinchen. Williams und Deason (1967) teilten mit, dass ein Meerschweinchen acht Wochen mit Vitamin-C-freier Ernährung – was üblicherweise Skorbut verursacht – überlebte. Vor einiger Zeit beobachteten andere Forscher, dass manche Meerschweinchen Vitamin C synthetisieren konnten, wobei dies mit größeren Schwankungen des Laborbedarfs erklärt wurde, der zur Erzeugung von Skorbut erforderlich war (Odumosu und Wilson, 1967; Ginter, 1976).

Trotz solcher Forschungsergebnisse scheint es nach wie vor weder einen Forschungsdrang noch ein ernsthaftes Interesse daran zu geben, solche besonderen Menschen, die ein wenig Vitamin C synthetisieren können, systematisch zu untersuchen.

Cummings (1981) betont darüber hinaus, dass GLO-Mangel bei Menschen auf demselben rezessiven Genmerkmal beruht, das auch bei anderen Zuständen mit Enzymdefiziten beobachtet wird. Somit könnte man erwarten, dass gelegentlich Mutationen auftreten, die zur GLO-Expression und Vitamin-C-Synthese führen. Wenn nun die bisherigen Ausführungen zu treffen, könnte man ganz bewusst nach solchen Vitamin-C-produzierenden Individuen suchen. Manche Entdeckungen fallen dem Forscher in den Schoß, andere muss man aber ganz gezielt suchen – oder sie bleiben unentdeckt.

Historischer Hintergrund

Im klassischen und kompletten Erscheinungsbild ist Skorbut eine schmerzhafte, fortschreitende und durchweg tödliche Erkrankung. Heutzutage bekommen Ärzte kaum jemals einen Fall von klassischem Skorbut zu Gesicht – den jahrhundertelang todbringenden Skorbut der Seefahrer, Soldaten und Forschungsreisenden. In dem klassischen Text *A Treatise on the Scurvy,* der 1753 veröffentlicht wurde, beschrieb James Lind erstmals Symptome, die er als Erscheinungsform von Skorbut beobachtet hatte:

Das erste Anzeichen dieser Erkrankung ist meist eine Veränderung der Gesichtsfarbe, vom natürlichen und gewohnten Aussehen zu einem blassen und aufgedunsenen Hautkolorit; mit einer apathischen Handlungsunlust oder Aversion vor jeder Art Anstrengung. Wenn wir die Lippen genauer untersuchen oder die Augenwinkel, wo die Blutgefäße am sichtbarsten sind, erscheinen sie grünlich getönt. Indes isst und trinkt die Person tüchtig und scheint bei vollkommener Gesundheit zu sein; mit Ausnahme davon, dass das Antlitz und der faule inaktive Zustand auf den nahenden Skorbut hinweisen.

Klassischer Skorbut kann beim Menschen nur dann auftreten, wenn die Werte der Vitamin-C-Plasmaspiegel (im zellfreien flüssigen Blutanteil) einige Monate bei Null liegen.

Lund und Crandon (1941) sowie Crandon et al. (1940) berichteten über die absichtliche Erzeugung von Skorbut durch Vitamin-C-arme Kost. Crandon konnte sogar bei sich selbst das vollständige Fehlen von zirkulierendem Vitamin C im Plasma nachweisen. Nach fünf Monaten kam es zu kleinen Einblutungen in die Haut und nach sechs Monaten zu schlechter Wundheilung. Andere Forscher (Baker et al., 1971) konnten Anzeichen und Symptome von Skorbut bei fünf Gefängnisinsassen erzeugen, bevor die Vitamin-C-Spiegel im Plasma den Nullpunkt erreicht hatten.

Die Anfälligkeit eines bestimmten Individuums für Skorbut hängt davon ab, welches Ausmaß die Vitamin-C-Mangelernährung hat und wie gut sich das Individuum ernährt hat, bevor die Vitamin-C-Aufnahme gestoppt wurde. Die Vitamin-C-Speicher im Körper variieren beträchtlich. Zudem erhöhen chronische Erkrankungen und chronische Giftbelastungen die Mobilisierungsrate von Vitamin C aus jedem verfügbaren Vitamin-C-Speicher. Wenn der Vitamin-C-Spiegel im Plasma auf Null absinkt, wird auch das in Körpergeweben enthaltene Vitamin C mobilisiert.

Ist der Vitamin-C-Mangel stark ausgeprägt, fühlt sich das skorbutgeplagte Individuum unfassbar schwach und ist für leichte Blutungen anfällig. Fast jede Bewegung verursacht unerträgliche Schmerzen, und das Zahnfleisch ist meist entzündet. Die Zähne beginnen zu wackeln, und der Atem riecht infektionsbedingt faulig. Die Haut ist fleckig gesprenkelt, ein Zeichen der Hauteinblutungen. Im Spätstadium sind die Beine und die Knie für Schwellungen anfällig. Das Immunsystem ist immer stark beeinträchtigt. Häufig kommt es zu Infektionskrankheiten wie Tuberkulose oder Lungenentzündungen (Pneumonie), die die unmittelbare Todesursache sein können. Es ist bemerkenswert, dass viele Skorbutopfer nicht ausgezehrt oder unterernährt aussehen. Vielmehr könnte ausgeprägter Skorbut auch bei Übergewichtigen auftreten, die in Bezug auf die Verzehrmenge als gut ernährt gelten. Diese Beobachtung unterstreicht die Bedeutung des Konzepts der abwechlungsreichen und qualitativ hochwertigen Ernährung im Gegensatz zur bloßen Menge konsumierter Lebensmittel.

Lind, in Großbritannien als »Vater der Schiffsmedizin« bekannt, führte wahrscheinlich die ersten klinisch-experimentellen Studien mit wissenschaftlicher Methodik durch. An Bord eines Schiffes wählte er zwölf Seeleute aus, die an Skorbut erkrankt waren. Dann legte er sechs verschiedene Arten der Nahrungsergänzung fest, die bei sechs Gruppen mit jeweils zwei Teilnehmern angewendet wurden. Alle Seeleute bekamen dieselbe Basiskost. Zwei Seeleute bekamen zusätzlich sechs Tage lang zwei Orangen und eine Zitrone täglich. Die verbliebenen zehn Seeleute erhielten eine andere

Nahrungsergänzung ohne signifikanten Vitamin-C-Gehalt. Linds andere Supplemente waren »Vitriol-Elixir«, Essig, Meerwasser oder Apfelmost (»Cyder«). Hinzu kam ein Gebräu, das Muskat, Knoblauch, Senfsamen, Meerrettich, Gerste, Myrrhe und Weinstein enthielt.

Damals glaubte man, dass solche Mixturen wirksam gegen Skorbut seien. Nach nur sechs Tagen waren die beiden Glückskandidaten, die Zitrusfrüchte bekommen hatten, so weit genesen, dass sie ihre üblichen Tätigkeiten an Bord wieder aufnahmen. Die Studie konnte nicht weitergeführt werden, da Linds Vorrat an Orangen und Zitronen nur für sechs Tage ausreichte. Bei keinem der anderen Männer zeigte sich eine Verbesserung – obwohl sich die beiden Männer, die Apfelmost bekommen hatten, weniger geschwächt fühlten.

Linds Studie zeigte dennoch sehr deutlich, dass sogar wenig und nur für kurze Zeit gegebenes Vitamin C die Akutsymptome des klinisch ausgeprägten Skorbuts sehr wirksam lindern kann. Da man allgemein glaubte, ein Vitamin wäre nur in sehr geringen Mengen nötig, um einer bestimmten Mangelerkrankung vorzubeugen, ist die dramatische klinische Wirkung sehr geringer Vitamin-C-Dosierungen bei Skorbut der Hauptgrund dafür, dass Vitamin C zunächst als ein Vitamin betrachtet wurde. Wie schon zuvor erwähnt, reichen solche Minimaldosierungen von Vitamin C nur dazu aus, schwere Symptome und tödliche Komplikationen von Skorbut zu verhindern. Diese geringen Dosierungen verhindern aber nicht die Entwicklung und Aufrechterhaltung vieler mit chronischem Vitamin-C-Mangel assoziierter Erkrankungen.

Zusammenfassung

Vitamin C ist lange Zeit fälschlich als Vitamin etikettiert worden, falsch zumindest im striktesten Sinn der Definition. Diese falsche Kennzeichnung war einer der Hauptgründe dafür, dass die angemessene Dosierung (Optidosierung) von Vitamin C bislang kaum anerkannt ist. Die unzureichende Dosierung von Vitamin C bleibt in wissenschaftlichen Arbeiten die wesentliche Ursache dafür, dass man bei der Behandlung einer bestimmten Infektionskrankheit oder einer anderen Erkrankung keine Wirksamkeit von Vitamin-C-feststellen kann.

Was die Genetik betrifft, können Menschen und manche andere Tiere den DNA-Code für das lebenswichtige Enzym L-Gulonolactonoxidase, der für die endogene Umwandlung von Glucose in Vitamin C erforderlich ist, nicht aktivieren. Dieser Gendefekt ist der Hauptgrund dafür, dass Menschen viel leichter für Infektionen und Erkrankungen anfällig sind als wilde Tiere. Menschen sind komplett von der Aufnahme Vitamin-C-haltiger Nahrung abhängig. Die »Reparatur« dieses Gendefekts oder der Ausgleich des Defizits könnten die Gesundheit des Menschen in bislang ungekanntem Ausmaß verbessern.

Unbehandelter Skorbut ist eine meist tödliche Erkrankung. Sie tritt dann auf, wenn ein Mensch so lange kein Vitamin C aufnimmt, bis nach einigen Monaten im Plasma wenig oder kein Vitamin C mehr nachweisbar ist. Relativ geringe Mengen an Vitamin C können das Leben von Skorbut-Patienten retten. Um die optimale Gesundheit zu erreichen, werden aber sehr viel größere Mengen benötigt.

Fachliteratur zu Kapitel 1

Baker, E., Hodges, R., Hood, J., Sauberlich, H., March, S., Canham, J. (1971) Metabolism of 14-C and 3-H-labeled L-ascorbic acid in human scurvy. *The American Journal of Clinical Nutrition* 24(4): 444–454

Chatterjee, I., Majumder, A., Nandi, B., Subramanian, N. (1975) Synthesis and some major functions of vitamin C in animals. *Annals of the New York Academy of Sciences* 258: 24–47

Conney, A., Bray, G., Evans, C., Burns, J. (1961) Metabolic interactions between L-ascorbic acid and drugs. *Annals of the New York Academy of Sciences* 92: 115–127

Crandon, J., Lund, C., Dill, D. (1940) Experimental human scurvy. *The New England Journal of Medicine* 223: 353–369

Cummings, M. (1981) Can some people synthesize ascorbic acid? *The American Journal of Clinical Nutrition* 34(2): 297–298
Cuppage, F. (1994) James Cook and the Conquest of Scurvy. Westport, CT: Greenwood Press
Davies, M., Austin, J., Partridge, D. (1991) Vitamin C: Its Chemistry and Biochemistry. Cambridge: The Royal Society of Chemistry, Thomas Graham House
Findlay, G. (1921) A note on experimental scurvy in the rabbit, and on the effects of antenatal nutrition. *The Journal of Pathology and Bacteriology* 24: 454–455
Ginter, E. (1976) Ascorbic acid synthesis in certain guinea pigs. *International Journal for Vitamin and Nutrition Research* 46(2): 173–179
Grollman, A., Lehninger A. (1957) Enzymic synthesis of L-ascorbic acid in different animal species. *Archives of Biochemistry and Biophysics* 69: 458–467
Hadley, K., Sato, P. (1988) A protocol for the successful long-term enzyme replacement therapy of scurvy in guinea pigs. *Journal of Inherited Metabolic Disease* 11(4): 387–396
Kline, A., Eheart, M. (1944) Variation in the ascorbic acid requirements for saturation of nine normal young women. *Journal of Nutrition* 28: 413–419
Levine, M. (1986) New concepts in the biology and biochemistry of ascorbic acid. *The New England Journal of Medicine* 314(14): 892–902
Lind, J. (1753) A Treatise on the Scurvy. [Sonderausgabe für die Classics of Medicine Library] Birmingham, AL: Leslie B. Adams, Jr., Herausgeber, 1980
Lund, C., Crandon, J. (1941) Human experimental scurvy and the relation of vitamin C deficiency to postoperative pneumonia and wound healing. *The Journal of the American Medical Association* 116(8): 663–668
Meiklejohn, A. (1953) The physiology and biochemistry of ascorbic acid. *Vitamins and Hormones* 11: 61–96
Mizushima, Y., Harauchi, T., Yoshizaki, T., Makino, S. (1984) A rat mutant unable to synthesize vitamin C. *Experientia* 40(4): 359–361
Nishikimi, M., Koshizaka, T., Ozawa, T., Yagi, K. (1988) Occurrence in humans and guinea pigs of the gene related to their missing enzyme L-gulonolactone oxidase. *Archives of Biochemistry and Biophysics* 267(2): 842–846
Odumosu, A., Wilson, C. (1973) Metabolic availability of vitamin C in the guinea-pig. *Nature* 242(5399): 519–521
Pijoan, M., Lozner, E. (1944) Vitamin C economy in the human subject. *Bulletin of the Johns Hopkins Hospital* 75: 303–314
Sato, P., Roth, A., Walton, D. (1986) Treatment of a metabolic disease, scurvy, by administration of the missing enzyme. *Biochemical Medicine and Metabolic Biology* 35(1): 59–64
Stone, I. (1979) Homo sapiens ascorbicus, a biochemically corrected robust human mutant. *Medical Hypotheses* 5(6): 711–721
Szent-Györgyi Nagyrápolt, A. (1978) How new understandings about the biological function of ascorbic acid may profoundly affect our lives. *Executive Health* 14(8): 1–4
Szent-Györgyi Nagyrápolt, A. (1980) The living state and cancer. *Physiological Chemistry and Physics* 12(2): 99–110
Williams, R., Deason, G. (1967) Individuality in vitamin C needs. *Proceedings of the National Academy of Sciences of the United States of America* 57(6): 1638–1641

Kapitel 2

Infektionskrankheiten: Heilung, Reversibilität, Vorbeugung

Alles, was in Büchern geschrieben steht, ist viel weniger wert als die Erfahrung eines einzigen Arztes, der nachdenkt und vernünftig urteilt.

Rhazes (864–925), persischer Arzt, Naturwissenschaftler, Philosoph und Alchemist

Polio und Vitamin C

Wegbereiter: Frederick R. Klenner, M.D.

Heute wissen nur noch sehr wenige medizinische Forscher und Ärzte den enormen Vorteil richtig zu schätzen, der bei vielerlei Infektionen und Erkrankungen durch die geeignete Anwendung einer Vitamin-C-Hochdosistherapie erreicht werden kann. Frederick R. Klenner war ein Wegbereiter sowohl als Befürworter als auch Anwender von routinemäßig hochdosiertem Vitamin C bei verschiedenen Erkrankungen, darunter auch Infektionskrankheiten. Obwohl er eher ein Mann der klinischen Praxis und kein institutioneller Forscher war, schaffte es Klenner, mindestens 20 wichtige Arbeiten zu veröffentlichen, die die erfolgreichen Ergebnisse belegen, die er regelmäßig bei vielen Patienten in Reidsville, North Carolina, erzielte (siehe die Fachliteratur am Ende dieses Kapitels).

Nach seinem Bachelor- und Masterabschluss in Biologie machte er 1936 seinen medizinischen Abschluss an der *Duke University*. Er widmete sich drei weitere Jahre einem weiterführenden Studium, bevor er sich dafür entschied, als Arzt für Allgemeinmedizin zu arbeiten. Erst in den 1930er- und frühen 1940er-Jahren war Vitamin C zunehmend leichter verfügbar und als Pharmazieprodukt bezahlbar. Während seiner ersten Jahre als Arzt probierte Klenner die anfänglich hohen Dosierungen, die er später bei seinen Patienten benutzte, nur bei sich selbst aus. Dann ging er dazu über, ähnlich hohe Dosierungen bei seinen Patienten einzusetzen. Die Ergebnisse waren sensationell!

Polio (Heilung und Vorbeugung)

Obwohl das als Polio (Kinderlähmung) bekannte virale Syndrom in den USA nur noch sporadisch beobachtet wird, tritt es noch immer als schwere Plage in ärmeren Ländern dieser Welt auf. Und obwohl der Höhepunkt des Schreckens, den Polio so vielen Babys und Kindern gebracht hat, ungefähr

50 Jahre zurückliegt, versteht auch ein Großteil der jüngeren Generation (die Polio-Wirkungen selbst nie gesehen hat) Polio als eine unheilbare Erkrankung. Tatsächlich erklärt die 21. Auflage des *Cecil Textbook of Medicine* aus dem Jahr 2000 eindeutig, dass für Polio »keine spezifische Therapie verfügbar« ist, und ergänzt, dass die »unterstützende Behandlung« sehr wichtig ist, um die Schmerzen zu bewältigen und die Überlebenschancen zu erhöhen.

> Das *Cecil Textbook of Medicine* aus dem Jahr 2000 erklärt eindeutig, dass für Polio »keine spezifische Therapie verfügbar« ist.

Sowohl die breite Öffentlichkeit als auch Medizinexperten teilen die Ansicht, dass Kinderlähmung »ihren Lauf nehmen muss«, wenn sie nicht durch Impfung oder anderweitig verhindert wird. Es gehört auch zum Allgemeinwissen, dass viele Polio-Opfer, die mit viel Glück die Akutinfektion überlebt haben, anschließend mit schwerer oder leichter Behinderung lebenslang zurechtkommen müssen. Ein Großteil der öffentlichen Wahrnehmung dieser Erkrankung bezieht sich auf die eindrucksvollen Bilder des von Polio betroffenen früheren Präsidenten Franklin D. Roosevelt, der tapfer darum kämpfte, in der Öffentlichkeit so selten wie möglich im Rollstuhl gesehen zu werden. Präsident Roosevelts Zustand führte der Öffentlichkeit auch klar vor Augen, dass Kinderlähmung Behinderungen verursacht und nicht nur Babys und Kleinkinder, sondern auch Erwachsene treffen kann.

Daten, die die Möglichkeit einer Heilung von Polio durch Vitamin C aufzeigen, haben weltweite Bedeutung, da Polio-Epidemien noch immer vorkommen. Vom 16. August bis zum 17. Oktober 2000 wurden aus Cap Verde 33 Fälle von »akuter schlaffer Paralyse« infolge von Kinderlähmung gemeldet (*Morbidity and Mortality Weekly Report* 2000 [MMWR]). Vom 12. Juli 2000 bis zum 8. Februar 2001 wurden aus der Dominikanischen Republik zwölf »labortechnisch bestätigte Poliomyelitis-Fälle« gemeldet (MMWR 2001). Die letzteren Fälle wurden dem »Impfstoff-abgeleiteten Poliovirus Typ 1« zugeordnet. Die Ursachen hier mal beiseite gelassen – Polio infiziert nach wie vor Babys und Kleinkinder. Ärzte sollten darauf vorbereitet sein, solche Patienten bestmöglich zu behandeln.

Als ich erstmals auf Klenners Arbeiten über Polio-Patienten stieß, war ich total erstaunt und auch überwältigt von dem, was ich da las. Da ich bereits bei einigen verschiedenen Erkrankungen mit hohen, intravenös verabreichten Vitamin-C-Dosierungen gearbeitet hatte, war ich nicht ganz so verwundert, dass der Polio-Virus durch Vitamin C leicht ausgerottet werden könnte. Allerdings machte sich ein ganzes Spektrum von Gefühlen bemerkbar, das mich völlig unvorbereitet traf. Das Wissen war nur sehr schwer erträglich, dass Polio leicht hätte geheilt werden können, dass aber so viele Babys, Kinder und Erwachsene noch immer durch das Virus sterben oder schwer behindert leben mussten. Als Kind schluckte ich wie meine Klassenkameraden den kleinen Zuckerwürfel mit dem Polio-Impfstoff, und wir beteten alle dasselbe Gebet – in der Hoffnung, dass uns der »Virus-Butzemann« nicht im Schlaf überraschen würde.

Noch unglaublicher ist, dass Klenner eine kurze Zusammenfassung seiner Arbeit über Polio auf dem Jahreskongress der *American Medical Association* am 10. Juni 1949 in Atlantic City, New Jersey, präsentierte. Galloway und Seifert (1949) berichteten über Klenner und weitere Vorträge in ihrem Artikel im *Journal of the American Medical Association.* Landwehr (1991) diskutierte dieses Ereignis und kommentierte seine mögliche Bedeutung. Klenners Kommentare folgten der ausführlichen Präsentation der besten Mittel, um die Atmung bei Patienten mit fortgeschrittener Kinderlähmung zu erleichtern. Klenner machte folgende Anmerkungen:

Es könnte Sie interessieren, wie die Poliomyelitis-Epidemie 1948 in Reidsville, N.C., bekämpft wurde. In den letzten sieben Jahren wurden Virusinfektionen durch Anwendung sehr häufiger Injektionen mit Ascorbinsäure oder Vitamin C über einen Zeitraum von zweiundsiebzig Stunden behandelt und geheilt. Ich glaube, wenn Vitamin C in solch hohen Dosierungen – 6000 bis 20 000 Milligramm innerhalb von 72 Stunden – diesen Patienten mit Poliomyelitis gegeben wird, wird keiner gelähmt sein und es wird zu keinen weiteren Missbildungen oder zu Epidemien von Poliomyelitis kommen.

Ein Arzt sprach vor Klenners Beitrag, und vier Ärzte kommentierten nach Klenners Vortrag das Thema. Die vier Ärzte, die sich anschließend zu Wort meldeten, hatten nichts zu seinen Behauptungen zu sagen. Sie waren nur damit beschäftigt, ihre eigenen Beobachtungen anzustellen, wie einem Polio-Patienten, der nur schwer atmen konnte, am besten zu helfen sei und wie seine Überlebenschance verbessert werden könnte.

Obwohl Klenner es schaffte, seinen Meilenstein-Artikel – in dem die Heilung von 60 von 60 Polio-Fällen während der Epidemie von 1948 dokumentiert wird – nur einen Monat später zu veröffentlichen, wurden seine Bemerkungen auf dem Jahreskongress offenbar kaum beachtet und rasch vergessen. Vielleicht waren seine Ergebnisse zu unglaublich, um wahr zu sein.

Klenner veröffentlichte seinen epochalen Artikel über die nachgewiesene Heilung von 60 von 60 Polio-Fällen nach der Präsentation seiner Ergebnisse auf dem Jahreskongress der *American Medical Association* im Juni 1949.

In der Fachzeitschrift *Southern Medicine & Surgery* (July 1949) erläuterte Klenner seine beeindruckende Therapie und die Ergebnisse bei Polio-Patienten ausführlich. Er erklärte, dass alle 60 Patienten mit denselben oder fast denselben Anzeichen und Symptomen während der Epidemie zu ihm kamen: Fieber (38,3 bis 40,3 °C), Kopfschmerzen und Schmerzen hinter den Augen, blutunterlaufene Augen, geröteter Rachen, Schwindel, Erbrechen, Verstopfung sowie Schmerzen zwischen den Schulterblättern, im Nacken, im unteren Rücken und an einem oder mehreren Gliedmaßen. In 15 Fällen bestätigte eine Rückenmarkspunktion (Lumbalpunktion) die klinische Diagnose. Acht Patienten hatten sich durch Kontakt mit anderen nachgewiesenen Polio-Fällen infiziert.

In der Regel wurden Rückenmarkspunktionen vermieden, da man glaubte, dass an der Punktionsstelle die Übertragung des Virus aus dem Blut in das Nervensystem begünstigt würde. Darüber hinaus waren bei der Gleichartigkeit der Symptome während einer offensichtlichen Polio-Epidemie diagnostische Rückenmarkspunktionen nicht zu rechtfertigen. Selbst wenn ein skeptischer Leser nicht glaubt, dass alle 60 Patienten Polio hatten, steht außer Frage, dass die überwiegende Mehrheit der Betroffenen tatsächlich an dieser Erkrankung litt.

Nach der Diagnose begann Klenner sofort mit der Vitamin-C-Hochdosistherapie. Er merkte sogar an, dass die Anwendung des Vitamins fast einer normalen Antibiotika-Anwendung gleiche. Kindern und Babys unter vier Jahren wurde Vitamin C als intramuskuläre Injektion verabreicht. Die Startdosis betrug 1000 bis 2000 Milligramm (ein bis zwei Gramm). Die weitere Vorgehensweise richtete sich nach der Körpertemperatur. Dieselbe Dosis wurde innerhalb von zwei Stunden erneut gegeben, wenn kein

Absinken der Fiebertemperatur zu beobachten war. Wenn sich die Temperatur deutlich verringerte, wurde die nächste Dosis erst nach zwei weiteren Stunden gegeben. Dieses Dosierungskonzept wurde 24 Stunden lang strikt eingehalten. Klenner stellte fest, dass das Fieber durchgehend nach den ersten 24 Stunden nachließ. Anschließend wurde dieselbe Vitamin-C-Dosis im Abstand von sechs Stunden verabreicht. Dieses Dosierungsschema wurde 48 Stunden oder länger fortgesetzt. Klenner notierte, dass *alle* Patienten nach der 72-stündigen Therapie klinisch unauffällig waren.

Allerdings kam es bei drei Patienten nachfolgend zu einem Rückfall mit Symptomen. Klenner entschied, dass es am besten wäre, die Vitamin-C-Anwendung bei allen behandelten Patienten mit gleicher Dosierung um weitere 48 Stunden zu verlängern. In dieser finalen 48-Stunden-Phase wurde Vitamin C entweder alle acht oder alle zwölf Stunden angewendet, was die Symptome vollständig und anhaltend zum Verschwinden brachte. Es ist außerdem sehr bezeichnend, dass *keiner* der von Klenner behandelten 60 Patienten irgendeine bleibende Deformität aufwies, die für viele Polio-Überlebende typisch ist. Man hatte den Eindruck, dass die Heilung aller 60 Polio-Patienten vollständig und absolut war.

Klenner berichtete auch, dass sich zwei Patienten bereits im fortgeschrittenen Krankheitsstadium befunden hatten, das durch Flüssigkeitsabsonderung aus der Nase gekennzeichnet ist. Dieses Symptom kündigt in der Regel ein Fortschreiten der Erkrankung bis zu dem Punkt an, an dem eine Unterstützung der Atmung erforderlich und die Wahrscheinlichkeit einer Missbildung oder sogar des Ablebens deutlich erhöht ist. Dennoch erfuhren auch diese Patienten eine komplette Genesung.

Klenner (September 1956) veröffentlichte einige seiner klinischen Beobachtungen über die Behandlung zweier älterer Polio-Patienten mit Vitamin C. Eine 21-jährige Frau litt an tief sitzendem Augenschmerz, Beinschmerzen in der Oberschenkelregion, Nacken- und Rückenschmerzen und dem allgemeinen Bedürfnis, den ganzen Körper in fixierter Position zu halten, um schmerzvolle Bewegungen zu vermeiden. Sie hatte über 40 Grad Fieber, eine rezidivierende Halsentzündung nach Antibiotikagabe und einer Behandlung mit Aspirin und Fruchtsaft zwei Wochen zuvor. Interessanterweise hatte der geringe Vitamin-C-Gehalt im Fruchtsaft dazu beigetragen, dass sich die Symptome nicht schneller und schwerer entwickelt hatten.

In jedem Fall war Klenner davon überzeugt, dass die klinische Diagnose Polio naheliegend war. Er gab dieser 53-kg-Patientin sofort 22000 Milligramm Vitamin C als langsame intravenöse Injektion mit einer 100-Milliliter-Spritze. Zu Hause nahm sie dann 1500 Milligramm Vitamin C mit Saft alle zwei Stunden ein. Zwölf Stunden später waren die Kopfschmerzen verschwunden und das Fieber auf 38 Grad gesunken. Klenner verabreichte eine weitere Injektion mit 22000 Milligramm Vitamin C. In den folgenden 30 Minuten traten Kopfschmerzen und Erbrechen auf, aber nach 24 Stunden lag die Temperatur unter 38 Grad. Die klinische Besserung war nicht zu übersehen. Es folgten sieben Injektionen mit 18000 Milligramm Vitamin C alle Zwölf Stunden, anschließend fünf Tage lang Injektionen mit 10000 Milligramm pro Tag. Die orale Vitamin-C-Therapie wurde eine zusätzliche Woche mit 1500 Milligramm alle drei bis vier Stunden fortgesetzt. Klenner beobachtete, dass bei der Patientin fast alle Schmerzen (Ausnahme: Knie) nach 48 Stunden verschwunden waren. Nach 84 Stunden hatte sich die Temperatur normalisiert. Außer Vitamin-B1-Injektionen (Thiamin), um die Heilung des Nervengewebes zu unterstützen, war Vitamin C die einzige Medikation, die zur prompten und kompletten Genesung führte.

Eine weitere, 28-jährige Patientin zeigte ein vergleichbares klinisches Bild. Bei ihr kam es nach Anwendung der ähnlich dosierten intravenösen und oralen Vitamin-C-Therapie nach 96 Stunden zu einer ähnlichen Wirkung. Selbst wenn man einwirft, beide Patientinnen hätten eher eine schwere Grippe als Polio gehabt, so erwies sich doch die klinische Wirksamkeit dieser hohen Dosierungen als äußerst bemerkenswert. Unabhängig von der angewandten Therapie käme auch eine Heilung der Influenza innerhalb von drei bis vier Tagen immer noch einem modernen medizinischen Wunder gleich.

In einem anderen Fall berichtete Klenner (1953) über einen achtjährigen Jungen mit grippeähnlichen Beschwerden in der Woche zuvor. Das Kind wurde ständig von Übelkeit und Erbrechen, Halsentzündung und tief sitzendem Kopfschmerz hinter den Augen geplagt, und die Symptome wollten auch nicht durch die (von der Mutter verordneten) Erwachsenendosierungen von Aspirin verschwinden. Aufgrund der klinischen Symptomatik und einigen weiteren klassischen Beschwerden zweifelte Klenner nicht daran, dass der Junge schwer mit dem Polio-Virus zu kämpfen hatte.

Die Genesung des Jungen war in jeder Beziehung bemerkenswert, selbst wenn ein anderes Virus die Ursache des Syndroms gewesen wäre. Er hatte über 40 Grad Fieber und wiegte seinen Kopf mit den Händen ständig hin und her, um die Schmerzen zu lindern. Es entwickelten sich auch bereits einige Symptome an der Lendenwirbelsäule und am Oberschenkel, die typisch für Polio sind. Klenner verabreichte in seiner Praxis sofort 2000 Milligramm Vitamin C intravenös. Anschließend wurde der Junge in eine Klinik gebracht, wo er erneut 2000 Milligramm Vitamin C intravenös bekam. Die Injektionen wurden dann alle vier Stunden wiederholt. Ohne irgendeine Schmerzmedikation war der schwere Kopfschmerz nach nur sechs Stunden komplett verschwunden. Auch Übelkeit und Erbrechen hatten aufgehört. Klenner bemerkte, dass das zuvor bedauernswerte Kind nun »mopsfidel« war. Nach 48 Stunden und einer Gesamtdosis von 26 000 Milligramm Vitamin C wurde der Junge aus dem Krankenhaus entlassen. Eine niedriger dosierte orale Therapie wurde zu Hause weitergeführt, um einem Rückfall vorzubeugen. Klenner wusste, dass solche Rückfälle immer dann auftreten, wenn die Vitamin-C-Therapie zu stark reduziert oder zu rasch abgesetzt wird. Egal ob Influenza oder Polio, die Wirkung war prompt eingetreten und die Heilung vollständig. Bis heute verfügt die moderne Medizin über kein einziges wirksames und nicht-toxisches Medikament, das Viren abtötet.

In einem besonders spektakulären Fall berichtete Klenner (1951) über ein fünf Jahre altes Mädchen mit Polio. Das Kind war bereits seit mehr als vier Tagen an beiden Beinen gelähmt! Das rechte Bein war vollständig schlaff und das linke Bein zu 85 Prozent. Insbesondere in den Knien und im Lendenbereich traten Schmerzen auf. Vier verschiedene Ärzte hatten die Polio-Diagnose bestätigt. Außer einer Massage war Vitamin C die einzige Therapieoption. Nach vier Tagen mit Vitamin-C-Injektionen bewegte das Kind wieder beide Beine, aber nur sehr langsam und mit Bedacht. Klenner beobachtete schon nach der ersten Vitamin-C-Injektion eine »eindeutige Wirkung«. Das Kind wurde nach vier Tagen aus der Klinik entlassen. Die Behandlung mit 1000 Milligramm Vitamin C, mit Fruchtsaft eingenommen, wurde sieben Tage weitergeführt. Am elften Tag der Behandlung konnte das Kind herumlaufen, wenn auch langsam. Am 19. Behandlungstag war die »komplette Wiederherstellung der sensorischen und motorischen Funktionen« bemerkbar. Eine Langzeitbehinderung trat niemals ein. Vitamin C heilte nicht nur diesen Polio-Fall vollständig, sondern machte auch das rückgängig, was bei dem Mädchen zweifellos zu einem verheerenden und lebenslang verkrüppelten Zustand geführt hätte.

Bei der Gesamtbetrachtung von Klenners Werk erkennt man schnell, dass er sich nicht an pauschale Vorgaben hielt, wenn es darum ging, wie viel Vitamin C einem bestimmten Patienten gegeben wird. Für nachfolgende Dosierungen orientierte er sich immer daran, wie ausgeprägt die allgemeine klinische Wirkung war und in welchem Umfang die erhöhte Körpertemperatur durch die vorhergehende Vitamin-C-Dosierung gesenkt wurde. Obwohl dies vollkommen angemessen ist, sind selbst wagemutige ärztliche Leser möglicherweise ein wenig zurückhaltend, wenn es um die Anwendung hoher Dosierungen von Vitamin C bei Viruserkrankungen geht – ohne festes Dosisschema, bezogen auf die Diagnose und die Körpergröße. An anderer Stelle in diesem Buch wird gezeigt werden, dass diese Furcht vollkommen unbegründet ist, da selbst extrem hohe Dosierungen von Vitamin C nicht toxisch sind.

> Vitamin C heilte diesen Polio-Fall nicht nur vollständig, sondern machte auch das rückgängig, was bei dem Mädchen zweifellos zu einem verheerenden und lebenslang verkrüppelten Zustand geführt hätte.

Das größte Risiko der Vitamin-C-Hochdosistherapie ist nicht die Überdosierung, sondern die Unterdosierung. Vielfach bekommt der akut erkrankte Patient keine ausreichend hohe Dosis für eine ausreichend lange Zeit. Der behandelnde Arzt denkt dann, dass die weniger offensive Vitamin-C-Dosierung alles ist, was man mit dieser Substanz tun kann. Einige Viruserkrankungen, die später erläutert werden, können 300 000 bis 400 000 Milligramm Vitamin C täglich verstoffwechseln. In solchen Fällen erreicht man die vollständige Genesung (oder sogar das Überleben) nur dann, wenn diese hohen Dosierungen so lange eingesetzt werden, bis das Virus komplett beseitigt ist. Es gibt auch Viruserkrankungen, bei denen sogar noch größere Mengen von Vitamin C nötig sind. Als Faustregel für die Vitamin-C-Therapie von Viruserkrankungen gilt, dass die Dosis so lange erhöht werden muss, solange die klinische Wirkung mangelhaft und unbefriedigend ist. Die Behandlung muss so lange fortgeführt werden, bis alle klinischen Symptome verschwunden sind.

Vitamin C und Polio: Unterstützende Forschung

Obwohl die klinischen Heilungen, die Klenner mit der Vitamin-C-Therapie bei Polio erzielte, für sich selbst sprechen, kann es interessant sein, dass bereits in der frühen Grundlagenforschung behauptet wurde, Vitamin C sei ein sehr wirksamer Polio-Viruskiller. Jungeblut (1935) wies nach, dass Vitamin C das Polio-Virus außerhalb des Körpers (in vitro) komplett inaktivieren kann und ihn nicht-infektiös macht – sogar dann, wenn er direkt in das Gehirn von Affen injiziert wird.

Salo und Cliver (1978) bestätigten später diese In-vitro-Inaktivierung des Polio-Virus durch Vitamin C. Peloux et al. (1962) zeigten darüber hinaus, dass Vitamin C zusammen mit Wasserstoffperoxid das Polio-Virus inaktiviert. Jungeblut (1937) infizierte Affen experimentell mit dem Polio-Virus – er wendete dieselbe Technik der direkten Injektion in das Gehirn an. Er stellte fest, dass etwa ein Drittel der 62 infizierten Affen, die auch Vitamin-C-Injektionen bekommen hatten, keine Lähmungen entwickelten. In der Kontrollgruppe hatten nur etwa fünf Prozent der überlebenden Tiere keine Lähmungen. Dies zeigt, dass Vitamin C das Polio-Virus nicht nur in vitro, sondern auch beim lebenden Tier (in vivo) abtöten kann.

Obwohl Jungebluts Anwendung von geringeren Vitamin-C-Dosierungen im Vergleich zu Klenners Hochdosistherapie nicht die klinische Wirksamkeit erreichte, die Klenner beobachtete, weisen auch Jungebluts Ergebnisse klar darauf hin, dass Vitamin C eine Substanz ist, die das Polio-Virus bei Versuchstieren abtöten und neurologische Folgeschäden verhindern kann. Allein dieser virusabtötende Effekt verdient große Beachtung, da Vitamin C nicht-toxisch ist. Darüber hinaus wurden Jungebluts niedrige Vitamin-C-Dosierungen anders verabreicht als bei Klenner. Hinzu kommt, dass das Virus bereits direkt in das Gehirn injiziert worden war, bevor die Vitamin-C-Therapie begann. Somit hatten die Viren die Möglichkeit, rasch ein fortgeschrittenes Infektionsstadium zu erreichen. Jungeblut (1937a) wollte sicherstellen, dass seine Studiendaten statistisch signifikant sind, und wiederholte seine Versuche mit weiteren 181 Affen. Er beobachtete erneut, dass etwa ein Drittel seiner Versuchstiere ihre Infektion ohne Lähmung überlebte. Später wies Jungeblut (1939) eine vergleichbar virusabtötende Wirkung von Vitamin C bei Affen nach, die mit einem anderen Polio-Virusstamm infiziert worden waren. Mit diesen Studien konnte Jungeblut bestätigen, dass allein Vitamin C das Polio-Virus bei infizierten

Affen abtöten konnte. Ärzten wie Klenner blieb es vorbehalten, hochwirksame Therapieprotokolle für Erkrankungen wie Kinderlähmung für den Menschen zu entwickeln.

> Offenbar wird mit intramuskulären und intravenösen Injektionen von Vitamin C effektiver ein optimaler Vitamin-C-Gewebespiegel erreicht als mit einer oralen Anwendung.

Auch Greer (1955) teilte ausgezeichnete klinische Ergebnisse bei der Behandlung von fünf Polio-Patienten mit, die nur mit oralen Einzeldosierungen von 10000 Milligramm Vitamin C behandelt worden waren. Diese Vitamin-C-Dosis wurde bis zu zehn Tage lang alle drei Stunden verabreicht. Die tägliche Gesamtdosis Vitamin C betrug 50000 bis 80000 Milligramm. Seine Patienten waren fünf bis 43 Jahre alt. Bei zwei Patienten blieb nach vollständiger Behandlung eine leichte Beinschwäche zurück. Baur (1952) berichtete ebenfalls über positive Wirkungen von nur 10000 bis 20000 Milligramm Vitamin C pro Tag. Sowohl die gesamte Erkrankungsdauer als auch die Zeit bis zur Normalisierung der erhöhten Körpertemperatur verkürzten sich. Blickt man auf Klenners Erfolg bei 60 von 60 Patienten ohne Folgeschäden, würde man vermuten, dass mit intramuskulären und intravenösen Injektionen von Vitamin C effektiver optimale Vitamin-C-Gewebespiegel erreicht werden als mit einer bloß oralen Anwendung. Orales Vitamin C wird am besten zusätzlich zu anderen Formen der Vitamin-C-Anwendung verabreicht. Orales Vitamin C ist augenscheinlich das Mittel der Wahl für die tägliche Langzeitanwendung, um gesund zu bleiben und Krankheiten vorzubeugen.

Weitere Viruserkrankungen und Vitamin C

Virushepatitis (Heilung und Vorbeugung)

Die akute Virushepatitis ist eine schwere Leberentzündung, die pro Jahr 0,5 bis ein Prozent der US-Bevölkerung trifft. Vorsichtig geschätzt bedeutet die Inzidenz (Neuerkrankungsrate) bei Hepatitis mindestens eine Million neue Fälle jährlich. Die aktuellen medizinischen Lehrbücher behaupten nach wie vor, dass es keine spezifische kurative Therapie für diese Erkrankung gibt. Es werden nur unspezifische Empfehlungen gegeben, die darauf abzielen, Symptome zu behandeln und alles zu vermeiden, was den Krankheitsprozess verschärft. Wenn das Akutsyndrom nach sechs Monaten nicht vollständig abgeklungen ist oder spontan nachgelassen hat, geht man in der Regel davon aus, dass der Patient chronische Hepatitis hat. Grob geschätzt zwei Prozent der Bevölkerung der USA haben chronische Hepatitis. Chronische Hepatitis führt in den USA zu mehr als 10000 Todesfällen pro Jahr, weitere 1500 betroffene Patienten überleben nur durch eine Lebertransplantation.

Die akute Virushepatitis macht viele Menschen für längere Zeit krank, auch wenn sich keine chronische Hepatitis entwickelt. Sie kann sehr leicht komplett *geheilt* werden, wenn sie rasch mit angemessenen Dosierungen von Vitamin C behandelt wird. Die Effekte von Vitamin C bei Hepatitis-Patienten, die sich bereits im chronischen Stadium befinden, sind weniger eindeutig. Es gibt aber Hinweise darauf, dass diese Erkrankung in vielen Fällen mit einer ausreichend hohen Vitamin-C-Dosis und bei ausreichend langer Anwendung wahrscheinlich überwunden werden kann.

Für Klenner (1974) war Vitamin C bei Virushepatitis das Mittel der ersten Wahl. Er empfahl allgemein bei Hepatitis Vitamin-C-Dosierungen von 500 bis 700 Milligramm pro Kilogramm Körpergewicht, alle acht bis zwölf Stunden intravenös. Er verordnete auch mindestens zusätzlich 10000 Milligramm oral täglich, aufgeteilt in zwei Dosierungen. In der Regel war zu erwarten, dass die Hepatitis innerhalb von zwei bis vier Tagen vollständig verschwand. Manchmal gelang Klenner eine Heilung der Virushepatitis ausschließlich mit oralem Vitamin C (Natriumascorbat). Vermutlich waren solche Patienten weniger schwer erkrankt oder hatten Angst vor Injektionen. In einem Fall gab Klenner nur 5000 Milligramm Vitamin C in Wasser oder Saft, alle vier Stunden. Alle Anzeichen und Symptome der Hepatitis waren nach 96 Stunden verschwunden. Während vier Tagen waren insgesamt 120000 Milligramm Vitamin C verabreicht worden.

Smith (1988) berichtete über einen anderen dramatischen Therapieerfolg Klenners bei Virushepatitis. Ein 27-jähriger Mann war akut an Gelbsucht erkrankt (gelblich verfärbte Augen und Haut), litt an Schwindel und hatte knapp 40 Grad Fieber. Er bekam innerhalb von 30 Stunden insgesamt 270000 Milligramm Vitamin C intravenös und 45000 Milligramm Vitamin C oral. Nach dieser relativ kurzen Zeit hörte die Ausscheidung von Gallenflüssigkeit im Urin auf, seine Temperatur war nicht mehr erhöht, und er war wieder arbeitsfähig. Ein weiterer, 22-jähriger Hepatitis-Patient von Klenner war akut an Schüttelfrost und Fieber erkrankt und wurde sechs Tage lang behandelt. Er erhielt insgesamt 135 000 Milligramm Vitamin C intravenös und 180 000 Milligramm Vitamin C oral. Auch bei diesem Patienten verschwanden die Symptome, und er kehrte an seinen Arbeitsplatz zurück. Besonders interessant ist, dass sich der Zimmergenosse dieses Mannes gleichfalls mit Hepatitis infiziert hatte und 26 Tage im Krankenhaus bleiben musste. Bettruhe war die einzige Therapie. Klenner behandelte einen weiteren Hepatitis-Patienten sechs Tage lang mit insgesamt 170 000 Milligramm Vitamin C intravenös und 90 000 Milligramm oral. Während dieser sechs Tage verringerte sich der Laborwert SGOT (ein Kontrollparameter für die Leberfunktion bei akuter Hepatitis) von 450 auf 45 – von abnorm hoch auf annähernd normal.

Smith erwähnte auch einen Fall chronischer Hepatitis, den Klenner erfolgreich behandelt hatte. Dieser 42-jährige Mann war bereits sieben Monate vergebens mit Steroiden behandelt worden. Obwohl Klenner den Patienten deutlich intensiver behandeln wollte, war er besorgt, dass einige Ärzte der Klinik ihm jede Vitamin-C-Therapie verweigern könnten, wenn hohe Vitamin-C-Dosierungen verordnet würden. Dennoch schaffte er es, dreimal wöchentlich 45 000 Milligramm Vitamin C intravenös und 30 000 Milligramm Vitamin C täglich oral etwa fünf Monate lang anzuwenden und die Erkrankung schließlich zum Abklingen zu bringen.

Die chronische Hepatitis erweist sich meist als deutlich schwieriger beeinflussbar durch eine Vitamin-C-Therapie als die akute Hepatitis – obwohl die akute Viruserkrankung so gut wie immer ein komplett heilbares Leiden ist, wenn man sofort und massiv mit Vitamin C behandelt. Wie schon erwähnt, können Sie davon ausgehen, dass Klenner immer seiner klinischen Erfahrung vertraute, um zu entscheiden, wie massiv er seinen Patienten mit Vitamin C behandelte. Er verordnete Vitamin C entsprechend den allgemeinen Leitlinien in Bezug auf die klinische Wirkung und die Temperaturreaktion. Der Grund für diese Vorgehensweise hat damit zu tun, wie entleert die Vitamin-C-Körperspeicher des Patienten waren, bevor die Krankheit zuschlug. Ein bestimmter Patient kann weit mehr Vitamin C benötigen als ein anderer, scheinbar vergleichbarer Patient, wenn die Körperspeicher beider Patienten nicht vergleichbar sind in Bezug auf die Vitamin-C-Menge vor der Infektion. Allerdings haben Patienten mit aktiver chronischer Hepatitis verminderte Vitamin-C-Spiegel und Laborwerte, die auf erhöhten oxidativen Stress hinweisen (Yamamoto et al., 1998). Daraus ergibt sich, dass Vitamin-C-Supplementierung bei solchen Patienten immer sinnvoll ist.

Andere Ärzte waren in der Behandlung der akuten Hepatitis ähnlich erfolgreich wie Klenner – häufig mit viel geringeren Vitamin-C-Dosierungen. Dalton (1962) berichtet über eine 20-jährige Frau mit dem typischen Krankheitsbild der akuten Hepatitis. Während der ersten drei Tage wurde sie primär nur mit absoluter Bettruhe behandelt, mit geringem Erfolg. Dann wurden eine Reihe von Vitamin-C-Injektionen durchgeführt. Während der verbleibenden sechs Tage im Krankenhaus bekam sie sechs Vitamin-C-Injektionen mit jeweils 2000 Milligramm. Bereits nach der zweiten Injektion bemerkte sie, dass sie sich nicht mehr krank fühlte. Obwohl sie weitere Tage im Krankenhaus bleiben sollte, wollte sie am nächsten Tag nach Hause gehen. Dalton, ein Arzt, berichtete, dass dies der dramatischste Fall einer Hepatitisheilung gewesen sei, den er jemals gesehen hatte. Obwohl die Patientin komplett von ihrere Hepatitis geheilt schien, war noch eine längere Behandlung mit Vitamin C nötig, als es bei den von Klenner angewandten höheren Dosierungen der Fall gewesen wäre.

Der Zahnarzt Orens (1983) berichtete über seine persönliche Erfahrung bei Hepatitis B. Er benutzte eine Kombination von 25 000 Milligramm Vitamin C intravenös und 20 0000 Milligramm oral. Seine stark erhöhten Leberwerte (SGOT, SGPT und LDH) waren nach nur fünf Tagen fast normalisiert. Orens wies darauf hin, dass er Vitamin C nur zehn Tage lang einsetzte. Obwohl ihm sein Arzt erklärt hatte, dass er möglicherweise sechs bis zwölf Wochen in seiner Zahnarztpraxis ausfallen würde, war er schon nach der zehntägigen Vitamin-C-Kur wieder voll arbeitsfähig. Nach zwei Monaten waren auch seine Leberwerte wieder im Normbereich. Bauer und Staub (1954) teilten mit, dass die akute Virushepatitis mit 10 000 Milligramm Vitamin C pro Tag positiv beeinflusst werden kann. Die Symptome verschwinden schneller, und die Gesamtdauer der Erkrankung verkürzt sich. Kirchmair (1957, 1957a, 1957b) stellte fest, dass 10 000 Milligramm Vitamin C, täglich nur fünf Tage gegeben, den klinischen Status von 63 Kindern mit akuter Hepatitis deutlich verbesserten. Vitamin C war entweder intravenös oder als rektale Infusion (Einlauf) oder kombiniert verabreicht worden. Die Gelbsucht verschwand schneller, und die Liegezeit im Krankenhaus wurde etwa halbiert. Zudem klangen auch Leberschwellungen rascher ab. Baetgen (1961), der 10000 Milligramm Vitamin C pro Tag einsetzte, berichtete über vergleichbar exzellente klinische Wirkungen bei 245 Kindern mit akuter Hepatitis.

> Baetgen, der 10000 Milligramm Vitamin C pro Tag einsetzte, berichtete über exzellente klinische Wirkungen bei 245 Kindern mit akuter Hepatitis.

Calleja und Brooks (1960) berichteten über einen Fall von akuter Hepatitis, der mit intravenösem Vitamin C behandelt wurde. Eine Leberbiopsie bei diesem Patienten zeigte, dass bereits eine Leberzirrhose (narbige Umwandlung von Lebergewebe) mit einer überlagernden akuten Hepatitis vorlag. Die Zirrhose wurde als Langzeitfolge von chronischem Alkoholmissbrauch gewertet. Man gab 24 Tage lang eine intravenöse Dosis von 5000 Milligramm Vitamin C täglich. Durch diese Behandlung verbesserte sich das Befinden des Patienten dramatisch. Seine Anämie (Blutarmut) verschwand, und die Leukozytenwerte (weiße Blutkörperchen) normalisierten sich. Er legte an Gewicht zu, hatte wieder Appetit und verlor die gesamte Bauchflüssigkeit (Aszites), die sich während des fortschreitenden Leberversagens angesammelt hatte. Der einzige Leberwert, der trotz Therapie abnorm hoch blieb, war der auf irreversibel zirrhotisches Lebergewebe bezogene Wert. Am beeindruckendsten war die komplette Abheilung der entzündlichen Veränderungen, wie wiederholte Leberbiopsien zeigten. Solche Veränderungen sind das typische Kennzeichen der akuten Hepatitis, die dann zu einem gewissen Grad weiter bestehen, wenn sich schließlich eine chronische Hepatitis entwickelt. Bemerkenswert ist auch, dass in dieser Studie im Vergleich mit Klenner viel geringere Dosierungen von Vitamin C benutzt wurden. Nichtsdestotrotz wurde ein vollständiger klinischer Erfolg erzielt.

Cathcart (1981) ist ein weiterer Arzt, der mehrfach beobachtete, dass Vitamin C infektiöse Viren bei akuter Virushepatitis leicht eliminieren kann und die vollständige klinische Heilung ermöglicht. Cathcart berichtete auch, dass er niemals, bei keinem seiner mit Vitamin C behandelten Hepatitis-Patienten, die Entwicklung einer chronischen Hepatitis gesehen habe. Er merkte auch an, dass die Gelbverfärbung durch die begleitende Gelbsucht nach vier bis fünf Tagen verschwindet, wenn sich der Patient bereits besser fühlt. Die Hautverfärbung entsteht durch große Mengen an Bilirubin, die bei akuter Hepatitis im Blut zirkulieren. Cathcart beklagt in seinen Berichten, dass ihn die einfache Tatsache bestürzte, dass eine so preiswerte, simple, nicht-toxische und außerordentlich wirksame Therapie nicht routinemäßig bei Krankheiten eingesetzt wird, die so viele Menschen weltweit krank macht und/oder tötet.

Cathcart berichtete, dass er keinen einzigen Fall von akuter Virushepatitis gesehen habe, bei dem angemessen dosiertes Vitamin C intravenös nicht wirksam gewesen wäre.

Auch in den Arbeiten von Morishige und Murata (1978) finden sich Belege für die Eigenschaft von Vitamin C, Hepatitis verursachende Viren abzutöten. Von 1967 bis 1973 bekamen stationäre Patienten Vollbluttransfusionen sowie 2000 bis 6000 Milligramm Vitamin C täglich nach den Infusionen. Zwölf Hepatitis-Fälle wurden in einer Gruppe von 170 Patienten entdeckt, die nach der Transfusion wenig oder kein Vitamin C bekommen hatten (Infektionsrate/Inzidenz: sieben Prozent). Nur drei Hepatitis-Fälle wurden in einer Gruppe von 1367 Patienten entdeckt, die täglich 2000 oder mehr Milligramm Vitamin C nach der Transfusion bekommen hatten (Infektionsrate/Inzidenz: 0,2 Prozent)! Mit noch höheren (insbesondere intravenösen) Vitamin-C-Dosierungen wäre die Inzidenz der Posttransfusions-Hepatitis wahrscheinlich gleich Null gewesen.

Morishige und Murata setzten bei ihren Patienten deutlich höhere Vitamin-C-Dosierungen für längere Zeit ein. Leider versucht die wissenschaftliche Literatur über Vitamin C damals wie heute, die zahlreichen klinischen Wirkungen von Vitamin C bei verschiedenen Krankheitsbildern dadurch zu diskreditieren, dass Studien mit viel geringeren Dosierungen und kurzen Anwendungszeiten durchgeführt werden. Solchen diskreditierenden Studien liegt kaum jemals die hochwirksame intravenöse Anwendung irgendeiner Vitamin-C-Dosierung zugrunde.

Den diskreditierenden Studien liegt kaum jemals die hochwirksame intravenöse Anwendung irgendeiner Vitamin-C-Dosierung zugrunde.

Russische Forscher, die sehr viel geringere Dosierungen von Vitamin C bei ihren Patienten mit Virushepatitis anwandten als die zuvor erwähnten kurativen Dosierungen, wiesen dennoch signifikant verbesserte Labortestergebnisse nach. Komar und Vasilev (1992) benutzten nur 300 oder 400 Milligramm Vitamin C zusammen mit anderen Vitaminen (B3, B6, B12). Sie bemerkten signifikante Verbesserungen bei den Blutspiegeln von Immuneiweißkörpern sowie auch bei der Funktion von Immunzellen. Vasilev et al. (1989) hatten schon früher ähnliche Befunde bei nur 300 Milligramm Vitamin C pro Tag für zwei bis drei Wochen gesehen. Vasilev und Komar (1988) wiesen zudem nach, dass dieselbe Dosis Vitamin C eindeutig zu einer schnelleren Erholung der reduzierten T-Lymphozyten-Spiegel bei akuter Virushepatitis beiträgt.

Eine Begründung für die massive Vitamin-C-Therapie bei akuter Hepatitis ist der Krankheitsprozess selbst, der im Vorfeld der Erkrankung rasch die vorhandenen Speicher im Körpergewebe und das im Blut zirkulierende Vitamin C aufbraucht. Eine solch erhöhte Rate des Vitamin-C-Verbrauchs kommt bei so gut wie allen Infektionskrankheiten und nicht-infektiösen Erkrankungen vor. Dubey et al. (1987) untersuchten die Plasmaspiegel von Vitamin C bei Patienten mit Virushepatitis und stellten fest, dass sie signifikant niedrig waren.

Eine Begründung für die massive Vitamin-C-Therapie bei akuter Hepatitis ist der Krankheitsprozess selbst, der im Vorfeld der Erkrankung rasch die vorhandenen Vitamin-C-Speicher und das im Blut zirkulierende Vitamin C aufbraucht.

Wissenschaftliche Ergebnisse haben klar aufgezeigt, dass die akute Virushepatitis leicht geheilt werden kann, wenn im Frühstadium der Erkrankung genügend Vitamin C verabreicht wird. Die frühzeitige Behandlung stellt auch sicher, dass die akute Hepatitis nicht nur spontan abheilen wird, um anschließend in eine Langzeitinfektion der chronischen Hepatitis überzugehen – was gelegentlich bei Vitamin-C-unbehandelten Patienten vorkommt, die nur unterstützend versorgt werden. Die Symptome der chronischen Hepatitis werden durch eine Vitamin-C-Therapie fast immer positiv beeinflusst. Manche Fälle von chronischer Hepatitis können sogar geheilt werden, wenn Vitamin C ausreichend und lange genug gegeben wird. Allerdings sind eindeutige Daten über die Heilung der chronischen Hepatitis durch Vitamin C hier nicht verfügbar und müssten noch gezielt erhoben werden.

Wissenschaftliche Ergebnisse haben klar aufgezeigt, dass die akute Virushepatitis leicht geheilt werden kann, wenn im Frühstadium der Erkrankung genügend Vitamin C verabreicht wird.

Die Daten zur reduzierten Neuerkrankungsrate an Posttransfusions-Hepatitis bei Patienten, die ausreichend Vitamin C täglich einnehmen, belegen zwingend, dass die akute Virushepatitis bei einer ausreichend hohen täglichen Vitamin-C-Dosis eine komplett vermeidbare und heilbare Erkrankung ist. Obwohl dies weniger klar ersichtlich ist – der bestechende Vorteil von richtig dosiertem Vitamin C bestünde darin, dass es keinen Grund mehr dafür gäbe, Menschen gegen Hepatitis zu impfen. Dies würde zudem die Bevölkerung zusätzlich vor den negativen Folgen schützen, die bei solchen Impfungen manchmal auftreten.

Klenner hatte auch bemerkenswerte Erfolge bei der wirksamen symptomatischen Therapie und möglichen Heilung fast aller Viruserkrankungen, die er mit Vitamin C behandelte. Weitere Viruserkrankungen – nur solche, die von Klenner mit Vitamin C behandelt wurden – werden nachfolgend aufgeführt und einzeln besprochen.

Masern (Heilung und Vorbeugung)

Die 21. Auflage des *Cecil Textbook of Medicine* beschreibt Masern als eine akute und hochansteckende Erkrankung, begleitet von Fieber, Husten, Schnupfen, entzündeten Augen und Hautausschlag. Obwohl schwere Komplikationen relativ selten vorkommen, können Masern manchmal tödlich enden, wenn sich die Erkrankung zur viralen Lungenentzündung oder zur viralen Hirninfektion weiterentwickelt. Das *Cecil Textbook of Medicine* erklärt, dass es »keine spezifische antivirale Therapie« für Masern gibt. Bettruhe bleibt die einzige Therapieempfehlung, falls keine Komplikationen auftreten. Der Versuch der Vorbeugung von Masern durch eine Mumps-Masern-Röteln-Impfung (MMR) ist die einzige primäre Intervention, die die moderne Medizin für diese Erkrankung anzubieten hat.

Klenner (1953) bekam es bei der Versorgung seiner eigenen noch kleinen Töchter mit der Behandlung der Masern zu tun. Sie steckten sich mit der Krankheit während einer Epidemie in North Carolina im Frühjahr 1948 an. Sobald die klinische Diagnose »Masern« gestellt war, wurde mit der Vitamin-C-Therapie begonnen. Klenner war sehr zuversichtlich, dass hohe Vitamin-C-Dosierungen das Virus in jedem Fall vernichten könnten – er wollte herausbekommen, wie niedrig die Dosierung von Vitamin C sein konnte, um den Krankheitsverlauf zu beeinflussen. Mit Dosierungen von 1000 Milligramm oral alle vier Stunden verbesserten sich die Symptome eindeutig, obwohl er bemerkte, dass geringere Dosierungen den Krankheitsprozess nicht stoppen konnten. Als Klenner 1000 Milligramm alle zwei Stunden gab, war jedes Anzeichen der Erkrankung innerhalb von 48 Stunden verschwunden. Dennoch kam die Erkrankung zu dem Zeitpunkt zurück, als er das Vitamin C absetzte. Klenner konnte nachweisen, dass die Maserngsymptomatik mit dem 30-tägigen Vitamin-C-Dosierungskonzept kontrollierbar war, das Virus aber nicht eliminiert werden konnte. Dann setzte er erneut 1000 Milligramm alle zwei Stunden rund um die Uhr vier Tage lang ein – und die Infektionen waren endgültig beseitigt. Klenner notierte, dass »erstmals eine Virusinfektion so behandelt werden konnte, als ob sie ein Hund an der Leine wäre«. Dieses von Klenner durchgeführte klinische Einzelexperiment veranschaulicht wahrscheinlich am besten, dass Vitamin C einfach nur lange genug in ausreichend hoher Dosierung gegeben werden muss, um angreifende Viren wirksam abzutöten.

Dieses von Klenner durchgeführte klinische Einzelexperiment veranschaulicht wahrscheinlich am besten, dass Vitamin C einfach nur lange genug in ausreichend hoher Dosierung gegeben werden muss, um angreifende Viren wirksam abzutöten.

Nach der erfolgreichen Behandlung der Masern bei seinen Töchtern begann Klenner, neue Masernfälle mit intramuskulär oder intravenös verabreichtem Vitamin C zu behandeln. Er stellte fest, dass er die Erkrankung innerhalb von 24 bis 48 Stunden nach Therapiebeginn komplett kontrollieren konnte. Die Wirksamkeit unterschied sich nur in Bezug auf unterschiedliche Dosierungen und die Häufigkeit der Anwendungen. Klenner bemerkte auch, dass seine Patienten vollständige Immunität in Bezug auf erneute Maserninfektionen entwickelten – sogar dann, wenn er frühzeitig mit der Behandlung begonnen und die Erkrankung geheilt hatte, bevor der Hautausschlag überhaupt zum Ausbruch kam.

Klenner (1951, 1953) berichtete über den Fall eines zehn Monate alten Babys mit geröteten Augen und Halsentzündung, hohem Fieber (40 °C), Husten, triefender Nase und Koplik-Flecken. Koplik-Flecken sind typische fleckige Hauterscheinungen, die man bei Masern sieht. Sie treten vor dem Hautausschlag auf der Schleimhaut im Mund auf. Alle vier Stunden wurde eine Dosis von 1000 Milligramm Vitamin C intramuskulär gegeben. Nach nur zwölf Stunden hatte der Husten aufgehört, die Augen- und Halsrötung waren verschwunden, und die Temperatur hatte sich normalisiert. Dennoch wollte Klenner wissen, ob das Fieber nur fluktuierte oder tatsächlich auf Vitamin C wie auf ein Antibiotikum reagierte. Während der nächsten acht Stunden wurde kein Vitamin C gegeben, und das Fieber kam zurück (39,6 °C). Nachdem mit der Vitamin-C-Therapie erneut begonnen wurde, ließ das Fieber prompt nach, und das Baby erholte sich rasch und vollständig. Ein Hautausschlag blieb aus, und während der nächsten vier Jahre erkrankte das Kind nicht an Masern. Dies könnte man als erworbene Immunität gegenüber einer Erkrankung bezeichnen, obwohl die Erkrankung niemals klinisch komplett in Erscheinung getreten ist.

Klenner behandelte auch ein 22 Monate altes Kleinkind mit einem ähnlichen klinischen Erscheinungsbild wie beim zuvor geschilderten Fall. Dieses Baby reagierte vergleichbar rasch auf die Vitamin-C-Therapie. Die Eltern bestanden auf der Entlassung aus dem Krankenhaus nach nur 36 Stunden. Offenbar war es aber immer noch ansteckend. Bruder und Schwester des Babys bekamen vier Tage später Masern, und beim Baby brachen sie nach sieben Tagen aus. Dies bestätigt, dass es absolut notwendig ist, ausreichend viel und lange genug Vitamin C einzusetzen. Paez de la Torre (1945) berichtete über gute Ergebnisse bei der Behandlung von Masern mit Vitamin C. Kalokerinos (1976) berichtete gleichfalls über die Wirksamkeit von Vitamin C bei Masern und betonte die Bedeutung der intravenösen oder intramuskulären Anwendung, um ein optimales und zuverlässiges Ergebnis zu erzielen.

Wie zuvor erwähnt, können Masern tödlich sein, wenn sie das Gehirn oder die Lunge befallen. Klenner (1953) beschäftigte sich mit dem Fall eines achtjährigen Jungen, der an Enzephalitis litt – einer durch eine virale Infektion ausgelösten Hirnentzündung und Komplikation bei Masern und Mumps. Der Junge war auffällig schläfrig und apathisch. Die Mutter erzählte, dass sich die zunehmende Benommenheit des Kindes zusammen mit Kopfschmerzen während der letzten vier bis fünf Tage entwickelt hätten. Obwohl es ein sehr aktives Kind war, legte es sich mit 40 Grad Fieber freiwillig ins Bett.

Klenner setzte sofort 2000 Milligramm Vitamin C intravenös ein. Da kein Klinikbett frei war, wurde das Kind nach Hause geschickt. Nach zwei Stunden hatte das Kind wieder Appetit und begann, im Haus zu spielen. Einige Stunden lang sah es so aus, als ob der Junge komplett genesen wäre.

Aber sechs Stunden später kamen die Symptome zurück. Etwa 18 Stunden nach der ersten Vitamin-C-Injektion in der Praxis gab Klenner eine weitere Dosis von 2000 Milligramm Vitamin C intravenös und verordnete 1000 Milligramm oral alle zwei Stunden. Folgerichtig hatte das Kind am nächsten Tag kein Fieber und keine Symptome mehr. Aus Sorge vor einem Rückfall gab Klenner aber dennoch erneut 2000 Milligramm Vitamin C intravenös und setzte die orale Behandlung weitere 48 Stunden fort.

Das Kind erholte sich voll und ganz. Anzeichen für Hirnschäden waren nicht bemerkbar, auch nicht fünf Jahre später. Hirnschäden sind nicht ungewöhnlich, wenn man Enzephalitis überlebt hat. Klenner ergänzte, dass in ähnlichen Fällen wie bei diesem Jungen sogar noch schnellere und dramatischere Wirkungen von zwei- bis vierstündigen Vitamin-C-Injektionen zu beobachten gewesen seien.

Klenner (Juli 1949) veröffentlichte auch einige Beobachtungen über das Potenzial von Vitamin C, während einer Masern-Epidemie vor Ansteckung zu schützen. Wenig überraschend ist, dass die erste Überlegung der Dosierung galt. Klenner fand heraus, dass eine Vitamin-C-Injektion von 1000 Milligramm alle sechs Stunden für kompletten Schutz sorgte. Im Gegensatz dazu wurde mit 1000 Milligramm, in Fruchtsaft alle zwei Stunden verabreicht, diese Schutzwirkung *nicht* erreicht. Dies ist ein weiterer überdeutlicher Beleg dafür, dass viele der sogenannten »Megadosierungen« von Vitamin C, über die geforscht und publiziert wurde, angesichts der enorm hohen Virusbelastung absolut unzureichend sind.

Viele der sogenannten »Megadosierungen« von Vitamin C, über die geforscht und publiziert wurde, sind angesichts der enorm hohen Virusbelastung absolut unzureichend.

Jede Gramm(versus Milligramm)-Dosierung wird in der Literatur häufig als Megadosis bezeichnet, selbst wenn es nur ein oder zwei Gramm sind (1000 bis 2000 Milligramm). Allerdings verstoffwechseln und verbrauchen akute, vor allem infektiöse Erkrankungen Vitamin C offenbar in astronomischem Ausmaß. Die Masern sind eine Infektionskrankheit und für die Verursachung von Nasenbluten berüchtigt. Blutungen, die durch Brüchigkeit kleinster Blutgefäße (Kapillaren) verursacht werden, sind auch ein charakteristisches Kennzeichen von Skorbut. Diese Blutungsneigung verschwindet sehr zuverlässig und schnell nach der ersten oder zweiten Vitamin-C-Injektion. Die enorm hohe

Virusbelastung bei akuten Masern kann durchaus häufiger einen akuten Skorbut auslösen, zumindest in Bezug auf die erhöhte Blutungsanfälligkeit.

Wann immer eine »Erhaltungsdosis« von einigen Tausend Milligramm Vitamin C dazu führt, dass eine Infektionskrankheit wie die Masern weiter fortbesteht, müssen umgehend noch erheblich größere Vitamin-C-Dosierungen eingesetzt werden, um die Infektion in Schach zu halten. Die Tatsache, dass die Erkrankung zum Stillstand kommt, während das Individuum treu und brav einige Tausend Milligramm Vitamin C täglich einnimmt, heißt nicht, dass eine deutlich höhere Vitamin-C-Dosierung nicht das Mittel der Wahl ist.

Durch die Vitamin-C-Anwendung verbessert sich auch die Immunfunktion der Patienten. Joffe et al. (1983) wiesen nach, dass Vitamin C für die rasche Erholung bestimmter Lymphozyten-Untergruppen sorgt. Die Information für sich mag nicht unbedingt wichtig erscheinen, ist aber plausibel im Kontext der klinischen Wirkungen, die Klenner beobachtete.

Wie Polio und Hepatitis sind die Masern eine weitere Erkrankung, die durch ausreichend dosiertes Vitamin C im angemessenen Anwendungsmodus vollständig geheilt werden kann. Wenn angemessene Dosierungen regelmäßig eingenommen werden, kann den Masern auch vorgebeugt werden. Die Supplementierung weiterer Vitamine ist gleichfalls eine gute Idee. Goskowitz und Eichenfield (1993) beobachteten, dass akuter Vitamin-A-Mangel bei masernkranken Kindern meist in Verbindung mit einer schweren Erkrankung vorkommt. Da Vitamin C rasch das Vollbild der Masern heilen kann, ist die Infektionsprävention nicht in gleichem Maß von Bedeutung. Tatsächlich kann man überzeugend argumentieren, dass Ansteckung mit der Erkrankung, Heilung durch Vitamin C und schließlich der Erwerb einer Langzeitimmunität gegenüber der Erkrankung der wünschenswerteste Ablauf wäre. Dies trifft besonders zu, weil nicht immer ausreichend Vitamin C verfügbar und/oder ein Arzt möglicherweise nicht willens ist, die Gaben an Vitamin C richtig zu dosieren, wenn die Krankheit zuschlägt.

Mumps (Heilung und Vorbeugung)

Mumps ist eine weitere weitverbreitete Viruserkrankung, die meistens Kinder betrifft. Die Erkrankung ist in der Regel selbstlimitierend und fällt durch Schwellung der Speicheldrüsen auf, die dem Gesicht das Aussehen eines Backenhörnchens geben. Beim disponierten Kind kann auch das Gehirn von Mumps betroffen sein. Manchmal sind außer den Speicheldrüsen zusätzlich die Bauchspeicheldrüse (Pankreas) und die Schilddrüse entzündet. Bei Jungen, häufig auch Männern, kann Mumps einen oder beide Hoden befallen. Gemäß dem *Cecil Textbook of Medicine* ist Mumps eine weitere Viruserkrankung, für die »gegenwärtig keine antiviralen Medikamente, Kortisonpräparate oder passive Immuntherapien verfügbar sind«. Für diese Erkrankung hat die moderne Medizin in erster Linie nur eine Immunisierung anzubieten. Bei Patienten, die sich bereits angesteckt haben, bleiben unterstützende Maßnahmen die einzige Behandlungsoption.

Klenner bemerkte, dass Vitamin C bei 33 von 33 Fällen prompt wirksam war.

Klenner (Juli 1949) berichtete über große Erfolge mit der Vitamin-C-Behandlung von Mumps. Er benutzte ein ähnliches Vitamin-C-Therapieprotokoll wie bei anderen Viruserkrankungen und bemerkte, dass es bei 33 von 33 Fällen prompt wirksam war. Im Allgemeinen war die klinische Wirksamkeit bei diesen Patienten auffällig einheitlich. Fieber verschwand nach 24 Stunden, Schmerz nach 36 Stunden, und die Speicheldrüsenschwellung war nach 48 bis 72 Stunden verschwunden. Klenner beobachtete auch, dass zwei dieser 33 erfolgreich behandelten Fälle bereits Hodenentzündungen (Orchitis) entwickelt hatten. Einer dieser Fälle war ein 23-jährigen Mann mit schwerer Schwellung (»tennisballgroß«) und Schmerzen in beiden Hoden. Dieser Patient hatte über 40 Grad Fieber. Klenner gab ihm 1000 Milligramm Vitamin C intravenös alle zwei Stunden. Nach der ersten Injektion ließ der heftige Hodenschmerz nach, und nach zwölf Stunden war er komplett verschwunden. Das hohe Fieber hatte nach 36 Stunden aufgehört, und nach 60 Stunden konnte der Patient das Bett verlassen und war wieder »er selbst«. Die Gesamtdosis an Vitamin C über 60 Stunden betrug bei diesem Mann 25 000 Milligramm.

Klenner (Juli 1949) berichtete auch über unterschiedliche klinische Verläufe bei drei Cousins mit Mumps, die unterschiedlich behandelt wurden. Ein siebenjähriger Junge bekam »routinemäßig Bettruhe, Aspirin und Anwendungen mit warmem Kampheröl« und machte eine Woche lang harte Zeiten durch. Ein elfjähriger Junge durfte seinem Mumps ohne Therapie »bis zum Punkt maximaler Schwellung« freien Lauf lassen. Anschließend wurden 1000 Milligramm Vitamin C intramuskulär alle zwei bis vier Stunden gegeben. Nach nur 48 Stunden fand Klenner den Jungen komplett genesen vor. Die Dritte im Bunde war eine neunjährige Cousine, die mit zunehmender Drüsenschwellung (etwa 60 Prozent der erwarteten Vergrößerung) Vitamin C bekommen hatte. Dieser Patientin wurden 1000 Milligramm Vitamin C intravenös alle vier Stunden verabreicht. Innerhalb von 72 Stunden hatte sie sich vollständig erholt.

Klenner (Juli 1949) beobachtete, dass einige Kinder in seinen Augen ein »Mischvirusbild« zeigten. Beispielsweise bezeichnete er eines von diesen charakteristischen klinischen Bildern als »rezidivierenden Mumps und sich entwickelnde Masern«. Wenn er ein solches Mischbild vorfand, verabreichte er die annähernd doppelte Dosis Vitamin C, gemessen an der, die für jede einzelne Krankheit nötig gewesen wäre. Klenners klinische Beobachtungen passen gut zu der Vorstellung, dass eine bestimmte Virusbelastung ihre eigene Vitamin-C-Menge braucht, um die Viren abzutöten und/oder zu neutralisieren. Wenn die doppelte Viruslast vorliegt, braucht man auch die doppelte Vitamin-C-Dosis – ansonsten steigt die Wahrscheinlichkeit, dass Vitamin C therapeutisch »versagt«.

Eine bestimmte Virusbelastung braucht ihre eigene Vitamin-C-Menge, um die Viren abzutöten oder zu neutralisieren. Wenn die doppelte Viruslast vorliegt, braucht man auch die doppelte Vitamin-C-Dosis.

Mumps ist offenbar eine weitere Viruserkrankung, die routinemäßig durch angemessene Vitamin-C-Anwendung geheilt werden kann. Obwohl keine diesbezüglichen Studien genannt werden können, erscheint es ziemlich logisch abzuleiten, dass, wenn mit Vitamin C Mumps und seine schlimmsten Komplikationen so leicht heilbar sind, auch die Mumps-Vorbeugung mit Vitamin C leicht zu bewerkstelligen ist. Der bloße Kontakt mit dem Mumpsvirus hat immer eine geringere Virusbelastung zur Folge als zu einem Zeitpunkt, zu dem die Erkrankung bereits ausgebrochen ist und eine massive Virusreplikation stattgefunden hat. Wenn Vitamin C Unmengen von Mumpsviren abtöten kann, dann sollte man auch mit wesentlich geringeren Virusbelastungen leicht fertig werden. Sogar komplizierte Mumpsfälle mit Orchitis sind extrem gut beeinflussbar.

Die nächste hier abgehandelte Erkrankung, die Virus-Enzephalitis, spricht ebenfalls erstaunlich gut auf Vitamin C an. Viele Fälle von Enzephalitis werden in Bezug auf die Identität des infektiösen Virus nie vollständig diagnostiziert. Solche Fälle umfassen nicht nur komplizierte Mumpsfälle, sondern auch Masern und andere virale Kinderkrankheiten, die Individuen mit Vitamin-C-Mangel oder anderweitig geschwächtem Immunsystem betreffen. Immer dann, wenn mit einer bestimmten Therapie schwere Komplikationen einer Infektionskrankheit geheilt werden können, ist die Heilung des gängigen Erscheinungsbilds dieser Krankheit kein Problem.

Virus-Enzephalitis (Heilung und Vorbeugung)

Die Virus-Enzephalitis ist eine von einer viralen Infektion ausgelöste Entzündung des Gehirns. Abhängig davon, wie weit die Infektion fortgeschritten ist, kann der Betroffene verwirrt, lethargisch oder sogar komatös sein. Fieber und Kopfschmerzen sind so gut wie immer vorhanden. Die restlichen Beschwerden hängen wesentlich davon ab, welches Virus die Infektion verursacht hat. Im Prinzip kann jedes Virus das Gehirn infizieren, wenn das Immunsystem des Patienten genügend geschwächt ist. Das *Cecil Textbook of Medicine* listet mehr als 40 Viren auf, die das zentrale Nervensystem angreifen können. Hinzu kommt, dass für mehr als 50 Viren eine Beteiligung an solchen Infektionen nachgewiesen ist.

Das zentrale Nervensystem ist das Gehirn mitsamt seinen direkt angeschlossenen Nervengeweben. Mit Ausnahme derjenigen Virus-Enzephalitis, die mit einer Herpesinfektion vergesellschaftet sein kann, zielt die in medizinischen Lehrbüchern empfohlene Behandlung der Virus-Enzephalitis in der Regel einmal mehr nur auf die Versorgung und Linderung von Symptomen ab. Obwohl die meisten Enzephalitis-Fälle statistisch gesehen nicht tödlich sind, endet die mit AIDS oder Tollwut assoziierte Enzephalitis fast immer tödlich. Darüber hinaus hat die von bestimmten Viren verursachte Enzephalitis eine Sterberate von zehn bis 50 Prozent. Deshalb ist die Enzephalitis in keinem Fall eine Erkrankung, bei der man mit einem günstigen Ausgang rechnen kann. In vielen Enzephalitis-Fällen bleibt das Virus unbekannt. Die Virus-Enzephalitis sollte so entschlossen wie möglich behandelt werden.

Klenner (Juli 1949, 1951, 1953, June 1957, 1958, 1960, 1971) berichtete über große Erfolge bei der Behandlung der Virus-Enzephalitis mit Vitamin C. Wiederum waren es ausreichend hohe Dosierungen über einen ausreichend langen Zeitraum, die die Erkrankung zuverlässig heilten. Klenner bezeichnete die beobachtete Wirkung bei Patienten, deren Enzephalitis mit

Vitamin C behandelt wurde, als »dramatisch«. Und selbst wenn einzelne Patienten zu schwer erkrankt waren, um noch mit einer Vitamin-C-Therapie gerettet werden zu können, so teilt Klenner nichts über einen solchen Ernstfall mit – und viele seiner Patienten hatten sehr weit fortgeschrittene Infektionen. Tatsächlich heilte Klenner immer wieder sogar Patienten, die sich bereits im Enzephalitis-Koma befanden.

Tatsächlich heilte Klenner immer wieder sogar Patienten, die sich bereits im Enzephalitis-Koma befanden.

Die dramatische Wirkung von Vitamin C bei Virus-Enzephalitis erscheint besonders beeindruckend, wenn man weiß, wie viele Medikamente nur teilweise oder überhaupt nicht ins zentrale Nervensystem vordringen können. Dieses Hindernis für manche Substanzen oder Medikamente wird Blut-Hirn-Schranke genannt. Vielen Molekülen gelingt es wegen dieser Barriere kaum, Zugang zum Gehirn und zu Nervengeweben zu bekommen. Einer der Gründe, warum Vitamin C ein ideales Heilmittel ist, ist sein ungehinderter Zugang zu den Nervengeweben.

Klenner berichtete über die vollständige Heilung von sechs Enzephalitis-Fällen. Zwei waren die Folge von Viruspneumonie, einer von Masern, einer von Mumps, einer von Windpocken und einer von einer Mumps-Masern-Kombination. Der mit Mumps einhergehende Enzephalitis-Fall betraf einen zwölfjährigen Jungen, bei dem sich eine Woche nach offenbar abgeheilter Mumpserkrankung innerhalb von zwölf Stunden Kopfschmerzen entwickelten. Der Junge wurde lethargisch und hatte über 40 Grad Fieber. Nach der Aufnahme ins Krankenhaus bekam er eine Injektion mit 2000 Milligramm Vitamin C. Weitere Injektionen von 1000 Milligramm Vitamin C folgten im Abstand von zwei Stunden. Nach der dritten Injektion befand sich der Junge Klenner zufolge »aufrecht sitzend im Bett, er lachte und redete, wollte etwas essen und war vollkommen schmerzfrei«. 24 Stunden später wurde der Junge entlassen und zur Vobeugung von Rückfällen 48 Stunden mit einer Vitamin-C-Erhaltungstherapie weiterbehandelt.

Klenner beschrieb auch die dramatischen Wirkungen bei zwei Patienten, die eine Virus-Enzephalitis als Komplikation einer Viruspneumonie entwickelten. Eine 28-jährige Frau hatte zunächst 14 Tage lang Fieber, Schüttelfrost und eine Erkältung. An den letzten drei Tagen der Erkrankung trat Kopfschmerz auf. Klenner bemerkte, dass sie sich in einem »Stupor« befand, als er sie das erste Mal sah. Sie hatte weißen Schaum im Mund. Die Temperaturmessung in der Achselhöhle ergab 41,5 °C Fieber, obwohl sie bereits reichlich Penicillin, Streptomycin und Sulfonamid-Antibiotika bekommen hatte. Da die Patientin zudem in hohem Maße dehydriert war, wurden ihr zunächst 4000 Milligramm Vitamin C in 1000 Milliliter Flüssigkeit intravenös verabreicht. Elf Stunden später war ihre Temperatur auf 37,8 °C gesunken, und ab 15 Stunden nach der ersten Vitamin-C-Dosis wurden ihr alle zwei bis drei Stunden – »abhängig von der Reaktion« – weitere 2000 bis 4000 Milligramm verabreicht.

Nach gerade einmal 72 Stunden hatte sich die Patientin klinisch erholt, sie bekam aber für weitere zwei Wochen eine Erhaltungsdosis Vitamin C. Ihr abnormales Röntgenbild der Lunge hatte sich nach weiteren drei Monaten vollständig normalisiert. Laut Klenner war es in fünf weiteren Fällen zu erwarten, dass die Normalisierung der Röntgenaufnahme hinter der symptomatischen Verbesserung hinterherhinkte, je nachdem, wie abnormal es zuvor geworden war.

Ein anderer dramatischer, von Klenner behandelter Fall von Virus-Enzephalitis war ein 19 Monate altes Kleinkind. Es hatte bereits zwei Wochen eine »kleine Erkältung« gehabt, als es im Lauf von 24 Stunden zu fiebern begann. Zwölf Stunden vor der Einlieferung hatte das Baby Krampfanfälle erlitten, unter anderem im rechten Arm und im rechten Bein. Klenner beschrieb es als »unterernährtes Kleinkind, das steif in den Armen der Mutter lag, mit fühlbar kalter Haut, leichenähnlicher Farbe, geschlossenen Augen, schleimig-eitrigem Nasenausfluss zweiten Grades und rotem Rachen«. Es hatte 39,9 °C Fieber, und Hautbereiche auf seinem Rücken ähnelten, so Klenner, »Totenflecken«.

1000 Milligramm Vitamin C wurden intramuskulär verabreicht, dieselbe Dosierung wurde alle sechs Stunden wiederholt. Klenner bemerkte, dass sich das Kind bei der ersten Vitamin-C-Injektion nicht rührte und es sich anfühlte, »als steche man in eine Orange«. Zwei Stunden nach der ersten Injektion bekam das Baby 240 Milliliter Orangensaft – das Erste, was es nach 24 Stunden zu sich nahm. Zu diesem Zeitpunkt beobachtete Klenner die vollständige Lähmung des rechten Arms und des rechten Beins, doch schon zwölf Stunden nach der Einlieferung waren diese Funktionsverluste wieder aufgehoben. Der Rest der Genesung schritt ohne Zwischenfälle voran.

Klenner (1960) leitete eine Studie, die sich einzig und allein mit Virus-Enzephalitis als Komplikation der Lungenentzündung befasste. Eine 58 Jahre alte Patientin litt seit zehn Tagen an Schnupfen und Bronchitis. Nach einem »konvulsiven Krampfanfall« kam sie ins Krankenhaus, wo ihr – auf drei Dosierungen alle acht Stunden aufgeteilt – intravenös 24 000 Milligramm Vitamin C injiziert wurden. Alle vier Stunden wurden ihr zudem 4000 Milligramm oral verabreicht. 24 Stunden nach der Einlieferung waren ihr rechter Arm und ihr rechtes Bein vollständig gelähmt. Doch diese Lähmung war nach weiteren 48 Stunden verschwunden. Obwohl die Patientin auch Herzprobleme entwickelte, wurde sie komplett von der Virusinfektion geheilt.

Klenner beschrieb einen weiteren Fall mit spektakulärem Verlauf: Ein 23-jähriger Mann wurde im »Halbkoma« in die Notaufnahme eingeliefert. Seine Freundin hatte ihn bewusstlos in einer Telefonzelle gefunden. Später fand man heraus, dass er bereits zwei Wochen an einer Erkältung und seit fünf Tagen an schlimmen Kopfschmerzen gelitten hatte, weshalb er bereits am selben Tag einen Arzt konsultiert hatte. Noch in der Notaufnahme wurden ihm in einer Infusionslösung aus 350 Milliliter Glucose und Wasser 30 000 Milligramm Vitamin C injiziert. Dieselbe Dosierung wurde alle acht Stunden wiederholt. Zudem wurden ihm alle vier bis sechs Stunden 4000 bis 6000 Milligramm Vitamin C oral verabreicht. Nach sechs Tagen im Krankenhaus ließen ihn seine Eltern in eine Uniklinik verlegen, wo die Diagnose Virus-Enzephalitis bestätigt wurde. Er wurde dort jedoch nicht weiter behandelt und konnte entlassen werden.

Klenner behandelte auch einen 22 Jahre alten Mann, der ohne Bewusstsein in eine andere Notaufnahme eingeliefert worden war. Als Klenner ihn untersuchte, befand er sich jedoch im Fieberwahn, er schlug um sich und musste gebändigt werden. Später stellte sich heraus, dass der Mann tagelang an dumpfen bis starken Kopfschmerzen gelitten hatte. Schließlich kollabierte er. Der Fahrer des Krankenwagens hielt ihn gar für tot, doch ein Arzt musste ja noch das Ableben bestätigen. Innerhalb der ersten 24 Stunden wurden dem Mann insgesamt 100 000 Milligramm Vitamin C intravenös injiziert. Danach bekam er alle vier bis sechs Stunden 4000 Milligramm oral verabreicht, und der Patient wurde wieder gesund.

Seltsam, aber wahr: Selbst Klenner setzte nicht immer ausreichend hohe Dosierungen von Vitamin C ein. Sein eigener Sohn, damals sechs Jahre alt, lag nach sechs Wochen andauernden Grippesymptomen lethargisch und fiebernd im Bett. Klenner hatte ihm in der ganzen Zeit nur »moderate« Vitamin-C-Dosierungen sowie Sulfonamide verabreicht. Die Medikamente zeigten nur minimale Wirkung, bis die üblichen Durchbruchssymptome der Enzephalitis auftraten. Klenner gab 6000 Milligramm Vitamin C intravenös alle sechs Stunden. Eine Dosis von 10 000 Milligramm Vitamin C oral kam hinzu. Nach 24 Stunden war der Junge vollständig genesen.

Klenner beschrieb auch ein explizit tödliches Syndrom der Virus-Enzephalitis, das er einem »heimtückischen« Virus zuordnete. Wie zuvor erwähnt, werden nur wenige Fälle von Virus-Enzephalitis in Bezug auf die genaue Identität des infektiösen Virus speziell diagnostiziert. Klenner sah häufig Encephalitiden, die entweder als »Grippe« zwei bis vier Tage zuvor begonnen hatten oder als leichte Erkältung einige Wochen vorher in Erscheinung getreten waren. Klenner stellte darüber hinaus fest, dass sich der Beginn der Enzephalitis typischerweise mit einer Reihe von Symptomen ankündigte, darunter Krämpfe, extreme Erregbarkeit und Agitiertheit, schwerer Schüttelfrost, Würgereiz beim Versuch, zu essen oder zu trinken, Kollaps und/oder Stupor. Er erlebte mehrfach, dass sich eine Virus-Enzephalitis, die sich solchermaßen darstellte, ganz besonders dazu geeignet war, den Patienten in kürzester Zeit umzubringen. Klenner vermutete, dass das Syndrom ähnlich, wenn nicht identisch mit dem Syndrom der akuten hämorrhagischen Enzephalitis ist.

Jede Blutungskomplikation einer Erkrankung ist ein starker Indikator dafür, dass in den Körperspeichern für Vitamin C ein besonders schwerer Mangel vorliegt. Da dann unmittelbare Lebensgefahr besteht, müssen die Anfangs- und Erhaltungsdosierungen von Vitamin C noch extremer als gewöhnlich sein. Klenner war in dieser Beziehung besonders aufmerksam, denn er hatte ein Kind »innerhalb von 30 bis 120 Minuten« sterben sehen, nachdem es wegen Enzephalitis in ein Krankenhaus eingewiesen wurde und kein Vitamin C bekommen hatte. In seiner Mitteilung über die Virus-Enzephalitis vom Oktober 1958 erklärte Klenner, dass er, trotz der sehr realen Möglichkeit des plötzlichen Todes, mit der Anwendung sehr hoher Vitamin-C-Dosierungen immer eine vollständige Genesung von Enzephalitis-Patienten erreicht hatte.

Klenner behandelte auch ein 16 Monate altes Kind, das plötzlich kollabierte und ohnmächtig war, nachdem es zuvor zwei Wochen lang an einer leichten Erkältung gelitten hatte. Das Baby bekam 2000 Milligramm Vitamin C intramuskulär und kam innerhalb von zehn Minuten wieder zu Bewusstsein. 2000 Milligramm Vitamin C wurden zusätzlich injiziert, nachdem das Baby in ein Krankenzimmer verlegt worden war. Injektionen mit dieser Dosierung wurden fünfmal im Abstand von zwei Stunden verabreicht, anschließend zwölfmal alle vier Stunden. Innerhalb von 60 Stunden nach der stationären Aufnahme hatte sich die Körpertemperatur normalisiert. Am siebten Tag wurde der kleine Patient entlassen. Klenner benutzte auch häufig Vitamin C zusammen mit Antibiotika, wenn er den Verdacht hatte, dass irgendeine zusätzliche bakterielle Infektion eine Rolle für das Krankheitsgeschehen spielte.

Jede Blutungskomplikation einer Erkrankung ist ein starker Indikator dafür, dass in den Körperspeichern für Vitamin C ein besonders schwerer Mangel vorliegt.

In einem besonders interessanten Fall behandelte Klenner einen 73-jährigen Mann, der innerhalb von 24 Tagen dreimal in ein Krankenhaus aufgenommen werden musste. Der Patient wurde erstmals bewusstlos als Notfall eingeliefert, nachdem er zehn Tage eine Erkältung gehabt hatte, gefolgt von schweren Kopfschmerzen, Schüttelfrost und schließlich plötzlicher Bewusstlosigkeit. Bei der Erstaufnahme wurden Fieber, Herzrasen und rasche Atmung verzeichnet. Als Anfangsdosis wurden 20 000 Milligramm Vitamin C langsam infundiert. Dies wurde acht Stunden später wiederholt. 18 Stunden nach der Klinikaufnahme kam der Patient wieder zu Bewusstsein. Am dritten Tag wurde er aus der Klinik entlassen. Zwei Wochen später war der Patient in einem ähnlichen Zustand, wurde wie zuvor behandelt und ging am vierten Krankenhaustag nach Hause. Eine weitere Woche später wurde der Patient abermals in einem vergleichbaren Zustand aufgenommen, allerdings bei Bewusstsein. Nach seiner dritten Einweisung bekam er dieselbe Behandlung mit einer auf 24 000 Milligramm Vitamin C erhöhten Dosis. Am dritten Tag wurde er aus dem Krankenhaus mit der Verordnung einer Tagesdosis von 10 000 Milligramm entlassen. Klenners Fallgeschichte zeigt unmissverständlich, dass lange genug ausreichend Vitamin C angewendet werden muss, um die Viruserkrankung auszumerzen und um Rückfällen vorzubeugen.

Klenner äußert sich besonders emphatisch über die Behandlung der Virus-Enzephalitis, wenn er betont, dass sie »heroisch« behandelt werden muss. Im Gegensatz zu anderen, leichteren Erkrankungen ist Klenner absolut davon überzeugt, dass die Anfangsdosis von Vitamin C mit der Nadel intravenös oder intramuskulär gegeben werden muss, und die nachfolgende Auftaktdosis muss rund um die Uhr ohne Unterbrechung beibehalten werden.

Destro und Sharma (1977) berichteten über ihre Erfahrungen bei der Behandlung bakterieller und »viraler« Meningitis (Hirnhautentzündung) mit Vitamin C. Was den Verlauf betrifft, ähneln sich die Meningitis und die Enzephalitis, da beide Infektionen das zentrale Nervensystem befallen. Die Vitamin-C-Dosierungen, die zur richtigen Behandlung der Meningitis nötig sind, entsprechend dem Bedarf bei Enzephalitis. Diese Forscher beobachteten keinen »merklichen Verbesserungseffekt« bei Vitamin C, das sie im Vergleich zu Placebo benutzt hatten. Allerdings taucht keine Arbeit von Klenner in ihrem Literaturverzeichnis auf – was schnell klar wird, wenn man auf die verwendeten Dosierungen schaut. Die intravenöse Anfangsdosis war niemals höher als 100 mg/kg Körpergewicht (Klenner wäre bis zu 700 mg/kg gegangen). Ihre Anschlussdosierungen betrugen nur 50 mg/kg. Sie wendeten die Therapie auch weniger häufig an als Klenner, der so lange großzügig dosierte, bis sich der Patient besser fühlte und das Fieber sank. Erst dann begann Klenner, seine Dosierungen so selten zu geben wie Destro und Sharma. In Anbetracht solcher Studien im Vergleich mit Klenners Dosierungen war genau dieses Therapieversagen zu erwarten, das die Forscher beobachtet hatten. Klenner und zahlreiche andere Forscher betonten immer wieder, dass man – vor allem bei lebensbedrohlichen Infektionskrankheiten – bei der Anwendung von zu wenig Vitamin C nur geringe oder keine günstige Wirkung sehen werde. Es ist beschämend, dass diese Forscher Klenners Werk nicht kannten. Eine Wiederholung von Klenners Therapieprotokollen wäre von unschätzbarem Wert für die Fortbildung der medizinischen Welt gewesen – die Erkenntnis, was man mit richtig dosiertem Vitamin C erreichen kann.

Wenn man zu wenig Vitamin C benutzt, vor allem bei lebensbedrohlichen Infektionskrankheiten, wird man nur eine geringe oder keine günstige Wirkung sehen.

Als Kardiologe und Internist hatte ich Gelegenheit, mindestens zwei Fälle von aggressiver Enzephalitis zu begutachten, vermutlich viralen Ursprungs. In einem Fall handelte es sich um einen Freund der Familie. Er litt erst kurze Zeit an Kopfschmerzen, bevor er seinen Hausarzt aufsuchte und im Krankenhaus landete. Als ich ihn besuchte, war er bereits zeitweise bewusstlos. Am nächsten Tag befand er sich komplett im Koma, und etwa eine Woche später starb er. Im zweiten Fall behandelte ich einen Arzt, ein Mann mittleren Alters, der von seiner Frau als »nicht richtig im Kopf« eingestuft wurde. Mir erschien er vollkommen normal, aber ich machte eine Rückenmarkspunktion, weil seine Frau so besorgt war. In der Rückenmarksflüssigkeit fanden sich nur wenige, minimal abnorme Zellen. Dennoch vertraute ich der Intuition der Ehefrau und wies ihn ins Krankenhaus ein. Innerhalb von 24 Stunden war er tot. Ich blieb die ganze Nacht auf und wurde Zeuge seines rapiden Verfalls. Noch heute erschüttert mich die Tatsache, dass ein Virus so rasch das Leben eines Menschen beenden kann. Die Virus-Enzephalitis ist eine sehr gefährliche Erkrankung, die sehr schnell tödlich endet. Klenners Beobachtungen zu dieser Erkrankung sind für mich ganz besonders beeindruckend. Ich wünschte, ich hätte damals gewusst, was ich heute weiß.

Die Virus-Enzephalitis, die rasch tödlich enden kann oder Betroffene häufig mit graduell unterschiedlichen Hirn- und Nervenschäden zurücklässt, ist eine weitere Erkrankung, die durch intensive Vitamin-C-Dosierungen komplett heilbar ist. Benutzt man dieselben Argumente, die bei den oben beschriebenen Viruserkrankungen diskutiert wurden, dann ist die Virus-Enzephalitis eine Erkrankung, die man mit regelmäßigen und angemessenen Vitamin-C-Dosierungen verhindern kann.

Windpocken und Herpes-Infektionen (Heilung und Vorbeugung)

Diese Erkrankungen werden gemeinsam besprochen, da die infizierenden Viren eng miteinander verwandt sind. Windpocken, auch als *Varicella* bekannt, sind eine häufige Kinderkrankheit mit charakteristischem Hautausschlag. Abhängig vom Immunstatus des Patienten kann die Erkrankung fast harmlos verlaufen oder tödlich sein. *Herpes Zoster* (Gürtelrose) wird durch Reaktivierung des Varicella-Zoster-Virus verursacht, das inaktiv im Körper schlummert. Es tritt auch mit einem typischen Hautausschlag in Erscheinung, der dem Verlauf des betroffenen Nervs folgt. In der Regel ist *Herpes Zoster* eine sehr schmerzhafte Erkrankung.

Wie bei anderen Virusinfektionen wird meist nur unterstützend behandelt.

Ein anderer Typ des Herpesvirus, *Herpes simplex* (Fieberbläschen, Genitalherpes), kann empfindlich gegenüber antiviralen Medikamenten wie Vidarabin oder Acyclovir sein. Allerdings kann man nicht damit rechnen, dass diese Mittel die Virusinfektion heilen. Die infektiöse Mononukleose (Pfeiffersches Drüsenfieber) wird hier ebenfalls erwähnt, da die Erkrankung meist von einem Herpesvirus verursacht wird. Mononukleose fällt durch Müdigkeit, Kopfschmerz, Fieber, Halsentzündung, Lymphknotenschwellung und eine leichte Hepatitis auf. Die Symptome der Mononukleose bestehen oft monatelang. Das *Cecil Textbook of Medicine* erklärt, dass sich fast alle »normalen« Menschen innerhalb von drei bis vier Monaten von der Erkrankung erholen.

Sieben von acht Patienten mit Gürtelrose waren innerhalb von zwei Stunden nach der ersten Vitamin-C-Injektion komplett schmerzfrei.

Klenner (Juli 1949, 1953, 1974) berichtete über exzellente Ergebnisse der Vitamin-C-Therapie bei Windpocken, Gürtelrose und *Herpes simplex*. Er behandelte acht Patienten mit Gürtelrose. Alle zwölf Stunden gab er eine Injektion mit 2000 bis 3000 Milligramm Vitamin C sowie 1000 Milligramm oral alle zwei Stunden. Der äußerst schmerzhafte Hautausschlag, der oft Wochen anhält, war bei sieben von acht Patienten innerhalb von zwei Stunden nach der ersten Vitamin-C-Injektion vollständig verschwunden. Obwohl keine Schmerzmittel zum Einsatz kamen, blieb die Schmerzfreiheit dauerhaft. Die sonst wochenlang bestehenden Hautläsionen hatten sich bei sieben von acht Patienten innerhalb von 72 Stunden komplett zurückgebildet. Jeder Patient hatte insgesamt fünf bis sieben Vitamin-C-Injektionen bekommen. Bei einem Patienten befanden sich die Hautläsionen am Bauch. Er hatte 36 Stunden ohne Erfolg Opiate als Schmerzmittel eingenommen. Innerhalb von vier Stunden nach der ersten intravenösen Injektion von 3000 Milligramm Vitamin C war er schmerzfrei. Dainow (1943) berichtete über den Therapieerfolg mit Vitamin-C-Injektionen bei 14 Gürtelrose-Patienten. Zureick (1950) beschrieb klinische Wirkungen von Vitamin C, wie bei Klenner, bei 327 Fällen von Gürtelrose. Innerhalb von 72 Stunden nach den Vitamin-C-Injektionen war die Erkrankung bei allen Patienten abgeheilt.

Klenner betonte die Bedeutung der ausreichend langen Fortsetzung der Vitamin-C-Therapie bei Herpesinfektionen. Nach zwei Vitamin-C-Injektionen wurde eine komplette Abheilung von Fieberbläschen erreicht, aber nach nur 24 Stunden kam es zu Rückfällen, wenn das Vitamin C abgesetzt wurde. Klenners Vitamin-C-Therapie erwies sich bei Windpocken ähnlich wirksam wie bei Gürtelrose. Der juckende feuchte Hautausschlag wurde in den ersten 24 Stunden allmählich trocken, die Genesung trat am dritten oder vierten Tag ein.

Bei 327 Fällen von Gürtelrose war innerhalb von 72 Stunden nach den Vitamin-C-Injektionen die Erkrankung ausnahmslos abgeheilt.

Smith (1988) beschrieb Klenners Erfahrung bei der Behandlung der Windpocken seiner eigenen Tochter. Obwohl das Kind 24 000 Milligramm Vitamin C oral täglich bekam, schien sich der Hautausschlag zu verschlimmern, und der Juckreiz nahm zu. Nach nur 1000 Milligramm Vitamin C intravenös hörte der Juckreiz auf, und das Kind konnte erholsam acht Stunden durchschlafen. Nach einer weiteren intravenösen Dosis besserte sich der Hautausschlag. Weil er möglicherweise vermeiden wollte, seine eigene Tochter mit einer Nadel zu stechen, konnte Klenner ein besonders eindrucksvolles Beispiel dafür beobachten, wie überlegen injiziertes Vitamin C oral verabreichtem Vitamin C ist – vor allem, wenn die rasche Kontrolle einer Infektion nötig ist.

Klenner wies auch darauf hin, dass die Virus-Enzephalitis, die nach unterschiedlichen Virusinfektionen auftreten kann, besonders schwer verläuft, wenn *Herpes simplex* das infektiöse Virus ist. Lerner et al. (1972) schätzten in einer Studie, dass etwa ein Drittel solcher Fälle von Virus-Enzephalitis tödlich enden und acht von neun Überlebenden bleibende Hirnschäden davontragen. Das aktuelle *Cecil Textbook of Medicine* behauptet, dass nur 15 Prozent der Patienten mit *Herpes-simplex*-Infektion sterben. Möglicherweise haben neu eingeführte antivirale Medikamente dazu beigetragen, die Sterbeziffer zu senken. Wie auch immer, Klenner hatte keine Therapieversager bei der Behandlung der Enzephalitis, unabhäng vom verursachenden Virus. Die Heilung der mit Vitamin C behandelten Enzephalitis-Patienten war vollständig, ohne bleibende Hirn- oder Nervenschäden.

Cathcart (1981) berichtete über die erfolgreiche Behandlung von akuten Herpesinfektionen mit oralem Vitamin C. Er benutzte hohe orale Dosierungen von Vitamin C auch zur Behandlung anderer Infektionen. Einzelfälle wurden nicht beschrieben. Cathcart merkte an, dass Rückfälle besonders dann häufig auftreten, wenn die Erkrankung bereits chronisch geworden ist. Er vermutete, dass intravenös verabreichtes Vitamin C bei chronischen Herpesinfektionen vorteilhaft sein könnte. Dies ist ein weiteres Beispiel dafür, dass jede schwere Virusinfektion von Anfang an mit intravenösem Vitamin C behandelt werden sollte, um eine optimale klinische Wirkung zu erzielen.

Klenner (1971) beschäftigte sich mit der Mononukleose nicht in derselben Ausführlichkeit, die er anderen Viruserkrankungen angedeihen ließ. Er erklärte aber dennoch, dass »hohe« intravenöse Dosierungen von Vitamin C einen »beachtlichen« Einfluss auf den typischerweise langen Verlauf dieser Erkrankung hätten. Er beschrieb kurz den interessanten Fall einer Klinikpatientin, die in einem solch beklagenswerten Zustand war, dass sie sich bereits die Sterbesakramente hatte geben lassen. Sie war keine Patientin von Klenner, und der behandelnde Arzt verweigerte die Bitte der Mutter, Vitamin C anzuwenden. Da die Mutter der Patientin aber Krankenschwester und glühende Anhängerin der segensreichen Wirkung von Vitamin C war, entschied sie selbst, jeder Flasche der intravenösen Infusionslösung für ihre Tochter 20 000 bis 30 000 Milligram Vitamin C zuzugeben. Klenner merkte an, dass es bei dem Mädchen zu einer »unkomplizierten Genesung« kam.

Dalton (1962) berichtete vom Fall einer 36-jährigen Frau, die sich mit Mononukleose angesteckt hatte. Die Symptome waren ausgeprägt, und die Diagnose war mit Bluttests bestätigt. Nach dreimal täglichen Injektionen mit 2000 Milligramm Vitamin C verschwanden die Symptome innerhalb einer Woche.

Cathcart (1981) berichtete über gute Resultate mit der Anwendung hoher oraler Dosierungen von Vitamin C bei Mononukleose. Allerdings war zur vollständigen Behandlung eines bestimmten Patienten, den er beschrieb, eine etwa zweimonatige hochdosierte Erhaltungstherapie (20 000 bis 30 000 Milligramm täglich) erforderlich. Cathcart merkte an, dass in vielen anderen Fällen eine Hochdosis-Erhaltungstherapie höchstens zwei bis drei Wochen dauerte, um Rückfällen und Rezidiven vorzubeugen. Cathcarts Erfahrungen – im Vergleich zu den Ergebnissen von Dalton mit kleinen intravenösen Dosierungen – erscheinen als ein weiteres gutes Beispiel dafür, wie wichtig die zumindest anfängliche intravenöse Anwendung ist, wenn man die Mononukleose oder andere akute und schwere Virusinfektionen behandeln will.

Experimentelle Befunde bestätigen, dass Vitamin C Herpesviren inaktivieren kann. Sagripanti et al. (1997) fanden heraus, dass Vitamin C in Verbindung mit Kupfer(II)-Ionen zumindest eine Art von Herpesviren abtöten kann, nämlich *Herpes simplex*. Darüber hinaus wiesen die Autoren darauf hin, dass die zur Vernichtung dieser Herpesviren nötigen Konzentrationen von Vitamin C und Kupfer so niedrig wären, dass Präparate zur Einnahme bei Menschen mit minimalem toxischem Risiko angewendet werden könnten. Solche Vorschläge verkennen, dass Vitamin C bereits eine nachweislich nicht-toxische Substanz ist. Immerhin ist es erfreulich, dass die neuere Grundlagenforschung zu Schlussfolgerungen kommt, die zu den bereits in zahlreichen früheren klinischen Studien beobachteten fehlenden Nebenwirkungen passen.

White et al. (1986) konnten zeigen, dass Vitamin C plus Kupferionen alle getesteten Viren inaktivieren. Außer der Inaktivierung der *Herpes-simplex*-Viren Typ 1 und 2 blockierte Vitamin C auch die Infektiosität von Cytomegalieviren (CMV), Parainfluenzaviren Typ 2 und Respiratory-Syncytial-Viren (RSV).

Weitere Belege für die Wirksamkeit von Vitamin C zur Behandlung von Herpes-Virusinfektionen stammen aus Studien, die die direkte Anwendung von Vitamin C auf Herpesläsionen untersuchten. Hamuy und Berman (1998) berichteten, dass die topische Behandlung von *Herpes-simplex*-Virusinfektionen mit Vitamin C »vielversprechende Wirkungen zeigt«. Hovi et al. (1995) führten eine placebokontrollierte klinische Doppelblindstudie durch. Vitamin-C-haltige Lösungen wurden auf Herpesläsionen an Schleimhäuten aufgebracht, etwa auf die Mundschleimhaut. Gemessen an der Symptomkontrolle, der Dauer der Grindbildung und den Viruskulturen stellte man fest, dass diese Zubereitung zu statistisch signifikanten klinischen und antiviralen Wirkungen führte. Terezhalmy et al. (1978) wiesen eine positive Wirkung von oral verabreichtem Vitamin C auf rezidivierenden Lippenherpes *(Herpes labialis)* nach. Diese Studie zeigte, dass mit der Anwendung von nur 600 Milligramm Vitamin C (zusammen mit Bioflavonoiden) dreimal täglich eine deutliche Rückbildung der Symptome erreicht werden kann.

Wichtige Basisinformationen, die die Wahrscheinlichkeit der Abtötung (Inaktivierung) von Herpesviren durch Vitamin C belegen, stammen von

Holden und Resnick (1936). Ihre Studien wiesen klar nach, dass Vitamin C im Labor (in vitro) den getesteten Herpesvirusstamm inaktivierte. Diese Schlussfolgerung wurde ein Jahr später erneut getestet und publiziert (Holden und Molloy, 1937). In der Veröffentlichung von 1937 hatte man auch versucht, herauszufinden, ob die Neutralisierung von Herpesviren im Reagenzglas ein valider Indikator dafür ist, dass mit Vitamin C auch direkt mit dem Virus infizierte Kaninchen geheilt werden könnten. Leider wurde nur sechs Tage lang eine winzige Dosis (fünf Milligramm) Vitamin C täglich subkutan benutzt, nachdem die Kaninchen eine Virusinjektion bekommen hatten. Diese minimale Vitamin-C-Dosis führte zu keinem nachweisbaren Effekt auf den Krankheitsverlauf. Nichtsdestoweniger ist der In-vitro-Aspekt der Forschung von Holden und Molloy ein sehr wichtiger Beitrag.

Wie andere in diesem Kapitel besprochene Viren reagieren Herpes- und eng verwandte Viren extrem empfindlich auf die Anwendung von Vitamin C. Klenner und andere Forscher berichteten über die Heilung solcher Erkrankungen durch Vitamin-C-Injektionen. Wahrscheinlich würde eine ausreichende tägliche Vitamin-C-Zufuhr solchen Erkrankungen auch vorbeugen. Wann immer überhaupt möglich, erscheint es klug, Viren dieser Familie anfangs grundsätzlich mit intramuskulär oder intravenös verabreichtem Vitamin C zu bekämpfen, um eine vollständige Viruseradikation zu erreichen und das Risiko einer chronischen Erkrankung wegen unzureichender Behandlung zu vermeiden. Daten zur Behandlung von chronischem Herpes, etwa rezidivierende Fieberbläschen oder Genitalherpes mit intravenös verabreichtem hochdosiertem Vitamin C, sind nicht verfügbar. Dennoch gibt es keinen Grund, daran zu zweifeln, dass dieses Virus nicht komplett aus dem Körper entfernt werden kann, wenn lange genug ausreichend und intravenös Vitamin C gegeben wird.

Viruspneumonie (Heilung und Vorbeugung)

Viruspneumonie ist eine Virusinfektion der Lunge. Es handelt sich oft um eine Ausschlussdiagnose, das heißt, dass ein Virus als Auslöser vermutet wird, nachdem andere häufige infektiöse Ursachen wie Bakterien ausgeschlossen wurden. Viruspneumonie tritt oft als Folgeerscheinung einer Erkältung oder Infektion der oberen Luftwege auf, die sich in der Lunge ausbreitet.

Klenner (1948) berichtete über 42 Fälle von Viruspneumonie, die über einen Zeitraum von fünf Jahren mit Vitamin C behandelt wurden. Wie bei den anderen bereits besprochenen Viruserkrankungen erzielte Klenner ausgezeichnete Ergebnisse. Wenn die Diagnose gestellt war, begann Klenner mit 1000 Milligramm Vitamin C intravenös und wiederholte diese Dosierung alle sechs bis zwölf Stunden. Säuglingen und Kleinkindern gab er 500 Milligramm Vitamin C intramuskulär alle sechs bis zwölf Stunden. In allen Fällen erreichte Klenner »die komplette klinische und radiologische [Röntgenbild] Wirksamkeit« nach nur drei bis sieben Vitamin-C-Injektionen. Bemerkenswert ist, dass er bei einem Drittel der Patienten zusätzlich Vitamin C oral verordnete, die davon aber nicht merklich profitierten. Fast alle Patienten fühlten sich schon eine Stunde nach der ersten Injektion deutlich besser.

Es war ein Fall von Viruspneumonie, bei dem Klenner (1953) erstmals in den frühen 1940er-Jahren Vitamin C als antivirale Therapie einsetzte. Ein Patient, der zu Hause mit den üblichen unterstützenden Mitteln behandelt wurde, wurde plötzlich zyanotisch (d.h. er verfärbte sich bläulich wegen Sauerstoffmangels). Klenners Patient lehnte das Angebot ab, ihn zur Sauerstofftherapie in ein Krankenhaus zu bringen. Klenner stellte sich vor, dass Vitamin C dabei helfen könnte, die Sauerstoffversorgung von Körperzellen zu verbessern. Er gab ihm 2000 Milligramm Vitamin C intramuskulär. Innerhalb von 30 Minuten verbesserte sich die Atmung, die Zyanose verschwand. Als Klenner den Patienten sechs Stunden später wieder besuchte, aß er und sah so viel besser aus, dass er weitere 1000 Milligramm Vitamin C intramuskulär verabreichte. In den folgenden drei Tagen wurde diese 1000 Milligramm-Injektion alle sechs Stunden wiederholt. Klenner schrieb, dass sich der Patient offensichtlich nach nur 36 Stunden wieder erholt hatte. Klenner hatte nur deshalb Vitamin C in seiner schwarzen Arzttasche dabei, weil er es gewöhnlich bei Kindern mit Durchfall benutzte. Wie auch immer, Klenners Erfindungsgeist begründete eine immens wichtige Therapie.

Dalton (1962) berichtete von exzellenten Ergebnissen der Vitamin-C-Therapie in drei Fällen von Viruspneumonie und einem als »generelle Virämie« bezeichneten Fall. Er benutzte niedrigere Dosierungen als Klenner, aber seine Patienten erholten sich schneller von ihren Erkrankungen, als man ansonsten hätte erwarten können. In einem Fall hatte ein 60-jähriger Arzt Fieber, Husten, generalisierten Schmerz und eine im Röntgenbild bestätigte Lungenbeteiligung. Sein klinisches Erscheinungsbild glich stark einer Influenza mit Viruspneumonie-Komplikation. Zusätzlich zu Bettruhe und Aspirin bekam der Patient drei Tage lang nur 2000 Milligramm Vitamin C intravenös pro Tag. Dalton bezeichnete die Wirksamkeit als »ausgezeichnet«. Der Patient war am vierten Tag zu Kräften gekommen und begann am fünften Tag wieder zu arbeiten.

Ein weiterer Fall Daltons war eine 47-jährige Frau mit gleichfalls schwer symptomatischer Erkrankung, mit Erschöpfung und Bettlägerigkeit, Appetitverlust und Brustschmerzen. Dalton bezeichnete sie als »vollständig geschwächt«. Während der folgenden 15 Tage bekam sie insgesamt sechs Injektionen mit 2000 Milligramm Vitamin C. Andere Medikamente kamen nicht zum Einsatz. Schon nach der zweiten Injektion fühlte sie sich besser und bestand darauf, weitere Injektionen zu bekommen. Besonders interessant an diesem Fall ist, dass diese Patientin eine Vorgeschichte wiederkehrender Anfälle von Pneumonie hatte und sich dennoch ihr Zustand bei dieser Gelegenheit weit schneller besserte als jemals zuvor.

Dalton berichtete weiter über einen 41-Jährigen mit Kopfschmerzen, generalisierten Muskelschmerzen und Erschöpfung. Er glaubte, dass es sich klinisch um eine akute Viruspneumonie handelte, wobei das Erscheinungsbild erneut diagnostisch auf eine durch Pneumonie komplizierte Influenza hindeutete. Der Patient bekam drei Tage in Folge eine Injektion mit 2000 Milligramm Vitamin C. Bei der Nachuntersuchung eine Woche später war der Patient beschwerdefrei und seit einigen Tagen bereits wieder zur Arbeit gegangen. Dalton behandelte auch einen 72-jährigen Mann mit »genereller Virämie«. Während eines Zeitraums von elf Tagen wurden drei Injektionen mit 2000 Milligramm Vitamin C gegeben. Er bemerkte eine »ausgeprägte Besserung« der Symptomatik.

Die Beschreibungen Daltons sind zwar nicht so beeindruckend wie Klenners Fälle, aber eine signifikante Wirksamkeit wurde auch mit diesen weniger intensiven Dosierungen von Vitamin C erreicht. Dies unterstreicht erneut die Bedeutung einer möglichst hohen Dosierung von Vitamin C in Form von Injektionen. Es ist ziemlich unwahrscheinlich, dass Dalton eine derartige Wirksamkeit bei seinen Patienten gesehen hätte, wenn er dieselbe Anzahl an 2000-Milligramm-Dosierungen von Vitamin C oral gegeben hätte.

Die Viruspneumonie ist eine weitere Infektion, die leicht mit Vitamin C geheilt werden kann. Ausreichend hohe tägliche Dosierungen von Vitamin C sollten sich auch zur Vorbeugung einer Ansteckung als wirksam erweisen.

Influenza (Heilung und Vorbeugung)

Influenza (Grippe) ist eine häufige Viruserkrankung mit Schnupfen oder entwickelt sich aus einem Schnupfen. Obwohl die Influenza gelegentlich auch die Lunge befällt und einer Viruspneumonie ähnelt, ist anzumerken, dass die Viruspneumonie bevorzugt die Lunge betrifft, während die Influenza den ganzen Körper in Mitleidenschaft zieht. Besonders charakteristisch für Influenza sind diffuse Muskelschmerzen, die von unspezifischen Symptomen wie Kopfschmerz, Schwächegefühl, Fieber und Schüttelfrost begleitet sind. Eine Behandlung, die Influenza heilen könnte, ist nicht bekannt. Rimantadin und Amantadin sind antivirale Medikamente, die möglicherweise Symptome lindern und in unkomplizierten Fällen die Genesung beschleunigen können.

Klenner (Juli 1949) hat seine Vitamin-C-Therapie der Influenza nicht näher erläutert. Wahrscheinlich deshalb, weil er über solch spektakuläre Erfolge bei so vielen fortgeschrittenen und lebensbedrohlichen Viruserkrankungen berichtet hatte. Ganz gewiss musste die Heilung eines komatösen Enzephalitis-Patienten oder die Beseitigung der Lähmung eines Polio-Patienten Vorrang haben vor Klenners Vitamin-C-Erfahrung bei Influenza. Klenner teilte allerdings mit, dass er viele Fälle von Influenza mit Vitamin C behandelt hatte. Ebenso ging er auch bei dieser Erkrankung von einem Erfolg seiner Behandlung aus und merkte nur an, dass die »Höhe der Dosis« und die benötigte »Anzahl der Injektionen« von Vitamin C direkt auf die Wirksamkeit bei Fieber und auf die Krankheitsdauer bezogen waren.

Klenner ging auch bei dieser Erkrankung von einem Erfolg seiner Behandlung aus und merkte nur an, dass die »Höhe der Dosis« und die benötigte »Anzahl der Injektionen« von Vitamin C direkt auf die Wirksamkeit bei Fieber und auf die Krankheitsdauer bezogen waren.

Magne (1963) berichtete über die Behandlung von 130 Influenza-Fällen bei männlichen und weiblichen Patienten im Alter von zehn bis 40 Jahren. Ein bis drei Tage lang wurden bis zu 45 000 Milligramm Vitamin C gegeben. Trotz der flexiblen Handhabung erzielte Magne gute Ergebnisse. 114 Patienten erholten sich, nur bei 16 war die Wirksamkeit nicht ausreichend. Wie man bei Klenners Arbeiten schon öfter gesehen hat, ist bei unzureichender Dosierung von Vitamin C damit zu rechnen, dass keine oder nur eine geringe klinische Wirkung eintritt.

Ein anderer, mit dem Influenzavirus verwandter Virus ist der Erreger der Katzen- und Hundestaupe. Die Staupe ist eine Infektionskrankheit der Atemwege, manchmal auch des Darmtrakts, mit Fieber, Benommenheit, Appetitverlust, triefender Nase und tränenden Augen. Wenn Hunde und Katzen schwer an Staupe erkranken und nicht spontan genesen, werden sie häufig eingeschläfert. Doch wie zahlreiche andere Viruserkrankungen des Menschen kann auch diese Viruserkrankung bei Tieren mit angemessenen Dosierungen von Vitamin C leicht geheilt werden.

Belfield (1967) berichtete über ausgezeichnete Ergebnisse bei der Behandlung von zwölf Hunden und Katzen. Er gab Hunden drei Tage lang meist 2000 Milligramm Vitamin C intravenös täglich. Katzen und kleine Hunde bekamen 1000 Milligramm Vitamin C intravenös für drei Tage. Alle zwölf Tiere erholten sich vollständig, obwohl zwei von anderen Tierärzten bereits als hoffnungslose Fälle aufgegeben worden waren. Erstaunlicherweise machte der Herausgeber von Belfields Artikel einleitende Bemerkungen zur Rechtfertigung der Veröffentlichung – er erklärte, dass Tierärzte noch immer »von dem uralten Problem heimgesucht werden, nicht zu wissen, was sie mit einem Hund machen sollen, der bereits an Staupe erkrankt ist«. Es fiel auch auf, dass die Herausgeber »dazu neigten, das Thema als ›heiße Kartoffel‹ einzustufen und sich lieber weniger kontroversen Themen widmeten«.

Augenscheinlich erwartete der Redakteur negative Wortmeldungen zu Belfields Artikel und fügte hinzu, dass »man das Kichern unserer Forscherfreunde, wenn sie diese Zeilen lesen«, fast hören könne. In Defensivhaltung forderte der Redakteur seine Leser dazu auf, die Zeitschriftenmacher nicht als »durchgeknallt« und die ärztlichen Verfasser nicht als »Quacksalber« zu brandmarken, sondern unvoreingenommen zu bleiben. Der Redakteur erklärte, dass »das Schicksal des unversorgten staupekranken Hundes wohlbekannt ist, und dass Euthanasie nicht mehr den professionellen Anstrich hat, den sie vor 25 Jahren hatte«. Diesem Redakteur war klar, dass die Leser der Zeitschrift nicht gerade unvoreingenommen waren, dass die Information aber dennoch veröffentlicht werden musste. Engstirnige Wissenschaft hat weder Würde noch Wert.

Ermutigt von den klinischen Erfolgen von Belfield 1967, begann Leveque (1969) seine Hunde, die an Staupe litten, mit Vitamin C zu behandeln. Leveque behandelte insgesamt 67 Fälle von Hundestaupe und erzielte ebenfalls sehr gute Ergebnisse. Er bemerkte, dass die Genesung von dieser Erkrankung »deutlich verbessert werden kann«, wenn man Vitamin C in die Behandlung miteinbezieht.

Klenner (1974) konnte später Belfields Arbeiten bestätigen. Er erklärte, er hätte »viele Hunde, die an Staupe litten«, mit Injektionen von einigen Gramm Vitamin C alle zwei Stunden »geheilt«. Klenner ergänzte, dass Vitamin C als nutzlos oder von geringem Wert bei Staupe betrachtet wird, da Hunde (und Katzen) Tiere seien, die ihr eigenes Vitamin C produzieren können. Allerdings können Hunde (und Katzen) nicht solch riesige Vitamin-C-Mengen herstellen wie wilde Tiere. Klenner hatte mit seinen Arbeiten wiederholt nachgewiesen, dass bei vielen Virusinfektionen erst dann eine positive Reaktion zu erwarten ist, wenn eine gewisse Schwelle der Vitamin-C-Anwendung erreicht wird. Dies bedeutet, dass sich Hunde und Katzen nur vor leichten Virus- und Infektionkrankheiten selbst schützen können. Schwere Infektionen können rasche und irreversible Krankheitsverläufe verursachen, wenn nicht zusätzlich Vitamin C eingesetzt wird.

Die Wirksamkeit von Vitamin C zur Behandlung der Virusgrippe ergibt sich aus der Tatsache, dass schwere Influenzainfektionen mit sehr viel oxidativem Stress assoziiert sind – bestens geeignet für die potenten antioxidativen Wirkungen von Vitamin C. Buffinton et al. (1992) zeigten, dass die Influenza-Virusinfektion bei Mäusen zu erhöhtem oxidativem Stress in der Lunge führt. In einem ähnlichen experimentellen Modell zeigten Hennet et al. (1992) auch, dass influenzainfizierte Mäuse erniedrigte Vitamin-C-Spiegel und einen generellen Antioxidanzienmangel hatten. Dies ist deshalb bemerkenswert, da Mäuse große Mengen an Vitamin C leicht selbst herstellen können. Ein Virus wie etwa Influenza kann offenbar rasch die Widerstandsfähigkeit sogar eines Vitamin-C-produzierenden Tieres wie der Maus überfordern. Dies unterstreicht umso mehr die Notwendigkeit, Vitamin C schnell und in sehr hoher Dosierung einzusetzen, um Influenza und andere Viruserkrankungen wirksam zu bekämpfen.

Obwohl weniger gut als bei anderen Viruserkrankungen dokumentiert, ist dennoch klar, dass Influenza mit der optimalen Vitamin-C-Dosierung gut behandelt werden kann. Einige Viruserkrankungen, die von Klenner und anderen geheilt wurden, waren höchstwahrscheinlich gemischte Viruskombinationen, Influenza inklusive. Wie zuvor erwähnt, ist die Viruslast bei gemischten Virussyndromen in der Regel höher und muss intensiver mit Vitamin C behandelt werden. Deshalb kann man annehmen, dass immer dann, wenn Klenner ein gemischtes Virussyndrom inklusive Influenzaviren geheilt hatte, eine weniger intensive Vitamin-C-Dosierung ausgereicht hätte, um nur das Influenzavirus zu vernichten. Influenza ist demnach eine weitere Viruserkrankung, die geheilt werden kann. Mit einer angemessenen Erhaltungsdosis von Vitamin C sollte man auch leicht einer Ansteckung vorbeugen können.

Tollwut (Vorbeugung, Heilung?, Reversibilität?)

Tollwut *(Rabies)* ist eine besonders gefürchtete Erkrankung, die erbarmungslos mit einer fast immer tödlichen Enzephalitis endet. Die Inkubationszeit bis zur Entwicklung erster Symptome ist ungewöhnlich lang, etwa ein bis zwei Monate. Die übliche Therapie ist darauf ausgerichtet, mithilfe von Impfstoffen und anderen Formen der Immuntherapie das Eindringen des Virus in das Nervensystem nach dem Erstkontakt zu verhindern. Das *Cecil Textbook of Medicine* erklärt, dass Tollwut nicht geheilt werden kann, wenn die Erkrankung das Nervensystem bereits befallen hat.

Klenner berichtete nicht über die Behandlung einer Tollwutinfektion in seinen Veröffentlichungen. Angesichts der Erfolge bei so vielen anderen Viruserkrankungen beharrte Klenner darauf, dass die Anwendung angemessener Vitamin-C-Mengen alle Viren zerstören würde. Die einzigen »Therapieversager«, die Klenner jemals erlebte, hatte er dadurch bewältigt, dass er mehr Vitamin C einsetzte, häufig intravenös.

Die einzigen »Therapieversager«, die Klenner jemals erlebte, hatte er dadurch bewältigt, dass er mehr Vitamin C einsetzte, häufig intravenös.

Amato (1937) wies nach, dass das Rabies-Virus durch Vitamin C inaktiviert (abgetötet) werden konnte. Später untersuchte Banic (1975) die Wirkungen von Vitamin C auf das Rabies-Virus bei Meerschweinchen. Bei 48 Tieren in der Testgruppe (mit Vitamin C) und 50 Tieren in der Kontrollgruppe (ohne Vitamin C) beobachtete Banic eine statistisch signifikant höhere Überlebensrate der mit Vitamin C behandelten Tiere im Vergleich zu unbehandelten Tieren. Er zog daraus den Schluss, dass Vitamin C wirksam Tollwut vorbeugen kann. Banic beobachtete auch, dass die »fortgesetzte« Vitamin-C-Anwendung bei bereits gelähmten Tieren keine therapeutische Wirkung mehr hatte.

Banic hatte bei den Tieren nur 100 Milligramm Vitamin C pro Kilogramm Körpergewicht intramuskulär verabreicht, sieben Tage lang zweimal täglich. Klenner hingegen setzte 700 Milligramm Vitamin C intravenös pro Kilogramm Körpergewicht bei manchen Patienten ein. Klenner wiederholte auch die Dosierung alle zwei Stunden, bis sich ein günstiges klinisches Ergebnis zeigte. Zudem verordnete Klenner zusätzlich zu den intravenösen Dosierungen erhebliche Mengen Vitamin C oral. Wenn Banic sein Vitamin C höher dosiert hätte, wären seine Ergebnisse sicher dramatischer ausgefallen. In Anbetracht dessen, dass unterschiedliche Lähmungsgrade, die mit anderen Viruserkrankungen assoziiert waren, mit Klenner-Dosierungen von Vitamin C komplett rückgängig gemacht wurden, hätte Banic durch höhere Dosierungen bestimmt einige seiner Versuchstiere – sogar solche mit Lähmungen – retten können.

Sogar dann, wenn der behandelnde Arzt den gültigen Empfehlungen für eine erweiterte Impftherapie – die selbst hochtoxisch ist – folgen möchte, ist die Zusatzbehandlung mit Vitamin C zwingend notwendig.

In jedem Fall gibt es absolut keine Rechtfertigung dafür, Tollwutopfer nicht mit hohen intravenösen Vitamin-C-Dosierungen zu behandeln. Sogar dann, wenn der behandelnde Arzt den gültigen Empfehlungen für eine erweiterte Impftherapie – die selbst hochtoxisch ist – folgen möchte, ist die Zusatzbehandlung mit Vitamin C zwingend notwendig.

Obwohl Tollwut sicher eine vermeidbare Erkrankung ist, sind bislang einfach keine Studien durchgeführt worden, die dazu berechtigen, sie als durch Vitamin-C-Anwendung reversible oder heilbare Erkrankung zu bezeichnen. Dies betrifft vor allem die fehlenden Nachweise für Versuche, Tollwut mit hohen Dosierungen von intravenösem Vitamin C zu behandeln. Es gibt keinen Grund anzunehmen, dass Vitamin C bei Tollwut nicht vergleichbar dramatische Wirkungen hat wie bei anderen lebensbedrohlichen Viruserkrankungen, die bereits besprochen wurden.

AIDS (Reversibilität und Vorbeugung, Heilung?)

Seit mehr als zwei Jahrzehnten weiß man von der Existenz des erworbenen Immunschwäche-Syndroms (AIDS). Es ist zum bekanntesten Krankheitssyndrom in der Geschichte der Menschheit geworden. AIDS ist eine Erkrankung, die sich bei denjenigen entwickelt, die sich mit dem humanen

Immunschwächevirus (HIV) infiziert haben. Die weltweite Epidemie von HIV-Infektionen hat bislang nicht nachgelassen – außer in Regionen, wo ein Großteil der Bevölkerung bereits infiziert war.

Werfen wir einen Blick auf die Zahlen der Weltgesundheitsorganisation (WHO). 1991 gab es weltweit schätzungsweise zehn Millionen HIV-Infizierte. 1993 erhöhte die WHO diesen Schätzwert auf zwölf bis 14 Millionen HIV-Infizierte. Ende 2000 wurde die Anzahl der Betroffenen auf 36 Millionen geschätzt. Die WHO gab an, dass im Jahr 2000 etwa drei Millionen Menschen sterben würden, 1999 waren bereits 2,6 Millionen gestorben.

Die Menge an Vitamin C, die täglich eingenommen und im Körper gespeichert wird, ist ein Hauptfaktor dafür, ob HIV oder ein anderes Virus sich im Körper ausbreiten kann.

Obwohl die Mehrzahl der Fälle früherer und neuer Infektionen nach wie vor in Afrika auftritt, sollte sich der Rest der Welt keineswegs sicher fühlen vor diesem Virus. Wie jedes andere Virus attackiert und infiziert HIV diejenigen mit dem schwächsten Immunsystem. Eine schlechte Ernährung und ein schlechter allgemeiner Gesundheitszustand sind immer die Vorboten einer Virusinfektion gleich welcher Art. Darüber hinaus ist die Menge an Vitamin C, die täglich eingenommen und im Körper gespeichert wird, gleichfalls ein Hauptfaktor dafür, ob sich HIV oder irgendein anderes Virus im Körper ausbreiten kann. Obwohl Viren wie HIV (und Ebola als weiteres Beispiel) in vielen armen Ländern Afrikas pandemisch auftreten, werden sie auch schlecht ernährte und immunschwache Menschen anderswo angreifen.

Cathcart (1984) berichtete über seine Erfahrungen mit der Vitamin-C-Therapie bei AIDS-Patienten. Seine Ergebnisse weisen klar darauf hin, dass AIDS und HIV-Infektion Krankheitszustände sind, die *reversibel* sind und *verhindert* werden können. Er behauptet, dass die Heilung von AIDS möglich sein könnte, wenn die Vitamin-C-Therapie intensiv genug wäre und lange genug durchgeführt würde. Die Reversibilität von AIDS durch Vitamin C reicht von minimaler symptomatischer Linderung bis hin zur kompletten Beschwerdefreiheit, was AIDS-Symptome betrifft. Die vollständige Beseitigung von Symptomen ist von einer Heilung zu unterscheiden, da das AIDS-Syndrom typischerweise erneut auftritt, wenn die von Cathcart vorgeschlagene hochdosierte Erhaltungstherapie mit Vitamin C abgesetzt oder signifikant reduziert wird.

Obwohl Cathcart manchmal Vitamin C auch intravenös zur Behandlung von AIDS benutzte, verordnete er es doch fast durchgehend oral. Er stellte fest, dass etwa 50 000 bis 200 000 Milligramm Vitamin C (Ascorbinsäure-Pulver) pro Tag die Symptome bei vielen AIDS-Patienten zum Verschwinden bringen konnten. Kaum verwunderlich war die Erkenntnis, dass diese Dosierungen von Vitamin C die Anfälligkeit für Sekundärinfektionen bei AIDS-Patienten drastisch verringerten. Solche Infektionen wirken bei AIDS oft unmittelbar tödlich und verursachen auch den hohen Leidensdruck der Erkrankung. Darüber hinaus blieben die T-Helferzellen (wichtige Immunzellen) nachweislich supprimiert, obwohl diese Patienten eine gute symptomatische Besserung erlebten – sie blieben sogar dann supprimiert, wenn die hochdosierte Vitamin-C-Anwendung die klinischen Symptome beseitigt hatte. Dies deutet auf eine anhaltende Kontrolle der Erkrankung, nicht aber auf eine Heilung hin.

Cathcart stellte fest, dass etwa 50 000 bis 200 000 Milligramm Vitamin C pro Tag die Symptome bei vielen AIDS-Patienten zum Verschwinden bringen konnten.

Cathcart (1981) beschrieb erstmals die Methode, die Vitamin-C-Dosierung an die Darmverträglichkeit anzupassen. Orales Vitamin C (als Ascorbinsäure oder ascorbatartiges Natriumascorbat) erzeugt regelmäßig wässrigen Durchfall, wenn es hochdosiert eingenommen wird. Dieser tritt dann auf, wenn hohe Konzentrationen von nicht absorbiertem Vitamin C den unteren Darmabschnitt und den Enddarm erreichen. Die hohe Vitamin-C-Konzentration entzieht dem umliegenden Geweben Flüssigkeit, was zu einem großen Flüssigkeitsvolumen im Enddarm führt, das in der Regel rascher Entleerung bedarf. Dieser Vorgang ist der Grund dafür, dass zuverlässig reichlich destilliertes Wasser während der Vitamin-C-Aufnahme getrunken werden muss. Es kann kurz ein signifikanter Flüssigkeitsverlust auftreten, außerdem wirkt Vitamin C selbst leicht diuretisch (Stimulation der Urinausscheidung). Nur äußerst selten verursacht Vitamin C unerwünschte Nebenwirkungen – falls doch (siehe Kapitel 4), häufig deshalb, weil ein dehydrierter Patient einfach nicht genügend Wasser und Flüssigkeit zu sich nimmt.

Cathcart beobachtete auch, dass Stresszustände aller Art, insbesondere Virusinfektionen, den Vitamin-C-Verbrauch im Körper stark erhöhen. Bei solchen Stresszuständen kann ein Patient sehr viel mehr Vitamin C oral aufnehmen, ohne dass Durchfall ausgelöst wird. Bei Vitamin-C-Mangelzuständen wird genügend Vitamin C in den oberen Darmabschnitten absorbiert, sodass keine ausreichend hohen Konzentrationen in den unteren Darmabschnitten erreicht werden, die eine Durchfallreaktion verursachen könnten. Generell gilt: Je schwerer die Erkrankung oder der Stresszustand der Patienten ist, desto mehr Vitamin C wird verbraucht und absorbiert, sodass es in den unteren Darmabschnitten/Kolon kaum zu Durchfall kommen kann. Cathcart berichtete, dass mehr als 9000 Patienten mit Vitamin-C-Therapie dieses Konzept der Darmtoleranz benutzt haben. AIDS war eine der Erkrankungen, die Cathcart mit Vitamin C behandelt hatte, bei der die beste Darmverträglichkeit zu beobachten war. Mit anderen Worten, bei AIDS wird Vitamin C rascher verbraucht und verstoffwechselt als bei den meisten anderen Erkrankungen, seien sie infektiös oder nicht. Wahrscheinlich würde man bei einer akuten und bedrohlichen Virusinfektion wie Ebola durchweg mehr Vitamin C benötigen.

Wenig überraschend war Cathcarts Feststellung, dass die klinische Besserung proportional zur Vitamin-C-Menge und relativ zum Schweregrad der klinischen Erkrankung vor Beginn der Behandlung zu sein schien.

Ausgehend von seinen Erfahrungen mit der Vitamin-C-Therapie bei mehr als 250 HIV-positiven Patienten, einschließlich solchen mit voll ausgeprägtem AIDS, konnte Cathcart (1990) einige relativ wohldefinierte Wirkungsmuster beschreiben. Wenig überraschend war seine Feststellung, dass die klinische Besserung proportional zur Vitamin-C-Menge und relativ zum Schweregrad der klinischen Erkrankung vor Beginn der Behandlung zu sein schien. Cathcart erklärte, dass jeder AIDS-Patient eine Remission erreichen könnte, wenn er ausreichend Vitamin C einnehmen würde, um die Toxizität des Krankheitsprozesses und jede Sekundärinfektion angemessen zu behandeln. Darüber hinaus bemerkte Cathcart, dass die Zahl der CD4-Zellen (wichtige Immunzellen, die bei HIV-Infizierten häufig reduziert sind) häufig positiv auf die Vitamin-C-Therapie reagiert. Die Verringerung der CD4-Zahl kann verlangsamt, gestoppt oder sogar einige Jahre lang rückgängig gemacht werden, wenn Vitamin C optimal dosiert wird. Dies ist deshalb von ganz besonderer Bedeutung, weil die CD4-Zahl ein wichtiger unmittelbarer Indikator der Prognose ist. Fällt die

CD4-Zahl unter einen bestimmten Wert und erholt sich nicht, kann es jederzeit zu einer lebensbedrohlichen Infektion kommen.

Wenn sich ein bedrohlich erkrankter AIDS-Patient bei Cathcart vorstellte – beispielsweise mit einer *Pneumocystis-carinii*-Pneumonie oder einer bereits vorliegenden zusätzlichen Infektion durch Herpes- oder Cytomegalie-Viren –, bestand seine Therapie darin, ihm täglich 180 000 Milligramm Vitamin C intravenös zu geben, bis er so weit klinisch stabilisiert war, um auf eine orale Erhaltungstherapie mit Vitamin C umgestellt zu werden. Wie bei Klenner wurde orales Vitamin C in der Regel von vornherein zusammen mit der intravenösen Anwendung benutzt. Cathcart begann auch mit der intravenösen Anwendung, wenn der Patient große Mengen Vitamin C (Ascorbinsäure) oral nicht vertrug. Je mehr sich der Gesamtzustand des Patienten besserte, umso besser vertrug er auch meist die orale Dosierung. Um Rückfällen vorzubeugen, betonte Cathcart die Bedeutung der Information des Patienten über die lebenslang erforderliche Vitamin-C-Hochdosistherapie, immer abhängig von der Darmverträglichkeit.

Sinkende CD4-Werte können verlangsamt, gestoppt oder sogar einige Jahre lang rückgängig gemacht werden, wenn Vitamin C optimal dosiert wird.

Cathcart erkannte auch, dass AIDS ein Syndrom sein könnte, bei dem die komplette Beseitigung der Viren nicht notwendigerweise die Erkrankung beseitigt. Wie beim juvenilen Typ-1-Diabetes, der möglicherweise virusbedingt die Insulin-produzierenden Zellen der Bauchspeicheldrüse schädigt, könnte AIDS eine unheilbare Störung des Immunsystems sein. Aber selbst wenn dies zutrifft, gibt es gute Gründe dafür, anzunehmen, dass nicht bei allen Fällen von AIDS eine permanente Immunstörung gleichen Ausmaßes vorliegt. Deshalb könnte die vollständige Beseitigung des verursachenden Virus dennoch zur Heilung mancher Patienten führen.

Cathcart vermutet, dass die mindestens zweiwöchige Anwendung von mindestens 180 000 Milligramm Vitamin C intravenös täglich bei gleichzeitiger oraler Anwendung unter Beachtung der Darmverträglichkeit sehr gut HIV komplett eliminieren und sogar zur klinischen Heilung von AIDS führen kann. Allerdings gibt er zu, dass dieses Therapiekonzept keinen einzigen Patienten erfolgreich heilen konnte, bei dem es ausprobiert wurde.

Allgemein gesprochen können wahrscheinlich alle akuten Virussyndrome mit einer raschen und massiven Vitamin-C-Therapie geheilt werden. Wenn aber manche Virusinfektionen nicht sofort und energisch angegangen werden und dann chronisch werden, verläuft der Krankheitsprozess nicht mehr in der gleichen Weise wie im Akutstadium. Der grundlegende Krankheitsprozess kann durch sekundäre Gewebeschäden und die Entwicklung von Autoimmunreaktionen verändert werden, was für Akutinfektionen nicht typisch ist. Dadurch können sich wiederum die Wirkungen von Vitamin C und anderen Medikamenten oder Therapien ändern. Dennoch würde man allen AIDS-Patienten am besten helfen, wenn man möglichst eine längere Vitamin-C-Hochdosistherapie intravenös durchführen würde – einen Monat oder länger, bevor man sie dann auf eine darmverträgliche orale Vitamin-C-Erhaltungsdosis umstellt.

Ein möglicher Grund dafür, dass HIV-Viren viel schwieriger komplett beseitigt werden können als andere Virusinfektionen, ist die Tatsache, dass das Virus die zuvor erwähnten CD4-Lymphozyten befällt. Das *Cecil Textbook of Medicine* erklärt, dass etwa bei einer Million Lymphozyten einer infizierten Person das CD4-Antigen und das »stabil integrierte Provirus« im Ruhezustand nachweisbar sind. Das Provirus ist die Nukleinsäure (DNA oder RNA) des infektiösen Virus, die bereits in das Chromosom der Wirtszellen des Patienten eingebaut ist. Somit kann es bei jeder Zellreplikation zusammen mit dem Rest der zellulären DNA unbegrenzt reproduziert werden. Bis die CD4-Zelle durch irgendeinen Stimulus aktiviert wird, bleibt die Nukleinsäure des Virus inaktiv und es wird kein komplettes Virus produziert. Im Endeffekt ist dieses inaktive Virusreservoir für Therapien inklusive Vitamin C kaum erreichbar. Es wäre logisch, dass eine intravenöse Vitamin-C-Anwendung nötig wäre, die über die Lebenszeit der CD4-Zelle oder anderer Körperzellen hinaus, in denen sich das Virus eingenistet hat, verlängert werden müsste. Die intravenöse Verabreichung von Vitamin C sollte erwartungsgemäß jede virale DNA oder RNA, die aus sterbenden Zellen freigesetzt werden, neutralisieren können. Man könnte zudem erwarten, dass auch Viruspartikel neutralisiert werden, die durch die Freisetzung von DNA und RNA neu gebildet werden.

Dieselben Überlegungen könnten auch auf Krebserkrankungen zutreffen, die bekanntermaßen mit Virusinfektionen assoziiert sind. Die intravenöse Vitamin-C-Anwendung muss einen oder mehrere Monate lang täglich fortgesetzt werden, um manche Krebsarten zu heilen. Ist die Dosierung weniger intensiv, werden lediglich klinische Symptome gebessert oder es könnte zur Remission mit nachfolgendem Spätrezidiv kommen.

Da das AIDS-Syndrom auf Immunstörungen beruht, könnte man die Heilungschancen von AIDS durch Vitamin C verbessern, wenn man bekannte Quellen täglicher immunsupprimierender Toxine ebenfalls eliminiert. Huggins und Levy (1999) sowie andere Forscher haben lange den enorm negativen Einfluss der täglichen Einwirkung von Zahntoxinen auf die Gesundheit untersucht. Solche Toxine verbrauchen und verstoffwechseln nicht nur direkt große Mengen an Vitamin C (die ansonsten die Gesundheit stärken), sie beeinträchtigen auch permanent das Immunsystem und den Körper insgesamt. Zahntoxine sind etwa Quecksilber in Amalgamfüllungen, giftige Stoffwechselprodukte anaerober Bakterien in Wurzelkanalfüllungen, in Kavitationen oder bei Zahnfleischerkrankungen (Periodontitis) (Kulacz und Levy, 2002). Zudem verbleiben weitere biologisch unverträgliche und toxische Dentalmaterialien, etwa Nickel in Kronen und Spangen, jahrelang im Mund. Wenn ein AIDS-Patient von seinem hohen täglichen toxischen Stress befreit werden könnte, bevor man mit einer intensiven Vitamin-C-Therapie beginnt, könnten dramatische Remissionen und sogar klinische Heilungen zur Alltäglichkeit werden.

Es gibt zahlreiche Studien, die die Vorteile von Vitamin C bei HIV-infizierten Patienten bestätigen. In Bezug auf HIV-infizierte Männer berichteten Tang et al. (1993), »dass die hochdosierte Aufnahme von Nährstoffen (Niacin, Vitamin C, Vitamin B) unter Berücksichtigung von Störfaktoren mit einer verlangsamten Progression von AIDS assoziiert ist«. Allard et al. (1998) konnten nachweisen, dass eher niedrige Dosierungen von oral verabreichtem Vitamin C (in Relation zu darmverträglichen Dosierungen von Cathcart, siehe oben) kombiniert mit Vitamin E positive Wirkungen zeigen.

Die dreimonatige Anwendung von nur 1000 Milligramm Vitamin C und 800 IE Vitamin E täglich bei HIV-Infizierten ergab eine geringere oxidative Stressbelastung und einen Trend in Richtung tatsächlich reduzierter Viruslast. Dieselben Autoren und Kotler (1998) schlagen vor, Antioxidanzien wie Vitamin C und Vitamin E routinemäßig bei HIV-Infizierten einzusetzen, da sich nur etwa zehn Prozent der Infizierten die derzeit verfügbaren AIDS-Medikamente leisten können. Semba et al. (1993) beobachteten auch, dass ein Vitamin A-Defizit »offenbar ein wichtiger Risikofaktor für die Krankheitsprogression bei HIV1-Infektion ist«. Mit Sicherheit wäre es klug, auch vernünftige Dosierungen all der anderen antioxidativen Vitamine täglich einzunehmen, um Vitamin C bei der Unterstützung des Immunsystems zu helfen.

Obwohl Cathcarts umfassende Erfahrung mit sehr hohen Vitamin-C-Dosierungen bei AIDS überzeugend zeigt, dass die Patienten von einer Langzeittherapie profitieren – inklusive Anstieg der CD4-T-Lymphozyten-Zahlen –, versucht die Forschung weiterhin, den Nutzen von Vitamin C anzuzweifeln und dessen Anwendung zu verhindern.

Eylar et al. (1996) fanden in einer Studie mit gereinigten humanen T-Zellkulturen heraus, dass die In-vitro-Inkubation dieser Zellen mit Vitamin C in unterschiedlicher Konzentration die Zellen nach einer Exposition von mindestens 18 Stunden irreversibel schädigt. Allein aufgrund dieser Ergebnisse warnten diese Autoren vor der Anwendung hoher Vitamin-C-Dosierungen bei Patienten mit AIDS und Krebs. Darüber hinaus spricht der Titel ihres Artikels – das Einzige, was oftmals von Lesern und Gutachtern gelesen wird – einfach davon, dass Vitamin C toxisch ist und humane T-Zellen immunologisch kompromittiert. Die Forscher erwähnen nirgends, dass diese Wirkung ausschließlich im Reagenzglas (in vitro), aber nicht im Körper (in vivo) beobachtet wurde. Eine Behandlungszeit von nur 18 Stunden ist inkonsequent. Wer nur ein wenig über die jahrelange Vitamin-C-Einnahme unter Cathcarts HIV-Infizierten weiß, wird die extrem überzogen hochgerechnete Schlussfolgerung dieser Forscher verwerfen. In-vitro-Forschung kann sehr nützlich sein. Sie kann aber niemals direkt darauf übertragen und angewendet werden, was im Körper vorgeht. Diese Forscher haben eine Verpflichtung dazu, die bereits vorliegenden positiven klinischen Daten zur Kenntnis zu nehmen, bevor sie AIDS- und Krebspatienten vor der Anwendung hoher Vitamin-C-Dosierungen warnen – vor der wahrscheinlich bestmöglichen therapeutischen Option, die zur Verfügung steht!

Es wurde nachgewiesen, dass Vitamin C HIV direkt abtöten kann, sowohl in Vollblut als auch im Kulturmedium. Negative Effekte auf Blutplättchen waren bei Vitamin-C-vermittelter HIV-Inaktivierung nicht zu beobachten.

Rawal et al. (1995) kamen zu dem Ergebnis, dass Vitamin-C-Konzentrationen, die HIV komplett inaktivierten, keine nachweislichen Schadenswirkungen haben. Darüber hinaus waren keine negativen Effekte auf Blutplättchen bei Vitamin-C-vermittelter HIV-Inaktivierung zu beobachten. Blutplättchen sind winzige kernlose Blutzellen, die an der Blutgerinnung beteiligt sind. Es ist durchaus denkbar, dass die routinemäßige Anreicherung von Blutprodukten zu Transfusionszwecken mit Vitamin C nicht nur desinfizierend wirken könnte, sondern dem Patienten auch einen Nährstoffvorteil verschaffen würde. Mit einem Verfahren, das routinemäßig HIV aus dem Blut und aus Transfusionsblut eliminiert, könnte man auch die gelegentliche Transfusion von HIV-kontaminiertem Blut eines Spenders verhindern, der noch keine HIV-Antikörper entwickelt hat – das kontaminierte Blut könnte bei Routinetests der Entdeckung dadurch entgangen sein. Eine solch effektive Vorbehandlung von Transfusionsblut könnte möglicherweise sogar Routinetests auf infektiöse Erreger überflüssig machen.

Cumming et al. (1989) bemerkten, dass das Risiko für eine solche unerwünschte Transfusion mit der Zeit abzunehmen schien. Allerdings kommen solche Transfusionen immer wieder vor, obwohl es keinen überzeugenden Grund dafür gibt, das Blut nicht mit Vitamin C vorzubehandeln und dem Transfusionspatienten nicht angemessene Dosierungen von Vitamin C vor und nach der Transfusion zu geben – zum Schutz vor eventuell übertragenen Infektionen.

Zusätzlich zu den direkt HIV-abtötenden Effekten wirkt Vitamin C toxisch auf bereits mit HIV infizierte Zellen. Rivas et al. (1997) zeigten, dass die Einwirkung von vorzugsweise pharmakologischen Vitamin-C-Konzentrationen die Überlebens- und Reproduktionsfähigkeit HIV-infizierter Zellen schwächt. Diese Wirkung führte darüber hinaus zu einer verminderten Virusproduktion. Harakeh et al. (1990) wiesen schon früher darauf hin, dass nicht direkt toxische Vitamin-C-Konzentrationen bei infizierten Zellen immer noch zu einer signifikanten Hemmung der Virusreplikation führen. Darüber hinaus wurde nachgewiesen, dass Vitamin C Virusenzyme (reverse Transkriptase) hemmen kann, die für die Replikation der Virus-DNA gebraucht werden.

Obwohl diese experimentellen Studien keine klaren Empfehlungen zur Behandlung von HIV-Infizierten mit Vitamin C zulassen, ergeben sich doch Hinweise darauf, dass optimale Vitamin-C-Konzentrationen HIV-infizierte Zellen inaktivieren sowie vorzugsweise abtöten oder die Proliferation infizierter Zellen verlangsamen können.

Harakeh und Jariwalla (1991) untersuchten die Wirkung von Vitamin C auf die Fähigkeit von HIV, sich in chronisch infizierten T-Lymphozyten zu replizieren. Ihre Ergebnisse bestätigten die »potente antivirale Aktivität« von Vitamin C. Die Autoren mutmaßten, dass Vitamin C »therapeutischen Wert zur Kontrolle der HIV-Infektion« hat. Harakeh und Jariwalla (1997) untersuchten später erneut die Hemmung der HIV-Aktivität in infizierten T-Lymphozyten durch Vitamin C. Sie berichteten, dass Vitamin C diese Wirkung offensichtlich über einen bei Antioxidanzien einzigartigen Mechanismus vermittelt. Dies unterstützt einmal mehr die Vorstellung, dass Vitamin C mehr Nutzen zu bieten hat als nur die hochwirksame antioxidative Aktivität.

Außerdem wurde auch gezeigt, dass Vitamin C den klinischen Status eines HIV-Patienten verbessern kann. Es schützt die Patienten vor Schäden, die durch Nebenwirkungen der üblichen Medikamente verursacht werden können. Eine häufige Nebenwirkung von Zidovudin (AZT), das oft zur Behandlung von HIV-positiven Patienten zum Einsatz kommt, ist eine Myopathie, die typischerweise als Muskelschwäche erscheint. De la Asuncion et al. (1998) nahmen an, dass diese Myopathie vor allem durch oxidative Schädigung von Mitochondrien-DNA in Muskelgewebe entsteht. Mitochondrien sind hauptsächlich für die Energiegewinnung der Zellen zuständig. Ist ihre Funktion gestört, empfinden Patienten eine Muskelschwäche. Diese Forscher schlussfolgerten, dass »supranutritionale« Vitamin-C- und Vitamin E-Dosierungen AZT-vermittelten oxidativen Muskelschäden vorbeugen – sowohl bei AIDS-Patienten als auch bei AZT-behandelten Mäusen. Gogu et al. (1989) hatten schon früher herausgefunden, dass Vitamin E alleine auch die therapeutische Wirksamkeit von AZT erhöht. Wahrscheinlich verringern beide Antioxidanzien, Vitamin C und Vitamin E, die Toxizität von AZT.

»Supranutritionale« Vitamin-C- und Vitamin E-Dosierungen schützten vor AZT-vermittelten oxidativen Muskelschäden – sowohl bei AIDS-Patienten als auch bei AZT-behandelten Mäusen.

Ein Myelopathie-Syndrom (Erkrankung des Rückenmarks) ist eine Folge des humanen T-lymphotropen Virus Typ 1 (HTLV-1). HTLV ist häufig mit HIV als Begleitinfektion vergesellschaftet. Tatsächlich wurde HIV früher als HTLV-III bezeichnet. Kataoka et al. (1993, 1993a) berichteten über eine »gute Wirkung« der Vitamin-C-Therapie bei sieben von sieben Myelopathie-Patienten.

Obwohl bereits festgestellt wurde, dass jede Form von Stress, insbesondere Infektionsstress, zum erhöhten Verbrauch und Stoffwechsel von Vitamin C führt, ist der Hinweis nützlich, dass dies speziell bei der HIV-Infektion untersucht wurde. Treitinger et al. (2000) beobachteten, dass HIV-Infizierte niedrigere Plasmakonzentrationen von Vitamin C im Vergleich zu einer Kontrollgruppe hatten. Ihre Ergebnisse weisen darauf hin, dass Defizite der antioxidativen Abwehrfähigkeit direkt auf die fortschreitende HIV-Infektion bezogen sind. Muller et al. (2000) wiesen nach, dass die nur sechstägige antioxidative Supplementierung mit Vitamin C und N-Acetylcystein bei acht HIV-Patienten bemerkenswerte Effekte in Bezug auf einige Immunfunktionen und virale Aktivitätsindikatoren hatte. Insbesondere bei fünf Patienten mit sehr stark fortgeschrittener Erkrankung stiegen die CD4-Lymphozytenwerte signifikant an. Auch der Glutathiongehalt (ein weiteres wichtiges Antoxidans) dieser CD4-Zellen war angestiegen. Umgekehrt sank der Gehalt an Virus-RNA im Plasma.

Everall et al. (1997) fanden heraus, dass AIDS-Patienten, die an toxischen Komplikationen im Nervensystem gestorben waren, signifikant reduzierte Vitamin-C-Konzentrationen in den am meisten betroffenen Hirnregionen aufwiesen. Wie bei anderen Infektionskrankheiten müssen ausreichend hohe Vitamin-C-Dosierungen eingenommen werden, um sowohl das vorbestehende Defizit als auch die Infektion selbst in den Griff zu bekommen. Skurnick et al. (1996) berichteten in einer Studie mit HIV-positiven Patienten und einer Kontrollgruppe darüber, dass fast ein Drittel der HIV-Patienten mit einem oder mehreren Antioxidanzien unterversorgt waren, obwohl Vitamine als Nahrungsergänzung eingenommen wurden. Bogden et al. (1990) berichteten darüber, dass 27 Prozent ihrer untersuchten HIV-Patienten abnorm niedrige Plasmakonzentrationen von Vitamin C hatten. McLemore et al. (1998) untersuchten die Antioxidanzienspiegel insgesamt und schlussfolgerten, dass HIV-positive Patienten deutlich geringere Spiegel hatten als die Kontrollpersonen. Bagchi et al. (2000) bemerkten, dass AIDS nur eine von vielen Erkrankungen mit hohen Spiegeln freier Radikale und erhöhtem oxidativem Stress ist, was zumindest teilweise klinische Symptome verursacht.

Supplementierung ist ein besonders wichtiges Thema, wenn man eine Studie über AIDS oder andere Erkrankungen durchführt. Vitamin C wird derzeit von Millionen Menschen als Nahrungsergänzung eingenommen. Viele Studien, die sich mit den Wirkungen unterschiedlicher Medikamente bei bestimmten Erkrankungen befassen, ziehen niemals in Betracht, wie gewissenhaft die Patienten ihre Selbstmedikation mit Vitamin C und anderen Nährstoffen durchführen. Zudem beginnen solche Patienten häufig mit einer hochdosierten Supplementierung, sofort, nachdem erstmals die Diagnose gestellt wurde. Dies verfälscht die Bestimmung der singulären Wirksamkeit eines gleichzeitig verordneten Medikaments. Die moderne Medizin hat heutzutage hohe Ansprüche, was die Ursachen verbesserter klinischer Wirkungen bei vielen Erkrankungen betrifft. Es könnte gut sein, dass ein Großteil der Verbesserungen auf die vermehrte Selbstanwendung von Vitamin C und anderen Vitalstoffen sowie auf die erhöhten Mengen an Antioxidanzien und Nährstoffen in Lebensmitteln zurückzuführen ist.

Eine vernünftige Schlussfolgerung wäre, dass die HIV-Infektion und sogar das Vollbild von AIDS sehr effektiv kontrolliert werden könnten, wenn regelmäßig ausreichend hochdosiertes Vitamin C verabreicht würde. Tatsächlich weisen Forschungsergebnisse darauf hin, dass das Krankheitsgeschehen und zahlreiche abnorme Laborbefunde mit genügend Vitamin C rückgängig gemacht oder sogar normalisiert werden können. Wie bei allen anderen Viren gibt es demnach keinen Grund, nicht zu glauben, dass eine ausreichend hohe tägliche Dosis Vitamin C in den meisten Fällen davor schützen kann, dass HIV-Infektionen überhaupt auftreten.

Allerdings muss die Heilung von AIDS und HIV-Infektionen erst noch eindeutig nachgewiesen werden. Die komplette Beseitigung des infizierenden Virus ist deshalb ganz besonders schwierig, weil die HIV-Infektion in CD4-positiven Lymphozyten (und sehr wahrscheinlich auch in anderen Immunzellen und -geweben) schlummert. Zuallererst müssen in den Zähnen und anderswo alle Toxine, die das Immunsystem beeinträchtigen, sorgfältig entfernt werden. Wenn jede leicht vermeidbare Toxizität vom Körper ferngehalten wird, könnten Langzeitanwendungen hochdosierter intravenöser Vitamin-C-Injektionen, kombiniert mit darmverträglichen oralen Dosierungen, tatsächlich HIV-infizierte Patienten heilen.

Erkältung (Reversibilität und Vorbeugung, Heilung?)

Die Erkältung ist in der Regel eine akute Viruserkrankung mit Husten, Halsentzündung und Nasensymptomen (Schnupfen, vestopfte Nase). Die

Erkrankung wird auch als akute Rhinitis oder Coryza oder Infektion der oberen Atemwege bezeichnet. Mehrere Viren können eine Erkältung verursachen. Einige davon führen nicht zur Immunität, was die erneute Infektion mit demselben Virus ermöglicht. Medizinische Lehrbücher erklären wie bei den meisten anderen Virusinfektionen, dass es keine antiviralen Mittel gibt, um Erkältungen zu behandeln.

Die Erkältung verläuft meist selbstlimitierend, wobei die heftigsten Beschwerden etwa eine Woche anhalten. Es ist allerdings keineswegs ungewöhnlich, dass schwere Erkältungen das Immunsystem stark in Mitleidenschaft ziehen und die Vitamin-C-Speicher im Körper merklich entleeren. Erkältungen können zu Sekundärinfektionen führen und mit zusätzlicher Organbeteiligung verlaufen. Dies beobachtet man in manchen Fällen bei Viruspneumonie, Enzephalitis oder Meningitis.

Linus Pauling (1970) ist der einzige Mensch, der jemals als Einzelperson zwei Nobelpreise gewann. Er erregte als Befürworter der Vitamin-C-Hochdosistherapie bei Erkältung mehr Aufsehen als mit allen anderen Forschungen und handelte sich dadurch eine Menge Kritik vom medizinischen Establishment ein.

Linus Paulings Buch über die vorteilhaften Wirkungen von Vitamin C bei Erkältung löste eine Welle nachfolgender Publikationen aus. Leider beachteten Linus Pauling und andere Veröffentlichungen nicht die Vitamin-C-Dosierung, die Klenner bei Erkältung und gegen viele verschiedene Viren erfolgreich eingesetzt hatte. Wie bereits in diesem Kapitel erwähnt, waren die Viruserkrankungen, die von Klenner mit Vitamin C geheilt wurden, im Vergleich zur Erkältung weit schwerer und verursachten deutlich höhere Virusbelastungen im ganzen Körper. Eine schwere Erkältung führt dennoch wahrscheinlich zu einer mit unkomplizierter Influenza vergleichbaren Viruslast. Klenner zeigte, dass man deutlich mehr Vitamin C braucht, als Pauling bei Erkältung empfiehlt, um Influenza zu heilen. Zumindest müsste ein gewisser Anteil des Vitamin C eher injiziert als nur oral eingenommen werden. Trotzdem konnte Pauling positive Wirkungen von Vitamin C bei Erkältung belegen – mit Dosierungen, die weit unter den von Klenner angewendeten Dosierungen lagen.

Cathcart (1981), der eine Methode zur Bestimmung der Darmverträglichkeit der bestmöglichen Vitamin-C-Dosierungen bei bestimmten Erkrankungen beschrieben hatte (wie zuvor bei der AIDS-Therapie ausgeführt'), fand heraus, dass bei Erkältungen offenbar sehr viel mehr Vitamin C erforderlich ist, als in irgendeiner Veröffentlichung vor oder nach dieser Beobachtung angegeben wurde. Insbesondere erklärte Cathcart, dass bei einer »leichten Erkältung« in der Regel mit 30 000 bis 60 000 Milligramm Vitamin C die Obergrenze der Darmverträglichkeit erreicht ist, bei »schwerer Erkältung« mit 60 000 bis 100 000 Milligramm Vitamin C. Abhängig von der darmverträglichen Menge, empfahl Cathcart, Vitamin C in sechs bis 15 geteilten Dosierungen täglich zu verabreichen, um optimale Blut- und Gewebespiegel aufrechtzuerhalten. Cathcart merkte zudem an, dass bei den meisten Erwachsenen ohne Infektion oder Erkrankungen im Durchschnitt 4000 bis 15 000 Milligramm Vitamin C sehr gut darmverträglich sind.

Hemila und Douglas (1999) zählten in einer Übersichtsarbeit mehr als 60 Studien auf, die zu diesem Zeitpunkt über die Wirkungen von Vitamin C bei Erkältung erschienen waren. Douglas et al. (2000) begutachteten 30 Studien, die die Wirkungen von oralem Vitamin C untersucht hatten. Sie kamen zu dem Ergebnis, dass Erkältungen durch Vitamin C zwar nicht verhindert werden können, die Erkrankungsdauer aber leicht verkürzt wird. Einiges deutete darauf hin, dass höhere Dosierungen vorteilhafter sind.

Hemila (1994) prüfte schon früher 21 placebokontrollierte Studien, die sich seit 1971 mit den Wirkungen von Vitamin C bei Erkältungen befasst hatten. Er schlussfolgerte, dass Vitamin C zuverlässig Symptome von Erkältungen lindert, aber die Neuerkrankungsrate nicht beeinflusst. Die täglichen Dosierungen in diesen Studien betrugen kaum mehr als 1000 Milligramm Vitamin C. In Bezug auf die Krankheitsdauer und die Schwere der Symptome wurde eine durchschnittliche Verbesserung von 23 Prozent beobachtet.

Gorton und Jarvis (1999) konzipierten eine prospektive kontrollierte Studie zur Prüfung der Wirkungen von Vitamin C sowohl zur Vorbeugung als auch zur Linderung von Symptomen bei bereits vorliegenden Erkältungen und bei Influenza. Eine Testgruppe wurde mit einer Kontrollgruppe verglichen. In der Testgruppe wurden 1000 Milligramm Vitamin C dreimal täglich verabreicht. Wenn in der Testgruppe Erkältungen oder Influenza auftraten, wurden in den ersten sechs Stunden sofort stündlich 1000 Milligramm Vitamin C gegeben, anschließend wurde die Erhaltungstherapie weitergeführt. Gegenüber der Kontrollgruppe nahmen Erkältungs- und Influenza-Symptome in der Vitamin-C-Testgruppe um 85 Prozent ab. Diese Studie ist deshalb bemerkenswert, weil die hohe Bedeutung einer »Anfangsdosis« von Vitamin C, die über der Erhaltungsdosis lag, erkannt wurde. Obwohl die Dosierungen immer noch deutlich unter den von Klenner routinemäßig benutzten Dosierungen lagen und oral statt intravenös gegeben wurden, hilft diese Studie im Vergleich zu früheren Vitamin-C-Erkältungsstudien dabei, die Bedeutung höherer Dosierungen im Akutfall unabhängig zu begründen. Nachdem die Anfangsdosis gegeben wurde, kann man zu einer Erhaltungsdosis übergehen, um einen klinischen Nutzen zu erzielen.

Karlowski et al. (1975) publizierten eine Studie der *National Institutes of Health*, die lange dazu diente, die vermeintliche Vorstellung, dass Vitamin C zur Behandlung der Erkältung nützlich sei, »abzuservieren«. Hemila (1996) analysierte die oft zitierten Ergebnisse von Karlowski et al. und folgerte, dass die Studie in der Tat eine Verkürzung der Erkältungsdauer bei solchen Patienten zeigte, die zusätzlich zur Erhaltungsdosis von 3000 Milligramm pro Tag noch weitere 3000 Milligramm Vitamin C bekommen hatten. Karlowski und Mitarbeiter hatten dies als sekundär in Bezug auf den Placeboeffekt verworfen – weil das Placebo anders schmeckte als Vitamin C. Hemila weist darauf hin, dass diese »Placeboerklärung« sehr unwahrscheinlich ist, da die Linderung der Symptome absolut vergleichbar mit der Symptomabnahme in anderen Studien war, in denen Placebos nicht unterscheidbar waren. Darüber hinaus ist die Verbesserung der Symptomatik um 17 Prozent sehr nahe bei der durchschnittlichen Symptombesserung von 23 Prozent, die Hemila (1994) durch Analyse von 21 placebokontrollierten Studien ermittelt hatte.

Auch Carr et al. (1981) generierten Daten, die mit den obigen Befunden übereinstimmen. Sie untersuchten die Wirkungen von Vitamin C bei Erkältung mit eineiigen Zwillingen als Kontrollgruppe. Die Ergebnisse zeigten, dass mit Vitamin C die »durchschnittliche Dauer von Erkältungsschüben um 19 Prozent verkürzt werden konnte«.

Murphy et al. (1974) befassten sich mit den Wirkungen von Vitamin C in Bezug auf die Linderung von Symptomen einer Viruserkrankung, die erkältungsartige Beschwerden beim Krallenäffchen hervorruft – einem Primaten, der für menschliche Erkältungsviren anfällig ist. Das Körpergewicht der Tiere betrug im Durchschnitt 400 Gramm. Die Tiere bekamen zweimal täglich 100 Milligramm Vitamin C oral, was etwa 35 000 Milligramm pro Tag bei einem 70 Kilogramm schweren Mann entspricht.

Die Autoren stellten fest, dass Vitamin C zwar nicht einer Erkältung vorbeugen, aber den Erkrankungsbeginn verzögern, klinische Symptome bessern und die Überlebenswahrscheinlichkeit nach einer Infektion erhöhen kann.

Edwards (1968) behandelte Katzen, die an einer Viruserkältung (feline Rhinotracheitis) litten, mit Vitamin C. Bis zur Genesung wurden 1000 Milligramm Vitamin C täglich intravenös verabreicht. Anschließend bekamen die Tiere noch einige Tage lang 250 Milligramm Vitamin C oral. Die durchschnittliche Genesungszeit der behandelten Katzen betrug 4,9 Tage im Vergleich zu 13 Tagen bei unbehandelten Kontrolltieren. Povey (1969) berichtete ebenfalls über die Vitamin-C-Therapie bei Katzen mit viraler feliner Rhinotracheitis. Obwohl Povey viel geringere Tagesdosierungen von Vitamin C (100 Milligramm) benutzte als Edwards, konnte er dennoch erklären, dass es »manche Evidenz« dafür gab, dass diese hohen Dosierungen von Vitamin C die Genesungszeiten verkürzten.

Belfield und Stone (1975) schilderten die Behandlung einer schwer an Rhinotracheitis erkrankten Siamkatze mit Vitamin C. Die Anfangsdosis betrug 8000 Milligramm Vitamin C intravenös (1000 Milligramm pro 450 Gramm Körpergewicht) in zwei geteilten Dosierungen. Am zweiten Tag wurden zwei weitere Injektionen mit 4000 Milligramm Vitamin C gegeben, darüber hinaus 2000 bis 4000 Milligramm pro Tag oral mit dem Katzenfutter. Die Katze erholte sich rasch. Die Autoren erklärten, dass sie »etwa 100 Fälle wie diesen ähnlich erfolgreich behandelt« hätten.

Es gibt sicherlich keinen Grund, zu glauben, dass Erkältungsviren weniger empfindlich auf die hohen Vitamin-C-Dosierungen wirken, die Klenner zur erfolgreichen Behandlung anderer Viruserkrankungen einsetzte. Wer sich innerhalb von 72 Stunden oder noch schneller von einer Erkältung erholen möchte, sollte in der Regel auf signifikante Dosierungen von Vitamin C intravenös vertrauen. Eine leichte Erkältung, die sofort mit darmverträglichen Vitamin-C-Dosierungen behandelt wird, wird wahrscheinlich auch innerhalb von 72 Stunden oder schneller kuriert. Dennoch sollte, wenn die Viruslast besonders groß ist, die Anfangsdosis intravenös gegeben werden, um das Virus rasch zu »überholen«. Obwohl die Fachliteratur nicht direkt behauptet, dass die Erkältung mit Vitamin C geheilt werden kann, weisen die Erkenntnisse indirekt darauf hin, dass dies zutrifft. Die Symptome sind mit angemessenen Vitamin-C-Dosierungen definitiv rückbildungsfähig. Eine darmverträgliche tägliche Vitamin-C-Dosis sollte ausreichen, um einer Erkältung von vornherein vorbeugen zu können. Ein kürzlich entwickeltes orales Vitamin-C-Präparat mit Liposom-Verkapselung erwies sich als besonders gut bioverfügbar und vergleichbar wirksam wie intravenöses Vitamin C (siehe Kapitel 5).

Ebola-Virus (Heilung?, Reversibilität?, Vorbeugung?)

Die aktuelle Ebola-Virusepidemie in Westafrika hat bereits Tausende Todesopfer gefordert – ob sie schon ganz ausgestanden ist, ist fraglich. Die Furcht vor einem neuen unkontrollierbaren Killervirus geht um. Ebola ist das nunmehr weltweit berüchtigte Markenzeichen dieser Furcht. Ebola ist das wohl bekannteste Virus einer Klasse von Viren, die hämorrhagisches Fieber verursachen. Tatsächlich wurde das Virus bereits 1976 entdeckt. Weniger bekannte derartige virale Syndrome sind Dengue-Fieber, Gelbfieber, Rift-Valley-Fieber, Krim-Kongo-Fieber, Kyasanur-Wald-Fieber, Omsker Fieber, hämorrhagisches Fieber mit Nierensyndrom, das pulmonale Hantavirus-Syndrom, venezolanisches hämorrhagisches Fieber, brasilianisches hämorrhagisches Fieber, argentinisches hämorrhagisches Fieber, bolivianisches hämorrhagisches Fieber und Lassafieber. Die Ebola-Virusinfektion wird auch »Afrikanisches hämorrhagisches Fieber« genannt. Ebola hat die höchste Sterberate aller oben erwähnten Virusinfektionen; Ebola-Infektionen enden in 53 bis 88 Prozent der Fälle tödlich.

Diese viralen hämorrhagischen Fiebersyndrome haben einige klinische Gemeinsamkeiten. Das *Cecil Textbook of Medicine* erklärt, dass diese Erkrankungen durch Brüchigkeit der kleinsten Blutgefäße (Kapillaren) auffallen, was leicht zu Blutungen führt, die wiederum häufig zu schwerem Schock und zum Tod führen. Die Erkrankungen neigen auch dazu, die für die Blutgerinnung wichtigen Blutplättchen zu verbrauchen und zu zerstören. Diese Viruserkrankungen erscheinen klinisch wie Skorbut, der ebenfalls durch Kapillarfragilität und Blutungsneigung charakterisiert ist. Es entwickeln sich typische Hautschäden, eigentlich multiple winzige Einblutungen in der Haut im Umkreis von Haarfollikeln. In einigen Fällen kommt es sogar zu Einblutungen in bereits abgeheilte Narben.

Diese Viruserkrankungen erscheinen klinisch wie Skorbut, der ebenfalls durch Kapillarfragilität und Blutungsneigung charakterisiert ist.

Bei klassischem Skorbut, der sich sehr langsam durch allmähliche Entleerung der Vitamin-C-Körperspeicher entwickelt, ist das Immunsystem bereits so geschwächt, dass der Patient an Infektionen stirbt, bevor alle Vitamin-C-Speicher komplett leer sind. Ebola und andere virale hämorrhagische Fieber verursachen wahrscheinlich zunächst Blutungen, bevor sich eine andere tödliche Infektion entwickeln kann. Weil das Virus das im Körper seiner Opfer verfügbare Vitamin C rasch und total aufbraucht und verstoffwechselt, entsteht nach nur wenigen Tagen buchstäblich ein fortgeschrittenes Stadium von Skorbut.

Weil das Virus im Körper seiner Opfer verfügbares Vitamin C rasch und total aufbraucht und verstoffwechselt, entsteht nach nur wenigen Tagen buchstäblich ein fortgeschrittenes Stadium von Skorbut.

Der Skorbut ist so ausgeprägt, dass die Blutgefäße nicht lange genug halten, um die Entwicklung einer infektiösen Komplikation zu ermöglichen. Außerdem brechen virale hämorrhagische Fieber bevorzugt (und in epidemischem Ausmaß) in Bevölkerungsgruppen aus, die ohnehin erwartungsgemäß an Vitamin-C-Mangel leiden – etwa bei vielen schwer mangelernährten Afrikanern. Bei solchen Betroffenen braucht ein infektiöses hämorrhagisches Virus häufig die letzten Reste an Vitamin C auf, bevor das Immunsystem die Oberhand gewinnen kann und eine Genesung einleitet. Werden die Vitamin-C-Speicher durch eine infektiöse Masseninfektion mit aggressiven Viren schnell entleert, wird auch das Immunsystem geschwächt und in Mitleidenschaft gezogen. Dieser Aspekt ist aber rein akademisch, sobald die erhöhte Blutungsneigung eingesetzt hat.

Bis heute ist keine Virusinfektion bekannt, die gegen eine angemessene Vitamin-C-Dosierung im Sinne Klenners resistent wäre. Allerdings sind nicht alle Viren mit Vitamin-C-Dosierungen nach Klenner behandelt worden – oder die Therapieergebnisse wurden zumindest nicht veröffentlicht. Ebola-Infektionen und andere akute virale hämorrhagische Fieber fallen offenbar unter diese Kategorie. Aufgrund der außerordentlichen Eigenschaft der Viren, Vitamin-C-Speicher rasch zu entleeren, wären wahrscheinlich noch größere Vitamin-C-Dosierungen nötig, um solche Virusinfektionen wirksam rückgängig zu machen oder gar zu heilen. Cathcart (1981), der das Konzept der Darmverträglichkeit von Vitamin C einführte, spekulierte, dass man bei Ebola und anderen viralen hämorrhagischen Fiebern gut 500 000 Milligram täglich brauchen würde, um die Obergrenze der Darmverträglichkeit zu erreichen! Es wäre äußerst interessant zu prüfen, wie Liposom-verkapseltes Vitamin C bei diesen rasch progredienten Virussyndromen wirkt.

Ob diese Einschätzung zutrifft oder nicht – die skorbutartige klinische Erscheinungsform dieser Infektionen weist klar darauf hin, dass die Vitamin-C-Dosierung energisch und extrem hochdosiert sein muss. Gewinnt die Erkrankung die Oberhand, dann sollte noch mehr Vitamin C gegeben werden, bis die Symptome nachlassen. In jedem Fall wäre bei diesen Viruserkrankungen anfangs absolut hochdosiertes Vitamin C intravenös erforderlich. Gleichzeitig sollte die orale Anwendung beginnen. Die intravenöse Therapie sollte bis zur vollständigen klinischen Wirksamkeit beibehalten werden. Hämorrhagische Fieber enden zu schnell tödlich, um bei den Vitamin-C-Dosierungen konservativ bleiben zu können.

Belfield und Stone (1975) berichteten über große Erfolge bei der Behandlung unterschiedlicher Virusinfektionen bei Tieren. Sie betonten, dass sie keinen Virus gefunden hätten, der nicht für die intravenöse Vitamin-C-Therapie empfindlich gewesen wäre. In Bezug auf Viriusinfektionen erklärten sie insbesondere:

Die intravenöse Anwendung von Ascorbat [Vitamin C] ist zur Behandlung von Viruserkrankungen von besonders großem Wert. Es scheint eine wirksame, unspezifische, nicht toxische und virusabtötende Substanz zu sein. Wir haben keine Viruserkrankung gesehen, bei der diese Behandlung unwirksam gewesen wäre. Der Therapieerfolg scheint davon abzuhängen, dass man ausreichend hohe Dosierungen einsetzt.

Die Erfahrungen von Belfield und Stone mit Vitamin C und Virusinfektionen bei Tieren passen gut zu dem unglaublichen Erfolg, den Klenner bei seinen Vitamin-C-Behandlungen von Virusinfektionen beim Menschen beobachten konnte. Es liegt auch auf der Hand, dass Ebola und andere virale akute hämorrhagische Fieber auf ausreichend hohe intravenöse Vitamin-C-Dosierungen empfindlich reagieren.

Auch die Pocken können ebolaartige hämorrhagische Komplikationen verursachen. Ähnlich wie Windpocken, aber sehr viel tödlicher, haben die Pocken im Lauf der Geschichte annähernd 100 Millionen Menschen getötet. Es überrascht nicht, dass die Pocken historisch betrachtet in solchen Bevölkerungsgruppen die meisten Todesopfer gefordert haben, die den schlechtesten Ernährungsstatus hatten – und logischerweise schweren Vitamin-C-Mangel.

Obwohl kein direkter Nachweis für die Wirksamkeit von Vitamin C in Bezug auf das Pockenvirus in der Literatur zu finden ist, wird das Virus im Pockenimpfstoff leicht durch Vitamin C abgetötet. Dieser Vaccinia-Virus ist eng genug mit dem Pockenvirus verwandt, um bei der Impfung eine Immunität gegen Pocken zu erzeugen. Allerdings macht diese glückliche Verwandtschaft zwischen dem Vaccinia- und dem Pockenvirus die direkte Impfung mit einer abgeschwächten Form des Pockenvirus überflüssig und schützt vor einer versehentlichen Pockeninfektion.

Kligler und Bernkopf (1937) sowie Turner (1964) fanden heraus, dass dieses verwandte Vaccinia-Virus leicht mit relativ niedrigen Vitamin-C-Mengen abgetötet werden kann. Sie bemerkten, dass der Grad der Virusinaktivierung von der Vitamin-C-Konzentration und der Zeitspanne des Kontakts mit dem Virus abhängt. Diese Studien wurden kurze Zeit später durchgeführt, nachdem Jungeblut (1935) gezeigt hatte, dass Vitamin C auch das Polio-Virus inaktivieren konnte. Diese Forschungsprojekte versuchten erstmals nachzuweisen, dass Vitamin C eine breite Wirksamkeit besitzt, um unterschiedliche Mikroorganismen zu neutralisieren und/oder abzutöten. Obwohl das Vaccinia-Virus nicht das Pockenvirus ist, lassen alle vorgestellten Ergebnisse den eindeutigen Schluss zu, dass richtig angewendetes und ausreichend dosiertes Vitamin C die Pocken kontrollieren und heilen könnte – wie alle anderen tödlichen Virussyndrome.

Wer sich noch immer davor fürchtet, dass das Ebola-Virus eine unbehandelbare Erkrankung verursacht, die seine Gesundheit zerstört, sollte sich die kürzlich publizierten Ergebnisse ansehen, die darauf hinweisen, dass es eine symptomfreie Ebola-Infektion bei Menschen tatsächlich gibt. Leroy et al. (2000) untersuchten eine Reihe von Individuen, die direkten Kontakt mit Ebola-Patienten hatten, aber niemals Symptome entwickelten. Bluttests bei diesen Patienten ergaben, dass eine starke Entzündungsreaktion im Frühverlauf der Erkrankung stattgefunden hatte. Etwa die Hälfte der symptomfreien Patienten entwickelte zudem spezifische Ebola-Virusantikörper. All dies stützt die These, dass die Begegnung mit dem Ebola-Virus nicht das sofortige Todesurteil sein muss. Es ist zudem sehr unwahrscheinlich, dass das Ebola-Virus ein Individuum mit allgemein gutem Ernährungszustand krank machen könnte – vor allem dann, wenn diese Person eine darmverträgliche tägliche Vitamin-C-Dosis zu sich nimmt oder eine vernünftige Tagesdosis von Liposom-verkapseltem Vitamin C.

Nicht-virale Infektionskrankheiten und Vitamin C

Diphtherie (Heilung und Vorbeugung)

Diphtherie ist eine akute bakterielle Infektion, die meist bei Babys und Kleinkindern auftritt. Diphtherie betrifft hauptsächlich die oberen Atemwege, wo die befallenen Gewebe im Regelfall von einer festen Membran bedeckt werden. Tatsächlich bedeutet der Begriff Diphtherie wörtlich »Lederhaut«, was sich auf diese typische und berüchtigte Membran bezieht. Der infektiöse Mikroorganismus ist ein grampositiver Bacillus, der auch ein potenziell tödliches Toxin produzieren kann, das rasch das Herz, die Nerven und/oder die Nieren befallen kann. Diphtherie wirkt sowohl durch die primäre Infektion als auch durch die Produktion eines spezifischen Toxins krankheitserzeugend. Vitamin C ist besonders gut zur Behandlung von Erkrankungen wie Diphtherie geeignet, da es sowohl hervorragend die Infektion beseitigt als auch das assoziierte Toxin neutralisiert – und selbst absolut ungiftig ist.

> Vitamin C ist besonders gut zur Behandlung von Erkrankungen wie Diphtherie geeignet, da es sowohl hervorragend die Infektion beseitigt als auch das assoziierte Toxin neutralisiert – und absolut ungiftig ist.

Während der letzten Jahrzehnte lag die Todesrate bei Diphtherie bei fünf bis zehn Prozent. Die primär übliche Therapie bei dieser Infektion besteht aus einem aus Pferdeserum gewonnenen Antitoxin kombiniert mit Antibiotika (Penicillin, Erythromycin, Clindamycin). In 15 Prozent der Fälle treten allergische Reaktionen gegen das Antitoxin auf. Bei älteren Kindern kann es in 20 bis 30 Prozent der Fälle nach Antitoxin-Anwendung zur sogenannten Serumkrankheit kommen, die in der Regel zusätzlich ein bis zwei Wochen dauert. Begleiterscheinungen sind Gelenkentzündungen und Fieber. Darüber hinaus können auch heftige Nebenwirkungen der Antibiotika auftreten.

Klenner (Juli 1949) war bei der Behandlung der Diphtherie mit Vitamin C sehr erfolgreich. Er betonte nachdrücklich, dass »massive häufige Dosierungen« von Vitamin C nötig seien, intravenös oder intramuskulär. Bei Patienten, die vier Jahre oder älter waren, bevorzugte Klenner wann immer möglich meist die intravenöse Injektion. Unabhängig von der Diagnose wurde die intravenöse Anwendung immer dann benutzt, wenn das Kind sehr krank zu sein schien.

Klenner merkte insbesondere an, dass mit nur 1000 bis 2000 Milligramm oral verabreichtem Vitamin Vitamin C in der Regel keine große Wirkung erzielt wird. Er erklärte aber, dass die Heilung der Diphtherie problemlos möglich sei, wenn ausreichend Vitamin C in die Vene oder in den Muskel injiziert wird. Später teilte Klenner (1974) mit, dass er die Vernichtung von Diphtherie-Erregern, hämolytischen Streptokokken und Staphylokokken innerhalb von Stunden selbst beobachten konnte, wenn 500 bis 700 mg/kg Körpergewicht Vitamin C intravenös eingesetzt wurden – und zwar mit einer Kanüle mit 20 Gauge und »so schnell, wie es das Gefäßsystem des Patienten erlaubt«. Antitoxin wurde nicht gebraucht, da Vitamin C ein ultimativer Giftneutralisierer/-inaktivator ist (siehe Kapitel 3). Vitamin C macht ein breiteres Spektrum an Toxinen zunichte als jede andere bekannte Substanz. Dies ist ein weiterer Grund dafür, dass Vitamin C so ausgezeichnet zur Behandlung der Diphtherie geeignet ist. Es kann aber auch weniger gut bekannte toxische Nebenprodukte, die sowohl durch den Stoffwechsel des Mikroorganismus als auch durch Interaktion mit dem Wirt entstehen, bekämpfen. Zahlreiche deutsche Forscher (Bamberger und Wendt, 1935; Bamberger und Zell, 1936; Dieckhoff und Schuler, 1938; Szirmai, 1940) wiesen günstige Ergebnisse bei der Behandlung von Diphtherie mit Vitamin C nach.

Klenner (Juli 1949) berichtete auch, dass die feste Membran, die das betroffene Gewebe im Hals bedeckt, eher dazu neigt, allmählich zu zerfallen, wenn die Wirkung von Vitamin C einsetzt – statt plötzlich aufzubrechen, wenn das Antitoxin benutzt wurde. Er merkte an, dass die Diphtherie in der Hälfte der Zeit geheilt werden könnte, die normalerweise bis zur Ablösung der Membran bei Antitoxin-Behandlung vergeht.

Die Vernichtung von Diphtherie-Erregern, hämolytischen Streptokokken und Staphylokokken ist innerhalb von Stunden zu beobachten, wenn 500 bis 700 mg/kg Körpergewicht Vitamin C intravenös eingesetzt werden.

McCormick (1951) untersuchte die Blutungsneigung bei Diphtherie und beschrieb auch die Assoziation zwischen Skorbut und der Anfälligkeit für Blutungen. Bei jeder Infektionskrankheit, die auch potente Toxine produziert, ist davon auszugehen, dass die Vitamin-C-Speicher noch schneller und vollständiger geleert werden. Zudem sind in diesem akuten Skorbutzustand Blutungen an verschiedenen Stellen zu erwarten, wenn Vitamin C nicht schnell und großzügig angewendet wird. Diphtherie-Patienten neigen zu Nasenbluten. Wenn sich die Membran ablöst, treten nicht selten profuse Blutungen auf. McCormick berichtete darüber, dass Diphtherie im 18. Jahrhundert in Mittel- und Nordeuropa eine besonders gefürchtete Erkrankung war, mit einer Sterberate von 80 Prozent. Er führte dies auf den weitverbreiteten Vitamin-C-Mangel zurück, weil kaum frisches Obst verfügbar war.

Klenner (1971) berichtete auch über drei an nasaler Diphtherie erkrankte Kinder, die im selben Stadtviertel wohnten. Nasale Diphtherie befällt vor allem die Nasenhöhle und führt zu einem charakteristischen blutigen Ausfluss aus der Nase. Bei nasaler Diphtherie entwickelt sich die Membran bevorzugt dort und nicht im Hals. Die Kinder hatten verschiedene Ärzte. Das kleine Mädchen in der Obhut von Klenner bekam 10 000 Milligramm Vitamin C als langsamen intravenösen »Stoß« in einer 50 Milliliter-Spritze alle acht Stunden während der ersten 24 Stunden und anschließend zwei weitere Dosierungen alle zwölf Stunden. Danach bekam sie 1000 Milligramm Vitamin C oral alle zwei Stunden. Klenner berichtete auch, dass eine Dosis von 40 000 Einheiten Antitoxin in den Bauch des kleinen Mädchens injiziert worden waren. Die beiden anderen Kinder wurden gleichfalls mit dem Antitoxin behandelt, bekamen aber kein Vitamin C. Beide starben, aber Klenners Patientin überlebte und wurde später Krankenschwester.

Der außergewöhnliche klinische Erfolg von Klenners Diphtherie-Therapie mit Vitamin C wird durch beeindruckende Studien der Grundlagenforschung aus den 1930er-Jahren gestützt. Harde und Philippe (1934) wiesen nach, dass Meerschweinchen injiziierte tödliche Dosierungen von Diphterie-Toxin nicht mehr tödlich wirkten, wenn sie mit Vitamin C gemischt wurden. Toxindosierungen ohne Vitamin C töteten die Meerschweinchen innerhalb von vier bis acht Tagen. Jungeblut und Zwemer (1935) fanden heraus, dass Vitamin C Diphtherie-Toxin im Reagenzglas inaktivierte. Es schützte auch viele Meerschweinchen vor dem vorzeitigen Tod nach der

Injektion von Diphtherie-Toxin. Die Autoren schlussfolgerten, dass Vitamin C eine wichtige Rolle für die natürliche Abwehrreaktion gegen Diphtherie-Toxin spielt. Greenwald und Harde (1935) konnten nachweisen, dass Vitamin C die Widerstandsfähigkeit der Meerschweinchen gegenüber Injektionen mit standardisiertem Diphtherie-Toxin verbesserte. Darüber hinaus zeigten sie, dass Mixturen von Toxin und Vitamin C eine geringere Toxizität aufwiesen als injiziertes Toxin. Hanzlik und Terada (1936), die die Untersuchungen der zitierten Forschergruppen weiterführten, fanden heraus, dass 50 Prozent der mit tödlichen Dosierungen von Diphtherie-Toxin behandelten Tauben überlebten, wenn sie eine einzige intramuskuläre Injektion mit 100 Milligramm Vitamin C erhielten. Sie beobachteten auch, dass alle Tauben überlebten, die Mischungen von Toxin und Vitamin C bekommen hatten. Sie kamen zu dem Ergebnis, dass Vitamin C ein zuverlässiger Inaktivator von Diphtherie-Toxin ist.

Sigal und King (1937) untersuchten den abschwächenden Effekt von Vitamin C auf die negative Wirkung von Diphtherie-Toxin in Bezug auf den Zuckerstoffwechsel bei Meerschweinchen. Die Forscher konnten zeigen, dass subletale Toxininjektionen bei Tieren, die nur für den Skorbutschutz ausreichende Dosierungen erhalten hatten, schwerere Stoffwechselstörungen auslösten im Vergleich mit Tieren, die höhere Dosierungen bekamen. Dieses Ergebnis war deshalb besonders wichtig, da es zeigte, dass die gesündeste Vitamin-C-Dosis der geringen Skorbutschutzdosierung deutlich überlegen war. Desgleichen wiesen King und Menten (1935) nach, dass die tatsächliche Überlebenszeit von skorbutgeplagten Meerschweinchen, die mit Diphtherie infiziert waren, gegenüber normalen Kontrolltieren halbiert war. Dieser Befund bestätigte die Tatsache, dass das Meerschweinchen kein eigenes Vitamin C produzieren kann. Demgegenüber ist die Maus ein Vitamin-C-produzierendes Labortier, das gegen Diphtherie von Natur aus resistent ist.

Kligler et al. (1937) untersuchten die Wirkungen von Vitamin C auf das Wachstum kultivierter Diphtherie-Bakterien im Vergleich zu gereinigtem Diphtherietoxin. Sie beobachteten, dass eine bestimmte Menge Vitamin C einen spezifischen toxizitätsmindernden Effekt auf Diphtherie-Kulturen hatte. Allerdings konnten sie nicht den Vitamin-C-vermittelten Mechanismus bestimmen, der zur reduzierten Toxizität der Kulturen führte. Sie vermuteten, dass Vitamin C den Bakterienstoffwechsel entweder so beeinflusst, dass sie kein Toxin mehr produzieren, oder das Toxin so schnell abwandelte oder zerstörte, wie es gebildet wurde. Ein weiterer Forscher (Gagyi, 1936) fand heraus, dass die Zugabe von genügend Vitamin C zu Diphtherie-Bakterien im sauren Medium die Bakterien nach sechs Stunden abtöten kann. Pakter und Schick (1938) stellten in einer guten Übersichtsarbeit diese frühen Informationen in Bezug auf die Wirkungen von Vitamin C bei Diphtherie und sein assoziiertes Toxin zusammen.

Der unglaubliche klinische Erfolg von Klenners Diphtherie-Therapie mit Vitamin C sowie die frühen Laborergebnisse zu den Interaktionen von Diphtherie und Vitamin C belegen eindeutig, dass Diphtherie eine Erkrankung ist, die mit angemessen dosiertem und verabreichtem Vitamin C leicht geheilt werden kann. Da Diphtherie sowohl eine Infektionskrankheit ist als auch ein starkes Toxin produziert, sollte Vitamin C anfangs in die Vene oder den Muskel injiziert werden, bevor man eine orale Therapie verordnet.

Wie bei anderen Erkrankungen, die mit Vitamin C heilbar sind, sollte es möglich sein, mit einer darmverträglichen Hochsdosistherapie einer Diphtherie hochwirksam vorzubeugen. Auch eine niedriger dosierte tägliche Gabe von Liposom-verkapseltem Vitamin C müsste sich als äußerst effektive Präventionstherapie erweisen.

Keuchhusten (Reversibilität und Vorbeugung, Heilung?)

Pertussis, gemeinhin als Keuchhusten bekannt, ist eine bakterielle Infektionskrankheit, die meist, auch in schwerster Ausprägung, Babys und Kleinkinder betrifft. Der Krankheitsname leitet sich vom Klang der anhaltenden und verzweifelten Versuche ab, nach Hustenanfällen Luft zu bekommen. Noch heutzutage gehen schätzungsweise etwa 500 000 Todesfälle auf das Konto von Keuchhusten, meist sind es Kinder. Die Behandlung mit Antibiotika zielt hauptsächlich darauf ab, dass der Patient keine weiteren Personen anstecken kann. Selbst wenn bei einem infizierten Kind die Mikroorganismen durch Antibiotika eliminiert sind, bleibt der Krankheitsverlauf davon meist unbeeinflusst. Keuchhusten ist eine längere Erkrankung mit einer Inkubationszeit von ein bis zwei Wochen, in denen typischerweise Fieber, Schnupfen und Husten auftreten.

Die schwere Erkrankungsphase mit schrecklichem Husten und Keuchen dauert weitere drei bis vier Wochen. Das Genesungsstadium mit langsamer Erholung und nachlassenden Keuchhusten-Attacken kann noch einmal vier bis zwölf Wochen andauern. Anschließend kann einige Monate lang eine leichte andersartige Atemwegsinfektion ein *Pertussis*-Rezidiv auslösen. Keuchhusten ist eine weitere Erkrankung mit einem assoziierten Toxin. Eine Antitoxin-Therapie wurde bislang nicht entwickelt. Allerdings schätzt man das *Pertussis*-Toxin als nicht so schädlich und gefährlich ein wie das Diphtherie-Toxin.

Leider gibt es keine Belege dafür, dass Klenner auch *Pertussis* behandelt hat. Anderen Forschern und Klinikern gelang eine einigermaßen erfolgreiche *Pertussis*-Therapie mit Vitamin C, einmal mehr mit weit geringeren Dosierungen, als man es von Klenner gewöhnt ist. Dennoch kann man auch hier – wie sich bisher gezeigt hat – mit gutem Grund annehmen, dass Klenner-Dosierungen von Vitamin C zur Behandlung von Keuchhusten genau so wirksam sind wie bei der Behandlung zahlreicher anderer Infektionskrankheiten.

Otani (1936) beobachtete, dass *Pertussis*-Bakterien im Reagenzglas auf Vitamin C, das bei ausreichend hoher Dosis abtötend (bakterizid) wirkt, besonders empfindlich reagieren. Es konnte auch gezeigt werden, dass die Hinzufügung von Vitamin-C zu einer *Pertussis*-Kultur zu einer »stark reduzierten« Infektiosität bei Labortieren führt. Wurden Vitamin-C-behandelte Bakterien bei Labortieren intravenös injiziert, fiel die Leukozytenreaktion weniger stark aus. Dies ist wahrscheinlich ein Hinweis darauf, dass die so behandelten Bakterien weniger infektiös und toxisch als unbehandelte Bakterien waren. Aufgrund dieser Ergebnisse beschloss Otani, Vitamin C zur Behandlung von Keuchhusten bei Kindern einzusetzen. Er benutzte 50 bis 200 Milligramm Vitamin C ein- oder zweimal täglich, insgesamt fünf bis zwölf Injektionen. Otani berichtete, dass von 81 derart behandelten Patienten 34 symptomatisch deutlich gebessert oder komplett geheilt und 32 symptomatisch gebessert waren. Bei 15 Patienten war das Therapieergebnis unbestimmt. Somit erreichte Otani bei vielen *Pertussis*-Patienten dramatische Heilwirkungen mit Vitamin-C-Dosierungen, die weit unter jenen lagen, die Klenner einsetzte. Es ist auffällig, dass Vitamin C eine neutralisierende Wirkung auf das *Pertussis*-Toxin hat, was die gute symptomatische Wirkung der Anwendung erklärt. Von Antibiotika weiß man, dass sie zwar die Bakterien eliminieren, aber nicht die Dauer oder den Schweregrad der klinischen Erkrankung beeinflussen.

Brown (1936) favorisierte die Hypothese, dass Keuchhusten-Symptome deshalb so lange anhalten, weil *Pertussis*-Toxin an Nervengewebe gebunden wird, das die Schleimhäute der Atemwege versorgt und deshalb anhaltend reizbar bleibt. Otani (1939) berichtete später über die Behandlung von 109 Keuchhusten-Fällen. Bei mehr als 80 Prozent der behandelten Patienten zeigte sich »eine geringe bis beachtliche« Wirksamkeit. Einige der Patienten, die weniger gut ansprachen, hatten zusätzliche Infektionen oder andere medizinische Komplikationen, die erhöhter Vitamin-C-Mengen bedurft hätten, um eine gute klinische Wirksamkeit zu erreichen.

Ormerod und Unkauf (1937) berichteten gleichfalls über die Behandlung von Keuchhusten mit Vitamin C. Sie beobachteten, dass Vitamin C die schwersten Symptome von *Pertussis* »definitiv lindert«, vor allem dann, wenn relativ hohe Dosierungen bereits kurz nach dem Auftreten der ersten Symptome der Erkrankung benutzt werden. Neun Kinder und ein Erwachsener wurden behandelt. Die relativ geringe Dosierung betrug 150 bis 500 Milligramm Vitamin C täglich, acht bis 15 Tage lang.

Woringer und Sala (1928) hatten schon früher zahlreiche Kinder mit Keuchhusten in ihrer Klinik behandelt. Bei vier Kindern war es aufgrund der Infektion zu Skorbut gekommen. Dies weist ein weiteres Mal darauf hin, dass die Kombination von Infektion und Toxizität besonders dazu beiträgt, dass die begrenzten Vitamin-C-Reserven des Körpers rasch und vollständig aufgebraucht werden: Ein weiterer Grund dafür, bei der Behandlung von Infektionskrankheiten zusätzlich Vitamin C einzusetzen, unabhängig von der Ursache. Ein roter Faden in diesem Buch ist die Beobachtung, dass Infektion und Stress jeder Art die Nutzung und Verstoffwechselung von Vitamin C signifikant erhöhen. Im Endergebnis ist unerkannter akuter Skorbut eine relativ häufige Komplikation vieler tödlicher Erkrankungen – infektiös oder nicht.

Ormerod et al. (1937) setzten ihre oben erwähnte Arbeit fort und präsentierten die Therapieergebnisse von 17 weiteren *Pertussis*-Fällen, denen Vitamin C oral verabreicht wurden. Obwohl sie zugaben, dass intravenös gegebenes Vitamin C wahrscheinlich überlegen wäre, wollten sie explizit die orale Anwendung testen, da sie als preisgünstigere Behandlung breiter eingesetzt werden kann. Das orale Konzept war eine verlängerte ausschleichende Anwendung. Am ersten Tag wurde eine Dosis von 350 Milligramm gegeben, nachfolgend 150, 250, 200, 200, 150, 150, 125, 125 und schließlich

100 Milligramm. Die 100-Milligramm-Dosierung wurde dann so lange weitergeführt, bis eine »Komplettremission an zwei Tagen« eingetreten war. Die durchschnittliche Gesamtdosis betrug 2700 Milligramm. Dieses Vitamin-C-Therapieprotokoll erwies sich als brauchbar, um die Intensität, Häufigkeit und Dauer der typischen *Pertussis*-Symptome deutlich zu verbessern.

Vermillion und Stafford (1938) berichteten über die Vitamin-C-Behandlung von 26 Babys und Kleinkindern mit Keuchhusten. Sie waren besonders daran interessiert, frühere (bereits erwähnte) Arbeiten von Otani, Ormerod, Unkauf und White zu wiederholen. Die ersten 16 Patienten wurden an den ersten drei Tagen mit 150 Milligramm oral verabreichtem Vitamin C pro Tag behandelt. An den folgenden drei Tagen wurden 120 Milligramm gegeben und schließlich 90 Milligramm täglich, bis die Symptome ganz verschwunden waren. Bei den verbliebenen Patienten wurden vergleichbare, aber variable Vitamin-C-Dosierungen eingesetzt. Die Forscher kamen zu dem Ergebnis, dass Vitamin C bei allen außer zwei Patienten die Symptome »auffällig wirksam« zu lindern schien. Darüber hinaus schlugen sie vor, bei allen *Pertussis*-Fällen Vitamin C zu verabreichen, unabhängig vom Alter des Patienten und von der Zeit, die seit dem Beginn der Symptomatik vergangen war.

Zwei anderen Forschern gelang die erfolgreiche Symptomkontrolle bei Kindern mit Keuchhusten mithilfe von injiziertem Vitamin C. Sessa (1940) teilte mit, dass die Injektion von 100 bis 150 Milligramm Vitamin C täglich die Hustenanfälle zu verringern und die Genesung zu beschleunigen schien. Meier (1945) benutzte sowohl injiziertes als auch oral verabreichtes Vitamin C. Er beobachtete, dass der Husten nachließ sowie Appetitlosigkeit und Übelkeit schneller verschwanden. Die Vorteile waren bei infizierten Kindern besonders ausgeprägt.

Die Forschungsergebnisse weisen darauf hin, dass Vitamin C für die Behandlung von *Pertussis* vorteilhaft ist. In der Literatur fanden sich aber keine Dosierungen, die wahrscheinlich geeignet und im Sinne Klenners angemessen gewesen wären, Keuchhusten rasch und vollständig zu heilen. Dennoch zeigten auch viel geringere Dosierungen durchgehend positive Wirkungen in Bezug auf die Linderung und Dauer von Symptomen sowie auch die Verkürzung der Erkrankungsdauer insgesamt. Zudem wurde nachgewiesen, dass Skorbut einer *Pertussis*-Infektion vorausgeht. Vitamin C sollte bei Keuchhusten und allen Infektionskrankheiten eingesetzt werden. Angemessen und regelmäßig verabreicht, sollte Vitamin auch einer Ansteckung mit Pertussis vorbeugen. Es bleibt abzuwarten, was Klenner-Dosierungen von Vitamin C bei akut infizierten Keuchhusten-Patienten bewirken können.

Tetanus (Heilung und Vorbeugung)

Tetanus ist eine akute bakterielle Infektionskrankheit, die häufig zu einem tödlichen neurologischen Syndrom führt. Das primäre klinische Erscheinungsbild von Tetanus wird durch ein extrem stark wirksames Nervengift (Neurotoxin) verursacht, das von keimenden Sporen des infektiösen Bakteriums *Clostridium tetani* produziert wird. Das Neurotoxin Tetanospasmin gehört wie Botulinumtoxin zu den stärksten bekannten Giften. Ein Milligramm Tetanospasmin kann 50 bis 70 Millionen Mäuse töten!

Die Symptome des Toxins umfassen Muskelspasmen, die sich zu Krämpfen entwickeln können, Atemlähmung und Paralyse. Tetanus wird üblicherweise mit einer Kombination von Antibiotika, Tetanus-Antitoxin und Tetanus-Toxoid-Impfung behandelt. Tetanus-Toxoid soll die Produktion von Antikörpern anregen, die neu produziertes, noch nicht an Zielgewebe gebundenes Toxin neutralisieren. Tetanus entsteht in der Regel bei tiefen Fleischwunden, die zur Keimung und Vermehrung anaerober Bakterien geeignet sind. Lokale Wundreinigung und -versorgung gehören ebenfalls zur angemessenen Behandlung dieser Infektion.

Das Neurotoxin Tetanospasmin gehört wie Botulinumtoxin zu den stärksten bekannten Giften. Ein Milligramm Tetanospasmin kann 50 bis 70 Millionen Mäuse töten!

Klenner (Juli 1954) hatte das Bedürfnis, die gängige Vorstellung zu widerlegen, Tetanus sei eine schwer heilbare Erkrankung. Er war auch davon überzeugt, dass Tetanus-Antitoxin »kurativ wertlos« und eher schädlich sei, wenn es häufig intravenös gegeben wird. Klenner beschrieb den Fall eines sechsjährigen Jungen, der bereits Vergiftungssymptome und Muskelspasmen hatte, als er das Kind das erste Mal sah. Das Kind konnte den Mund wegen des Kieferspasmus nur zu 30 Prozent öffnen. Jeder Versuch, den Mund zu öffnen, führte zu unwillkürlicher Verspannung der geschlossenen Kiefer (Kieferklemme). Der Junge hatte eine leichte Temperaturerhöhung, eine schnelle, flache Atmung und rasenden Puls (120 bis 130 pro Minute). Zusätzlich zu Vitamin C setzte Klenner ein Muskelrelaxans namens Tolserol ein, um Krampfanfällen vorzubeugen und Muskelspasmen zu lindern. Klenner gab an, dass das Antitoxin bei diesem Kind »auf Druck von außen« verabreicht wurde und nicht seine Entscheidung war.

Bei diesem Patienten wurde nur intravenöses Vitamin C benutzt. Innerhalb der ersten 24 Stunden waren es insgesamt 22 000 Milligramm Vitamin C in mehreren Dosierungen im Abstand von drei bis fünf Stunden. Während der folgenden 24 Stunden wurden insgesamt 24 000 Milligramm Vitamin C gegeben. An diesen ersten beiden Tagen nahm das Kind allmählich mehr Nahrung zu sich und wurde nur von leichten Bauchkrämpfen gepeinigt. An den folgenden zwei Tagen wurden vergleichbare Vitamin-C-Mengen verabreicht, zusätzlich gleichfalls intravenös fünf Einzeldosierungen von Tetanus-Antitoxin. Nach jeder Antitoxin-Dosierung verschlechterte sich der klinische Zustand des Kindes, mit schweren Bauchschmerzen und Reaktivierung des Fiebers. Zwischenzeitlich wurden Penicillin und Calciumgluconat eingesetzt. Am meisten profitierte das Kind von Tolserol. Schließlich wurde das Kind am 18. Tag aus der Klinik entlassen, obwohl Klenner der Ansicht war, man hätte das Kind problemlos zehn Tage früher entlassen können. Klenner war nach wie vor davon überzeugt, dass das Antitoxin die Gesundheit des Kindes eher beeinträchtigt als verbessert hatte.

Weitere Tetanus-Fälle, die Klenner behandelt hatte, waren in der Literatur nicht aufzufinden. Er kommentierte aber den Tetanus einer erwachsenen weißhäutigen Frau, die in weniger als einer Stunde nach einer Einzeldosis von intravenösem Antitoxin an Atemlähmung starb. Zweifellos beeinflusste dies Klenners Haltung gegenüber Antitoxin. Er war der Ansicht, dass es vernünftiger wäre, eine Einzeldosis Antitoxin intramuskulär (statt intravenös) im Bereich oberhalb der für die Tetanus-Infektion verdächtigen Stelle zu injizieren, um den vermutlichen Ort der Toxinneubildung wirksamer zu behandeln.

Betrachtet man die oben beschriebene Wirkung bei dem von Klenner behandelten Tetanus-infizierten Kind, sollte man nicht vergessen, dass die Gesamtsterblichkeit des generalisierten Tetanus 20 bis 25 Prozent beträgt, selbst bei bestmöglicher moderner Behandlung. Zudem dauert es bei den Überlebenden noch drei bis sechs Wochen, bis sie vollständig genesen sind.

Jahan et al. (1984) führten eine einfache Studie über die Wirkung von Vitamin C zur Behandlung von Tetanus durch. 31 Patienten im Alter von einem bis zwölf Jahren bekamen zusätzlich zu Antitoxin täglich 1000 Milligramm Vitamin C intravenös. Keiner der mit Vitamin C behandelten Patienten starb, aber drei Viertel der Patienten ohne Vitamin C überlebten nicht. Von den älteren Patienten (13 bis 30 Jahre) ohne Vitamin-C-Therapie starben 68 Prozent, im Vergleich zu nur 37 Prozent der Gruppe mit Vitamin-C-Therapie. Höhere Dosierungen von Vitamin C hätten zweifellos auch die älteren Patienten gerettet. Der Vitamin-C-Bedarf ist direkt proportional zur Körpergröße. Eine Dosis von 1000 Milligramm Vitamin C intravenös bewirkt bei einem Baby oder Kleinkind weit mehr als bei einem Teenager oder Erwachsenen.

> Keiner der mit Vitamin C behandelten Tetanus-Patienten starb, aber drei Viertel der Patienten ohne Vitamin C überlebten nicht.

Eine sehr beeindruckende tierexperimentelle Studie zur Tetanus-Toxizität unterstützt Klenners Abneigung gegenüber der Antitoxinbehandlung, die bestenfalls überflüssig ist, und seine These, dass allein ungiftiges Vitamin C die Krankheit heilen kann. Dey (1966) untersuchte die Wirkung von Vitamin C auf die Toxizität der doppelten minimal tödlichen Tetanus-Toxindosis, die Ratten injiziert wurde. Es gab fünf Gruppen von Ratten. Gruppe 1 bekam nur Tetanus-Toxin. Gruppe 2 erhielt das Toxin und gleichzeitig Vitamin C intraabdominal, gefolgt von mehr Vitamin C an drei weiteren Tagen. Gruppe 3 bekam *zuerst* Vitamin C an drei Tagen, anschließend die Toxindosis und weiterhin Vitamin C an drei Tagen. Gruppe 4 bekam das Toxin, wobei sich die Symptome von lokalisiertem Tetanus innerhalb der folgenden 16 bis 26 Stunden entwickelten. Dann wurde Vitamin C eingesetzt und drei Tage lang weiter angewendet. Gruppe 5 bekam das Toxin und entwickelte generalisierte Symptome. Sie bekamen innerhalb von 40 bis 47 Stunden schweren Tetanus. Dann wurde Vitamin C intravenös gegeben.

Mit Ausnahme der Tiere von Gruppe 1, die nur Toxin und kein Vitamin C bekommen hatten, überlebten alle Tiere. Gruppe-1-Tiere starben innerhalb von 47 bis 65 Stunden nach der Toxingabe. Bei den Gruppe-2-Überlebenden beobachtete man leichte lokale Tetanus-Symptome in den betroffenen Beinen. Bei Gruppe-3-Überlebenden, die Vitamin C vor der Toxingabe bekommen hatten, fehlten Toxizitätssymptome. Bei Gruppe-4-Überlebenden kam es zu keiner weiteren Verschlechterung der Anfangssymptomatik. Bei Gruppe-5-Überlebenden wurden keine Symptome beschrieben.

Was sagt dieses Experiment aus? Eine vernünftige Schlussfolgerung ist, dass absolut ungiftige Vitamin-C-Dosierungen im Tiermodell tödliche Mengen von Tetanus-Toxin neutralisieren können. Um dieses Ergebnis zu erzielen, war die Anwendung von Antitoxin nicht notwendig. Dey (1967) hatte schon früher gezeigt, dass Vitamin C eine hochwirksame Substanz zur Vorbeugung und Behandlung der tödlichen und krampferzeugenden Effekte von Strychnin war, einem Stoff, der ein mit Tetanus-Toxin vergleichbares klinisches Syndrom hervorruft. Darüber hinaus schützen angemessene Vitamin-C-Dosierungen, die vor der Tetanus-Toxingabe verabreicht werden, zuverlässig vor jedweder Toxinwirkung. Bedenkt man, dass Ratten Vitamin-C-produzierende Tiere sind, ist dies eine noch größere Bestätigung für die massive Vitamin-C-Therapie bei vermutlicher Tetanus-Infektion. Auch Vitamin-C-produzierende Tiere können an Tetanus oder anderen Infektionen erkranken, wenn massenhaft Mikroorganismen vorhanden oder Mikroben-Toxine wirksam sind. Menschen, die Vitamin C nicht selbst produzieren können, brauchen die sofortige Vitamin-C-Hochdosisanwendung angesichts solcher Herausforderungen – um die Infektion zu überleben und toxische Wirkungen bekämpfen zu können.

Frühere Forschungen weisen auf die Wahrscheinlichkeit positiver klinischer Effekte (wie oben) auch bei Tetanus-infizierten Patienten hin. Jungeblut (1937b) zeigte, dass Vitamin C Tetanus-Toxin im Reagenzglas inaktiviert. Vor der Isolierung und kommerziellen Verfügbarkeit von Vitamin C wies Imamura (1929) nach, dass auch Eierstock-Follikelflüssigkeit Tetanus-Toxin inaktivieren kann. Heute wissen wir, dass diese Flüssgkeit reichlich Vitamin C enthält.

Kligler et al. (1938) fanden heraus, dass Vitamin-C-Zugabe zu wachsenden Tetanus-Bakterienkulturen die Toxizität dieser Kulturen dosisabhängig reduziert. Die Autoren beobachteten auch, dass Vitamin C als Zugabe zu gereinigtem Tetanus-Toxin das Toxin neutralisiert, wobei der Grad der Neutralisierung von der Temperatur, der Vitamin-C-Konzentration und der Zeit der Vitamin-C-Exposition abhängig ist. Eller et al. (1968) untersuchten später die Fähigkeit von Vitamin C, Sporen verschiedener Bakterien der Gattung *Clostridium* abzutöten, inklusive von Sporen solcher Bakterien, die Botulismus verursachen und hochgiftig sind. Botulismus-Bakterien gehören zur gleichen Gattung wie Tetanus-Bakterien. Die Forscher zeigten nicht nur, dass Vitamin C dosisabhängig Sporen abtöten konnte. Sie bemerkten auch, dass Vitamin C keine Toxinfreisetzung durch Sporenkeimung auslöst, die eine große Menge unterschiedlicher Stoffe erzeugen würde (Wynne, 1957; Ward und Carroll, 1966).

In der Gesamtschau weisen diese Ergebnisse darauf hin, dass Vitamin C eine ideale Substanz zur Behandlung von Patienten ist, die sich mit Tetanus infiziert haben. Im Tierexperiment und im Reagenzglas neutralisiert Vitamin C offensichtlich Tetanus-Toxin. Ein Großteil der Krankheitslast der Tetanus-Infektion ist auf Standardbehandlungen mit Antitoxin zurückzuführen. Zweifellos kommen tödliche Reaktionen auf Antitoxin immer noch vor. Manche Todesfälle werden dann dem Tetanus-Toxin und nicht der Antitoxin-Therapie zugeschrieben. Glücklicherweise ist Vitamin C absolut ungiftig. Obwohl nur wenige Belege für die Heilung von Tetanus durch Vitamin C verfügbar sind, leuchtet es sicherlich ein, dass Tetanus eine infektiös-toxische Erkrankung ist, die mit Vitamin C geheilt, rückgängig gemacht und verhindert werden kann.

Man sollte auch daran denken, dass die letzten drei hier abgehandelten Erkrankungen – Diphtherie, Keuchhusten und Tetanus – dieselben drei Erkrankungen bei Kindern sind, die routinemäßig in den USA und weltweit mit dem Dreifachimpfstoff DPT (Diphtherie-*Pertussis*-Tetanus) behandelt werden. Über die Nebenwirkungen der Impfung – darunter Enzephalopathie mit bleibenden Hirnschäden und gelegentlich Autismus – wurden viele Fallberichte veröffentlicht. Impfungen stellen generell in gewissem Grad eine toxische Attacke auf den Körper dar.

Wenn eine Impfung unumgänglich ist, kann die Toxizität mit großzügigen Vitamin-C-Dosierungen vor und nach der Impfung dramatisch verringert und die erwünschte Immunantwort definitiv verstärkt werden.

Kalokerinos (1981) beobachtete Aborigines-Kinder mit Vitamin-C-Mangel, die oftmals in einen Zustand von akutem Skorbut geraten, weil Impfinjektionen zur zusätzlichen Vitamin-C-Anforderung führen, was den plötzlichen Tod verursachen kann. Kalokerinos gelang auch der Nachweis, dass regelmäßige Vitamin-C-Anwendungen vor plötzlichem Tod und toxischen Effekten der Impfung schützten.

Die Arbeit von Kalokerinos liefert starke Argumente dafür, dass der plötzliche Kindstod (*Sudden Infant Death Syndrome*, SIDS)) oft eine Komplikation allzu häufiger Impfungen ist, die über eine zu kurze Zeit in Körper gelangen, die zu klein sind, um kumulative toxische Ereignisse zu bewältigen. Unabhängig von der tatsächlichen Häufigkeit solcher Impfkomplikationen sollte man im Hinterkopf behalten, dass die angemessene Anwendung von Vitamin C wahrscheinlich jede Notwendigkeit von Impfungen gegen diese Erkrankungen komplett beseitigen würde.

Es ist nicht zu bezweifeln, dass die Erkrankungen, für die derzeit Impfungen zur Verfügung stehen, mit der optimalen Vitamin-C-Dosierung leicht verhindert und/oder geheilt werden können. Nebenwirkungen einer Impfung kommen nicht vor, wenn keine Impfung stattfindet. Wenn aber eine Impfung unumgänglich ist, kann die Toxizität dramatisch verringert und die erwünschte Immunantwort definitiv verstärkt werden – sofern großzügige Vitamin-C-Dosierungen vor und nach der Impfung gegeben werden.

Tuberkulose (Reversibilität und Vorbeugung, Heilung?)

Tuberkulose ist eine Infektionskrankheit, die durch ein Bakterium namens *Mycobacterium tuberculosis* verursacht wird. Tuberkulose-Bakterien (Mykobakterien) wachsen langsamer als andere Bakterienarten. Tuberkulose ist eine chronische Erkrankung, die sich langsam entwickelt und auf Therapien verzögert anspricht, im Vergleich zu vielen anderen Infektionskrankheiten, die akut und rasch verlaufen. Obwohl Tuberkulose viele verschiedene Organe und Gewebe befallen kann, ist der infektiöse Befall der Lunge die vorherrschende klassische Form.

Weltweit ist Tuberkulose die häufigste infektiösen Ursache sowohl von Krankheiten als auch von Todesfällen. Die Weltgesundheitsorganisation (WHO) schätzt, dass 33 Prozent der Weltbevölkerung latent mit Tuberkulose infiziert sind. Aus diesem Reservoir entstehen pro Jahr annähernd acht bis zehn Millionen neue und aktivierte Tuberkulose-Fälle. Die Hälfte dieser Fälle betrifft die leicht übertragbare Lungentuberkulose.

Das Hauptsymptom der Lungentuberkulose ist ein Husten, der mit blutigem Auswurf verbunden ist. Häufig wird nur hellrotes Blut ausgehustet. Nachtschweiß mit variablen Fieberzuständen kommt gleichfalls vor. Die medizinische Standardtherapie beinhaltet gewöhnlich zwei oder mehrere Medikamente, auf die der infektiöse Tuberkulose-Stamm des Patienten empfindlich reagieren sollte. Antibiotikaresistente Tuberkulose-Stämme sind ein zunehmendes Problem.

Berichte über eine Vitamin-C-Hochdosistherapie der Tuberkulose von Klenner oder anderen Forschern waren nicht aufzufinden. Allerdings behauptete Klenner (1974) ohne weitere Erläuterung, dass »massive tägliche Dosierungen« von Vitamin C »auch die Tuberkulose heilen können, durch Beseitigung der Polysaccharidhülle des Mikroorganismus«. Dieselbe Aussage benutzte Klenner auch, als er Vitamin C zur Heilung einer Pneumokokken-Infektion einsetzte. Obwohl eine beachtliche Zahl an Forschungsarbeiten über die Wirkungen von Vitamin C bei Tuberkulose-Erkrankungen von Mensch und Tier vorliegt, kam man mit den benutzten Vitamin-C-Dosierungen nie so weit, dass man von einer Heilung gut dokumentierter Fälle von Lungentuberkulose sprechen könnte. Dennoch weisen zahlreiche frühe Forschungsarbeiten darauf hin, dass man mit Vitamin C sowohl klinische Aspekte der Tuberkulose-Infektion als auch das tatsächliche Wachstum von Tuberkulose-Bakterien wirksam kontrollieren kann. Zumindest kann man davon ausgehen, dass angemessene Vitamin-C-Dosierungen die meisten Fälle von aktiver Tuberkulose in ein latentes Ruhestadium versetzen werden. Bei solchen Fällen von Tuberkulose im Ruhestadium muss man nicht damit rechnen, dass es langfristig zu unerwünschten Effekten auf die Gesundheit kommen wird – solange man bei einer angemessenen Tagesdosis von Vitamin C bleibt.

Osborn und Gear (1940) machten die simple Beobachtung, dass es sich bei Säugetieren, die nicht zur Vitamin-C-Synthese fähig sind, um dieselben Säugetiere handelt, die für bovine und humane Tuberkulose-Infektionen am anfälligsten sind. Zu diesen Säugetieren zählen der Mensch, der Affe und das Meerschweinchen. Diese einfache Tatsache erklärt auch, warum ein Großteil der Tuberkulose-Forschung mit Menschen und Meerschweinchen durchgeführt wurde.

Säugetiere, die nicht zur Vitamin-C-Synthese fähig sind, sind für bovine und humane Tuberkulose-Infektionen am anfälligsten.

Frühe Forschungsarbeiten befassten sich mit den Wirkungen von Vitamin C bei Tuberkulose-Patienten. Obwohl man meist sehr niedrige Dosierungen benutzte, zeigten sich immer noch häufig positive Wirkungen. Petter (1937) behandelte sowohl Erwachsene als auch Kinder mit Tuberkulose mit einer oralen Dosis von nur 150 Milligramm Vitamin C täglich. Sogar bei dieser niedrigen Dosis bemerkte man eindeutige Verbesserungen bei 30 von

49 der behandelten Erwachsenen (61 Prozent). Bei gleicher Dosierung erschien der Zustand von 21 von 24 Kindern (88 Prozent) gebessert. Das bessere Ergebnis bei Kindern erklärt sich so, dass die festgesetzte Dosierung von Vitamin C eine größere Wirkung in einem kleineren Körper hat. Petter beobachtete auch eine Gewichtszunahme und einen verbesserten Allgemeinzustand bei den Kindern, die auf die Behandlung ansprachen.

Albrecht (1938) verabreichte seinen Patienten nur 100 Milligramm Vitamin C, allerdings als Injektion. Er bemerkte positive Wirkungen auf die Temperatur, das Körpergewicht, den allgemeinen Gesundheitszustand, den Appetit und auf Laborwerte. Bakhsh und Rabbani (1939) teilten ebenfalls gute Ergebnisse bei Tuberkulose-Patienten mit, die sechs Wochen lang 150 bis 200 Milligramm Vitamin C täglich oral bekommen hatten. An den ersten vier Tagen der Therapie benutzten sie zusätzlich 500 Milligramm Vitamin C intramuskulär. Die Forscher schlussfolgerten, dass Vitamin C eine nützliche Begleitbehandlung ist, wenn die Vitamin-C-Ausscheidung im Urin gering ist. Sie beobachteten auch, dass es bei Patienten mit vorbestehender Anämie in der Regel zu einem Anstieg der Blutkörperchenzahl kam. Die Sedimentationsrate (Blutsenkungsreaktion), ein Test zur Bestimmung der infektionsbedingten Entzündungsaktivität, war bei mehr als der Hälfte der Vitamin-C-behandelten Patienten reduziert. Heise et al. (1937) bestätigten, dass die intravenöse Vitamin-C-Anwendung häufig zur Absenkung einer erhöhten Sedimentationsrate führt.

Hasselbach (1935) berichtete, dass er bei Verabreichung von 100 Milligramm Vitamin C täglich positive Wirkungen gesehen habe. Hasselbach (1936) empfahl Vitamin C bei Tuberkulose-Patienten auch als »Tonikum«, da er günstige Wirkungen bei bestimmten Formen von Lungenblutungen bemerkt hatte. Radford et al. (1937) führten eine Studie mit 111 Tuberkulose-Patienten mit weit fortgeschrittener Erkrankung durch. Zusätzlich zu einer unbehandelten Kontrollgruppe verabreichten sie entweder Orangensaft oder 250 Milligramm Vitamin C in einem Getränk mit Orangengeschmack. Insgesamt waren die klinischen Ergebnisse in der Saft- und in der Vitamin-C-Gruppe positiv, gemessen an der Erythrozytenzahl, dem Hämoglobinspiegel und einigen weiteren Laborwerten. Hurford (1938) fand in einer Studie mit 66 Tuberkulose-Patienten heraus, dass 64 Prozent der Patienten Vitamin-C-Mangel hatten, ermittelt durch Bestimmung der Vitamin-C-Ausscheidung im Urin. Von 42 mit Vitamin C behandelten Patienten zeigte sich offenbar bei sieben anämischen Patienten eine signifikante Besserung.

Babbar (1948) führte eine Studie mit 74 Tuberkulose-Patienten durch und beobachtete einen »ausgeprägten Anstieg« der Hämoglobin- und Erythrozytenwerte. Die Teilnehmer hatten zehn Wochen lang lediglich 200 Milligramm Vitamin C oral täglich in vier geteilten Dosierungen bekommen. Rudra und Roy (1946) untersuchten die Wirkungen von 250 Milligramm Vitamin C oral täglich während einer Anwendung von zehn Wochen bei Patienten mit Lungentuberkulose. Eine Prüfung der Laborwerte der Leuko- und Erythrozytenzahlen ergab, dass zusätzliches Vitamin C das gesamte Blutbild der behandelten Patienten verbesserte. Auf der Grundlage dieser Verbesserung vermuteten sie, dass eine »große Menge« Vitamin C die Patienten mit Lungentuberkulose widerstandsfähiger gegen Infektionen machen würde.

Charpy (1948) gewann Erkenntnisse über die Effekte sehr viel höherer Vitamin-C-Dosierungen bei Tuberkulose. Obwohl die Dosierung nicht annähernd so hoch war wie bei Klenner, gab Charpy sechs Patienten mit weit fortgeschrittener Tuberkulose 15 000 Milligramm Vitamin C täglich. Da es sich um Patienten im Endstadium der Erkrankung handelte, starb ein Patient, bevor die Studie erst richtig begonnen hatte. Allerdings waren die anderen fünf Patienten ein halbes Jahr später noch am Leben und hatten währenddessen zehn bis 35 Kilogramm an Gewicht zugelegt. Sie waren nicht mehr bettlägerig, und ihr allgemeiner Gesundheitszustand hatte sich gewaltig verbessert. Charpy hatte beobachtet, dass die Tuberkulose-Läsionen während der Behandlungsdauer nicht verschwunden waren, und ergänzte, dass sie die »beachtlichen Tuberkulose-Läsionen, die sie mit sich herumtrugen, nicht zu bemerken« schienen. Er notierte auch, dass die Gesamtdosis etwa drei Millionen Milligramm Vitamin C pro Patient betragen hatte und keine Toxizität oder Nebenwirkungen aufgetreten waren.

Die Gesamtdosis betrug etwa drei Millionen Milligramm Vitamin C pro Patient – Toxizität oder Nebenwirkungen waren nicht aufgetreten.

Wie zuvor erwähnt, könnte man von der Anwendung von genügend Vitamin C sicher erwarten, dass ein Tuberkulose-Patient dann mit der chronischen Infektion im überwiegend gesunden Zustand leben könnte. Tuberkulose-Läsionen in der Lunge bei Patienten mit fortgeschrittener Erkrankung zerstören einen signifikanten Anteil an Lungengewebe, was zu einem vernarbten Erscheinungsbild in der Röntgendarstellung führt. Da die Narben auch dann bleiben, wenn jeder Tuberkelbazillus bei einem chronisch infizierten Patiuenten eliminert wäre, könnte es niemals einen normalen Röntgenbefund geben.

McCormick (1951) beschrieb einen Fall von aktiver Tuberkulose, der mit Vitamin C behandelt wurde. Drei Wochen lang wurde eine Dosis von 1000 Milligramm intravenös gegeben, entweder täglich oder an jedem zweiten Tag. Die intravenöse Therapie wurde mit 500 Milligramm Vitamin C oral kombiniert, zusammen mit großen Mengen Zitrusfruchtsaft. McCormick bemerkte, dass die Temperatur gesunken war und seit Behandlungsbeginn normal blieb. Darüber hinaus hatten der typische Tuberkulose-Husten und die Aushustung von infektiösem Auswurf bei diesem Patienten komplett aufgehört. Zudem legte der Patient während der Therapiephase etwa fünf Kilogramm Körpergewicht zu.

Man sollte nicht vergessen, dass die gängigen Tuberkulose-Medikamente jahrelang eingenommen werden müssen. Eine übliche Tuberkulose-Therapie ist niemals nur für ein paar Wochen oder Monate verordnet worden. Wie jedes andere Tuberkulose-Medikament muss Vitamin C lebenslang angewendet werden – mit einer außerordentlich hohen Dosierung für ein Jahr oder länger. Man sollte nicht vergessen, dass Tuberkelbazillen sehr langsam wachsen. Keine Therapie wird bei kurzen Behandlungszeiten dramatische Veränderungen bewirken. Dies ist einer der Hauptunterschiede zur Vitamin-C- oder Antibiotika-Behandlung bei vielen anderen akuten Infektionskrankheiten.

Schon zuvor ist erwähnt worden, dass bei Lungentuberkulose hellrotes Blut oder blutiger Auswurf ausgehustet wird. Immer dann, wenn in irgendeinem Zusammenhang hellrotes Blut auftaucht, stammt es in der Regel zumindest teilweise von einer akuten Blutung (wenn auch lokal). Borsalino (1937) fand in einer Studie mit 140 Tuberkulose-Patienten heraus, dass mit Injektionen von 100 Milligramm Vitamin C der Bluthusten rasch kontrolliert werden kann, wahrscheinlich durch eine Stärkung der Lungenkapillaren. Zudem trat dieses Symptom immer wieder dann auf, wenn die Vitamin-C-Therapie unterbrochen wurde.

Man könnte diese Wirkung so interpretieren, dass Lungentuberkulose einen herdförmigen (fokalen) Skorbut im Kapillarnetz betroffener Lungenregionen verursacht. Dieser herdförmige Skorbut begünstigt die Ruptur von Kapillaren, wenn sie ihre strukturelle Integrität verlieren. Dann kommt es zum Bluthusten. Genau wie bei generalisiertem Skorbut ermöglicht die Anwendung von Vitamin C eine rasche und positive klinische Wirkung, um den Blutungsherd auszuschalten.

Die Wirkungen von Vitamin C bei einigen nicht-pulmonalen Formen von Tuberkulose sind gleichfalls untersucht worden. Vitorero und Doyle (1938) berichteten über positive Effekte der Vitamin-C-Behandlung von Darmtuberkulose. Anfangs wurden Injektionen mit 500 bis 600 Milligramm Vitamin C täglich verabreicht, die dann schrittweise auf 400 Milligramm und schließlich bei zunehmender Besserung auf 200 Milligramm reduziert wurden. Bogen et al. (1941) untersuchten die Wirkung von Vitamin C auf Tuberkulose-Läsionen in unterschiedlichen Schleimhäuten. Es zeigte sich, dass die Nahrungsergänzung mit nur 150 Milligramm Vitamin C täglich einen günstigen Effekt auf Tuberkulose-Läsionen hatte, die man in den Atemwegen, im Darm und im Rektum bildgebend darstellen konnte – trotz der Tatsache, dass sich am tuberkulösen Lungenbefund kaum etwas veränderte.

Wie bei vielen anderen Erkrankungen haben Forscher auch bei Tuberkulose-Patienten beobachtet, dass sie in der Regel einen Vitamin-C-Mangel haben. Dies ist ein weiteres Argument dafür, dass alle Tuberkulose-Patienten regelmäßig mit Vitamin C versorgt werden sollten, nur die Menge bleibt fraglich. Plit et al. (1998) stellten fest, dass Tuberkulose-Patienten durchgehend Anzeichen von oxidativem Stress zeigen, der abnorm viel Vitamin C verbraucht – sogar sechs Monate nach einer »offenbar erfolgreichen« Antibiotika-Therapie.

Tuberkulosepatienten mit der klinisch aktivsten Erkrankung hatten die niedrigsten Vitamin-C-Werte im Urin.

Faulkner und Taylor (1937) untersuchten zwei Patienten mit aktiver Tuberkulose und stellten fest, dass grob gerechnet die dreifache Menge an Vitamin C erforderlich war, um normale Plasmaspiegel von Vitamin C und normale Ausscheidungswerte im Urin zu bekommen. Darüber hinaus beobachteten sie denselben erhöhten Vitamin-C-Bedarf wie bei zwei anderen Patienten: einer mit rheumatischem

Fieber und einem mit einem Lungenabszess – Anzeichen eines erhöhten Vitamin-C-Verbrauchs wie bei anderen Infektionen. Abbasy et al. (1937) sowie Chang und Lan (1940) bemerkten nicht nur die verringerte Vitamin-C-Ausscheidung im Urin bei ihren Tuberkulose-Patienten, sondern stellten auch fest, dass diejenigen Patienten mit der klinisch aktivsten Erkrankung die niedrigsten Ausscheidungswerte von Vitamin C im Urin hatten.

Pijoan und Sedlacek (1943) führten eine Studie mit Navajo-Indianern durch. Sie kamen zu dem Ergebnis, dass Tuberkulose-Patienten täglich mindestens die doppelte Menge an Vitamin C brauchten, um vergleichbare Plasmaspiegel wie Gesunde zu erreichen. Jetter und Bumbalo (1938) untersuchten die Ausscheidung von Vitamin C im Urin. Sie stellten fest, dass 37 von 37 Kindern mit »aktiver Tuberkulose« an Vitamin-C-Mangel litten. Logischerweise schlossen sie daraus, dass eine Vitamin-C-Supplementierung bei solchen Patienten ratsam scheine. In einer weiteren Publikation von Bumbalo und Jetter (1938) stand zu lesen, dass die Urinausscheidung von Vitamin C bei tuberkulösen Kindern durch Vitamin-C-Supplementierung nur leicht ansteigt, aber nicht die Werte von normalen Kindern in der Kontrollgruppe erreicht. Wurde die Supplementierung abgesetzt, fiel die Ausscheidungsrate auf die Vorwerte zurück. Sie kamen zu dem Ergebnis, dass »Hypovitaminosis C« zur aktiven Tuberkulose gehört und die erhöhte Vitamin-C-Aufnahme als Therapiemaßnahme angezeigt ist. Bumbalo (1938) stellte gleichfalls fest, dass es wahrscheinlich »einen Vitamin-C-Mangel bei allen Kindern mit Tuberkulose gibt«.

Babbar (1948) bemerkte bei der Behandlung von 74 Tuberkulose-Patienten, dass die überwiegende Mehrheit von ihnen niedrige Vitamin-C-Plasmakonzentrationen hatten. Zudem waren die Plasmaspiegel nach zehnwöchiger oraler Supplementierung am höchsten. Dies bestätigt einmal mehr die Notwendigkeit der verlängerten (lebenslangen) Supplementierung bei chronischen Infektionen wie der Tuberkulose. Getz und Koerner (1941, 1943) beobachteten bei ihren Tuberkulosepatienten ebenfalls niedrige Vitamin-C-Werte im Blut.

37 von 37 Kindern mit »aktiver Tuberkulose« litten an Vitamin-C-Mangel.

Dubey et al. (1985) fanden bei Patienten mit Darmtuberkulose heraus, dass sowohl die Plasma- als auch die Leukozytenspiegel signifikant vermindert waren. Auch die Urinausscheidung von Vitamin C hatte »deutlich abgenommen« – wahrscheinlich ein Hinweis auf den Versuch, die geplünderten Vitamin-C-Speicher im Körper zu schützen. Bhaduri und Banerjee (1960) dokumentierten niedrige Vitamin-C-Spiegel bei Patienten mit tuberkulöser Meningitis.

Abbasy et al. (1936) wiesen nach, dass der Vitamin-C-Status bei Tuberkulose offensichtlich direkt mit dem Aktivitätsgrad der Erkrankung korreliert. In Bezug auf die Ausscheidungswerte von Vitamin C im Urin beobachteten sie, dass 23 Fälle von aktiver Tuberkulose niedrige Werte, 46 Fälle mit inaktiver Tuberkulose normale Werte und 19 Fälle mit klinisch »halbaktiver« Tuberkulose wechselnde Werte aufwiesen. Diese Beobachtungen kann man als Hinweis darauf interpretieren, dass tatsächlich der Vitamin-C-Status des Körpers bestimmt, ob aktive Tuberkulose jemals in die inaktive Form oder in den Ruhezustand übergeht.

Heise und Martin (1936) konnten die tägliche Ausscheidung von Vitamin C im Urin mit dem Aktivitätsgrad der Tuberkulose-Infektion in Beziehung setzen. Sie begutachteten Röntgenaufnahmen der Patienten und stellten fest, dass die geringsten Vitamin-C-Ausscheidungswerte (Hinweis auf Mangel) mit der höchsten Krankheitsaktivität assoziiert waren. Awotedu et al. (1984) zeigten, dass Patienten mit Lungentuberkulose »signifikant niedrigere« Vitamin-C-Plasmaspiegel haben als die Normalbevölkerung. Darüber hinaus entdeckten sie eine Korrelation zwischen niedrigen Vitamin-C-Plasmaspiegeln und dem röntgenologischen Lungenbefund.

Menschen, die täglich mehr als 90 Milligramm Vitamin C mit der Nahrung aufnehmen und »überdurchschnittliche« Mengen an Früchten, Gemüse und Beeren konsumieren, haben ein signifikant reduziertes Risiko für eine Tuberkuloseerkrankung.

Auch die durch Vitamin C verringerte Wahrscheinlichkeit, sich mit Tuberkulose anzustecken, ist untersucht worden. Downes (1950) zeigte, dass die tägliche Supplementierung von Vitaminen und Mineralstoffen inklusive Vitamin C zu einer »merklich niedrigeren« Neuerkrankungsrate an Tuberkulose bei einer Gruppe von behandelten Patienten führte, im Vergleich zu einer Kontrollgruppe ohne Supplementierung. Dennoch war Downes nicht davon überzeugt, dass seine Studienergebnisse statistisch signifikant waren.

Getz et al. (1951) legten eine solide statistische Evidenz dafür vor, dass der Vitamin-C-Spiegel ein sehr wichtiger Indikator für die Anfälligkeit für eine Neuerkrankung an Tuberkulose ist. Sie führten eine Studie mit 1000 Männern durch, die bei der Erstuntersuchung keine Lungentuberkulose hatten. Innerhalb von sieben Jahren wurde bei 28 Männern röntgenologisch Lungentuberkulose nachgewiesen. Die Prüfung vorliegender Daten ergab, dass bei allen Fällen von Lungentuberkulose niedrige Vitamin-C-Plasmaspiegel nachweisbar waren. Darüber hinaus hatten die Fälle von »klar aktiver« Tuberkulose »ausgeprägt subnormale« Werte sowohl für Vitamin C als auch Vitamin A. Hemila et al. (1999) fanden heraus, dass Individuen, die täglich mehr als 90 Milligramm Vitamin C mit der Nahrung aufnehmen und »überdurchschnittliche« Mengen an Früchten, Gemüse und Beeren konsumieren, ein signifikant reduziertes Risiko für eine Tuberkuloseerkrankung haben.

Auch Ergebnisse von tierexperimentellen Studien belegen die Fähigkeit von Vitamin C, Tuberkulose-Infektionen vorzubeugen. Sowohl bei Menschen als auch bei Tieren kann das Verschlucken von infektiösem, tuberkulösem Sputum (Auswurf) eine Tuberkulose-Infektion des Darms verursachen. McConkey und Smith (1933) führten einen Versuch durch, den man als Hinweis darauf deuten kann, dass der Vitamin-C-Spiegel im Körper bestimmt, ob man für eine Darmtuberkulose anfällig ist. Sie fütterten Meerschweinchen sechs Wochen bis vier Monate lang mit tuberkulösem Sputum. Von 37 Tieren, die teilweise Vitamin-C-defizitär ernährt worden waren, entwickelten 36 eine ulzerative Darmtuberkulose. Bei 35 Tieren, die mit »angemessenen« Mengen Vitamin C supplementiert worden waren, kam es nur in zwei Fällen zur Darminfektion.

Birkhaug (1938, 1939) veröffentlichte eine Reihe von Studien, die die Rolle untersuchten, die Vitamin C für den tuberkulösen Krankheitsprozess bei Meerschweinchen spielt. Ihm gelang der Nachweis eines »signifikanten und progredienten« Vitamin-C-Mangels bei Meerschweinchen, die mit Tuberkulose infiziert waren. Er fand auch heraus, dass sich ein signifikanter Vitamin-C-Mangel in den Nebennierendrüsen der infizierten Tiere entwickelte. Beim Tier konzentriert sich Vitamin C vor allem in diesem Drüsengewebe. Birkhaug beobachtete auch einige Veränderungen im Blut der mit Vitamin C behandelten Meerschweinchen, die den Veränderungen bei behandelten Tuberkulose-Patienten glichen. Innerhalb von sieben Wochen

Behandlung erhöhten sich die Erythrozyten- und Hämoglobinwerte leicht, und die Leukozytenwerte normalisierten sich annähernd. Auch die Gesamtwirkung von Vitamin C auf den klinischen Verlauf der Tuberkulose bei Meerschweinchen wurde ausgewertet. Birkhaug stellte fest, dass zehn Milligramm Vitamin C pro Tag eine signifikante Gewichtszunahme bewirken, begleitet von einer Abschwächung einer eher generalisierten Tuberkulose-Infektion – was auf eine reduzierte klinische Aggressivität der Tuberkulose-Läsionen schließen lässt.

Tuberkulose war einst als »Schwindsucht« bekannt, da es im fortgeschrittenen Stadium zu einem schrittweisen Schwund von Körpergewebe kommt. Gewichtszunahme bedeutet immer eine sehr positive Wirkung einer Tuberkulose-Therapie. Schon 1689 beschrieb Richard Morton in seinem Buch *Phthisiologia* die Beobachtung, »dass Skorbut gewöhnlich eine Auszehrung der Lungen verursacht« – ein Hinweis darauf, dass Skorbut den Patienten für eine Ansteckung mit Tuberkulose anfällig macht. Birkhaug beobachtete unter dem Mikroskop, dass seine behandelten Meerschweinchen weniger Läsionen hatten und mehr Kollagen (Bindegewebe, für dessen Produktion Vitamin C gebraucht wird), das die Läsionen umgab und abgrenzte, sowie weniger Tuberkelbazillen im Gewebe. Das heißt, dass diese Vitamin-C-Dosis die Meerschweinchen zwar nicht von ihrer Tuberkulose-Infektion heilte, aber es wird klar belegt, dass die Infektion durch Vitamin C eher in den Ruhezustand versetzt wird und klinisch weniger aggressiv oder aktiv ist. Letztendlich war die Infektion selbst innerhalb der Körper der infizierten Tiere »in Quarantäne«.

Grant (1930) berichtete darüber, dass erhöhte Vitamin-C-Mengen den Schweregrad und die Ausdehnung der tuberkulösen Läsionen in den Lungen von Meerschweinchen verminderten. Dies beruhte wahrscheinlich auf einer wirksameren Verkapselung der Tuberkulose-Läsionen. Leichtentritt (1924) fütterte tuberkulöse Meerschweinchen mit großen Mengen Orangensaft. Obwohl diese Studie vor der Entdeckung von Vitamin C stattfand, wusste man, dass Orangensaft eine unbekannte »Antiskorbut«-Substanz enthält. Die Meerschweinchen mit der Orangensaft-Supplementierung im Nahrungsangebot überlebten doppelt so lange wie normal gefütterte Tiere. Bei den Tieren der Orangensaft-Gruppe fand man gleichfalls verkapselte Infektionsherde mit Abgrenzung tuberkulöser Läsionen wie zuvor beschrieben. Versuchstiere ohne Orangensaft litten an einer unkontrollierten, disseminierten Tuberkulose Infektion (»Miliartuberkulose«).

Miliartuberkulose ist eine sehr aggressive Form der Tuberkulose, die rasch zum Tod infizierter Personen oder Tiere führen kann, wenn sie nicht umgehend unter Kontrolle gebracht wird. Hojer (1924) fiel ein interessanter mikroskopischer Befund infizierter Gewebe bei Meerschweinchen auf, die auch an Skorbut litten. Die tuberkulösen Infektionsherde in Muskel-, Lymphdrüsen- oder Milzgewebe waren von keinem Bindegewebe umgeben oder durchsetzt. Die Infektionsherde und abgestorbenes Gewebe gingen direkt in normales, nicht infiziertes Gewebe über, ohne irgendwelche Abgrenzungen. Offensichtlich spielt Vitamin C eine fundamentale Rolle für die natürliche Abgrenzung und Isolierung von Tuberkulose-Läsionen – vermutlich vor allem für die Bildung von Kollagen, das die wichtigste Bindegewebskomponente des Körpers ist. Vitamin C ist in ähnlicher Weise an der Abgrenzung von Krebsherden beteiligt. Wahrscheinlich ist Vitamin C die treibende Kraft zur Isolierung und Abmilderung von Einwirkungen unwillkommener Fremdkörper.

Selbst wenn mit ausreichend hoch dosiertem Vitamin C keine Heilung der Tuberkulose nachweisbar ist, so liegt es doch auf der Hand, dass Vitamin C für die Koexistenz einer relativ guten Gesundheit mit einer chronischen Tuberkulose-Infektion essenziell ist. Sicher ist, dass aggressive und rasch tödlich wirkende Miliartuberkulose-Infektionen wenig oder keine Neigung zur Abgrenzung von Tuberkulose-Herden erkennen lassen. Dies verweist nachdrücklich darauf, dass ein massiver Vitamin-C-Mangel die wesentliche Voraussetzung für die Entstehung dieser schweren Tuberkulose-Form ist. Derzeit verfügbares Liposom-verkapseltes Vitamin C könnte sich als enorm wirksam dabei erweisen, Tuberkulose zu kontrollieren oder gar zu heilen.

Es überrascht nicht, dass Mouriquand et al. (1925) belegen konnten, dass skorbutkranke Meerschweinchen, die oral Tuberkelbazillen bekommen hatten, eine schnellere Krankheitsprogression zeigten als normal gefütterte Tiere. Greene et al. (1936) beobachteten, dass chronischer Vitamin-C-Mangel angesichts aktiver Tuberkulose zum signifikanten Gewichtsverlust und verkürzter Überlebenszeit bei Meerschweinchen führt.

Heise und Martin (1936a) wiesen nach, dass – obwohl die Tuberkulose-Infektion nicht beseitigt wurde – eine tägliche Injektion von 20 Milligramm

Vitamin C intraabdominal den klinischen Verlauf der Erkrankung bei Meerschweinchen sehr gut kontrollierte. Die behandelten Tiere, die subkutane Injektionen von Tuberkelbazillen bekommen hatten, wuchsen während fünf Monaten normal heran und »verhielten sich in jeder Weise wie die Kontrolltiere« – obwohl Autopsiestudien zeigten, dass zahlreiche Gewebe mit Tuberkulose infiziert waren.

Noch mehr Grundlagenforschung wurde zur Wirkung von Vitamin C auf das Wachstum von Tuberkelbazillen angestellt. Boissevain und Spillane (1937) konnten zeigen, dass ein für das Wachstum von Tuberkelbazillen besonders gut geeignetes Nährmedium schon bei sehr niedrigen Vitamin-C-Konzentrationen (0,001 Prozent) kein Wachstum mehr ermöglicht. Myrvik et al. (1954) fanden heraus, dass die Vitamin-C-Zugabe zum Kulturmedium das Wachstum von Tuberkelbazillen hemmt. Sie stellten zudem fest, dass ein Abbauprodukt von Vitamin C die antibakteriellen Wirkungen in diesem System vermittelt. Ihre Forschung war durch frühere Beobachtungen von Bjornesjo (1951, 1952) angeregt worden, die herausgefunden hatten, dass die meisten getesteten Urinproben Tuberkelbazillen abtötend (bakterizid) wirken. Die Schlussfolgerung war, dass Vitamin C und Vitamin-C-Metaboliten im Urin die bakteriziden Faktoren sind.

Auch Tuberkulose hat wie andere Infektionskrankheiten eine toxische Komponente, obwohl diese nicht so ausgeprägt und gut dokumentiert ist wie bei anderen toxischen Erkrankungen, etwa Diphtherie oder Tetanus. Tuberkulin ist eine sterile Lösung, die Wachstumsprodukte von Tuberkelbazillen enthält. Sie wird derzeit als Tuberkulintest auf der Haut benutzt und hilft bei der Bestimmung des individuellen Risikos für die Entwicklung einer aktiven Tuberkulose. Eine positive Hautreaktion auf Tuberkulin bedeutet in der Regel, dass das Individuum bereits eine signifikante Tuberkulose-Exposition hatte, und weist auf eine Immunreaktion auf die heute geläufigen Produkte einer Tuberkulose-Infektion hin. Meist entwickelt sich bei etwa zehn Prozent der positiv Getesteten eine aktive Tuberkulose. In früheren Studien wurden für die Tuberkulinlösung direkte toxische Effekte bei Labortieren nachgewiesen – ein Effekt, der durch Vitamin C neutralisiert werden kann.

Steinbach und Klein (1936) befassten sich mit der Wirkung von Vitamin C in Bezug auf die Tuberkulin-Toleranz bei Meerschweinchen. Tuberkulin wirkt in ausreichend hoher Dosierung bei diesen Tieren tödlich. Kapillarblutungen, der klassische Befund bei Skorbut, wurden nach toxischen Tuberkulin-Dosierungen in allen untersuchten Geweben der infizierten Tiere gefunden. Bemerkenswert war, dass die Forscher bei ihrer Vitamin-C-Anwendung beobachteten, dass Vitamin C die Tuberkulin-Toxizität nicht neutralisiert, wenn es vor der Injektion direkt mit dem Toxin gemischt wurde. Dennoch konnten sie nachweisen, dass fünf Milligramm Vitamin C als tägliche Injektion ausreichen, um die tuberkulösen Meerschweinchen vor den ansonsten tödlichen Dosierungen von Tuberkulin zu schützen – mit solchen Dosierungen konnten Kontrolltiere ohne Vitamin-C-Supplementierung leicht getötet werden. Steinbach und Klein (1941) kamen später zu ähnlichen Ergebnissen: 13 von 16 (81 Prozent) tuberkulösen Meerschweinchen der Kontrollgruppe starben im Tuberkulin-Schock nach wiederholten Injektionen. Allerdings überlebten nur drei von 17 (18 Prozent) infizierten Tieren die Tuberkulin-Injektionen, wenn sie auch mit Vitamin C behandelt wurden.

Birkhaug (1939) beobachtete, dass die Hautreaktion auf subkutane Tuberkulin-Injektionen durch tägliche orale Vitamin-C-Dosierungen bei tuberkulösen Meerschweinchen signifikant blockiert wird. Dieser Hauttest ist mit dem Hauttest vergleichbar, der bei Menschen benutzt wird, um eine stattgefundene Tuberkulose-Exposition nachzuweisen. Offenbar kann man mit ausreichend Vitamin C toxische Bakterienprodukte der Tuberkulin-Lösung bei Labortieren neutralisieren. Dadurch wird das Startsignal für das Immunsystem unterdrückt, eine typische entzündliche Hautreaktion zu verursachen (bei Menschen: »positiver Tuberkulin-Hauttest«).

Boyden und Andersen (1956) vermuteten, dass Vitamin C stoffwechselbedingte Zellschäden im tuberkulösen Wirtsorganismus bekämpft. Diese Zellschäden werden durch Antigen-Antikörper-Komplexbildung im Verlauf der Immunreaktion bei Freisetzung bakterieller Nebenprodukte verursacht. Solche Nebenprodukte sind im Wesentlichen in der gereinigten Tuberkulin-Lösung enthalten. Dies stimmt mit Birkhaugs Beobachtung überein, dass Vitamin C die Tuberkulin-Reaktion bei empfindlichen Tieren und beim Menschen abschwächt. Es würde auch erklären, warum die generalisierte Miliartuberkulose so unbeeinflussbar ist. Schwerer Vitamin-C-Mangel ist der Anfang und anschließend kommt es zur Freisetzung enormer Mengen von bakteriellen Nebenprodukten, wenn die Infektion unkontrolliert fortbesteht. Im Endergebnis kommt es zu einer zunehmenden Tuberkulin-Toxizität und zum Schock, was noch mehr Vitamin C als Gegenmaßnahme erfordert.

Birkhaug beobachtete auch, dass der Grad der Hemmung von entzündlichen Hautreaktionen auf Tuberkulin eindeutig mit dem Vitamin-C-Gehalt im Urin und in den Nebennierendrüsen korreliert war – zwei Laborwerte, die zur Beurteilung der Vitamin-C-Speicher der Tiere benutzt werden. Bieling (1925) hatte schon früher eine ähnliche Schutzwirkung vor Tuberkulin-Toxizität bei tuberkulösen Meerschweinchen bemerkt, die normal bzw. skorbutpräventiv ernährt wurden.

Zusätzliche Ergebnisse über eine toxische Komponente der Tuberkulose-Infektion wurden von Kato (1967) veröffentlicht. Kato konnte zeigen, dass sowohl lebende Tuberkelbazillen als auch deren »toxische Konstituenten« die oxidative Phosphorylierung stören. Dieser chemische Prozess ist für die Produktion von ATP essenziell – einem der wichtigsten Moleküle des Körpers, das an der Energieproduktion beteiligt ist.

Wie bereits erwähnt, hatten einige andere Forscher früher nicht denselben Erfolg bei der Behandlung der Tuberkulose mit geringen Vitamin-C-Dosierungen. Martin und Heise (1937) konnten mit nur 200 Milligramm Vitamin C täglich keine positive Wirkung erzielen. Das geht aus den Analyseergebnissen von Röntgenbildern, Sputumproben, Sedimentationsraten und Tuberkulin-Hauttests bei Patienten hervor. Sie hatten aber den Eindruck, dass der Bluthusten der behandelten Patienten günstig beeinflusst wurde. Josewich (1939) berichtete über einen geringen Erfolg bei der Behandlung von Tuberkulose-Patienten mit täglich 100 bis 200 Milligramm Vitamin C. Sweany et al. (1941) waren gleichfalls wenig erfolgreich mit ihrer Tuberkulose-Therapie mit 100 bis 200 Milligramm Vitamin C täglich. Erwin et al. (1940) kamen zu dem Ergebnis, dass 100 bis 200 Milligramm Vitamin C täglich für die Behandlung von Tuberkulose nutzlos sind – obwohl sie zunehmenden Appetit und die Linderung von Husten als Anzeichen einer Besserung ausschlossen. Kaplan und Zonnis (1940) verabreichten 200 Milligramm Vitamin C täglich über einen Zeitraum von sechs Monaten und gaben an, dass dieser Therapie »keine signifikant günstigen Wirkungen« zugeschrieben werden könnten. Diese Schlussfolgerung wurde gezogen, obwohl die Forscher zugaben, dass die Versuchsgruppe offenbar subjektiv und röntgenologisch »deutlich besser abgeschnitten hatte«. Sogar die Schlussfolgerungen mancher Forscher müssen im Detail überprüft werden, bevor man sie als bare Münze nehmen kann.

Wahrscheinlich ist die Erfolglosigkeit der meisten negativen Vitamin-C-Studien in erster Linie auf die geringe Vitamin-C-Dosierung zurückzuführen. Ein weiterer wichtiger Faktor ist die Art der Anwendung – oral oder als Injektion. Zudem ist die Anwendungsdauer von Bedeutung, da Tuberkelbazillen langsam wachsen und von keiner Therapie zu erwarten ist, dass es zu einer unmittelbaren oder ausgeprägten klinischen Wirkung kommt wie bei einer Akuterkrankung. Um eine optimale Wirksamkeit zu ereichen, muss Tuberkulose jahrelang mit gängigen Tuberkulose-Medikamenten behandelt werden. Zu erwarten, Vitamin C könnte in ein paar Wochen oder Monaten das vollbringen, was mit keinem anderen Medikament in derselben Zeit gelingt, ist keine faire Bewertung der Nützlichkeit von Vitamin C für die Tuberkulose-Therapie. Außerdem spielt auch das Krankheitsstadium eine Rolle. Fortgeschrittene Lungenveränderungen, mit vermehrter Hohlraumbildung und dem Untergang von Lungengewebe können auch dazu beitragen, zu beurteilen, ob eine kleine Dosis Vitamin C möglicherweise den Unterschied ausmacht.

Solche fortgeschrittenen aktiven Erkrankungen erfordern in der Regel höhere Vitamin-C-Dosierungen, um eine eindeutig positive Wirkung zu erhalten. Schließlich erfordert der erhöhte Vitamin-C-Verbrauch durch die tuberkulöse Infektion die nötige tägliche Antiskorbutdosierung von Vitamin C in den Bereich von 100 bis 200 Milligramm Vitamin C pro Tag. Sind die Patienten einer bestimmten Studie weniger gut ernährt, wird eine so niedrige Vitamin-C-Dosis wahrscheinlich gerade einmal die schlimmsten Manifestationen von Skorbut verhindern, aber kaum eine offensichtliche Veränderung des klinischen Verlaufs der Erkrankung bewirken. Trotzdem sind die terminalen Symptome der Tuberkulose und anderer potenziell tödlicher Infektionskrankheiten häufig die Symptome von Skorbut. Deshalb ist der Schutz vor dem Vollbild des Skorbut mit niedrigen Vitamin-C-Dosierungen immer noch vorteilhaft zur Bewältigunmg der Tuberkulose. Ein wenig Vitamin C ist definitv besser als überhaupt kein Vitamin C.

> Terminale Symptome der Tuberkulose und anderer potenziell tödlicher Infektionskrankheiten sind häufig die Symptome von Skorbut.

Insgesamt handelt es sich bei der Tuberkulose um eine Infektionskrankheit, die erwiesenermaßen nicht so einfach durch Vitamin C geheilt werden kann. Die Langzeitanwendung intravenöser Klenner-Dosierungen ist aber in der Literatur nicht dokumentiert. Auch wenn die Vernarbung infektiöser Tuberkulose-Herde offenbar durch kein Vitamin-C-Anwendungsprogramm beseitigt werden kann, bleibt die Frage unbeantwortet, ob durch Vitamin C fortgeschrittene Tuberkulose-Infektionen vollständig und zuverlässig eliminiert werden können. Nichtsdestotrotz weisen die vorliegenden Mengen an Forschungsergebnissen über Tuberkulose und Vitamin C eindeutig darauf hin, dass sogar die moderate, suboptimale Vitamin-C-Dosierung zu klaren klinischen Vorteilen für Tuberkulose-Patienten führt.

Die aggressivste Form der Tuberkulose scheint direkt mit den niedrigsten Vitamin-C-Spiegeln assoziiert zu sein. Regelmäßige Vitamin-C-Anwendung kann die aktive Tuberkulose in ein latentes, zu bewältigendes Stadium überführen. Betroffene könnten dann mit einer Gesamtlebenszeit und einem allgemeinen Gesundheitszustand rechnen, die normal oder annähernd normal sind. Schließlich ist die Tuberkulose wie viele andere Infektionskrankheiten auch eine opportunistische Infektion, die einen Wirtskörper mit Vitamin-C-Mangel bevorzugt. Mangelernährung, insbesondere bei fehlender Supplementierung, ist die primäre Vorbedingung einer Ansteckung mit Tuberkulose. Mangelernährung ist hier nur als nährstoffarmes Nahrungsangebot mit suboptimaler Vitamin-C-Aufnahme definiert. Hungerzustände mit einer starken kalorischen Restriktion könnten auch für Tuberkulose anfällig machen, sind aber für eine Ansteckung nicht notwendig. Von der regelmäßigen, maximal darmverträglichen Vitamin-C-Dosis kann erwartet werden, dass sie nicht nur der Tuberkulose, sondern auch fast allen anderen Infektionskrankheiten vorbeugt. Die regelmäßige orale Einnahme von Liposom-verkapseltem Vitamin C könnte gut und gerne den Killerkeim Tuberkulose weltweit eliminieren.

Streptokokken-Infektionen (Heilung und Vorbeugung)

Streptokokken sind Bakterien, die bei Menschen schwere Gesundheitsprobleme und Erkrankungen verursachen können. Bemerkenswert ist, dass Streptokokken häufig Haut und Schleimhäute von klinisch gesunden Menschen besiedeln. Kelly (1944) fand heraus, dass die Rachenmandeln aller ihrer gesunden Laboraffen mit einem breiten Spektrum von Mikroorganismen besiedelt waren – inklusive verschiedener Typen von Streptokokken, die bei einem anfälligen Wirtsorganismus schwere Krankheiten auslösen können. Viele klinisch signifikante Streptokokken- oder andere Infektionen werden dann auffällig, wenn die natürliche Infektionsabwehr des Wirtsorganismus beeinträchtigt ist. Die normalerweise gutartigen Bakterien, die sich bereits in »Wartestellung« befinden, können dann zahlreiche unterschiedliche Krankheitsbilder hervorrufen.

Smith (1913) notierte vor langer Zeit, dass seine Meerschweinchen viel anfälliger für eine Streptokokken-Pneumonie waren, wenn sie schlechtes Futter bekamen. Wenn »grünes, frisches Futter« daruntergemischt wurde, gingen die Peumonie-Erkrankungen prompt zurück. McCullough (1938) beschrieb in einer Übersichtsarbeit die Anfälligkeit von Meerschweinchen mit Vitamin-C-Mangel für Streptokokken und weitere infektiöse Erreger.

Nicht alle unterschiedlichen Streptokokken-Infektionen werden hier berücksichtigt. Allerdings verdient das rheumatische Fieber, das durch eine unkontrollierte Streptokokken-Infektion verursacht wird, besondere Aufmerksamkeit, da es noch immer sehr häufig vorkommt. Wenn man darüber hinaus die Mechanismen versteht, wie rheumatisches Fieber Krankheit verursacht und auf eine Vitamin-C-Therapie anspricht, erleichtert dies das Verständnis der Pathologie und Behandlung von vielen anderen weniger bekannten Streptokokken-Infektionen.

Rheumatisches Fieber tritt als Folge einer Infektion durch sogenannte α-hämolysierende Streptokokken auf. Nach einer Infektion durch diese Bakterien können mit zeitlicher Verzögerung an verschiedenen Stellen Entzündungen auftreten, typischerweise in bindegewebigen Strukturen, vor allem am Herzen, an den Gelenken, in der Haut und im Nervensystem. Obwohl rheumatisches Fieber auch bei Erwachsenen auftreten kann, ist die Altersgruppe von fünf bis 15 Jahren am häufigsten betroffen. Rezidivattacken von rheumatischem Fieber sind gleichfalls häufig zu beobachten. Wird solchen Rezidivattacken nicht vorgebeugt, kann es zu Langzeitschäden an den Herzklappen kommen.

Eine Attacke von rheumatischem Fieber hat in der Regel einen längeren klinischen Verlauf, durchschnittlich etwa drei Monate. Ist die Herzbeteiligung stärker ausgeprägt, kann eine solche Krankheitsepisode bis zu sechs Monate andauern. Meist wird Penicillin eingesetzt, um möglicherweise noch präsente Streptokokken zu vernichten. Für die Antibiotika-

Therapie ist allerdings nicht nachgewiesen, dass sie den Verlauf einer rheumatischen Fieberattacke beeinflusst oder die Wahrscheinlichkeit einer möglichen Herzbeteiligung verringert. Dennoch spielt Penicillin eine wichtige Rolle, um die Rezidivwahrscheinlichkeit von rheumatischem Fieber zu verringern.

Streptokokken-Infektionen verursachen diverse Entzündungen durch verschiedene Mechanismen. Viele Forscher glauben, dass ein Großteil der Schadwirkungen, die durch rheumatisches Fieber ausgelöst werden, durch direkte toxische Einwirkungen bakterieller Stoffwechseleffekte zustandekommt, insbesondere durch die Streptolysine S und O (Manders, 1998).

Rosenow (1912) beschrieb vor Längerem einige unterschiedliche toxische Substanzen, die von Pneumokokken (einem Streptokokken-Typ) stammen, die Meerschweinchen prompt in einen lebensbedrohlichen Schockzustand versetzen konnten. Viele Forscher glauben auch, dass Streptokokken-Infektionen durch das Immunsystem vermittelte Schäden verursachen, wobei das Immunsystem normales Körpergewebe attackiert, als ob es sich um fremde Eindringlinge handeln würde. Ein weiterer immunologischer Entzündungsmechanismus wird durch Antigen-Antikörper-Komplexe verursacht und aufrechterhalten, die sich in betroffenen Geweben ansammeln. Wie später erläutert werden wird, haben manche Forscher gute Argumente dafür, dass ein Großteil der Symptome von rheumatischem Fieber durch einen massiven Vitamin-C-Mangel bei Individuen mit schweren Streptokokken-Infektionen erzeugt wird. Darüber hinaus reagiert ein Patient mit Vitamin-C-Mangel sehr viel empfindlicher auf infektionsbedingte Toxine.

Devasena et al. (2001) zeigten, dass Kinder mit einer Streptokokken-Infektion der Nieren signifikant niedrige Vitamin-C-Plasma- und Erythrozytenwerte im Plasma haben sowie erhöhte oxidative Stressmarker. Allgemein gilt: je höher der oxidative Stress, desto weniger Vitamin C und umgekehrt. Oran et al. (2001) wiesen auch nach, dass akutes rheumatisches Fieber mit einem erheblichen Anstieg von oxidativem Stress und freien Radikalen verbunden ist. Rinehart et al. (1936) hatten bereits lange zuvor niedrige Vitamin-C-Spiegel im Blut bei Patienten mit rheumatischem Fieber beobachtet. Rinehart (1936) fand auch gute Argumente dafür, dass letztendlich beides (die Infektion und Vitamin-C-Mangel) notwendig ist, um die typischen Gewebeschäden bei Meerschweinchen mit rheumatischem Fieber zu verursachen, was später genauer erklärt wird.

Obwohl es keinen Beleg dafür gibt, dass Klenner speziell rheumatisches Fieber behandelt hat, teilte er dennoch hervorragende Ergebnisse der Therapie von Streptokokken-Infektionen mit Vitamin C mit. Klenner (1974) erklärte, dass er Infektionen durch »hämolysierende Streptokokken« mit 500 bis 700 mg/kg Körpergewicht Vitamin C intravenös geheilt hat.

> Cathcarts Vitamin-C-Anwendung bei drei Scharlach-Patienten führte zu einer raschen klinischen Wirkung in nur einer Stunde.

Cathcart (1981) berichtete über einen Behandlungserfolg bei drei Fällen von Scharlach – eine weitere Erkrankung, die durch β-hämolysierende Streptokokken verursacht wird. Der typische Hautausschlag, der mit der Erkrankung verbunden ist, wird direkt auf die Toxinproduktion des Bakteriums zurückgeführt. Cathcart erklärte, dass alle drei Patienten einen »typischen sandpapierartigen Hautausschlag« hatten, Hautabschälungen und Laborbefunde, die diagnostisch für Scharlach sprachen. Die Vitamin-C-Anwendung führte zu einer raschen klinischen Wirkung in nur einer Stunde. Er glaubte, dass diese sehr schnelle Wirkung auf der Neutralisierung des assoziierten Toxins durch Vitamin C beruht. Er merkte an, dass er persönlich keinen Fall von rheumatischem Fieber gesehen hätte, aber auch bei dieser Krankheit mit einer raschen Wirksamkeit von Vitamin C rechnen würde. McCormick (1951) berichtete gleichfalls über einen Therapieerfolg bei mehreren Scharlach-Fällen. Er hatte eine Vitamin-C-Dosis von jeweils 2000 Milligramm intravenös und oral pro Tag benutzt. McCormick gab an, dass das Fieber in allen Fällen innerhalb von Stunden auf Normalwerte fiel und die Patienten in drei bis vier Tagen beschwerdefrei waren.

Massell et al. (1950) berichteten über sieben Patienten mit rheumatischem Fieber, die mit Vitamin C behandelt wurden. Viermal täglich wurden nur 1000 Milligramm Vitamin C gegeben, acht bis 26 Tage lang. Bei einem 13-jährigen Jungen kam es innerhalb von 24 Stunden unter Vitamin C zur vollständigen Linderung seiner Gelenkschmerzen und zur Fieberabsenkung. Am zweiten Therapietag war das Fieber komplett verschwunden. Auch ein monatelang erkrankter 14-jähriger Junge wurde mit Vitamin C behandelt. Innerhalb der ersten 48 Stunden der Therapie war er fieberfrei. Ein 15-jähriger Junge, der seit sechs Wochen an rheumatischem Fieber litt, war am zweiten Therapietag komplett fieberfrei, auch die anderen Symptome besserten sich rasch. Ein weiterer 14-jähriger Junge mit rheumatischem Fieber und schmerzhaft geschwollenem Knie wurde während der ersten vier Tage der Vitamin-C-Behandlung schrittweise beschwerde- und fieberfrei. Auch seine erhöhte Sedimentationsrate (Blutsenkungsreaktion) verringerte sich dramatisch.

Ein elfjähriges Mädchen war akut an rheumatischem Fieber erkrankt und sprach beeindruckend auf die Vitamin-C-Therapie an. Sie hatte eine rektal gemessene Körpertemperatur von 40 °C, ein vergrößertes Herz und eine vergrößerte Leber, schmerzhaft geschwollene Fingergelenke, Beinödeme aufgrund der Herzinsuffizienz und eine Pulsbeschleunigung auf 160 Schläge pro Minute. Innerhalb von sieben Tagen mit Vitamin-C-Behandlung sank das Fieber allmählich, und die Gelenkbeschwerden verschwanden komplett. Die Herzfrequenz sank auf 120 pro Minute innerhalb von 24 Stunden, und die Beinschwellungen waren vollständig zurückgegangen. Bei einem 18-jährigen jungen Mann kam es innerhalb von vier Tagen Vitamin-C-Therapie zu Fieberfreiheit und Linderung der Gelenkschmerzen.

Schließlich gelang es bei einem fünfjährigen Jungen mit rezidivierendem rheumatischem Fieber, Schmerzen im rechten Knie und beiden Sprunggelenken, das beständig sinkende Fieber mit einer achttägigen Therapie rasch zu beseitigen. Bei jedem einzelnen hier vorgestellten Patienten zeigte sich eine dramatische Wirkung der Anwendung relativ geringer Vitamin-C-Dosierungen. Insgesamt betrachtet, ist die Botschaft noch erstaunlicher. Eine Erkrankung, die in der Regel monatelanges schweres Leiden verursacht, konnte in sieben von sieben Fällen innerhalb von Tagen durch Vitamin C symptomatisch kontrolliert werden! Noch erstaunlicher ist allerdings, wie die Autoren ihre Ergebnisse herunterspielten. Sie merkten an, die tägliche Dosierung von 4000 Milligramm Vitamin C hätte nur »antirheumatische Aktivität«, und dass »noch keine endgültige Beurteilung des möglichen therapeutischen Werts von Vitamin C« bei rheumatischem Fieber abgegeben werden könnte. Sie betonten auch, dass »sorgfältige Toxizitätsstudien« nötig seien, obwohl sie zugaben, dass sie keine irgendwie gearteten Probleme der Therapie bei ihren Patienten gesehen hätten. Hätte man nur die

Bei sieben von sieben Patienten mit rheumatischem Fieber, das meist monatelanges Leiden verursacht, gelang die Symptomkontrolle mit Vitamin C innerhalb von Tagen.

Schlussfolgerungen der Autoren dieser Studie gelesen, würde man nicht vermuten, dass Vitamin C tatsächlich solch unglaubliche klinische Wirkungen gezeigt hatte. Obgleich es keine offiziellen Empfehlungen gibt, ergäbe sich allein aus dieser Studie die Forderung, bei Patienten mit rheumatischem Fieber regelmäßig zumindest Minimaldosierungen von Vitamin C zu geben.

Glazebrook und Thomson (1942) untersuchten die Wirkungen regelmäßiger Vitamin-C-Dosierungen bei einer großen Gruppe von Schülern und Studenten im Alter von 15 bis 20 Jahren. 335 Jugendliche bekamen einige Monate lang tägliche Vitamin-C-Supplementierungen von 100 bis 200 Milligramm. Eine größere Kontrollgruppe mit 1100 Jugendlichen bekam nur die Standardkost ihrer Schule ohne Vitamin-C-Supplement. Die Ergebnisse waren signifikant. Bei keinem der 335 supplementierten Jugendlichen trat rheumatisches Fieber auf. In der Kontrollgruppe wurden 16 Erkrankungsfälle beobachtet. Zudem kam es bei keinem der supplementierten Jugendlichen zu einer Pneumonie, während 17 Jugendliche der Kontrollgruppe an dieser Infektion erkrankten. Pneumonie im Umfeld von Institutionen tritt häufig infolge von Streptokokken-Infektionen auf. Rachenmandelentzündung (Tonsillitis), eine Streptokokken-Infektion, die häufig Wegbereiter des rheumatischen Fiebers ist, trat bei neun Prozent der Teilnehmer jeder Gruppe auf. In der Kontrollgruppe dauerte die Tonsillitis allerdings länger an als in der Vitamin-C-Gruppe. Die Häufigkeit und durchschnittliche Dauer von Erkältungen war in beiden Gruppen vergleichbar.

Die bemerkenswerte Schlussfolgerung dieser Studie ist, dass sogar geringe Vitamin-C-Dosierungen hochwirksam zur Vorbeugung von Streptokokken-Infektionen eingesetzt werden können, beispielsweise in Bezug auf Anfangsstadien des rheumatischen Fiebers und Pneumonie. Darüber hinaus eignen sich niedrige Vitamin-C-Dosierungen offenbar auch dazu, die Anfälligkeit der Rachenmandeln für Streptokokken-Infektionen in Bezug auf eine progrediente generalisierte Streptokokken-Infektion mit rheumatischem Fieber zu verringern. Schließlich bestätigen die Ergebnisse die Tatsache, dass bei gängigen Viruserkrankungen wie Erkältungen wesentlich mehr Vitamin C als 100 bis 200 Milligramm täglich erforderlich ist, um einen eindeutigen Therapievorteil zu erreichen. Streptokokken-Infektionen reagieren augenscheinlich sehr empfindlich auf die niedrig dosierte Vitamin-C-Supplementierung.

Andere Forscher fanden heraus, dass man mit Vitamin C Pneumonie vorbeugen kann. Kimbarowski und Mokrow (1967) untersuchten Wehrpflichtige, die sich mit der Virusgrippe (Influenza A) angesteckt hatten. Bei Rekruten, die Vitamin C bekommen hatten, traten signifikant weniger Fälle von Pneumonie als Grippekomplikation auf. Pitt und Costrini (1979) führten über acht Wochen eine randomisierte placebokontrollierte Doppelblindstudie mit 674 Marinerekruten eines Trainingscamps durch. Obwohl die Autoren primär den Einfluss von Vitamin C auf die Neuerkrankungsrate (Inzidenz) von Erkältungen untersuchten, stellten sie fest, dass 2000 Milligramm Vitamin C täglich zur Verringerung von Pneumoniefällen beitrug. Acht Rekruten ohne und nur einer mit Vitamin-C-Supplementierung bekamen eine Pneumonie. In einer Übersichtsarbeit zu diesen beiden Studien und der Arbeit von Glazebrook und Thomson stellte Hemila (1997) fest, dass die Inzidenz der Pneumonie in den Vitamin-C-Gruppen um 80 Prozent verringert war. Ein solches Ausmaß der Inzidenzabsenkung kann schwerlich nur zufällig vorkommen.

Sabin (1939) unterzog Rhesusaffen einer Vitamin-C-Mangelernährung, wobei in einer Gruppe fünf von 25 Affen an Pneumonie erkrankten, wärend es bei keinem von 21 Affen mit ausreichender Vitamin-C-Versorgung zu einer Pneumonie kam. Hamdy et al. (1967) beobachteten, dass Lämmer, die Vitamin C intramuskulär bekommen hatten, im Vergleich zu einer Kontrollgruppe von Lämmern um 83 Prozent seltener an Pneumonie erkrankten. In deutschen Fachzeitschriften veröffentlichte Studien wiesen nach, dass Vitamin C zur Behandlung von Pneumonie vorteilhaft ist (Gander und Niederberger, 1936; Vogl, 1937; Bonnholtzer, 1937; Hochwald, 1937; Gunzel und Kroehnert, 1937; Sennewald, 1938; Szirmai, 1940). Man stellte insbesondere fest, dass Vitamin C den klinischen Verlauf der Erkrankung verkürzt. Szirmai (1940) zeigte zudem, dass der Nachweis einer Gewebesättigung erforderlich ist, um den maximalen Nutzen einer Vitamin-C-Therapie bei Pneumonie zu erzielen – obwohl bei Patienten mit Diphtherie und Typhus auch eine Besserung mit Vitamin-C-Dosierungen bemerkbar war, die keine Gewebesättigung erzielten.

Esposito (1986) untersuchte die Wirkungen von Vitamin C im Tierexperiment bei Mäusen mit Pneumokokken-Pneumonie. Er beobachtete dabei, dass eine Vitamin-C-Dosierung von 200 mg/kg Körpergewicht pro Tag bei supplementierten Tieren zu einer signifikant verbesserten Bakterienabwehr in der Lunge führte, 24 Stunden nach einer bewusst gesetzten Infektion.

Obwohl Pneumonie auch durch nicht-bakterielle Mikroorganismen verursacht werden kann, bleibt die bakterielle Pneumonie – an der oft mehrere infektiöse Mikroorganismen beteiligt sind – eine durchaus häufige, potenziell tödliche Erkrankung, vor allem bei älteren und immungeschwächten Patienten. Einige Studien untersuchten die Wirkungen von Vitamin C auf die Pneumonie ohne Erregerbestimmung.

Slotkin und Fletcher (1944) berichteten über Vitamin-C-Effekte auf Lungenkomplikationen nach urologischen Eingriffen bei älteren Patienten. Ein 73-jähriger Patient, der nach zwei Hernienoperationen bereits lebensbedrohliche Pneumonie-Episoden erlebt hatte, unterzog sich einer umfangreichen Prostataoperation. Nach dem Eingriff kam es erneut zu Lungensymptomen mit Fieber und einer beschleunigten Herzfrequenz. Er bekam nur 100 Milligramm Vitamin C in geteilten Dosierungen – mit »spektakulären Ergebnissen« innerhalb von 40 Stunden. Bei zwei weiteren Patienten mit ähnlichen postoperativen Beschwerden war die Wirkung vergleichbar gut.

Eine randomisierte Doppelblindstudie untersuchte die Wirkung von Vitamin C auf den klinischen Verlauf von älteren stationären Patienten mit akuten Atemwegsinfektionen (Bronchitis und Pneumonie). Hunt et al. (1994) zeigten, dass die Patienten von Vitamin C profitierten. Mit einer recht geringen Vitamin-C-Supplementierung (100 Milligramm zweimal täglich) beobachteten die Autoren, dass mit Vitamin C supplementierte Patienten »signifikant besser abschnitten« als die Patienten der Placebogruppe. Alle Patienten der Studie waren mit ihren üblichen Medikamenten behandelt worden.

Mittelohrentzündung *(Otitis media)* trifft bevorzugt Kinder und wird meist durch *Streptococcus pneumoniae* verursacht. Ruskin (1938) berichtete über seinen erstaunlichen Therapieerfolg bei solchen Mittelohrinfektionen mit Vitamin C. Obwohl der infektiöse Erreger nicht beschrieben wurde, war der klinische Erfolg überzeugend. In zehn Fällen, die ein Jahr lang behandelt worden waren, beobachtete Ruskin, dass bei »allen innerhalb von zwölf Stunden Anzeichen einer Besserung und eine Genesung innerhalb von vier bis fünf Tagen zu sehen waren«. Er fügte hinzu, dass »die Ergebnisse zu verblüffend« seien, als dass man »den therapeutischen Effekt der parenteralen Anwendung« von Vitamin C infrage stellen könnte. Alle zehn Patienten hatten intramuskuläre Vitamin-C-Injektionen bekommen.

Wie andere Infektionskrankheiten ist auch rheumatisches Fieber mit einer verminderten Vitamin-C-Ausscheidung im Urin assoziiert, was ein Indikator für Vitaminmangel in den Körperspeichern ist. Abbasy et al. (1936) untersuchten 107 Patienten mit aktivem rheumatischem Fieber und weitere 86 Patienten in der Erholungs- und Rekonvaleszenzphase von rheumatischem Fieber. In beiden Gruppen lag ein signifikantes Defizit der Vitamin-C-Ausscheidung im Urin vor, im Vergleich zu einer nicht infizierten Kontrollgruppe von 64 Personen. Höchstwahrscheinlich ist es der bei in Rekonvaleszenz befindlichen Patienten der fortbestehende Vitamin-C-Mangel, der sie besonders anfällig für Rezidive mit Krankheitsaktivität macht. Die Autoren fragten sich, ob Vitamin-C-Mangel die Ursache oder die Wirkung des Infektionsgeschehens ist. Die passende Antwort lautet: wahrscheinlich beides – Ursache und Wirkung des infektiösen Prozesses. Der Vitamin-C-Verbrauch ist bei Infektionen immer erhöht. Zumindest im Fall von rheumatischem Fieber macht Vitamin-C-Mangel direkt dafür anfällig, sowohl primär als auch rezidivierend rheumatisches Fieber zu bekommen, wobei die von der Erkrankung verursachten spezifischen Gewebeschäden aufrechterhalten bleiben.

Streptokokken-Tonsillitis und Streptokokken-Pharyngitis (Halsinfektion) sind Erkrankungen, die der Entwicklung eines rheumatischen Fiebers vorausgehen können. Coulehan et al. (1976) führten eine placebokontrollierte Doppelblindstudie mit Vitamin-C-Anwendung bei 868 Kindern durch. Die Autoren beobachteten, dass weniger Kinder, die Vitamin C bekamen, positive Kulturen mit β-hämolysierenden Streptokokken im Halsabstrich hatten als Kinder aus der Placebogruppe. Die Vitamin-C-Anwendung führte auch zu höheren Vitamin-C-Plasmaspiegeln bei supplementierten Kindern im Vergleich zur Placebogruppe.

Kaiser und Slavin (1938) beobachteten insgesamt erhöhte Mengen von Streptokokken in den Rachenmandeln bei Kindern mit niedrigen Vitamin-C-Blutspiegeln. Darüber hinaus hatten Kinder mit höheren Vitamin-C-Blutspiegeln schwächer virulente (weniger schwer krankheitsauslösend wirkende) Streptokokken in ihren Rachenmandeln. Durch Injektionen bei Mäusen wurde nachgewiesen, dass 40 Prozent der bei Kindern mit den niedrigsten Vitamin-C-Spiegeln gefundenen Streptokokken hochvirulent waren, bei Kindern mit durchschnittlichen Vitamin-C-Spiegeln 30 Prozent und bei Kindern mit überdurchschnittlich hohen Vitamin-C-Spiegeln nur zehn Prozent. Die Autoren begutachteten auch den Vitamin-C-Gehalt in den operativ entfernten Tonsillen. Wie zu erwarten war, waren in den Tonsillen mit dem höchsten Vitamin-C-Gehalt am wenigsten hämolytische Streptokokken zu finden. Die Autoren schlussfolgerten, dass der seltenere Streptokokken-Nachweis in Tonsillen von Kindern mit höheren Vitamin-C-Spiegeln in Rachenmandelgewebe darauf hinweist, dass Vitamin C eine Hemmwirkung auf das Wachstum solcher Bakterien hat.

In der gleichen Studie hatten die Autoren auch den Hemmeffekt verschiedener Vitamin-C-Lösungen auf das Wachstum virulenter hämolytischer Streptokokken untersucht. Bei einer Serie von 21 Versuchen zeigte sich, dass Streptokokken vollständig blockiert wurden, während sich Kontrollbakterien unter allen Bedingungen frei vermehrten. Ähnliche Ergebnisse wurden mit Pneumokokken, einem Pneumonie verursachenden Stamm von Streptokokken, erzielt. Gnarpe et al. (1968) untersuchten das Wachstum unterschiedlicher Bakterien im Urin. Sie beobachteten, dass Vitamin C eine abtötende (bakterizide) Wirkung auf einen bestimmten Streptokokkentyp *(Streptococcus faecalis)* hatte.

Bei einer Serie von 21 Versuchen zeigte sich, dass Streptokokken vollständig blockiert wurden, während sich Kontrollbakterien unter allen Bedingungen frei vermehrten.

Wie bei zahlreichen anderen experimentell erzeugten Krankheiten erwies sich das Meerschweinchen mit seiner Unfähigkeit, Vitamin C zu produzieren, als besonders nützlich für Studien, die sich mit der Vitamin-C-Therapie von Streptokokken-Infektionen befassen. Witt et al. (1988) berichteten, dass Vitamin-C-defizitäre Meerschweinchen signifikant stärker dafür anfällig waren, eine schwere Streptokokken-Infektion zu bekommen und daran zu sterben.

Findlay (1923) hatte früher bereits ähnliche Ergebnisse bei seinen Meerschweinchen gesehen. Er beobachtete, dass skorbutkranke Meerschweinchen genauso gut wie normale Meerschweinchen mit kleinen Injektionen von Pneumokokken zurechtkamen. Wurden aber etwas mehr Erreger injiziert, brach die Abwehr der Meerschweinchen mit Skorbut schneller zusammen als in der Kontrollgruppe. Die Kontrolltiere lebten länger und hatten eher lokal begrenzte Infektionen. Findlay wiederholte das Experiment mit hämolytischen Streptokokken und ermittelte eine Bakteriendosis, die skorbutkranke Meerschweinchen töten konnte und Kontrolltiere am Leben ließ. So gelang ihm der Nachweis, dass Vitamin C wahrscheinlich vor Toxizität und der tödlichen Wirkung von Streptokokken-Infektionen schützt.

Locke et al. (1937) zeigten bei Kaninchen auf elegante Weise, dass eine Injektion mit Vitamin C etwa zehn Minuten vor der Injektion von Pneumokokken zu einer »beachtlich« effizienten Beseitigung des Bakteriums aus dem Blut des Tieres führt. Bei elf auf diese Weise behandelten Kaninchen zeigten die Blutkulturen nach zehn Minuten kein bakterielles Wachstum mehr. Bei neun von zwölf nicht mit Vitamin C behandelten Tieren vermehrten sich die Bakterien. Dies belegt klar und deutlich, dass Vitamin C eine starke antibiotikaartige Wirkung auf Pneumokokken im Blut hat.

Meerschweinchen-Studien von Rinehart und Mettier (1934) untersuchten Skorbut allein, Skorbut kombiniert mit β-Streptokokken-Infektion und Streptokokken allein in Bezug auf die Verursachung von Herzklappen- und Muskelschäden (wie bei rheumatischem Fieber bei Menschen). Sie fanden heraus, dass die Streptokokken-Infektion allein bei angemessen ernährten Tieren in der Regel »keine signifikanten Läsionen« an den Herzklappen verursacht. Bei Skorbut allein wurden »eindeutige atrophische und degenerative Veränderungen« an (kollagenhaltiger) Bindegewebsmatrix (Basismaterial für Herzklappen) beobachtet. Bei den Tieren mit Skorbut plus Streptokokken-Infektion entwickelten sich »auffällige Läsionen« von »kombiniert degenerativer und proliferativer« Art mit »erheblicher Häufigkeit« in den Herzklappen. Diese Terminologie hat deshalb besondere Bedeutung, da die Läsionen des rheumatischen Fiebers, die am Herzen oder anderswo im Körper betroffener Patienten auftreten, als anfängliche Regionen mit Degeneration, gelegentlich mit Gewebeuntergang (Nekrose) verbunden, gefolgt von einer entzündlichen »proliferativen« Phase, beschrieben wurden.

Eine Ursache der proliferativen Phase ist vermutlich, dass die Zellvermehrung die Bindegewebsmatrix bei Kollagenmangel dabei unterstützt, lebenswichtiges Bindegewebe, das normalerweise dem Gewebe mechanische Stabilität verleiht, zu erhalten. Man erinnere sich daran, dass die Kollagensynthese absolut abhängig von Vitamin C ist. Wie Rinehart und Mettier (1934) dargelegt haben, kommt es zunächst zu einer degenerativen pathologischen Läsion – sowohl bei Menschen mit rheumatischem Fieber als auch bei Meerschweinchen mit Skorbut plus Streptokokken-Infektion. Zudem entwickelten manche Meerschweinchen, die nur Skorbut hatten (ohne Streptokokken), ähnliche Läsionen. Vermutlich ein Grund dafür, warum der Schweregrad der Erkrankung je nach Wirtsorganismus so stark variieren kann, ist die Tatsache, dass vergleichbare Testbedingungen verschiedengradige pathologische Wirkungen auf bestimmte Stressoren produzieren – abhängig vom anfangs vorliegenden Vitamin-C-Status, der ebenfalls stark variiert.

Rinehart und Mettier (1934) befassten sich auch mit den Auswirkungen eines weiteren Mikroorganismus, *B. aertrycke*, der bei zwei Meerschweinchen mit Skorbut injiziert wurde. Einmal mehr beobachtete man teilweise die oben erwähnten degenerativen/proliferativen Veränderungen an den Mitralklappen beider Tiere. Wurde derselbe Mikroorganismus bei Meerschweinchen mit adäquater Vitamin-C-Supplementierung injiziert, blieben die Herzklappen normal. Die Autoren mutmaßten, dass Infektionen mit anderen Mikroorganismen als Streptokokken vor allem dann besonders viel Schaden anrichten, wenn sie mit einem ausreichend schweren Vitamin-C-Mangel kombiniert sind.

Rinehart et al. (1934) wiesen auch darauf hin, dass Skorbut alleine funktionelle Störungen in den Gelenken von Meerschweinchen verursachen kann. Sie beobachteten, dass zusätzliche Streptokokken-Infektionen diese Gelenkveränderungen verschärfen – Gelenkläsionen sind bekanntermaßen ein häufiges Symptom von rheumatischem Fieber. Darüber hinaus bemerkten die Autoren, dass Gelenkläsionen durch die Infektion alleine nicht verursacht werden, wenn genügend Vitamin C im Futter enthalten ist. Rinehart und Mettier (1933) sowie McBroom et al. (1937) stellten auch fest, dass akuter Skorbut allein (ohne zusätzliche Infektion) nur zu rheumaartigen degenerativen Veränderungen an den Herzklappen und dem Herzgewebe von Meerschweinchen führt. Rinehart et al. (1938) ergänzten allerdings, dass die singuläre Infektion »in Gegenwart einer adäquaten Ernährung keine rheumaartigen Läsionen hervorruft«. Stimson et al. (1934) konnten zeigen, dass manche Meerschweinchen mit Vitamin-C-defizitärer Fütterung rheumatische Herzläsionen entwickelten, wenn man ihnen nur das von einer Streptokokken-Infektion stammende Toxin verabreichte.

Rinehart et al. (1934) wiesen auch darauf hin, dass epidemiologische Daten in Bezug auf rheumatisches Fieber beim Menschen ihre Schlussfolgerungen über die experimentellen Interaktionen zwischen Infektion und unterschiedlich starkem Vitamin-C-Mangel nachdrücklich bestätigten. Campbell und Warner (1930) betonten, dass das mangelernährte »behinderte« oder »geschwächte«Kind dafür prädestiniert ist, rheumatisches Fieber zu bekommen. Sie ergänzten zudem, dass rheumatisches Fieber eine Erkrankung ist, die bevorzugt die Armen betrifft – ein weiterer Faktor, der wahrscheinlich mit schlechter Ernährung und Vitamin-C-Mangel assoziiert ist. Dalldorf (1933) schätzte mittels Messungen des Kapillarwiderstands die Inzidenz von »subklinischem Skorbut« auf 35 bis 66 Prozent bei Kindern aus Armenvierteln in New York.

Rinehart et al. wiesen zudem darauf hin, dass die altersabhängige Neuerkrankungsrate von rheumatischem Fieber wahrscheinlich mit dem vorbestehenden Vitamin-C-Status des Patienten korreliert ist. Das *Cecil Textbook of Medicine* erklärt, dass akutes rheumatisches Fieber am häufigsten in der Altersgruppe von fünf bis 15 Jahren zuschlägt. Falk et al. (1932) betonten, dass Kinder im Alter von fünf bis 14 Jahren etwa doppelt so viel Vitamin C pro Kilogramm Körpergewicht benötigen wie Erwachsene, um »latentem Skorbut« vorzubeugen. Dies hat vermutlich mit dem Wachstumsschub in diesem Lebensabschnitt zu tun. Je höher der Vitamin-C-Bedarf ist, desto leichter gerät man in einen Mangelzustand, der einen subklinischen Skorbut auslöst und die Anfälligkeit für rheumatisches Fieber ansteigen lässt.

Weitere Hinweise darauf, dass Vitamin-C-Mangel ein wichtiger Risikofaktor für rheumatisches Fieber ist, kommen von der jahreszeitlichen Neuerkrankungsrate. Rheumatisches Fieber tritt meistens im Spätwinter und in den ersten Frühlingstagen auf. Dies sind genau die Zeiten des Jahres, in denen Vitamin-C-reiche frische Früchte und Gemüse am wenigsten verfügbar sind.

Geografische Verteilungen der Inzidenzen von rheumatischem Fieber unterstützen gleichfalls die Vorstellung, dass Vitamin C ein Faktor zur Vorbeugung von rheumatischem Fieber ist. Clarke (1930) behauptete, dass rheumatisches Fieber in den »echten Tropen« unbekannt ist. In solchen Regionen bekommen sogar die Armen und mangelhaft Ernährten die meisten Kalorien von frischen Früchten und Gemüse – somit ist Vitamin-C-Mangel kein Problem. Clarke sah bei Tausenden Patienten während 30 Jahren in den Tropen keinen einzigen Fall von rheumatischem Fieber. Clarke zitierte zudem Rogers (1927), der im Lauf von 37 Jahren im indischen Kalkutta bei 1800 Autopsien nur einen einzigen Fall einer rheumatischen Herzerkrankung finden konnte. In Indien werden Kohl und zahlreiche andere Grüngemüse häufig verzehrt und nur minimal erhitzt, was dem Vitamin-C-Gehalt zugutekommt.

Rinehart et al. (1934) erklärten darüber hinaus, dass die Symptome des »latenten Skorbut« und des »prärheumatischen oder frühen rheumatischen Zustands« sehr ähnlich sind und viel gemeinsam haben. Sie verwiesen darauf, dass Kinder mit der jeweiligen Erkrankung häufig an »allgemeiner Mangelernährung, Erschöpfung, Appetit- und Gewichtsverlust, Muskelbeschwerden, Nervosität und Anämie« leiden. Es ist möglich, dass beide Krankheitszustände im Prinzip gleichartig sind – und nur darauf warten, dass virulente Streptokokken rheumatisches Fieber auslösen.

Rinehart et al. (1934) bekräftigten, dass die vorbestehende Infektion eine wichtige Rolle für die Entwicklung von rheumatischem Fieber spielt. Obwohl Tonsillitis, Sinusitis und obere Atemwegsinfektionen am häufigsten von Streptokokken verursacht werden und überwiegend mit der Entwicklung von rheumatischem Fieber assoziiert sind, hat man auch andere Mikroorganismen mit der Erkrankung in Verbindung gebracht. Jede Infektion plündert die Vitamin-C-Speicher im Körper weiter aus. Rinehart und seine Koautoren vermuteten, dass sowohl latenter Skorbut als auch eine Infektion Voraussetzungen von rheumatischem Fieber sind. Leichter Skorbut plus schwere Infektion oder fortgeschrittener Skorbut plus leichte Infektion fördern gleichermaßen die Entwicklung von rheumatischem Fieber. Die Interaktion beider Krankheiten verursacht mit Sicherheit einen besonders schweren Vitamin-C-Mangel. Zudem behaupten die Autoren, dass der jeweilige Schweregrad beider Krankheiten auch die bekanntermaßen unterschiedlichen, klinischen Schweregrade bestimmter Fälle von rheumatischem Fieber erklären könnte.

Streptokokken reagieren besonders empfindlich auf eine Vitamin-C-Therapie. Sind die Dosierungen hoch genug, kann man mit der Heilung der meisten Streptokokken-Infektionen rechnen – obwohl es keinen eindeutigen Beleg für die Heilbarkeit des rheumatischen Fiebers gibt. Dennoch kann die Genesung bei rheumatischem Fieber definitiv durch Anwendung von Vitamin C beschleunigt werden – sogar mit Dosierungen, die deutlich niedriger sind als die von Klenner bei anderen Infektionskrankheiten benutzten. Es gibt deutliche Anzeichen dafür, dass Streptokokken-Infektionen, inklusive rheumatisches Fieber, mit einer ausreichenden täglichen Vitamin-C-Zufuhr vorgebeugt werden kann. Die zu den verschiedenen Streptokokken-Infektionen gehörigen Toxine werden offensichtlich gleichfalls leicht durch Vitamin C neutralisiert. Somit ist Vitamin C die ideale Substanz, um Streptokokken-Infektionen zu behandeln. Eine Antibiotika-Therapie kann zwar eingesetzt werden, wird aber in den meisten Fällen unnötig sein.

Lepra (Reversibilität und Vorbeugung, Heilung?)

Lepra ist eine weitere Erkrankung, die durch sehr langsam wachsende Bakterien aus derselben Familie wie Tuberkulose-Bakterien verursacht wird. Die Erkrankung ist durch geringe Infektiosität und hohe Chronizität gekennzeichnet. Bei Menschen sammelt sich der infektiöse Erreger *Mycobacterium leprae* in erheblicher Menge in der Haut und an peripheren Nerven an. Dies verursacht unterschiedliche Hautläsionen und Verluste bei der Nervenleitungsfunktion. Dieser Funktionsverlust der Nerven kann dann in betroffenen Regionen zu einer Empfindungslosigkeit führen, wobei weitere Schäden entstehen, weil der Patient Schmerz und Berührungsreize zum Schutz vor Verletzungen nicht mehr wahrnimmt. Schwere Verstümmelungen und der Verlust von Fingern sind keine Seltenheit und geben der Erkrankung das seit Jahrhunderten gefürchtete Erscheinungsbild. Allerdings war die aus der langen Geschichte der Lepra bekannte Totalisolierung nicht gerechtfertigt, da eine Ansteckung mit dieser Erkrankung kaum im Krankenhaus oder auf Stationen passiert und es mitunter Jahre dauert, bis die Erkrankung ausbricht.

Es gibt wenig Forschung über die Wirkung von Vitamin C und den krankheitsauslösenden Mikroorganismus bei Lepra. Wie bei den meisten Erkrankungen, für die kein Nachweis einer Behandlung durch Klenner existiert, waren auch keine Studien aufzufinden, die hohe Vitamin-C-Dosierungen benutzt haben. Insgesamt sind die Langzeiteffekte von Vitamin C auf den klinischen Verlauf der Erkrankung kaum untersucht worden.

Matsuo et al. (1975) sowie Skinsnes und Matsuo (1976) berichteten über »zweideutige Befunde« bei der Behandlung von fünf Lepra-Patienten mit Vitamin C. Ein Patient bekam 1500 Milligramm Vitamin C über einen Zeitraum von 4,5 Monaten. Die restlichen vier wurden 24 Monate lang mit

Vitamin C plus Dapson (einem Lepra-Antibiotikum) behandelt. Bei allen fünf Patienten kam es zur vergleichbaren Besserung der Läsionen. Die mikroskopischen Veränderungen der bakteriellen Erscheinungsform passten zum Grad der Besserung der Läsionen. Gemessen an diesen Befunden konnte Vitamin C allein genauso zum Rückgang der Läsionen beitragen wie die übliche Dapson-Therapie.

Hastings et al. (1976) führten die Studien von Matsuo et al. weiter und untersuchten die Wirkung unterschiedlicher Mengen von Vitamin C bei Mäusen, deren Fußballen mit dem Lepra-Bazillus infiziert worden waren. Die Forscher gaben den Mäusen Vitamin-C-Dosierungen, die 500, 1500 und 4500 Milligramm Vitamin C bei einem Menschen entsprochen hätten. Sie beobachteten, dass Vitamin C nach sechs Monaten zu einer »statistisch signifikanten« Hemmwirkung auf die Vermehrung von Lepra-Bazillen geführt hatte. Darüber hinaus gingen sie aufgrund des Vermehrungsmusters der Bakterien von einer wahrscheinlichen dosisabhängigen Beziehung aus – das heißt, Vitamin C hätte in noch höherer Dosierung wesentlich stärkere Wirkungen gezeigt. Bei Tieren, die mit gängigen Anti-Lepra-Medikamenten wie Dapson, Clofazimin oder Rifampicin behandelt wurden, waren allerdings nach sechs Monaten keine Bakterien mehr nachweisbar. Dennoch gibt es aufgrund des hervorragenden Sicherheitsprofils von Vitamin C keinen Grund, Vitamin C nicht zusätzlich zur üblichen Lepra-Therapie in hohen Dosierungen anzuwenden – so lange, bis mehr Informationen über die Effekte hoher Vitamin-C-Dosierungen verfügbar sind.

Andere Forscher haben relativ niedrige Dosierungen von Vitamin C bei Lepra benutzt und in der Regel klinische Besserungen beobachtet. Bechelli (1939) berichtete über positive Resultate bei mehr als der Hälfte seiner 20 Lepra-Patienten, die er mit intramuskulären Injektionen von 50 bis 100 Milligramm Vitamin C behandelt hatte. Gatti und Gaona (1939) kamen gleichfalls zu guten Ergebnissen bei zwei Lepra-Patienten, die einige Wochen lang Injektionen mit 100 Milligramm Vitamin C bekamen. Zweifellos beruhen manche Wirkungen auf der allgemeinen Verbesserung der Gesundheit durch Vitamin C, da man davon ausgehen kann, dass durch die langsame Vermehrung von Lepra-Bakterien keine direkten, raschen und dramatischen klinischen Wirkungen zu erwarten sind. Tatsächlich beobachteten Sinha et al. (1984) in einer Studie mit 70 Lepra-Patienten signifikant verminderte Vitamin-C-Blutspiegel. Wird bei Vitamin-C-Mangel –

mit oder ohne Lepra – Vitamin C gegeben, sollte es zur Verbesserung des Gesundheitszustandes kommen.

Einige Forscher zeigten ebenfalls, dass die Lepra-Therapie von Vitamin C profitiert. Ferreira (1950) beschäftigte sich mit einer Gruppe von Leprapatienten in Brasilien und beobachtete durch die Anwendung von täglich injizierten 500 Milligramm Vitamin C klare klinische Vorteile. Die Patienten fühlten sich deutlich wohler, hatten mehr Appetit, nahmen an Gewicht zu, hatten seltener Nasenbluten und vertrugen die regelmäßige Behandlung mit Anti-Lepra-Medikamenten besser. Floch und Sureau (1952) berichteten gleichfalls über gute Ergebnisse mit Injektionen von 500 Milligramm Vitamin C über einen längeren Zeitraum. Sie hatten zudem eine Tagesdosis von 1000 Milligramm Vitamin C ausprobiert und behaupteten, damit noch bessere Ergebnisse zu erzielen. Sie gingen sogar davon aus, dass es sich lohnen würde, wenn man die Anwendung von »zwei oder gar vier Gramm Vitamin C pro Tag« bei dieser Erkrankung untersuchen würde.

Sahu und Das (1994) wiesen darauf hin, dass Vitamim C noch einen weiteren Vorteil für die Behandlung der Lepra hat. Die Forscher beobachteten, dass Vitamin C Mäuse sehr wirksam vor Chromosomenschäden schützte, die durch Clofazimin verursacht werden. Clofazimin ist nach wie vor ein sehr wichtiges Medikament, das in der Regel sehr lange zur Behandlung der Lepra angewendet werden muss. Wenn man allen Lepra-Patienten Vitamin C geben würde, wäre dies nicht nur eine wirksame Gegenmaßnahme zu dem häufig vorliegenden Vitamin-C-Mangel, es würde auch vor den schweren Nebenwirkungen der Standardmedikamente bei Lepra schützen.

Ausreichend hohe Vitamin-C-Dosierungen könnten demnach die Vermehrung von Lepra-Bakterien hemmen, den klinischen Zustand der Patienten verbessern – zumindest zur Stabilisierung des Krankheitsprozesses beitragen – und einige Symptome rückgängig machen. Da das Lepra-Bakterium zur Familie der Tuberkulose-Erreger gehört und die Ansteckung mit Lepra so kompliziert ist, ergibt sich zwingend der logische Schluss, dass die tägliche Aufnahme ausreichender Vitamin-C-Mengen vergleichbar wirksam vor Lepra- und Tuberkulose-Infektionen schützt.

Typhus (Reversibilität und Vorbeugung, Heilung?)

Typhus ist eine Infektionskrankheit, die das Bakterium *Salmonella typhi* verursacht. Die auch enterisches Fieber genannte Erkrankung löst typischerweise anhaltendes Fieber, Durchfall und Bauchschmerzen aus. Darmblutungen und -durchbrüche sind mögliche Komplikationen. Typhus kommt aufgrund moderner Abwasser- und Wasseraufbereitungssysteme in Industriestaaten kaum mehr vor. In der restlichen Welt verursacht Typhus nach wie vor große Probleme. In Entwicklungsländern beträgt die Typhus-Sterberate etwa zehn Prozent – in Industriestaaten weniger als ein Prozent, dank Antibiotika und gesunder Ernährung.

Berichte über eine Typhus-Therapie von Klenner liegen nicht vor. Farah (1938) behandelte 18 Typhus-Fälle mit Vitamin C intravenös und Nebennierenextrakt. Mit dieser Therapie konnte er sehr erfolgreich sowohl die Krankheitsdauer als auch die Sterbewahrscheinlichkeit verringern. Farah beobachtete einen »dramatischen Effekt schon nach der ersten Injektion« von Vitamin C plus Nebennierenextrakt. Bei klinisch schweren Typhus-Fällen benutzte Szirmai (1940) Injektionen mit 300 Milligramm Vitamin C und erreichte den vollständigen Schutz vor Blutungskomplikationen im Darm. Drummond (1943) berichtete über die erfolgreiche Behandlung von 106 Typhuspatienten. Die Tagesdosis betrug 1200 Milligramm Vitamin C, 400 Milligramm als Injektion und 800 Milligramm oral. Obwohl zu der Zeit, aus der dieser Bericht stammt, die Sterberate von Typhus bei 15 Prozent lag, starben nur zwei Patienten, die Vitamin C bekommen hatten. Darüber hinaus ergänzte Drummond, dass die bei der Autopsie beider Patienten gefundenen »Komplikationen in keiner Weise die Wirksamkeit der Behandlung infrage stellten«. Drummond bemerkte auch, dass eine »nachweislich verringerte Toxizität« bei beiden Patienten auffällig war, die an einer Schilddrüsenüberfunktion gelitten hatten. Kaum überraschend konnte er auch nachweisen, dass Vitamin C den Typhus-Erreger im Reagenzglas abtötet. 50 Milligramm Vitamin C als Zugabe zu einer »virulenten Kultur« (fünf Milliliter) beendeten rasch jedes bakterielle Wachstum. Wenn Vitamin C vor der Beimpfung im Nährmedium vorlag, entwickelte sich kein bakterielles Wachstum. Drummond bezeichnete die Vitamin-C-Therapie bei Typhus als vergleichsweise sichere Option. Diese Ergebnisse lassen den Schluss zu, dass mit sehr viel höheren Vitamin-C-Dosierungen noch weit spektakulärere Wirkungen erzielt werden können – wie bei vielen Infektionskrankheiten, die Klenner behandelt hatte.

Stone (1972) hatte darauf hingewiesen, dass zahlreiche Salmonellen-Stämme auch spezifische Toxine produzieren. Solche Toxine beeinträchtigen Darmepithelzellen und verschlimmern Bauchbeschwerden bei Typhus-Infektionen. Stone erklärte zudem, dass speziell diese zusätzliche toxische Komponente bei solchen Infektionen Vitamin C als gute Therapieoption prädestiniert ist, da es erwiesenermaßen viele andere bakterielle oder sonstige Toxine wirksam neutralisiert. Obwohl Typhus auf eine Antibiotika-Therapie empfindlich reagiert, wäre es wünschenswert, Nebenwirkungen solcher Medikamente möglichst zu vermeiden – indem man sie erst gar nicht benutzt. Sehr wahrscheinlich könnte man diese Zielvorgabe leicht erfüllen, wenn sich ausreichend hohe Vitamin-C-Dosierungen als geeignete Einzeltherapie erweisen würden – wovon auszugehen ist.

Vitamin C tötete den Typhus-Erreger im Reagenzglas ab. 50 Milligramm Vitamin C als Zugabe zu einer »virulenten Kultur« (fünf Milliliter) beendeten rasch jedes bakterielle Wachstum.

Hill und Garren (1955) untersuchten die Wirkungen hoher Vitamin-C-Spiegel zur Abwehr von Typhus bei Küken. Sie fanden heraus, dass »hohe Spiegel aller bekannten essenziellen Vitamine« die Abwehrfähigkeit verbesserte. Sie fügten hinzu, dass Vitamin C die Funktion des »erforderlichen Antioxidans« wirksam übernehmen kann.

Obwohl man nicht zweifelsfrei behaupten kann, dass Vitamin C Typhus heilen kann, ist eindeutig, dass Vitamin C die Beschwerden von Typhus rasch und wirksam rückgängig macht sowie die Wahrscheinlichkeit und den Schweregrad von Komplikationen (inklusive Tod) verringert. Dosierungen im Klenner-Format würden diese Infektion wahrscheinlich rasch und gründlich beseitigen. Darauf weisen insbesondere Beobachtungen von Foster et al. (1974) hin. Die Autoren stellen fest, dass Chloramphenicol, ein Antibiotikum der ersten Wahl zur Behandlung von Typhus, bei den Patienten häufig eine Anämie auslöst und damit die Krankheitslast zusätzlich erhöht. Die Anwendung von Vitamin C als Monotherapie bei Typhus würde vor solchen möglichen Nebenwirkungen schützen. Zudem wäre es sehr unwahrscheinlich, dass man sich mit dieser Infektion überhaupt ansteckt, solange angemessene Vitamin-C-Mengen aufgenommen werden.

Malaria (Reversibilität, Heilung?, Vorbeugung?)

Malaria ist eine der weitverbreitetsten Infektionskrankheiten, mit 200 bis 300 Millionen Neuerkrankungsfällen und ein bis zwei Millionen Todesfällen pro Jahr. Malaria wird durch einen Protozoenerreger der Gattung *Plasmodium* verursacht. Diese Mikroorganismen lösen in der Regel ein Malaria-Syndrom aus, wenn sie durch Insektenstiche in den Körper gelangen und nachfolgend den roten Blutzellen (Erythrozyten) einverleibt werden. Protozoen sind die einfachsten Organismen der Tierwelt. Sie sind Einzeller und für das Auge gerade noch erkennbar oder auch so klein, dass sie unter dem Mikroskop unsichtbar sind. Meist kommen sie frei lebend vor, aber manche Protozoen ziehen die parasitäre Lebensweise vor. Bei Malaria befallen die Parasiten rote Blutzellen des infizierten Menschen. Sie benutzen offenbar menschliches Blut als Nährmedium zugunsten der Aufrechterhaltung ihrer eigenen Lebenszyklen. Dies führt schließlich zur Zerstörung ihrer Wirtszellen, der roten Blutkörperchen. Wiederholte Malaria-Infektionen sind nicht ungewöhnlich, da die Primärinfektion zu keiner Immunreaktion mit Schutzwirkung führt. Neuerdings nimmt die Verbreitung der Malaria wieder zu, da die Resistenzentwicklung der Erreger gegenüber dem Medikament Chloroquin und einigen weiteren preisgünstigen Insektiziden, die gegen die übertragenden Anopheles-Stechmücken eingesesetzt werden, zunimmt.

Lotze (1938) behandelte Malaria-Patienten mit Vitamin-C-Injektionen. Er beobachtete nach intravenösen Injektionen von 300 Milligramm, dass Gesunde etwa 50 Prozent Vitamin C innerhalb von 24 Stunden ausscheiden, während bei Malaria-Patienten die Ausscheidung sehr gering ist. Wie bei anderen Infektionskrankheiten belegt dieser Befund, dass Malaria-Patienten einen höheren Vitamin-C-Verbrauch haben als gesunde Menschen. Lotze gab seinen Patienten auch Dosierungen von 1000 Milligramm Vitamin C intravenös. Er beobachtete, dass diese Dosierung Schüttelfrost verhindert, erhöhte Temperaturen senkt und das Wohlbefinden insgesamt verbessert. Er stellte auch fest, dass sich die Hämoglobinspiegel und Erythrozytenzahlen während der Behandlung stabilisierten. Eine »hämolytische Krise« oder massive Zerstörung infizierter roter Blut-

Dosierungen von 1000 Milligramm Vitamin C intravenös verhinderten bei Malaria-Patienten Schüttelfrost, senkten erhöhte Temperaturen und verbesserten das Wohlbefinden insgesamt.

zellen trat während der Behandlung nicht auf – obwohl es Vermutungen gegeben hatte, dass so etwas auch bei der Therapie mit Vitamin C nicht auszuschließen sei. Tatsächlich bemerkte Lotze, dass Vitamin C bei infizierten Erythrozyten offenbar antihämolytisch wirkt.

Obwohl man feststellte, dass die Hämoglobinspiegel und die Erythrozytenzahlen nach der Behandlung sanken, war dies wahrscheinlich eher ein Zeichen der Heilwirkung als einer Krisenreaktion, da die Malaria-Infektion so lange niemals ganz geheilt werden kann, bis alle infizierten roten Blutzellen abgestorben und durch neue, nicht-infizierte Zellen ersetzt worden sind. Auch abnorme Serumeiweißwerte normalisierten sich unter der Vitamin-C-Therapie.

Auch andere Autoren untersuchten die Verbindung zwischen den Vitamin-C-Spiegeln und Malaria-Infektionen. Millet (1940) beobachtete, dass Mangelernährung zusammen mit zu geringer Vitamin-C-Aufnahme zur suboptimalen Nebennierenfunktion führten. Dies beruht vermutlich darauf, dass die Nebennierendrüsen normalerweise sehr hohe Vitamin-C-Konzentrationen aufweisen, was auf die wichtige Rolle von Vitamin C für die Nebennierenfunktion hinweist. Die Autoren merkten an, dass dann eine anschließende Malaria-Infektion ein Syndrom mit den Symptomen der Nebenniereninsuffizienz auslösen könnte. Millet schlug vor, stärker auf eine geeignete Ernährung zu achten, wenn die Malaria richtig behandelt werden soll.

Krishnan (1938) untersuchte die Vitamin-C-Ausscheidung und -Konzentrationen bei Gesunden und malariakranken Patienten in Bengalen, Indien. Er stellte fest, dass die meisten gesunden Kinder eine normale Vitamin-C-Sättigung hatten, aber die meisten Malaria-Patienten ein deutliches Vitamin-C-Defizit. Der Autor nahm an, dass bei chronischer Malaria ein subklinischer Skorbutzustand vorliegt, der durch akute Fieberanfälle verschlimmert wird. Njoku et al. (1995) beobachteten auch, dass die Vitamin-C-Spiegel im Blut von Malaria-Patienten während und nach der Infektion signifikant verringert waren.

Mohr (1941) fand heraus, dass der Vitamin-C-Verbrauch bei Malaria-Patienten erhöht ist. Er stellte fest, dass die Anwendung von 250 Milligramm Vitamin C zusammen mit einer Eisen-Supplementierung die mit Malaria assoziierte Anämie beschleunigt normalisiert. Darüber hinaus beobachtete er, dass sich durch dieses Therapieprogramm die Retikulozytenwerte verbessern, was auf eine Regenerationsrate bei der Bildung neuer Erythrozyten hinweist. Mohr betonte, dass Vitamin C als Zusatztherapie zur üblichen medikamentösen Malaria-Therapie geeignet ist. Levander und Ager (1993) machten einen ähnlichen Vorschlag.

Das et al. (1993) forderten gleichfalls, dass Vitamin C zusätzlich zur Antimalaria-Therapie benutzt werden sollte. Diese Forscher wiesen nach, dass erhöhter oxidativer Stress vorlag, wenn die Vitamin-C-Blutspiegel bei Malaria-Patienten sanken. Unabhängig vom Auslöser ist die zusätztliche Vitamin-C-Anwendung bei irgendeiner anderen Therapie immer logisch, wenn nachweislich erhöhter oxidativer Stress und vermehrt freie Radikale vorliegen. Erhöhter oxidativer Stress bei Malaria wurde auch von anderen Forschern dokumentiert (Sarin et al., 1993; Mishra et al., 1994). Winter et al. (1997) zeigten, dass Vitamin C die Wirksamkeit von Exifon verstärkt – einem Medikament, das gegen multiresistente Stämme von *Plasmodium falciparum* eingesetzt wird.

McKee und Geiman (1946) untersuchten den Vitamin-C-Status von Affen, die mit Malaria infiziert waren. Sie fanden heraus, dass die durchschnittlichen Vitamin-C-Plasmaspiegel bei infizierten Tieren halb so hoch waren wie bei nicht infizierten Tieren. Bourke et al. (1980) untersuchten die Wirkung von Vitamin C auf die Malaria-Resistenz von Mäusen. Sie verabreichten infizierten Mäusen tägliche intraabdominale Injektionen von Vitamin C mit einer Dosierung von 500 mg/kg Körpergewicht. Mit den Injektionen wurde fünf Tage vor der Ansteckung der Mäuse mit Malaria begonnen. Bei den Mäusen waren um 38 Prozent reduzierte Parasitenzahlen im Blut zu beobachten. Die durchschnittliche Überlebenszeit der Mäuse mit Vitamin-C-Vorbehandlung war um 67 Prozent länger als bei Mäusen ohne Vorbehandlung.

Eine andere Gruppe von Mäusen bekam Injektionen mit 1000 mg/kg Körpergewicht, die aber erst zum Zeitpunkt der Infektion verabreicht wurden. Die höhere Vitamin-C-Dosierung senkte die Parasitenzahl im Blut nicht so wirksam (23 versus 38 Prozent), aber diese Tiere überlebten länger. Die durchschnittliche Überlebenszeit erhöhte sich im Vergleich zur Kontrollgruppe um 133 Prozent. Die höheren Vitamin-C-Dosierungen brauchten offenbar einige Zeit, um zu den Wirkungen der niedrigeren Dosierungen »aufzuschließen«, die bereits einige Zeit vor der Infektion gegeben worden waren. Die verbesserten Überlebenszeiten offenbarten, dass die klinische Wirksamkeit der höheren Vitamin-C-Dosierungen letztendlich sehr viel besser war, obwohl die Behandlung später begonnen wurde.

Sogar die Grundlagenforschung hat sich mit den Wirkungen von Vitamin C auf die Malaria-Parasiten selbst und auf infizierte rote Blutzellen im Rahmen von Laborstudien beschäftigt. Marva et al. (1989) wiesen nach, dass Vitamin C in Verbindung mit Kupfer einen destruktiven Effekt auf die Vermehrung des Malaria-Parasiten *Plasmodium falciparum* hat – eines Mikroorganismus, der eine besonders aggressive Form von Malaria verursacht. Marva et al. (1992) untersuchten zudem die Wirkungen von Vitamin C auf von Malaria-Parasiten befallene rote Blutzellen. Sie stellten fest, dass befallene rote Blutzellen zweieinhalbfach mehr Vitamin C konzentrieren als nicht infizierte Erythrozyten. Darüber hinaus fanden sie heraus, dass Vitamin C einen prooxidativen Effekt im Inneren infizierter roter Blutzellen hat, der zur Zerstörung der Parasiten beiträgt.

Bei nicht infizierten roten Blutzellen zeigt Vitamin C hingegen eher typische antioxidative Wirkungen, die die normale Zellfunktion unterstützen und schützen. Vitamin C spielt offenbar eine destruktive prooxidative Rolle in Bezug auf Parasiten in infizierten Erythrozyten, da erhöhte Mengen an Eisen freigesetzt werden, wenn sich die Vermehrung der Parasiten fortsetzt. Das richtige Verhältnis von Eisen zu Vitamin C kann eher die prooxidative statt antioxidative Aktivität fördern (Hershko, 1989). Eisen übernimmt dieselbe Funktion wie Kupfer in Bezug auf die Förderung destruktiver Vitamin-C-Wirkungen auf Malaria-Parasiten, wie von Marva et al. (1989) und zuvor beschrieben.

Vitamin C ist auch ein wichtiger Nährstoff zur Vorbeugung und wirksamen Behandlung bestimmter Komplikationen der Malaria-Therapie. Naraqi et al. (1992) berichteten über einen Fall von akuter Erblindung nach einer intravenösen Behandlung mit Chinin. Mit Vitamin C, Vitamin B und Steroidhormonen wurde die vollständige Sehfähigkeit bei diesem Patienten wiederhergestellt.

Die vorliegenden Studienergebnisse über Malaria und Vitamin C weisen klar darauf hin, dass Vitamin C die Rückbildung klinischer Anzeichen und von Laborindikatoren einer Malaria-Infektion unterstützt. In der Literatur finden sich keine Belege für die Anwendung von Vitamin-C-Dosierungen im Klenner-Format, noch nicht einmal für mäßig erhöhte Vitamin-C-Dosierungen. Man kann nicht behaupten, dass Malaria mit Vitamin C definitiv geheilt werden könnte – man kann aber auch nicht ausschließen, dass es möglich wäre. Wie bei vielen anderen der bislang untersuchten Infektionskrankheiten gibt es deutliche Hinweise aus der Literatur, dass eine besser ernährte Person mit ausreichend Vitamin C in den Körperspeichern sehr viel weniger dafür anfällig ist, sich überhaupt mit Malaria zu infizieren. Dennoch kann man den Schutzeffekt von Vitamin C in dieser Beziehung derzeit nicht als absolut gesichert betrachten. Wenn eine oder mehrere infizierte Moskitos genügend Parasiten übertragen, wird man sich ungeachtet des individuellen Vitamin-C-Status mit Malaria anstecken. Dennoch wird es schneller und wirksamer zur Genesung kommen, wenn der Betroffene keinen Vitamin-C-Mangel hat.

Brucellose (Reversibilität, Heilung?, Vorbeugung?)

Brucellose, auch Mittelmeerfieber oder Maltafieber genannt, ist eine Infektionskrankheit, die durch Bakterien der Gattung *Brucella* verursacht wird. Menschen stecken sich von infizierten Tieren mit der Erkrankung an. Häufig erfolgt die Übertragung durch kontaminierte Milchprodukte wie Milch, Käse und Butter. Bei Brucellose kommt es anfangs zu einem Fiebersyndrom, meist ohne Hinweis auf eine bestimmte Infektion. Oft treten Muskel- und Gelenkschmerzen auf. Brucellose ist schwer zu diagnostizieren – es sei denn, es gibt offensichtliche Verdachtsmomente und der Betroffene lebt in einer Weltregion, wo solche Infektionen endemisch sind. Die aktive Phase der Infektion kann sich in jedem Organ abspielen, weshalb es keine typische Erscheinungsform dieser Erkrankung gibt. Eine Antibiotika-Therapie kann die Krankheitsdauer verkürzen und vor Komplikationen schützen. Dennoch kommt es in vielen Fällen trotz antibiotischer Behandlung zu Rezidiven. Der Trivialname der Brucellose, Wechselfieber, bezieht sich auf die häufigen Rückfälle, die man bei dieser Erkrankung beobachtet. Viele Betroffene stecken sich in der Kindheit mit Brucellose an und leiden den Rest ihres Lebens an Rückfällen. Endemieregionen mit den höchsten Neuerkrankungsraten von Brucellose sind die Mittelmeerregion, die Arabische Halbinsel, Indien und Lateinamerika.

Mick (1955) berichtete über die Behandlung von zwölf Brucellose-Patienten mit Vitamin C. Eine 35-jährige Frau litt seit 15 Jahren an extremer Abgeschlagenheit *(fatigue)*, hatte regelmäßig Kopfschmerzen, Gelenk- und

Bauchschmerzen. Alle sechs bis acht Wochen kam es zu drei- bis fünftägigen Fieberanfällen (37,2 bis 38,8 °C) und zur Verstärkung der chronischen Symptome. Nachdem die »eindeutige Diagnose« Brucellose gestellt worden war (mehr als zehn Jahre nach dem Auftreten erster Symptome), wurde eine Behandlung mit 3000 Milligramm Vitamin C täglich begonnen. Nach etwa 15 Monaten Vitamin-C-Therapie berichtete die Patientin, dass sie seit etwa vier Monaten keinen Fieberanfall mehr gehabt hätte – sie hätte sich seit elf Jahren nicht mehr so gut gefühlt. Außer gelegentlichem Kopfschmerz waren alle ihre früheren Symptome verschwunden.

Ein 52-jähriger Mann, der seit sechs Jahren krank und seit drei Jahren arbeitsunfähig war, bekam 3000 Milligramm Vitamin C täglich als Monotherapie. Er nahm etwa 31 Kilogramm zu, anfangs wog er nur 58 Kilogramm bei über 180 cm Körpergröße. Die Symptome verschwanden und er konnte wieder arbeiten. War die Wirkung von oral verabreichtem Vitamin C nicht zufriedenstellend, verabreichte Mick zusätzlich 1000 Milligramm Vitamin C intravenös, zwei bis drei Mal pro Woche. Nur bei einem der zwölf Patienten kam es nicht zu einer überzeugenden Wirksamkeit der Vitamin-C-Therapie – der betreffende Patient hatte intravenöse Injektionen abgelehnt. Der Autor beschrieb alle zwölf Patienten als sehr krank, jahre- oder jahrzehntelang. Mick erklärte, dass die Vitamin-C-Therapie »viel anzubieten hat«.

Boura et al. (1989) beobachteten, dass die Vitamin-C-Spiegel im Blut und bei bestimmten weißen Blutzellen (Monozyten) bei 14 Patienten mit chronischer Brucellose »signifikant abnorm waren«. Sie wiesen auch nach, dass sich durch eine nur 15-tägige Vitamin-C-Supplementierung einige spezielle Parameter der Monozytenfunktion, die für die Abwehr von Brucellose von Bedeutung sind, wieder normalisierten.

Die von Mick benutzten Vitamin-C-Dosierungen haben klar aufgezeigt, dass die Symptome der Brucellose und der Krankheitsprozess selbst rückgängig gemacht werden können. Wahrscheinlich lässt sich der Brucellose durch angemessene Vitamin-C-Dosierung auch vorbeugen, da die Symptomatik der Erkrankung so gut auf relativ niedrig dosiertes Vitamin C anspricht. Leider gibt es keine Studiendaten, die diese Vermutung belegen.

Trichinellose (Reversibilität, Heilung?, Vorbeugung?)

Die Trichinellose ist eine Infektionserkrankung, die durch den Genuss von rohem oder gering erhitztem Schweinefleisch verursacht wird, wenn das Fleisch Zysten des winzigen parasitären Spulwurms *Trichinella spiralis* enthält. Einmal geschluckt, lösen sich die Zysten auf und die Parasiten reifen heran. Larven des reifen Parasiten lassen sich dann in der Darmwand nieder. Von dort breiten sich die Parasiten über das lymphatische System im ganzen Körper aus, wo sie erneut Zysten bilden können. Klinisch kommt es bei den Patienten zunächst zu Durchfall, Übelkeit, Bauchschmerzen und Fieber. Hat der Parasit das Darmstadium überwunden, können Symptome wie Schmerzen und Schwellungen in der Muskulatur, Schwitzen, Schlafstörungen, Schwellung der Augenlider, Appetitstörungen, Husten und schweres Schwächegefühl auftreten.

Klenner (April 1954) beschrieb den Fall eines 31-jährigen Mannes, der die meisten klassischen Zeichen der Trichinellose zeigte. Erst nachdem der Patient wieder genesen war, erinnerte er sich daran, dass er rohe Wurst gegessen hatte. Ohne spezielle Dosisangaben erklärte Klenner, dass er diesem Patienten »massive Vitamin-C-Dosierungen mit der Nadel« gegeben habe. Innerhalb von zehn Tagen waren mindestens fünf verschiedene Antibiotika zum Einsatz gekommen, wobei sich der Zustand des Patienten verschlechterte. Nachdem der Patient in ein »Halbkoma« verfiel, wurde er zusätzlich mit P-Aminobenzoesäure (PABA) behandelt. Anschließend begann sich der Patient allmählich zu erholen. Es bleibt unklar, ob für die PABA-Wirkung auch die Anwendung von Vitamin C erforderlich war, um die Genesung des Patienten zu erreichen. Sicher war er so krank, dass sich seine Vitamin-C-Körperspeicher rasch leerten. Schon allein aus diesem Grund wäre die immunstärkende Vitamin-C-Therapie gerechtfertigt.

Daoud et al. (2000) untersuchten die Wirkungen einer antioxidativen Kombinationstherapie, die unter anderem aus Vitamin C bestand, auf den Verlauf einer Infektion mit *Trichinella spiralis* bei Albinoratten. Das Kombinationsmittel enthielt die Vitamine A, C und E sowie Selen. Die Tagesdosis war relativ gering und entsprach etwa 200 Milligramm bei einer 70-Kilogramm-Person. Dennoch erreichte man sogar mit einer so niedrigen Dosis einige signifikante Wirkungen. Die Autoren wiesen nach, dass die intestinale Anfangsphase der Trichinellose durch Antioxidanzien leicht verstärkt wurde, vermutlich aufgrund einer Abschwächung der natürlichen antioxidativen Abwehr. Hatten die Parasiten jedoch die Muskulatur erreicht, wurde die Anzahl der Larven im Muskelgewebe durch die Behandlung mit der antioxidativen Kombination plus Wurmmittel (Mebendazol) im Vergleich zu unbehandelten Tieren »hochgradig verringert«. Auch im Vergleich zur Behandlung nur mit dem Wurmmittel war die Kombinationstherapie überlegen wirksam.

Senutaite und Biziulevicius (1986) untersuchten die Wirkungen von Vitamin C auf die Resistenz gegen Trichinellose-Infektionen bei Ratten. Sie verabreichten jeder Ratte eine Dosis von 50 Milligramm Vitamin C, entsprechend einer ungefähren Dosis von 35 000 Milligramm Vitamin C bei einem 70 Kilogramm schweren Menschen/Tier. Im Vergleich zu infizierten Tieren ohne Vitamin-C-Gabe war bei den mit Vitamin C behandelten Tieren ein erhöhter Antikörpertiter bemerkbar. Nach 30-tägiger Behandlung hatten die mit Vitamin C behandelten infizierten Tiere hochsignifikant um etwa 40 Prozent weniger Larven in der Muskulatur. Diese ausgeprägte antiparasitäre Wirkung war nur mit Vitamin C, ohne zusätzliches Wurmmittel, erzielt worden.

> Nach 30-tägiger Behandlung hatten die mit Vitamin C behandelten infizierten Tiere um etwa 40 Prozent weniger Larven in der Muskulatur.

Sobald sich die Parasiten im Darm festgesetzt und assimiliert haben, können Vitamin C und andere Antioxidanzien wirksam dazu beitragen, dass der Verlauf der Trichinellose und der akute Schweregrad der Infektion abgeschwächt werden. Vitamin C erscheint mehr als wertvolle Bereicherung der gängigen antiinfektiösen Therapien, weniger als empfehlenswerte Monotherapie. Für die Annahme, dass Vitamin C auch einer Ansteckung mit Trichinellose vorbeugen kann, fanden sich keine Anhaltspunkte in der Literatur. Wie bei anderen Mikroorganismen muss man mit einer Infektion durch Akutbefall des Darms mit Zysten von *Trichinella spiralis* auch trotz eines guten Vitamin-C-Status rechnen.

Andere Infektionskrankheiten oder pathogene Mikroorganismen und Vitamin C

Amöbenruhr (Reversibilität und Vorbeugung, Heilung?)

Amöbenruhr wird durch pathogene Stämme des Protozoons *Entamoeba histolytica* verursacht. Etwa ein Prozent der Weltbevölkerung ist von der Infektion betroffen, bevorzugt in Schwellen- und Entwicklungsländern. Die Infektion führt zu schweren Magen-Darm-Symptomen, inklusive Darmentzündungen, die zur Geschwürbildung (Ulzeration) im Colon führen können. Schleimig-blutige Durchfälle mit Bauchschmerzen kommen häufig vor. Bei manchen Patienten entwickeln sich Leberabszesse.

Veselovskaia (1957) verabreichte 106 Patienten jeweils nur 150 Milligramm Vitamin C pro Tag und wies eine eindeutige Beziehung zwischen der Schwere der Erkrankung und den Vitamin-C-Spiegeln nach. Blutige Darmsymptome waren häufiger bei Patienten mit Vitamin-C-Mangel zu beobachten. Sokolova (1958) behandelte Ruhr-Patienten mit 500 Milligramm Vitamin C täglich. Kombiniert mit Standardtherapien, verkürzte sich bei Patienten, die Vitamin C bekamen, die Krankheitsdauer. Schwere dysenterische Symptome verschwanden rascher. Ivanov et al. (1991) stellten in einer Studie mit 287 Patienten mit Amöbeninfektion fest, dass die Erkrankung bei fünf Patienten mit offensichtlichem »Vitamin-C-/B-Mangel einen fulminanten Verlauf zeigte«. Ein fulminanter Verlauf ist eine extrem schnell und unkontrollierbar fortschreitende Erkrankung.

Wie bei zahlreichen anderen bereits diskutierten Infektionskrankheiten können die Akutproblematik und klinischen Aktivitätsgrade der Amöbenruhr stark variieren. Wie bei der Tuberkulose kann die Amöbeninfektion sehr aktiv und klinisch belastend oder im latenten Ruhestatus und relativ harmlos sein. Alexander und Meleney (1935) beobachteten vergleichbar hohe Neuerkrankungsraten in zwei ländlichen Gemeinden in Tennessee. In einer Gemeinde fiel besonders die vitamin- und kalorienarme Ernährung auf, dort war die akute dysenterische Amöbenruhr besonders häufig. In der Gemeinde mit qualitativ höherwertiger Ernährung kamen akute dysenterische Beschwerden der Amöbeninfektion selten vor.

Elsdon-Dew (1949) untersuchte den Einfluss der ethnischen Zugehörigkeit in Bezug auf Amöbeninfektionen bei Bantus, Indern und Europäern, die in derselben südafrikanischen Gemeinde lebten. Bantus, die große

Mengen Mais konsumierten, litten in der Regel an einer akuten, ausgeprägten Dysenterie (Ruhr). Inder, die sich bevorzugt von Curry und Reis ernährten, hatten nur selten akute Dysenterien, aber häufiger Leberabszesse. Die Europäer ernährten sich ausgewogen und bekamen nur selten eine schwere Amöbenruhr. Elsdon-Dew (1950), der Afrikaner in zwei verschiedenen Landesregionen verglichen hatte, beobachtete auffällig weniger Fälle von akuter Amöbenruhr bei denjenigen, die reichlich Gemüse aßen. Frisches Gemüse ist eine wichtige Vitamin-C-Quelle.

Faust et al. (1934) fanden heraus, dass Hunde, die ausschließlich Lachs fraßen, ihre Abwehrfähigkeit gegenüber einer Amöbeninfektion verloren. Hunde können zwar Vitamin C produzieren, aber im Vergleich zu Ziegen in relativ geringen Mengen. Offenbar macht eine chronische Vitamin-C-defizitäre Ernährung den Hund anfälliger für eine Amöbeninfektion, obwohl er in begrenztem Umfang Vitamin C synthetisieren kann. Lachs allein liefert nicht sehr viel Vitamin C. Als die Hunde mit roher Leber und Leberextrakt gefüttert wurden, beobachtete man eine Abheilungstendenz der Darmgeschwüre bei Hunden mit Amöbeninfektion (Faust und Kagy, 1934; Faust und Swartzwelder, 1936). Affen, die nur mit roher Milch gefüttert wurden, zeigten entweder eine reduzierte Zahl von Amöben im Darm oder gelegentlich eine komplette Beseitigung der infektiösen Parasiten (Kessel und K'e-Kang, 1925).

Die obigen Studienergebnisse weisen eindeutig darauf hin, dass es eine direkte Beziehung zwischen adäquater Ernährung und dem Schweregrad der Amöbeninfektion gibt. Obwohl keine genauen Angaben zu den wichtigsten Nährstoffen in diesen Studien vorliegen, waren alle genannten Ernährungsformen mit weniger schweren Infektionen assoziiert, wenn höhere Vitamin-C-Mengen enthalten waren. Sadun et al. (1950) fanden heraus, dass Meerschweinchen mit Vitamin-C-Mangel für Amöbenruhr besonders anfällig waren – sogar dann, wenn sie nur mit einer geringen Zahl von Amöben beimpft wurden.

Sadun et al. (1951) wiesen nach, dass die Beziehungen zwischen der Vitamin-C-Aufnahme und der Infektiosität und der Virulenz der Amöbeninfektion noch eindeutiger waren. 43 Meerschweinchen mit Vitamin-C-defizitärer Fütterung wurden mit einer bestimmten Dosis von Amöben beimpft. 87 Prozent entwickelten Darmläsionen, und 100 Prozent starben an der Infektion. Von 48 Meerschweinchen mit zusätzlicher Vitamin-C-

Supplementierung infizierten sich nur 67 Prozent, und nur 27 Prozent starben. Bei 19 Meerschweinchen mit »leicht skorbutogener« Ernährung wurden »gemischte« Ergebnisse beobachtet. Die Autoren schlussfolgerten, dass Vitamin-C-Mangel die Amöbenruhr deutlich verschlimmert. Sie bemerkten auch, dass die durchschnittliche Zeit von der Beimpfung bis zum Tod bei Vitamin-C-supplementierten Tieren im Vergleich zu Tieren ohne Vitamin C um 33 Prozent verlängert war. Insgesamt betrachtet, infizierten sich Vitamin-C-defizitäre Tiere leichter mit Amöben, hatten schwerere klinische Krankheitsverläufe und starben früher als Tiere, die Vitamin C bekommen hatten.

Es liegt auf der Hand, dass die Amöbenruhr schon auf geringe Vitamin-C-Dosierungen sehr gut anspricht. Von höheren Dosierungen im Klenner-Format könnte man noch schnellere und dramatischere klinische Wirkungen erwarten. Die Symptome der Amöbenruhr können durch Anwendung von Vitamin C eindeutig rückgängig gemacht werden – sind die Dosierungen hoch genug, ist wahrscheinlich eine prompte Heilung der Erkrankung möglich. Überzeugende Belege für eine Heilung waren in der Literatur nicht aufzufinden. Die Studienergebnisse lassen aber den Schluss zu, dass es sich um eine Erkrankung handelt, der man mit ausreichend hohen Dosierungen von Vitamin C leicht vorbeugen kann – insbesondere wegen der stringenten Beziehung zwischen Vitamin-C-Mangel und der Infektiosität und des Schweregrads der Amöbenruhr.

Bakterienruhr (Heilung und Vorbeugung)

Die Bakterienruhr ist ein Syndrom mit Infektion und Entzündung des Darms durch ein Bakterium der Gattung *Shigella*. Manche Stämme von *Shigella* produzieren auch bakterielle Toxine, die den Schweregrad der klinischen Symptome erhöhen. Da Shigellen-Infektionen infektiös-toxisch sind, erscheint Vitamin C als besonders nützliche Substanz zur Behandlung dieser Infektion – allein oder kombiniert mit gängigen Antibiotika.

Klenner (Juli 1949) berichtete über die sehr erfolgreiche Behandlung dieser Dysenterieform mit Vitamin C. Er wies mehrfach nach, dass »Vitamin-C-Dosierungen von 500 bis 1000 Milligramm« als intramuskuläre Injektion gegeben diese Infektion leicht heilen kann. Bei Kindern, die »zehn bis 15 Mal blutigen Stuhlgang pro Tag hatten«, verschwanden die Beschwerden innerhalb von 48 Stunden, und die Kinder konnten wieder normal essen.

Honjo et al. (1969) infizierten elf Affen mit Shigellen. Bei sieben Affen, die während eines Zeitraums von 20 Wochen kein Vitamin C bekommen hatten, entwickelten drei der Tiere vier bis zwölf Tage nach der Infektion eine »ausgeprägte klinische Dysenterie«. Bei keinem der vier infizierten Affen mit regelmäßiger Vitamin-C-Versorgung waren irgendwelche Anzeichen einer Bakterienruhr bemerkbar. Bemerkenswert war, dass zwei der vier infizierten Affen mit Vitamin-C-Mangel während der Studie schweren Skorbut entwickelten, an dem einer starb. Möglicherweise hing es von der individuellen Anfälligkeit der Affen ab, ob es wegen des Vitamin-C-Mangels zu einem schweren Verlauf der Infektion kam. Zudem könnte der vermehrte Stress durch die Shigellen-Infektion dazu beigetragen haben, dass aus dem Vitamin-C-Mangel das Vollbild von Skorbut entstand. Dies erinnert an ähnliche Interaktionen zwischen den Schweregraden der Infektion und einem Vitamin-C-Mangel, analog zu dem zuvor berichteten Verlauf des rheumatischen Fiebers.

Honjo und Imaizumi (1967) untersuchten Affen, die an natürlicher (nicht experimentell erzeugter) Ruhr gestorben waren. Sie stellten fest, dass der durchschnittliche Vitamin-C-Gehalt der Nebennierendrüsen um 60 Prozent niedriger war als bei gesunden Tieren der Kontrollgruppe. Dementsprechend war bei Tieren mit experimentell erzeugter Shigellen-Infektion der Vitamin-C-Gehalt der Nebennierendrüsen am Höhepunkt der Erkrankung um 55 Prozent reduziert, im Vergleich zu gesunden Kontrolltieren. Umgekehrt waren die durchschnittlichen Vitamin-C-Konzentrationen in der Leber infizierter Tiere gegenüber gesunden Kontrolltieren *deutlich erhöht.* Möglicherweise dienen die normalerweise hohen Konzentrationen von Vitamin C in den Nebennierendrüsen als Reservoir zur Versorgung anderer Körperregionen, die mehr Vitamin C benötigen. Die Leber ist der Ort, wo Toxine neutralisiert werden – und Vitamin C ist der primäre Neutralisator bei Toxizität. Andere Forscher wiesen nach, dass ACTH (Corticotropin freisetzendes Hormon) gleichfalls die Vitamin-C-Konzentration in der Leber erhöht (Forbes und Duncan, 1954; Kameta, 1959), genauso wie die Exposition mit bakteriellem Endotoxin (Jefferies, 1965). Vielleicht lösen zahlreiche Infektionskrankheiten mit toxischer Komponente, wie Shigellen-Infektionen, eine solche Erhöhung von Vitamin C in der Leber aus – solange die Nebennierenspeicher von Vitamin C nicht zu stark geleert sind.

Vitamin C ist somit gut dafür geeignet, die mit Shigellen-Infektionen assoziierten Beschwerden zu lindern. Klenners Studien weisen darauf hin, dass diese Erkrankung mit angemessenen Vitamin-C-Dosierungen wahrscheinlich leicht geheilt werden kann. Die Vitamin-C-vermindernde Wirkung von Shigellen-Infektionen auf die Vitamin-C-Speicher der Nebennierendrüsen sowie die Vitamin-C-erhöhende Wirkung auf die Leber sind vermutlich eine unspezifische Reaktion auf eine speziell toxinproduzierende Infektionskrankheit. Die begrenzte Verfügbarkeit von Daten zur Behandlung von Shigellen-Infektionen mit Vitamin C rechtfertigt zumindest die zusätzliche Anwendung von Vitamin C bei sonstigen Maßnahmen und Medikamenten, die zur Behandlung betroffener Patienten eingesetzt werden. Klenners Erfolg lässt stark darauf schließen, dass mit regelmäßigen Optidosierungen von Vitamin C dem Ausbruch von Shigellen-Infektionen vorgebeugt werden kann – es sei denn, das Ausmaß der Akutexposition ist sehr hoch.

Pseudomonas-Infektionen (Heilung und Vorbeugung)

Klenner (1971) hatte einige Erfahrung mit der Behandlung von Pseudomonas-Infektionen. Pseudomonas ist ein Bakterientypus, der in der Regel geschwächte Patienten betrifft. Solche Infektionen sind meist sehr schwer zu kontrollieren und zu beseitigen. Der Stamm *Pseudomonas aeruginosa* kommt häufig vor und produziert verschiedene Toxine.

Klenner begegnete Pseudomonas im Umfeld von schweren Verbrennungen. Er erklärte, dass entweder das Toxin oder die Ausbreitung des Erregers im Blut den Tod eines Patienten verursachen könnten. Klenner sprühte fünf Tage lang alle zwei bis vier Stunden eine dreiprozentige Lösung von Vitamin C auf den gesamten Verbrennungsbereich. Er setzte Vitamin C sowohl intravenös als auch oral ein. Für die intravenöse Injektionslösung wurden 500 mg/kg Körpergewicht, verdünnt auf mindestens 18 Milliliter pro 1000 Milligramm Vitamin C, benutzt. Die erste Injektion wurde so rasch wie möglich mit einer Kanüle Kaliber 20 durchgeführt. In den ersten Tagen wurden die Injektionen alle acht Stunden, später alle zwölf Stunden wiederholt. Oral verabreichtes Vitamin C wurde in der maximal darmverträglichen Dosis verabreicht, wie von Cathcart (1981) beschrieben. Da hohe Vitamin-C-Dosierungen den Calciumspiegel absenken können, wurde täglich ein Gramm Calciumgluconat zusätzlich gegeben. Klenner behauptete, dass

Pseudomonas-Infektionen mit diesem Therapieprotokoll unproblematisch seien. Er fügte auch hinzu, dass selbst dann, wenn man die Verbrennung erst im Spätverlauf behandeln würde, eine bereits vorliegende Pseudomonas-Infektion innerhalb von wenigen Tagen beseitigt werden könne – wobei eine »saubere gesunde Oberfläche« im Verbrennungsbereich zurückbleibt und die Wahrscheinlichkeit einer Vernarbung gering ist.

Carlsson et al. (2001) wiesen nach, dass Vitamin C zusammen mit Nitrit das Wachstum von *Pseudomonas aeruginosa* in menschlichem Urin hemmt. Die Autoren erklärten, dass ihre Ergebnisse dazu beitragen könnten, die Vorteile von Vitamin C bei der Behandlung und Vorbeugung von Harnwegsinfektionen zu erklären. Rawal et al. (1974) fanden heraus, dass Vitamin C die Vermehrung von 16 verschiedenen Stämmen von *Pseudomonas aeruginosa* im Reagenzglas blockiert. Sie zeigten mit *Pseudomonas aeruginosa* im Kulturmedium, dass Vitamin C die Wirksamkeit zahlreicher unterschiedlicher Antibiotika sehr gut verstärkt. Die Autoren konnten belegen, dass mit *Pseudomonas aeruginosa* infizierte Mäuse allein mit Vitamin C geheilt werden konnten. Wurde Erythromycin zugegeben, war weniger Vitamin C nötig, um solche Heilwirkungen zu erzielen. Schließlich gelang ihnen der Nachweis, dass eine Lungeninfektion durch *Pseudomonas aeruginosa* bei Patienten mit cystischer Fibrose (CF) mit Vitamin C und Antibiotika leicht klinisch kontrolliert werden kann. Vier der fünf Patienten der Studie wünschten, dass die Kombinationstherapie auch nach dem Ende der Studie fortgesetzt wird – ein weiterer Hinweis auf die Wirksamkeit der Therapie. Ein Großteil der Patienten mit cystischer Fibrose leidet an Lungeninfektionen.

Rawal (1978) wies später nach, dass *Pseudomonas-aeruginosa*-Zellen »zunehmend empfindlich« auf fünf verschiedene Antibiotika reagierten, wenn gleichzeitig Vitamin C präsent ist. Rawal und Charles (1972) zeigten, dass Vitamin C in vitro sehr effektiv synergistisch mit den Antibiotika Sulfamethoxazol und Trimethoprim zusammenwirkt, um *Pseudomonas aeruginosa* abzutöten.

Nakanishi (1992, 1993) stellte fest, dass die topische Anwendung von Vitamin C zusammen mit Antibiotika bei der Behandlung von Wundliegen (Dekubitus) vor einer Infektion mit *Pseudomonas aeruginosa* schützt.

Vitamin C ist offenbar ein ausgezeichnetes Mittel zur Behandlung von Pseudomonas-Infektionen. Es beseitigt die Infektion und neutralisiert das zugehörige Toxin. Darüber hinaus könnte die angemessene tägliche Vitamin-C-Dosierung von vornherein vorbeugend wirksam sein, da diese Bakterien bevorzugt Patienten mit geschwächtem Immunsystem infizieren.

Rocky-Mountain-Fleckfieber (RMSF) (Heilung, Vorbeugung?)

Beim Rocky-Mountain-Fleckfieber (RMSF) handelt es sich um eine akute, manchmal tödliche Infektionskrankheit, die durch das Bakterium *Rickettsia rickettsii* verursacht wird. Die Erkrankung ist auch als Zeckenfieber bekannt und wird durch Zeckenbiss übertragen. Klinische Kennzeichen von RMSF sind der plötzliche Beginn und zwei bis drei Wochen anhaltendes Fieber. In der ersten Woche der Erkrankung kommt es meist zu einem Hautausschlag – zunächst an den Gliedmaßen, später breitet er sich bis über den Körperstamm aus. Assoziierte Symptome sind Muskelschmerzen, schwere Kopfschmerzen und extreme Erschöpfung.

Smith (1988) berichtete, dass Klenner eine Autorität auf dem Gebiet der RMSF-Therapie war, da sich seine Praxis in einer ländlichen Gegend befand, wo infizierte Zecken häufig vorkamen. Er schrieb, dass Klenner einen fortgeschrittenen RMSF-Fall mit dramatischer klinischer Wirkung behandelte. Dieser Patient hatte 40,2 °C Fieber, einen typischen Hautausschlag am ganzen Körper, einen positiven Bluttest und er lag im Koma, als Klenner ihn zu Gesicht bekam.

Ein komatöser RMSF-Patient kam innerhalb von sechs Stunden nach dem Beginn einer Vitamin-C/PABA-Therapie wieder zu Bewusstsein. Nach sechs Tagen hatte er sich vollständig erholt.

Klenner verabreichte 30 000 Milligramm Vitamin C intravenös alle sechs Stunden. Er verordnete auch hohe Dosierungen von P-Aminobenzoesäure (PABA): drei Dosierungen mit 6000 Milligramm PABA alle zwei Stunden, anschließend zwölf Dosierungen mit 4000 Milligramm alle zwei Stunden und schließlich über 24 Stunden 4000 Milligramm alle vier Stunden, bis das Fieber verschwunden war. Mit dieser Vitamin C/PABA-Therapie erreichte der Patient innerhalb von sechs Stunden nach Therapiebeginn wieder das Bewusstsein. Am sechsten Tag wurde der Patient komplett geheilt nach Hause geschickt.

Klenner behandelte ein zwölfjähriges Mädchen mit RMSF. Sie hatte den typischen Hautausschlag und 40,5 °C Fieber. Am dritten Tag ging es ihr trotz Behandlung mit PABA und Chloramphenicol sehr schlecht. Dann bekam sie 30 000 Milligramm Vitamin C intravenös. Innerhalb von zwei Stunden war sie guter Dinge und ansprechbar, schien »fast gesund« zu sein. Sie bekam weiterhin 30 000 Milligramm Vitamin C intravenös, kehrte nach Hause zurück und erholte sich innerhalb von sieben Tagen.

Auch seinen Sohn behandelte Klenner wegen RMSF. Obwohl dieser schwer krank war, sprach er gut auf Vitamin C, Vibramycin und PABA an und war am vierten Tag genesen. Klenner stellte fest, dass RMSF immer rückgängig gemacht werden kann, wenn rund um die Uhr 500 bis 900 mg/kg Körpergewicht Vitamin C gegeben werden. Offenbar ist RMSF eine weitere Erkrankung, die leicht mit Vitamin C geheilt werden kann – obwohl mit den üblichen Therapien nicht unbedingt sicher ist, dass man überlebt. Eine Vorbeugung der Erkrankung durch Vitamin-C-Einnahme ist unklar, da sehr viele Mikroorganismen zum Zeitpunkt des Zeckenbisses übertragen werden können.

»Typhus de Mayence« (Fleckfieber) ist eine weitere Erkrankung, die durch Rickettsien verursacht wird. Zinsser et al. (1931) wiesen darauf hin, dass das »durchschnittliche Meerschweinchen« eine gewisse Resistenz gegen diese Fleckfieber-Infektion aufweist, wobei die Ausbreitung des Mikroorganismus begrenzt bleibt und es »fast immer zur Genesung« der Tiere kommt. Bei Tieren mit »Vitamin-C-defizitärer Fütterung« verlief die Infektion jedoch in der Regel dramatisch. Die Erkrankung war schwer und generalisiert – meist ohne Temperaturanstieg, manchmal mit einem Temperatursturz und manchmal mit tödlichem Ausgang, ohne die klinischen Anzeichen einer Fleckfieber-Infektion. Die Autoren merkten an, dass es eine historische Verbindung von hoher Fleckfieber-Sterblichkeit mit Kriegen und Hungersnöten gibt – beides ist mit Vitamin-C- und Nährstoffmangel assoziiert.

Staphylokokken-Infektionen (Heilung und Vorbeugung)

Klenner (1974) befasste sich nicht speziell mit Staphylokokken-Infektionen. Allerdings berichtete er über die prompte Beseitigung von Staphylokokken-Infektionen nach intravenösen Injektionen von Vitamin-C-Dosierungen mit 500 bis 700 mg/kg Körpergewicht, die »mit einer Kanüle Kaliber 20 so rasch wie maximal möglich« dem Patienten gegeben wurden.

Rebora et al. (1980) untersuchten zwei Kinder mit gestörter Abwehrfunktion der weißen Blutzellen. Diese beiden Kinder waren für rezidivierende Hautinfektionen durch Staphylokokken besonders anfällig. Die Autoren berichteten, dass Vitamin C »infektiöse Episoden wirksam verzögerte und unterdrückte«. Nakanishi (1992, 1993) beobachtete, dass die topische Anwendung von Vitamin C bei Dekubitus den Bakterien abtötenden Effekt von Antibiotika »bemerkenswert« verstärken konnte. Nalanishi stellte zudem fest, dass *Staphylococcus aureus*, der vor der Vitamin-C-Anwendung antibiotikaresistent gewesen war, nachfolgend aus der Wunde verschwunden war.

Ledermann (1962) berichtete über einen Fall einer älteren Frau mit einem Geschwür (Ulcus) auf der linken Wange. Verschiedene Therapien zur Heilung dieser Läsion waren versucht worden. In Kulturen entdeckte man den Keim *Staphylococcus aureus*. Da das Geschwür seit mehr als drei Jahren existierte und sich vergrößerte, wurde eine Vitamin-C-Therapie eingeleitet. Nach einigen Wochen war das Geschwür vollständig abgeheilt. Ledermann merkte an, dass »keine Anzeichen von Skorbut beobachtet wurden«. Dies unterstreicht die Bedeutung von Vitamin C für Heilungsprozesse, besonders dann, wenn zugleich ein pathogener Mikroorganismus behandelt werden muss.

Gupta und Guha (1941) konnten eine Hemmung des Wachstums von *Staphylococcus aureus* mit Vitamin-C-Konzentrationen nachweisen, die niedriger waren als Dosierungen zur Hemmung von krankheitserregenden Diphtherie-Bakterien und Streptokokken. Staphylokokken-Infektionen können auch mit Toxinproduktion verbunden sein, die die klinische Erkrankung verschlimmert. Kodama und Kojima (1939) wiesen nach, dass Vitamin C Staphylokokken-Toxine unschädlich machen kann.

Andreasen und Frank (1999) befassten sich mit der Abwehrfunktion von weißen Blutzellen bei Küken. Sie stellten fest, dass die Behandlung von solchen weißen Blutzellen im Reagenzglas mit Vitamin C die Fähigkeit, *Staphylococcus aureus* abzutöten, signifikant erhöhte. Nelson et al. (1992) zeigten, dass Meerschweinchen mit Verbrennungen bei ausreichend hohen Dosierungen von Vitamin C (375 mg/kg Körpergewicht pro Tag) Gewicht zulegen und ihre Stoffwechselraten reduzieren konnten, obwohl sie absichtlich zum Zeitpunkt des Verbrennungstraumas mit *Staphylococcus aureus* infiziert worden waren.

Es liegt auf der Hand, dass Vitamin-C-Dosierungen im Klenner-Format auch bei Staphylokokken-Infektionen eingesetzt werden sollten. Wie bei zahlreichen anderen Infektionskrankheiten ist Vitamin C hier besonders nützlich, da es Bakterientoxine neutralisieren und Mikroorganismen eliminieren kann. Zudem kann Vitamin C immer dazu benutzt werden, um die Wirksamkeit der üblichen Antibiotikatherapie zu optimieren. Antibiotika können aber sehr unangenehme Nebenwirkungen haben. Der behandelnde Arzt sollte Vitamin C als Monotherapie in Betracht ziehen, wenn er den Eindruck hat, dass der Patient nicht so schwer krank ist, dass eine antibiotikafreie Behandlung vertretbar ist. Da Vitamin C Staphylokokken-Infektionen heilen kann, sollten Erhaltungsdosierungen von Vitamin C zur Vorbeugung solcher Infektionen sehr wirksam sein.

Trypanosomen-Infektionen (Reversibilität und Vorbeugung, Heilung?)

Trypanosomen-Infektionen werden durch einen Protozoen-Typus hervorgerufen. Umar et al. (1999) berichteten, dass eine recht kleine Dosis von Vitamin C (100 mg/kg Körpergewicht) den Anstieg der Leberenzyme verhindert, der ansonsten bei einer Infektion von Kaninchen mit *Trypanosoma brucei brucei* zu beobachten ist. Die Autoren schlossen daraus, dass die infektionsbedingte Leberverletzung im Grunde auf erhöhtem oxidativem Stress beruht.

Die Chagas-Krankheit ist eine trypanosomiale Erkrankung, die etwa 18 Millionen Menschen allein in Zentral- und Südamerika betrifft. In vielen Fällen erfolgt die Ansteckung über kontaminierte Bluttransfusionen. Ramirez et al. (1995) zeigten, dass die Zugabe von Vitamin C zu Transfusionsblut, das mit Kristallviolett vorbehandelt und absichtlich mit *Trypanosoma cruzi* infiziert worden war, mit geringeren Mengen von Kristallviolett sterilisiert werden kann als üblicherweise erforderlich. Obwohl die Autoren anmerkten, dass Kristallviolett als relativ gut verträglich eingestuft wird, empfahlen sie die Vitamin-C-Zugabe, um die aus Tierversuchen bekannten, möglicherweise krebserregenden Wirkungen zu minimieren oder auszuschließen. Docampo et al. (1988) bestätigten diesen sterilisationsverbessernden Effekt von Vitamin C bei Blut, das mit *Trypanosoma cruzi* infiziert ist. Moraes-Souza und Bordin (1996) berichteten gleichfalls, dass Kristallviolett, Vitamin C und Licht in Spenderblut vorliegende *Trypanosoma cruzi*-Erreger »effektiv inaktiviert«.

Perla (1937) beobachtete in Meerschweinchen-Studien, dass die natürliche Resistenz der Tiere gegen *Trypanosoma-brucei*-Erreger schon durch geringe Dosierungen von Vitamin C (etwa 20 mg/kg Körpergewicht) erhöht wird. In einer Laborstudie von Strangeways (1937) zeigte sich, dass Vitamin C zusammen mit Glutathion kultivierte Trypanosomen leicht abtöten kann.

Solche Ergebnisse weisen darauf hin, dass sogar niedrige Vitamin-C-Konzentrationen für Trypanosomen toxisch sind. Es ist wahrscheinlich, dass man mit höheren Vitamin-C-Dosierungen mit Sicherheit stärker ausgeprägte positive Wirkungen sehen würde. Ob allerdings Trypanomiasis durch Vitamin C geheilt werden kann, ist unklar. Aufgrund der Ergebnisse der Transfusions-Sterilisationsstudien leuchtet ein, dass man sich vor solchen Infektionen schützen kann, wenn regelmäßig ausreichend Vitamin C eingenommen würde.

Mechanismen antimikrobieller Wirkungen von Vitamin C

Zusätzlich zu der hochwirksamen antioxidativen Eigenschaft von Vitamin C, die einen großen Teil seiner antimikrobiellen klinischen Wirksamkeit begründet, wurden noch zahlreiche weitere positive Wirkungen beschrieben. Tatsächlich beruhen einige positive Wirkungen von Vitamin C in Bezug auf unterschiedliche Infektionen letztlich auf den antioxidativen Eigenschaften, obwohl dies nicht immer offensichtlich ist. Allerdings leisten zahlreiche andere Antioxidanzien einfach nicht das, was mit Vitamin C im intakten biologischen System erreicht werden kann. Wer Vitamin C lediglich als irgendein Antioxidans abtut, unterschätzt und unterschlägt das breite Spektrum positiver Wirkungen von Vitamin C im Körper. Nachfolgend sind einige Mechanismen von Vitamin C aufgelistet, die zur antimikrobiellen Wirksamkeit beitragen. Anmerkung: Manche Forschungsergebnisse stammen aus tierexperimentellen Studien, was nicht immer einen Rückschluss auf Vitamin-C-Funktionen beim Menschen erlaubt.

- 1. Verbesserung der Interferon-Produktion (Siegel, 1974; Siegel, 1975; Geber et al., 1975; Dahl und Degre, 1976; Stone, 1980; Karpinska et al., 1982). Interferone sind körpereigene antivirale Glycoproteine. Interferone werden in Zellen produziert, die mit einem Virus infiziert sind. Interferone erhöhen die Resistenz benachbarter Zellen gegen Virusattacken.

- 2. Verbesserung der Phagozytenfunktion (Nungester und Ames, 1948; Goetzl et al., 1974; Sandler et al., 1975; Boxer et al., 1976; Ganguly et al., 1976; Anderson und Dittrich, 1979; Anderson und Theron, 1979; Boxer et al., 1979; Anderson et al., 1980; Anderson et al., 1980a; Dallegri et al., 1980; Corberand et al., 1982; Patrone et al., 1982; Cunningham-Rundles, 1982; Oberritter et al., 1986; Levy und Schlaeffer, 1993; Levy et al., 1996; Ciocoiu et al., 1998; De la Fuente et al., 1998). Phagozyten sind weiße Blutzellen, die Mikroorganismen und »Zellschutt« beseitigen (»Fresszellen«).
- 3. Selektive Vitamin-C-Konzentrationen in weißen Blutzellen (Glick und Hosoda, 1965; Thomas und Holt, 1978; Evans et al., 1982; Goldschmidt, 1991; Washko et al., 1993). In wichtigen Immunzellen liegt Vitamin C bis zu 80-fach höher konzentriert vor als im Plasma. Die Migration Vitamin-C-reicher weißer Blutzellen ermöglicht eine besonders gute Versorgung von infizierten Körperregionen.
- 4. Verbesserung der zellvermittelten Immunreaktion (Siegel und Morton, 1979). Die zellvermittelte Immunreaktion bezieht sich auf T-Lymphozyten und ihre Aktivität bei Angriffen auf infektiöse Erreger.
- 5. Verbesserung der Zytokin-Produktion in weißen Blutzellen (Jeng et al., 1996). Zytokine sind Eiweißstoffe (keine Antikörper), die von manchen weißen Blutzellen freigesetzt werden und als interzelluläre Vermittler an der Entstehung einer Immunantwort beteiligt sind.
- 6. Hemmung von verschiedenen Formen des T-Lymphozytentods (Campbell et al., 1999). T-Lymphozyten sind eine integrale Komponente des Immunsystems – erhöhte T-Lymphozyten-Zahlen und -Lebensfähigkeit unterstützen das Immunsystem.
- 7. Verbesserung der Stickoxid(NO)-Produktion bei Phagozyten (Mizutani et al., 1998; Mizutani und Tsukagoshi, 1999). Große NO-Mengen werden in weißen Blutzellen produziert. NO ist ein Stoff, der zur Abtötung invasiver Mikroorganismen beiträgt.
- 8. Verbesserung der T- Lymphozyten-Proliferation (Fraser et al., 1980; Kennes et al., 1983; Wu et al., 2000).
- 9. Verbesserung der B-Lymphozyten-Proliferation (Schwager und Schulze, 1997).
- 10. Hemmung der Neuraminidase (Rotman, 1978). Manche pathogenen Viren und Bakterien benutzen das Enzym Neuraminidase, um den zur

Abwehr erzeugten Schleim aufzulösen. Durch Hemmung der Neuraminidase unterstützt Vitamin C die körpereigene Abwehr.

- 11. Verbesserung der Antikörper-Produktion und Komplementaktivität (Ecker und Pillemer, 1940; Bourne, 1949; Prinz et al., 1977; Vallance, 1977; Sakamoto et al., 1980; Feigen et al., 1982; Li und Lovell, 1985; Wahli et al., 1986; Johnston et al., 1987; Haskell und Johnston, 1991; Wu et al., 2000). Zur Bekämpfung von Infektionen und Toxinen ist eine gute Antikörperfunktion erforderlich. Das Komplementsystem ist eine komplexe Gruppe von Proteinen, die zur Abtötung von Zielzellen nötig ist und weitere Immunfunktionen vermittelt.
- 12. Verbesserung der Aktivität von natürlichen Killerzellen (Heuser und Vojdani, 1997). Natürliche Killerzellen sind Lymphozyten, die beispielsweise Krebszellen direkt attackieren und abtöten können. Sie sind nicht antikörperabhängig.
- 13. Verbesserung der Prostaglandinbildung (Horrobin et al., 1979; Scott, 1982; Siegel und Morton, 1984). Prostaglandine sind hochwirksame Mediatoren zahlreicher physiologischer Prozesse, inklusive der Regulation der T-Lymphozytenfunktion.
- 14. Erhöhung der cGMP(cyclisches Guanosinmonophosphat)-Spiegel in Lymphozyten (Atkinson et al., 1979; Panush et al., 1982). cGMP spielt eine zentrale Rolle für die Regulation verschiedener physiologischer Prozesse, inklusive der Modulation von Immunantworten. cGMP ist ein wichtiger Faktor der normalen Zellproliferation und -differenzierung. cGMP vermittelt auch Wirkungen vieler Hormone und ist an der Relaxation glatter Muskulatur beteiligt.
- 15. Verbesserung der lokalen Produktion und/oder Interaktion mit Wasserstoffperoxid, das Mikroorganismen abtöten kann (Strangeways, 1937; Miller, 1969; Tappel, 1973; Kraut et al., 1980). Vitamin C und Wasserstoffperoxid können die Schutzverkapselung mancher Bakterien, etwa von Pneumokokken, auflösen (Robertson et al., 1941).
- 16. Entgiftung von Histamin (Nandi et al., 1974; Johnston et al., 1992). Der antihistaminische Effekt von Vitamin C ist zur Unterstützung lokaler Immunfaktoren von Bedeutung.
- 17. Neutralisierung von oxidativem Stress, der den Infektionsprozess fördert (Kastenbauer et al., 2002). Infektionen produzieren lokal freie Radikale, die den Infektionsprozess verstärken und verfestigen.

- ► 18. Unspezifische Immunverstärkung und Verbesserung von Impfwirkungen (Versteeg, 1970; Banic, 1982; Wu et al., 2000). Vitamin C kann die Immunwirkung einer Impfung verbessern.
- ► 19. Schleimlösende Wirkung von Vitamin C (Ericsson, 1954). Diese Eigenschaft hilft bei der Verdünnung verdickter Schleimsekrete, was die Infektabwehr verbessert.
- ► 20. Mögliche Veränderung der Oberflächeneigenschaften von Bakterienzellen (Rawal, 1978). Vermutlich kann Vitamin C die Zelloberfläche von Bakterien verändern und für Antibiotika durchlässiger machen.

Wenn Sie eigene Literaturrecherchen durchführen, werden Sie auf einige Arbeiten stoßen, die die hier vorgestellten Schlussfolgerungen nicht unterstützen. Man muss darauf hinweisen, dass sich die überwiegende Mehrheit solcher Widersprüchlichkeiten auf die Vitamin-C-Dosierung bezieht. Es gibt zahlreiche Studien, die zu dem Ergebnis kommen, dass Vitamin C weder nützlich noch bedeutsam für verschiedene Forschungsmodelle ist. So gut wie alle derartigen Forschungsmodelle benutzten Vitamin-C-Dosierungen, die nicht ausreichten, um ein bestimmtes positives Ergebnis/Wirkung zu erzielen. Unglücklicherweise geben viele dieser Forscher unbeirrbar unqualifizierte Erklärungen ab: Vitamin C habe geringen oder überhaupt keinen Wert für einen bestimmten Forschungsansatz. Die einzig richtige Schlussfolgerung ist aber, dass eine sehr kleine Vitamin-C-Dosis nur einen geringen oder keinen Wert für diesen bestimmten Forschungsansatz gezeigt hat.

Zusammenfassung

In Bezug auf die Wirkungen von Vitamin C auf zahlreiche Mikroorganismen und die daraus entstehenden Erkrankungen existieren sehr viele Studien. Viele infektiöse Erreger und die zugehörigen Erkrankungen können allein mit Vitamin C komplett verhindert, leicht rückgängig gemacht und häufig geheilt werden. Frederick Klenner war ein Pionier in der Anwendung von Vitamin-C-Dosierungen, die jenseits des Vorstellungsvermögens der meisten anderen Forscher liegen. Klenner erzielte im Einzelfall häufig unglaubliche Ergebnisse bei seinen Patienten. Viele andere Forscher erreichten positive, aber weniger stringente Resultate mit wesentlich geringeren Dosierungen.

Vitamin C ist zweifellos das ideale Mittel, um so gut wie jede Virusinfektion zu behandeln. Zahlreiche dokumentierte Fälle zeigen, dass die sofortige Anwendung sehr hoher Vitamin-C-Dosierungen schwer infizierten Individuen und sogar komatösen Patienten wirksam hilft – und zur ultimativen kompletten Heilung führt. Unabhängig von anderen Medikamenten, die den von aggressiven hartnäckigen Virusinfektionen Betroffenen gegeben werden, sollte man all diesen Patienten großzügige Vitamin-C-Dosierungen verabreichen. Darüber hinaus muss bei hochakuten Fällen Vitamin C einfach intravenös eingesetzt werden, da auf diese Weise häufig ein Behandlungserfolg erzielt wird – sogar dann, wenn die orale Vitamin-C-Therapie versagt.

Viele Infektionskrankheiten produzieren auch Toxine, die den Schweregrad der Erkrankung erhöhen und lebensbedrohlich sein können. Vitamin C ist ein hochpotentes Antitoxin – ein ideales Mittel, um toxinassoziierte Infektionskrankheiten zu behandeln. Leider haben Antibiotika nicht diese Eigenschaft. Der Nutzen von Vitamin C als antitoxische Substanz wird im nächsten Kapitel ausführlich erläutert.

Auch für den Arzt oder Patienten, die sich dem Diktat moderner Lehrbücher und klinischer Leitfäden nicht widersetzen können, wird Vitamin C zur perfekten Begleitsubstanz, die man zu jeder anderen empfohlenen Standardtherapie zusätzlich einsetzen kann. Dies trifft in jedem Fall auf Antibiotika zu, die Klenner häufig zusammen mit Vitamin C verordnet hat. Klenner (1974) erklärte: »Ascorbinsäure [Vitamin C] ist die sicherste und wertvollste Substanz, die einem Arzt zur Verfügung steht. Mit der richtigen Anwendung lassen sich viele Kopfschmerzen und viel Herzeleid vermeiden.«

Fachliteratur zu Kapitel 2

Abbasy, M., Harris, L., Ellman, P. (1937) Vitamin C and infection. Excretion of vitamin C in pulmonary tuberculosis and in rheumatoid arthritis. *The Lancet* 2: 181–183

Abbasy, M., Hill, N., Lond, M., Harris, L. (1936) Vitamin C and juvenile rheumatism with some observations on the vitamin-C reserves in surgical tuberculosis. *The Lancet* 2: 1413–1417

Albrecht, E. (1938) Vitamin C as an adjuvant in the therapy of lung tuberculosis. *Medizinische Klinik* (München) 34: 972–973

Alexander, F., Meleney, H. (1935) A study of diets in two rural communities in Tennessee in which amoebiasis was prevalent. *American Journal of Hygiene* 22: 704–730

Allard, J., Aghdassi, E., Chau, J., Tam, C., Kovacs, D., Salit, I., Walmsley, S. (1998) Effects of vitamin E and C supplementation on oxidative stress and viral load in HIV infected subjects. *AIDS* 12(13): 1653–1659

Amato, G. (1937) Azione dell'acido ascorbico sul virus fisso della rabbia e sulla tossina tetanica. *Giornale di Batteriologia, Virologia et Immunologia* (Turin) 19: 843–847

Anderson, R., Dittrich, O. (1979) Effects of ascorbate on leucocytes. Part IV. Increased neutrophil function and clinical improvement after oral ascorbate in 2 patients with chronic granulomatous disease. *South African Medical Journal* 56(12): 476–480

Anderson, R., Theron, A. (1979) Effects of ascorbate on leucocytes. Part III. In vitro and in vivo stimulation of abnormal neutrophil motility by ascorbate. *South African Medical Journal* 56(11): 429–433

Anderson, R., Oosthuizen, R., Maritz, R., Theron, A., Van Rensburg, A. (1980) The effects of increasing weekly doses of ascorbate on certain cellular and humoral immune functions in normal volunteers. *The American Journal of Clinical Nutrition* 33(1): 71–76

Anderson, R., Hay, I., van Wyk, H., Oosthuizen, HR., Theron, A. (1980a) The effect of ascorbate on cellular humoral immunity in asthmatic children. *South African Medical Journal* 58(24): 974– 977

Andreasen, C., Frank, D. (1999) The effects of ascorbic acid on in vitro heterophil function. *Avian Diseases* 43(4): 656–663

Atkinson, J., Weiss, A., Ito, M., Kelly, J., Parker, C. (1979) Effects of ascorbic acid and sodium ascorbate on cyclic nucleotide metabolism in human lymphocytes. *Journal of Cyclic Nucleotide Research* 5(2): 107–123

Awotedu, A., Sofowora, E., Ette S. (1984) Ascorbic acid deficiency in pulmonary tuberculosis. *East African Medical Journal* 61(4): 283–287

Babbar, I. (1948) Observations of ascorbic acid. Part XI. Therapeutic effect of ascorbic acid in tuberculosis. *The Indian Medical Gazette* 83: 409–410

Baetgen, D. (1961) [Results of the treatment of epidemic hepatitis in children with high doses of ascorbic acid in the years 1957–1958]. *Medizinische Monatsschrift* 15: 30–36

Bagchi, D., Bagchi, M., Stohs, S., Das, D., Ray, S., Kuszynski, C., Joshi, S., Pruess, H. (2000) Free radicals and grape seed proanthocyanidin extract: importance in human health and disease prevention. *Toxicology* 148(2–3): 187–197

Bakhsh, I., Rabbani, M. (1939) Vitamin C in pulmonary tuberculosis. *The Indian Medical Gazette* 74: 274–277

Bamberger, P., Wendt, L. (1935) *Klinische Wochenschrift* 14: 846

Bamberger, P., Zell, W. (1936) *Zeitschrift Kinderheilkunde* 58: 307

Banerjee, S., Sen, P., Guha, B. (1940) Urinary excretion of combined ascorbic acid in pulmonary tuberculosis. *Nature* 145(3679): 706–707

Banic, S. (1975) Prevention of rabies by vitamin C. *Nature* 258 (5531): 153–154

Banic, S. (1982) Immunostimulation by vitamin C. *International Journal for Vitamin and Nutrition Research.* Supplement 23: 49– 52

Baur, H. (1952) [Poliomyelitis therapy with ascorbic acid]. *Helvetia Medica Acta* 19: 470–474

Baur, H., Staub, H. (1954) [Therapy of hepatitis with ascorbic acid infusions]. *Schweizerische Medizinische Wochenschrift* 84: 595–597

Bechelli, L. (1939) Vitamin C therapy of the lepra reaction. *Revista Brasileira de Leprologia* (Sao Paulo) 7: 251–255

Belfield, W. (1967) Vitamin C in treatment of canine and feline distemper complex. *Veterinary Medicine/Small Animal Clinician* 62(4): 345–348

Belfield, W., Stone, I. (1975) Megascorbic prophylaxis and megascorbic therapy: a new orthomolecular modality in veterinary medicine. *Journal of the International Academy of Preventive Medicine* 2: 10–26

Bhaduri, J., Banerjee, S. (1960) Ascorbic acid, dehydroascorbic acid and glutathione levels in blood of patients suffering from infectious diseases. *The Indian Journal of Medical Research* 48: 208–211.

Bieling, R. (1925) *Zeitschrift für Hygiene* 104: 518

Birkhaug, K. (1938) The role of vitamin C in the pathogenesis of tuberculosis in the guinea-pig. I. Daily excretion of vitamin C in urine of L-ascorbic acid treated and control tuberculous animals. II. Vitamin C content of suprarenals of L-ascorbic acid treated and control tuberculous animals. *Acta Tuberculosea Scandinavica* 12: 89–104

Birkhaug, K. (1938) III. Quantitative variations in the haemogram of L-ascorbic acid treated and control tuberculous animals. *Acta Tuberculosea Scandinavica* 12: 359–372

Birkhaug, K. (1939) IV. Effect of L-ascorbic acid on the tuberculin reaction in tuberculous animals. *Acta Tuberculosea Scandinavica* 13: 45–51

Birkhaug, K. (1939) V. Degree of tuberculosis in L-ascorbic acid treated and control tuberculosis animals. *Acta Tuberculosea Scandinavica* 13: 52–66

Bjornesjo, K. (1951) On the effect of human urine on tubercle bacilli. II. The tuberculostatic effect of various urine constituents. *Acta Tuberculosea Scandinavica* 25: 447

Bjornesjo, K. (1951) III. The solubility of the tuberculostatic factor in organic solvents, and its behavior in dialysis and electrodialysis. *Acta Tuberculosea Scandinavica* 25: 457

Bjornesjo, K. (1952) IV. Some attempts to concentrate and purify the tuberculostatic factor. *Acta Tuberculosea Scandinavica* 27: 116

Bjornesjo, K. (1952) V. Experiments with the tuberculostatic factor purified from urine. *Acta Tuberculosea Scandinavica* 27: 123

Bogden, J., Baker, H., Frank, O., Perez, G., Kemp, F., Bruening, K., Louria, D. (1990) Micronutrient status and human immunodeficiency virus (HIV) infection. *Annals of the New York Academy of Science* 587: 189–195

Bogen, E., Hawkins, L., Bennett, E. (1941) Vitamin C treatment of mucous membrane tuberculosis. *American Review of Tuberculosis* 44: 596–603

Bonnholtzer, E. (1937) *Deutsche Medizinische Wochenschrift* 26: 1001

Borsalino, G. (1937) La fragilita capillare nella tubercolosi polmonare e le sue modificazioni per azione della vitamin C. *Giornale di Clinica Medica* (Bologna) 18: 273–294

Bossevain, C., Spillane, J. (1937) A note on the effect of synthetic ascorbic acid (vitamin C) on the growth of the tubercle bacillus. *American Review of Tuberculosis* 35: 661–662

Boura, P., Tsapas, G., Papadopoulou, A., Magoula, I., Kountouras, G. (1989) Monocyte locomotion in anergic chronic brucellosis patients: the in vivo effect of ascorbic acid. *Immunopharmacology and Immunotoxicology* 11(1): 119–129

Bourke, G., Coleman, R., Rencricca, N. (1980) Effect of ascorbic acid on host resistance in virulent rodent malaria. *Clinical Research* 28(3): 642A

Bourne, G. (1949) Vitamin C and immunity. *The British Journal of Nutrition* 2: 342

Boxer, L., Watanabe, A., Rister, M., Besch, H., Allen, J., Baehner, R. (1976) Correction of leukocyte function in Chediak-Higashi syndrome by ascorbate. *The New England Journal of Medicine* 295(19): 1041–1045

Boxer, L., Vanderbilt, B., Bonsib, S., Jersild, R. H., Yang, H., Baehner, R. (1979) Enhancement of chemotactic response and microtubule assembly in human leukocytes by ascorbic acid. *Journal of Cellular Physiology* 100(1): 119–126

Boyden, S., Andersen, M. (1956) Diet and experimental tuberculosis in the guinea pig. The importance of the source of ascorbic acid. *Acta Pathologica et Microbiologica Scandinavica* 39: 107–116

Brown, H. (1936) Whooping cough. *Clin J* 65: 246

Buffinton, G., Christen, S., Peterhans, E., Stocker, R. (1992) Oxidative stress in lungs of mice infected with influenza A virus. *Free Radical Research Communications* 16(2): 99–110

Bumbalo, T. (1938) Urinary output of vitamin C of normal and of sick children. With a laboratory test for its estimation. *American Journal of Diseases of Children* 55: 1212–1220

Bumbalo, T., Jetter, W. (1938) Vitamin C in tuberculosis. The effect of supplementary synthetic vitamin C on the urinary output of this vitamin by tuberculous children. *The Journal of Pediatrics* 13: 334–340

Calleja, H., Brooks, R. (1960) Acute hepatitis treated with high doses of vitamin C. *The Ohio State Medical Journal* 56: 821–823

Campbell, J., Cole, M., B. Bunditrutavorn, B., Vella, A. (1999) Ascorbic acid is a potent inhibitor of various forms of T cell apoptosis. *Cellular Immunology* 194(1): 1–5

Campbell, M., Warner, E. (1930) *The Lancet* 1: 61

Carlsson, S., Wiklund, N., Engstrand, L., Weitzberg, E., Lundberg, J. (2001) Effects of pH, nitrite, and ascorbic acid on nonenzymatic nitric oxide generation and bacterial growth in urine. *Nitric Oxide: Biology and Chemistry* 5(6): 580–586

Carr, A., Einstein, R., Lai, L., Martin, N., Starmer G. (1981) Vitamin C and the common cold: using identical twins as controls. *The Medical Journal of Australia* 2(8): 411–412

Cathcart, R. (1981) Vitamin C, titrating to bowel tolerance, anascorbemia, and acute induced scurvy. *Medical Hypotheses* 7(11): 1359–1376

Cathcart, R. (1984) Vitamin C in the treatment of acquired immune deficiency syndrome (AIDS). *Medical Hypotheses* 14(4): 423–433

Cathcart R. (1990) Letter to the Editor. *The Lancet* 335: 235

Cecil Textbook of Medicine. (2000) 21. Auflage. Hg. von Goldman, L. and J. Bennett, Philadelphia, PA: W.B. Saunders Company

Chang, C., Lan, T. (1940) Vitamin C in tuberculosis. Ascorbic acid content of blood and urine of tuberculosis patients. *American Review of Tuberculosis* 41: 494–506

Charpy, J. (1948) Ascorbic acid in very large doses alone or with vitamin D2 in tuberculosis. *Bulletin de l'académie Nationale de Médecine* (Paris) 132: 421–423

Clarke, J. (1930) *Journal of Tropical Medicine and Hygiene* 33: 249

Ciocoiu, M., Lupusoru, E., Colev, V., Badescu, M., Paduraru, I. (1998) [The involvement of vitamins C and E in changing the immune response]. *Revista Medico-Chirurgicala a Societatii de Medici si Naturalisti din Iasi* 102(1-2): 93–96

Corberand, J., Nguyen, F., Fraysse, B., Enjalbert, L. (1982) Malignant external otitis and polymorphonuclear leukocyte migration impairment. Improvement with ascorbic acid. *Archives of Otolaryngology* 108(2): 122–124

Coulehan, J., Eberhard, S., Kapner, L., Taylor, F., Rogers, K., Garry, P. (1976) Vitamin C and acute illness in Navajo school children. *The New England Journal of Medicine* 295(18): 973–977

Cumming, P., Wallace, E., Schorr, J., Dodd, R. (1989) Exposure of patients to human immunodeficiency virus through the transfusion of blood components that test antibody-negative. *The New England Journal of Medicine* 321(14): 941–946

Cunningham-Rundles, S. (1982) Effects of nutritional status on immunological function. *The American Journal of Clinical Nutrition* 35(5 Suppl): 1202–1210

Dahl, H., Degre, M. (1976) The effect of ascorbic acid on production of human interferon and the antiviral activity in vitro. *Acta Pathologica et Microbiologica Scandinavica.* Section, B., Microbiology 84(5): 280–284

Dainow, I. (1943) Treatment of herpes zoster with vitamin C. *Dermatologia* 68: 197–201

Dalldorf, G. (1933) *American Journal of Diseases of Children* 46: 794

Dallegri, F., Lanzi, G., Patrone, F. (1980) Effects of ascorbic acid on neutrophil locomotion. *International Archives of Allergy and Applied Immunology* 61(1): 40–45

Dalton, W. (1962) Massive doses of vitamin C in the treatment of viral diseases. *Journal of the Indiana State Medical Association* August, 1151–1154

Daoud, A., Abdel-Ghaffar, A., Deyab, F., Essa, T. (2000) The effect of antioxidant preparation (antox) on the course and efficacy of treatment of trichinosis. *Journal of the Egyptian Society of Parasitology* 30(1): 305–314

Das, B., Patnaik, J., Mohanty, S., Mishra, S., Mohanty, D., Satpathy, S., Bose, T.,. (1993) Plasma antioxidants and lipid peroxidation products in falciparum malaria. *The American Journal of Tropical Medicine and Hygiene* 49(6): 720–725

De la Asuncion, J., del Olmo, M., Sastre, J., Millan, A., Pellin, A., Pallardo, F., Vina, J. (1998) AZT treatment induces molecular and ultrastructural oxidative damage to muscle mitochondria. Prevention by antioxidant vitamins. *The Journal of Clinical Investigation* 102(1): 4–9

De la Fuente, M., Fernandez, M., Burgos, M., Soler, A., Prieto, A., Miquel, J. (1998) Immune function in aged women is improved by ingestion of vitamins C and E. *Canadian Journal of Physiology and Pharmacology* 76(4): 373–380

Destro, R., Sharma, V. (1977) An appraisal of vitamin C in adjunct therapy of bacterial and »viral« meningitis. *Clinical Pediatrics* 16(10): 936–939

Devasena, T., Lalitha, S., Padma, K. (2001) Lipid peroxidation, osmotic fragility and antioxidant status in children with acute post-streptococcal glomerulonephritis. *Clinica Chimica Acta* 308(1-2): 155–161

Dey, P. (1966) Efficacy of vitamin C in counteracting tetanus toxicity. *Die Naturwissenschaften* 53(12): 310

Dey, P. (1967) Protective action of ascorbic acid & its precursors on the convulsive & lethal actions of strychnine. *Indian Journal of Experimental Biology* 5(2): 110–112

Dieckhoff, J., Schuler K. (1938) *Klinische Wochenschrift* 17: 936

Docampo, R., Moreno, S., Cruz, F. (1988) Enhancement of the cytotoxicity of crystal violet against Trypanosoma cruzi in the blood by ascorbate. *Molecular and Biochemical Parasitology* 27(2-3): 241–247

Douglas, R., Chalker, E., Treacy B. (2000) Vitamin C for preventing and treating the common cold. *Cochrane Database of Systematic Reviews* (2):CD000980

Downes, J. (1950) An experiment in the control of tuberculosis among Negroes. *The Milbank Memorial Fund Quarterly* 28: 127–159

Drummond, J. (1943) Recent advances in the treatment of enteric fever. *Clinical Proceedings* (Südafrika) 2: 65–93

Dubey, S., Sinha, K., Gupta, J. (1985) Vitamin C status, glutathione and histamine in gastric carcinoma, tuberculous enteritis and non-specific ulcerative colitis. *Indian Journal of Physiology and Pharmacology* 29(2): 111–114

Dubey, S., Palodhi, G., Jain, A. (1987) Ascorbic acid, dehydroascorbic acid and glutathione in liver disease. *Indian Journal of Physiology and Pharmacology* 31(4): 279–283

Ecker, E., Pillemer, L. (1940) Vitamin C requirement of the guinea pig. *Proceedings of the Society for Experimental Biology and Medicine* 44: 262

Edwards, W. (1968) Ascorbic acid for treatment of feline rhinotracheitis. *Veterinary Medicine/Small Animal Clinician* 63: 696–698

Eller C., Edwards, F., Wynne, E. (1968) Sporicidal action of autooxidized ascorbic acid for Clostridium. *Applied Microbiology* 16(2): 349–354

Elsdon-Dew, R. (1949) Endemic fulminating amebic dysentery. *American Journal of Tropical Medicine* 29: 337–340

Elsdon-Dew, R. (1950) Amoebiasis in Natal. *South African Medical Journal* 24: 160

Ericsson, Y. (1954) The effect of ascorbic acid oxidation on mucoids and bacteria in body secretions. *Acta Pathologica et Microbiologica Scandinavica* 35: 573–583

Erwin, G., Wright, R., Doherty, C. (1940) Hypovitaminosis C and pulmonary tuberculosis. *British Medical Journal* 1: 688–689

Esposito, A. (1986) Ascorbate modulates antibacterial mechanisms in experimental pneumococcal pneumonia. *The American Review of Respiratory Disease* 133(4): 643–647

Evans, R., Currie, L., Campbell, A. (1982) The distribution of ascorbic acid between various cellular components of blood, in normal individuals, and its relation to the plasma concentration. *The British Journal of Nutrition* 47(3): 473–482

Everall, I., Hudson, L., Kerwin, R. (1997) Decreased absolute levels of ascorbic acid and unaltered vasoactive intestinal polypeptide receptor binding in the frontal cortex in acquired immunodeficiency syndrome. *Neuroscience Letters* 224(2): 119–122

Eylar, E., Baez, I., Navas, J., Mercado, C. (1996) Sustained levels of ascorbic acid are toxic and immunosuppressive for human T cells. *Puerto Rico Health Sciences Journal* 15(1): 21–26

Falk, G., Gedda, K., Gothlin, G. (1932) *Upsala Lakaref Forh* 38: 1

Farah, N. (1938) Enteric fever treated with suprarenal cortex extract and vitamin C intravenously. *Lancet* 1: 777–779

Faulkner, J., Taylor, F. (1937) Vitamin C and infection. *Annals of Internal Medicine* 10: 1867–1873

Faust, E., Kagy, E. (1934) Studies on the pathology of amebic enteritis in dogs. *American Journal of Tropical Medicine* 14: 221– 233

Faust, E., Scott, L., Swartzwelder, J. (1934) Influence of certain foodstuffs on lesions of Entamoeba histolytica infection. *Proceedings of the Society for Experimental Biology and Medicine* 32: 540–542

Faust, E., Swartzwelder, J. (1936) Use of liver extract intramuscularly in the course of acute amebiasis in dogs. *Proceedings of the Society for Experimental Biology and Medicine* 33: 514–518

Feigen, G., Smith, B., Dix, C., Flynn, C., Peterson, N., Rosenberg, L., Pavlovic, S., Leibovitz, B. (1982) Enhancement of antibody production and protection against systemic anaphylaxis by large doses of vitamin C. *Research Communications in Chemical Pathology and Pharmacology* 38(2): 313–333

Ferreira, D. (1950) Vitamin C in leprosy. *Publicacoes Medicus* 20: 25–28

Findlay, G. (1923) The relation of vitamin C to bacterial infection. *Journal of Pathology and Bacteriology* 26(1): 1–19

Floch, H., Sureau, P. (1952) Vitamin C therapy in leprosy. *Bulletin de la Societe de Pathologie Exotique et de Ses Filiales* (Paris) 45: 443–446

Forbes, J., Duncan, G. (1954) Effect of alcohol intoxication and ACTH on liver ascorbic acid in the guinea pig. *Endocrinology* 55: 822–827

Foster, D., Obineche, E., Traub, N. (1974) The effect of pyridoxine, folic acid and ascorbic acid therapy on the incidence of sideroblastic anaemia in Zambians with chloramphenicol treated typhoid. A preliminary report. *East African Medical Journal* 51(1): 20–25

Fraser, R., Pavlovic, S., Kurahara, C., Murata, A., Peterson, N., Taylor, K., Feigen, G. (1980) The effect of variations in vitamin C intake on the cellular immune response of guinea pigs. *The American Journal of Clinical Nutrition* 33(4): 839–847

Galloway, T., Seifert, M. (1949) Bulbar poliomyelitis: favorable results in its treatment as a problem in respiratory obstruction. *Journal of the American Medical Association* 141(1): 1–8

Gander, J., Niederberger, W. (1936) *Münchner Medizinische Wochenschrift* 83: 1386

Ganguly, R., Durieux, M., Waldman, R. (1976) Macrophage function in vitamin C -deficient guinea pigs. *The American Journal of Clinical Nutrition* 29(7): 762–765

Gatti, C., Gaona, R. (1939) Ascorbic acid in the treatment of leprosy. *Archiv Schiffe- und Tropenhygiene* 43: 32–33

Geber, W., Lefkowitz, S., Hung, C. (1975) Effect of ascorbic acid, sodium salicylate, and caffeine on the serum interferon level in response to viral infection. *Pharmacology* 13(3): 228–233

Getz, H., Koerner, T. (1941) Vitamin A and ascorbic acid in pulmonary tuberculosis. Determination in plasma by the photoelectric colorimeter. *The American Journal of the Medical Sciences* 202: 831–847

Getz, H., Koerner T. (1943) Vitamin nutrition in tuberculosis. *American Review of Tuberculosis* 47: 274–283

Getz, H., Long, E., Henderson, H. (1951) A study of the relation of nutrition to the development of tuberculosis. Influence of ascorbic acid and vitamin A. *American Review of Tuberculosis* 64: 381–393

Glazebrook, A., Thomson, S. (1942) The administration of vitamin C in a large institution and its effect on general health and resistance to infection. *Journal of Hygiene* 42(1): 1–19

Glick, D., Hosoda, S. (1965) Histochemistry. LXXViii. Ascorbic acid in normal mast cells and macrophages and neoplastic mast cells. *Proceedings of the Society for Experimental Biology and Medicine* 119: 52–56

Gnarpe, H., Michaelsson, M., Dreborg, S. (1968) The in vitro effect of ascorbic acid on the bacterial growth in urine. *Acta Pathologica et Microbiologica Scandinavica* 74(1): 41–50

Goetzl, E., Wasserman, S., Gigli, I., Austen, K. (1974) Enhancement of random migration and chemotactic response of human leukocytes by ascorbic acid. *The Journal of Clinical Investigation* 53(3): 813–818

Gogu, S., Beckman, B., Rangan, S., Agrawal, K. (1989) Increased therapeutic efficacy of zidovudine in combination with vitamin E. *Biochemical and Biophysical Research Communications* 165(1): 401–407

Goldschmidt, M. (1991) Reduced bactericidal activity in neutrophils from scorbutic animals and the effect of ascorbic acid on these target bacteria in vivo and in vitro. *The American Journal of Clinical Nutrition* 54(6 Suppl): 1214S–1220S

Gorton, H., Jarvis, K. (1999) The effectiveness of vitamin C in preventing and relieving the symptoms of virus-induced respiratory infections. *Journal of Manipulative and Physiological Therapeutics* 22(8): 530–533

Goskowicz, M., Eichenfield, L. (1993) Cutaneous findings of nutritional deficiencies in children. *Current Opinion in Pediatrics* 5(4): 441–445

Grant, A. (1930) *American Review of Tuberculosis* 21: 115

Greene, M., Steiner, M., Kramer, B. (1936) The role of chronic vitamin-C deficiency in the pathogenesis of tuberculosis in the guinea pig. *American Review of Tuberculosis* 33: 585–624

Greenwald, C., Harde, E. (1935) Vitamin C and diphtheria toxin. *Proceedings of the Society for Experimental Biology and Medicine* 32: 1157–1160

Greer, E. (1955) Vitamin C in acute poliomyelitis. *Medical Times* 83(11): 1160–1161

Gunzel, W., Kroehnert, G. (1937) Experiences in the treatment of pneumonia with vitamin C. *Fortschritte der Therapie* 13: 460–463

Gupta, G., Guha, B. (1941) The effect of vitamin C and certain other substances on the growth of microorganisms. *Annals of Biochemistry and Experimental Medicine* 1(1): 14–26

Hamdy, A., Pounden, W., Trapp, A., Redman, D., Bell, D. (1967) Effect of vitamin C on lamb pneumonia and mortality. *The Cornell Veterinarian* 57(1): 12–20

Hamuy, R., Berman, B. (1998) Treatment of Herpes simplex virus infections with topical antiviral agents. *European Journal of Dermatology* 8(5): 310–319

Hanzlik, P., Terada, B. (1936) Protective measures in diphtheria intoxication. *Journal of Pharmacology and Experimental Therapeutics* 56: 269–277

Harakeh, S., Jariwalla, R., Pauling, L. (1990) Suppression of human immunodeficiency virus replication by ascorbate in chronically and acutely infected cells. *Proceedings of the National Academy of Sciences of the United States of America* 87(18): 7245–7249

Harakeh, S., Jariwalla, R. (1991) Comparative study of the anti-HIV activities of ascorbate and thiol-containing reducing agents in chronically HIV-infected cells. *The American Journal of Clinical Nutrition* 54(6 Suppl): 1231S–1235S

Harakeh, S., Jariwalla, R. (1997) NF-kappa B-independent suppression of HIV expression by ascorbic acid. *AIDS Research and Human Retroviruses* 13(3): 235–239

Harde, E., Philippe, M. (1934) Observations sur le pouvoir antigene du melange toxine diphtherique et vitamin C. *Comptes rendus Acad de Science* 199: 738–739

Haskell, B., Johnston, C. (1991) Complement component C1q activity and ascorbic acid nutriture in guinea pigs. *The American Journal of Clinical Nutrition* 54(6 Suppl): 1228S–1230S

Hasselbach, F. (1935) Therapy of tuberculosis pulmonary hemorrhages with vitamin C. *Fortschritte der Therapie* 7: 407–411

Hasselbach, F. (1936) *Zeitschrift Tuberkulose* 75: 336

Hastings, R., Richard Jr., V., Christy, S., Morales, M. (1976) Activity of ascorbic acid in inhibiting the multiplication of M. leprae in the mouse foot pad. *International Journal of Leprosy and Other Mycobacterial Diseases* 44(4): 427–430

Heise, F., Martin, G. (1936) Ascorbic acid metabolism in tuberculosis. *Proceedings of the Society for Experimental Biology and Medicine* 34: 642–644

Heise, F., Martin, G. (1936a) Supervitaminosis C in tuberculosis. *Proceedings of the Society for Experimental Biology and Medicine* 35: 337–338

Heise, F., Martin, G., Schwartz, S. (1937) The influence of the administration of vitamin C on blood sedimentation and sensitivity to tuberculin. *British Journal of Tuberculosis* 31: 23–31

Hemila, H. (1994) Does vitamin C alleviate the symptoms of the common cold? – a review of current evidence. *Scandinavian Journal of Infectious Disease* 26(1): 1–6

Hemila, H. (1996) Vitamin C, the placebo effect, and the common cold: a case study of how preconceptions influence the analysis of results. *Journal of Clinical Epidemiology* 49(10): 1079–1084

Hemila, H. (1997) Vitamin C intake and susceptibility to pneumonia. *The Pediatric Infectious Disease Journal* 16(9): 836–837

Hemila, H., Douglas, R. (1999) Vitamin C and acute respiratory infections. *The International Journal of Tuberculosis and Lung Disease* 3(9): 756–761

Hemila, H., Kaprio, J., Pietinen, P., Albanes, D., Heinonen, O. (1999) Vitamin C and other compounds in vitamin C rich food in relation to risk of tuberculosis in male smokers. *American Journal of Epidemiology* 150(6): 632–641

Hennet, T., Peterhans, E., Stocker, R. (1992) Alterations in antioxidant defences in lung and liver of mice infected with influenza A virus. *The Journal of General Virology* 73 (Pt 1): 39–46

Hershko, C. (1989) Mechanism of iron toxicity and its possible role in red cell membrane damage. *Seminars in Hematology* 26(4): 277–285

Heuser, G., Vojdani, A. (1997) Enhancement of natural killer cell activity and T and B cell function by buffered vitamin C in patients exposed to toxic chemicals: the role of protein kinase-C. *Immunopharmacology and Immunotoxicology* 19(3): 291–312

Hill, C., Garren, H. (1955) The effect of high levels of vitamins on the resistance of chicks to fowl typhoid. *Annals of the New York Academy of Sciences* 63: 186–194

Hochwald, A. (1937) *Deutsche Medizinische Wochenschrift* 63: 182

Hojer, J. (1924) Studies in scurvy. Part IV. Scurvy and tuberculosis. *Acta Paediatr* 3 (Ergänzung): 140–171

Holden, M., Resnick, R. (1936) The in vitro action of synthetic crystalline vitamin C (ascorbic acid) on herpes virus. *Journal of Immunology* 31: 455–462

Holden, M., Molloy, E. (1937) Further experiments on the inactivation of herpes virus by vitamin C (L-ascorbic acid). *Journal of Immunology* 33: 251–257

Honjo, S., Imaizumi, K. (1967) Ascorbic acid content of adrenal and liver in cynomolgus monkeys suffering from bacillary dysentery. *Japanese Journal of Medical Science & Biology* 20(1): 97–102

Honjo, S., Takasaka, M., Fujiwara, T., Imaizumi, K., Ogawa, H. (1969) Shigellosis in cynomolgus monkeys (Macaca irus) VII. Experimental production of dysentery with a relatively small dose of Shigella flexneri 2a in ascorbic acid deficient monkeys. *Japanese Journal of Medical Science & Biology* 22(3): 149–162

Horrobin, D., Manku, M., Oka, M., Morgan, R., Cunnane, S., Ally, A., Ghayur, T., Schweitzer, M., Karmali, R. (1979) The nutritional regulation of T lymphocyte function. *Medical Hypotheses* 5(9): 969–985

Hovi, T., Hirvimies, A., Stenvik, M., Vuola, E., Pippuri, P. (1995) Topical treatment of recurrent mucocutaneous herpes with ascorbic acid-containing solution. *Antiviral Research* 27(3): 263–270

Huggins, H., Levy, T. (1999) Uninformed Consent: The Hidden Dangers in Dental Care. Charlottesville, VA: Hampton Roads Publishing Company, Inc.

Hunt, C., Chakravorty, N., Annan, G., Habibzadeh, N.; Schorah, C. (1994) The clinical effects of vitamin C supplementation in elderly hospitalized patients with acute respiratory infections. *International Journal for Vitamin and Nutrition Research* 64(3): 212–219

Hurford, J. (1938) *Lancet* I: 498

Imamura, T. (1929) *Acta Medicin Keijo* 12: 249

Ivanov, K., Ponomarev, S., Gorelov, A., Volchek, I., Basos, S., Volzhanin, V., Samgina, E. (1991) [The clinical picture of the initial period of intestinal amebiasis]. *Meditsinskaia Parazitologiia i Parazitarnye Bolezni* 2: 38–40

Jahan, K., Ahmad, K., Ali, M. (1984) Effect of ascorbic acid in the treatment of tetanus. *Bangladesh Medical Research Council Bulletin* 10(1): 24–28

Jefferies, C. (1965) Effect of endotoxin on liver ascorbic acid of mice. *Journal of Bacteriology* 89: 922–923

Jeng, K., Yang, C., Siu, W., Tsai, Y., Liao, W., Kuo, J. (1996) Supplementation with vitamins C and E enhances cytokine production by peripheral blood mononuclear cells in healthy adults. *The American Journal of Clinical Nutrition* 64(6): 960–965

Jetter, T., Bumbalo, T. (1938) The urinary output of vitamin C in active tuberculosis in children. *American Journal of Medical Science* 195: 362–366

Joffe, M., Sukha, N., Rabson, A. (1983) Lymphocyte subsets in measles. Depressed helper/inducer subpopulation reversed by in vitro treatment with levamisole and ascorbic acid. *The Journal of Clinical Investigation* 72(3): 971–980

Johnston, C., Kolb, W., Haskell, B. (1987) The effect of vitamin C nutriture on complement component C1q concentrations in guinea pig plasma. *The Journal of Nutrition* 117(4): 764–768

Johnston, C., Martin, L., Cai, X. (1992) Antihistamine effect of supplemental ascorbic acid and neutrophil chemotaxis. *Journal of the American College of Nutrition* 11(2): 172–176

Josewich, A. (1939) Value of vitamin C therapy in lung tuberculosis. *Medical Bulletin of the Veterans Administration* 16: 8–11

Jungeblut, C. (1935) Inactivation of poliomyelitis virus in vitro by crystalline vitamin C (ascorbic acid). *Journal of Experimental Medicine* 62: 517–521

Jungeblut, C. (1937) Vitamin C therapy and prophylaxis in experimental poliomyelitis. *Journal of Experimental Medicine* 65: 127–146

Jungeblut, C. (1937a) Further observations on vitamin C therapy in experimental poliomyelitis. *Journal of Experimental Medicine* 66: 459–477

Jungeblut, C. (1937b) Inactivation of tetanus toxin by crystalline vitamin C (L-ascorbic acid). *Journal of Immunology* 33: 203–214

Jungeblut C. (1939) A further contribution to vitamin C therapy in experimental poliomyelitis. *Journal of Experimental Medicine* 70: 315–332

Jungeblut, C., Zwemer, R. (1935) Inactivation of diphtheria toxin in vivo and in vitro by crystalline vitamin C (ascorbic acid). *Proceedings of the Society for Experimental Biology and Medicine* 32: 1229–1234

Kaiser, A., Slavin, B. (1938) The incidence of hemolytic streptococci in the tonsils of children as related to the vitamin C content of tonsils and blood. *Journal of Pediatrics* 13: 322–333

Kalokerinos, A. (1976) Letter: Severe measles in Vietnam. *The Medical Journal of Australia* 1(16): 593–594

Kalokerinos, A. (1981) *Every Second Child*. New Canaan, CT: Keats Publishing, Inc

Kameta, T. (1959) Studies on the effects of ACTH, cortisone and adrenaline on ascorbic acid in rabbits' organs. *Japanese Journal of Urology* 50: 1214–1224

Kaplan, A., Zonnis, M. (1940) Vitamin C in pulmonary tuberculosis. *American Review of Tuberculosis* 42: 667–673

Karlowski, T., Chalmers, T., Frenkel, L., Kapakian, A., Lewis, T., Lynch, J. (1975) Ascorbic acid for the common cold. A prophylactic and therapeutic trial. *The Journal of the American Medical Association* 231(10): 1038–1042

Karpinska, T., Kawecki, Z., Kandefer-Szerszen, M. (1982) The influence of ultraviolet irradiation, L-ascorbic acid and calcium chloride on the induction of interferon in human embryo fibroblasts. *Archivum Immunologiae et Therapiae Experimentalis* 30(1-2)33-37

Kastenbauer, S., Koedel, U., Becker, B., Pfister, H. (2002) Oxidative stress in bacterial meningitis in humans. *Neurology* 58(2): 186- 191

Kataoka, A., Imai, H., Inayoshi, S., Tsuda, T. (1993) Intermittent high-dose vitamin C therapy in patients with HTLV-1 associated myelopathy. *Journal of Neurology, Neurosurgery, and Psychiatry* 56(11): 1213-1216

Kataoka, A., Imai, H., Inayoshi, S., Tsuda, T. (1993a) [Intermittent high-dose vitamin C therapy in patients with HTLV-1-associated myelopathy]. Rinsho Shinkeigaku. *Clinical Neurology* 33(3): 282–288

Kato, M. (1967) Studies of a biochemical lesion in experimental tuberculosis in mice. VI. Effect of toxic bacterial constituents of tubercle bacilli on oxidative phosphorylation in host cell. *American Review of Respiratory Disease* 96(5): 998–1008

Kelly, F. (1944) Bacteriology of artificially produced necrotic lesions in the oropharynx of the monkey. *Journal of Infectious Diseases* 74: 93–108

Kennes, B., Dumont, I., Brohee, D., Hubert, C., Neve, P. (1983) Effect of vitamin C supplements on cell-mediated immunity in old people. *Gerontology* 29(5): 305–310

Kessel, J., K'e-Kang, H. (1925) The effect of an exclusive milk diet on intestinal amoebae. *Proceedings of the Society for Experimental Biology and Medicine* 23: 388–391

Kimbarowski, J., Mokrow, N. (1967) [Colored precipitation reaction of the urine according to Kimbarowski (FARK) as an index of the effect of ascorbic acid during treatment of viral influenza]. *Das Deutsche Gesundheitswesen* 22(51): 2413–2418

King, C., Menten, M. (1935) Influence of vitamin level on resistance to diphtheria toxin. *Journal of Nutrition* 10: 129–155

Kirchmair, H. (1957) [Treatment of epidemic hepatitis in children with high doses of ascorbic acid]. *Medizinische Monatsschrift* 11: 353–357

Kirchmair, H. (1957a) [Ascorbic acid treatment of epidemic hepatitis in children]. *Das Deutsche Gesundheitswesen* 12: 773–774

Kirchmair, H. (1957b) [Epidemic hepatitis in children and its treatment with high doses of ascorbic acid]. *Das Deutsche Gesundheitswesen* 12: 1525–1536

Klenner, F. (February 1948) Virus pneumonia and its treatment with vitamin C. *Southern Medicine & Surgery* 110(2): 36–38,46

Klenner, F. (July 1949) The treatment of poliomyelitis and other virus diseases with vitamin C. *Southern Medicine & Surgery* 111(7): 209–214

Klenner, F. (September 1949) Fatigue-normal and pathological with special consideration of myasthenia gravis and multiple sclerosis. *Southern Medicine & Surgery* 111(9): 273–277

Klenner, F. (April 1951) Massive doses of vitamin C and the virus diseases. *Southern Medicine & Surgery* 103(4): 101–107

Klenner, F. (August 1952) The vitamin and massage treatment for acute poliomyelitis. *Southern Medicine & Surgery* 114: 194–197

Klenner, F. (1953) The use of vitamin C as an antibiotic. *Journal of Applied Nutrition* 6: 274–278

Klenner, F. (April 1954) The treatment of trichinosis with massive doses of vitamin C and para-aminobenzoic acid. *Tri-State Medical Journal* 25–30

Klenner, F. (Juli 1954) Case history: cure of a 4-year-old child bitten by a mature highland moccasin with vitamin C. *Tri-State Medical Journal*

Klenner, F. (Juli 1954) Recent discoveries in the treatment of lockjaw with vitamin C and Tolserol. *Tri-State Medical Journal* 7–11

Klenner, F. (November 1955) The role of ascorbic acid in therapeutics. (Letter to the Editor) *Tri-State Medical Journal* p. 34

Klenner, F. (Februar 1956) A new office procedure for the determination of plasma levels for ascorbic acid. *Tri-State Medical Journal* 26–28

Klenner, F. (September 1956) Poliomyelitis-case histories. *Tri-State Medical Journal* 28–31

Klenner, F. (Juni 1957) An »insidious« virus. *Tri-State Medical Journal* 10–12

Klenner, F. (Dezember 1957) The black widow spider: case history. *Tri-State Medical Journal* 15–18

Klenner, F. (Oktober 1958) The clinical evaluation and treatment of a deadly syndrome caused by an insidious virus. *Tri-State Medical Journal* 11–15

Klenner, F. (Februar 1959) The folly in the continued use of a killed polio virus vaccine. *Tri-State Medical Journal* 11–19

Klenner, F. (Februar 1960) Virus Enzephalitis as a sequela of the pneumonias. *Tri-State Medical Journal* 7–11

Klenner, F. (1971) Observations of the dose and administration of ascorbic acid when employed beyond the range of a vitamin in human pathology. *Journal of Applied Nutrition* 23(3&4): 61-88

Klenner, F. (1973) Response of peripheral and central nerve pathology to mega-doses of the vitamin B-complex and other metabolites. *Journal of Applied Nutrition* 16–40

Klenner, F. (1974) Significance of high daily intake of ascorbic acid in preventive medicine. *Journal of the International Academy of Preventive Medicine* 1(1): 45–69

Kligler, I., Bernkopf, H. (1937) Inactivation of vaccinia virus by ascorbic acid and glutathione. *Nature* 139: 965–966

Kligler, I., Leibowitz, L., Berman, M. (1937) The effect of ascorbic acid (vitamin C) on toxin production by C. Diphtheriae in culture media. *Journal of Pathology* 45: 415–429

Kligler, I., Guggenheim, K., Warburg, F. (1938) Influence of ascorbic acid on the growth and toxin production of Cl. tetani and on the detoxication of tetanus toxin. *Journal of Pathology* 46: 619–629

Knodell, R., Tate, M., Akl, B., Wilson, J. (1981) Vitamin C prophylaxis for posttransfusion hepatitis: lack of effect in a controlled trial. *The American Journal of Clinical Nutrition* 34(1): 20–23

Kodama, T., Kojima, T. (1939) Studies of the staphylococcal toxin, toxoid and antitoxin; effect of ascorbic acid on staphylococcal lysins and organisms. *Kitasato Archives of Experimental Medicine* 16: 36–55

Komar, V., Vasilev, V. (1992) [The use of water-soluble vitamins in viral hepatitis A]. *Klinicheskaia Meditsina* 70(1): 73–75

Kotler, D. (1998) Antioxidant therapy and HIV infection: 1998 [editorial]. *The American Journal of Clinical Nutrition* 67: 7–9

Kraut, E., Metz, E., Sagone, A. (1980) In vitro effects of ascorbate on white cell metabolism and the chemiluminescence response. *Journal of the Reticuloendothelial Society* 27(4): 359–366

Krishnan, K. (1938) Calcutta: Annual report of the All-India Institute of Hygiene and Public Health. Malaria 27–31. Auch zitiert in. (1940) *Tropical Diseases Bulletin* 37(10): 744–745

Kulacz, R., Levy, T. (2002) *The Roots of Disease: Connecting Dentistry and Medicine.* Philadelphia, PA: Xlibris Corporation

Landwehr, R. (1991) The origin of the 42-year stonewall of vitamin C. *Journal of Orthomolecular Medicine* 6(2): 99–103

Ledermann, E. (1962) Vitamin-C deficiency and ulceration of the face. *The Lancet* 2: 1382

Leichtentritt, B. (1924) *Deutsche Medizinische Wochenschrift* 40: 672

Lerner, M. et al. (1972) Detecting herpes Enzephalitis earlier. *Medical World News* May 26

Leroy, E., Baize, S., Volchkov, V., Fisher-Hoch, S., Georges-Courbot, M., Lansoud-Soukate, J., Capron, M., Debre, P., McCormick, J., Georges, A. (2000) Human asymptomatic Ebola infection and strong inflammatory response. *The Lancet* 355(9222): 2210–2215

Levander, O., Ager, A. (1993) Malarial parasites and antioxidant nutrients. *Parasitology* 107 Ergänzung: 95–106

Leveque, J. (1969) Ascorbic acid in treatment of the canine distemper complex. *Veterinary Medicine/Small Animal Clinician* 64(11): 997– 999, 1001

Levy, R., Schlaeffer, F. (1993) Successful treatment of a patient with recurrent furunculosis by vitamin C: improvement of clinical course and of impaired neutrophil functions. *International Journal of Dermatology* 32(11): 832–834

Levy, R., Shriker, O., Porath, A., Riesenberg, K., Schlaeffer, F. (1996) Vitamin C for the treatment of recurrent furunculosis in patients with impaired neutrophil functions. *The Journal of Infectious Diseases* 173(6): 1502–1505

Li, Y., Lovell, T. (1985) Elevated levels of dietary ascorbic acid increase immune responses in channel catfish. *The Journal of Nutrition* 115(1): 123–131

Locke, A., Locke, R., Bragdon, R., Mellon, R. (1937) Fitness, sulfanilamide and pneumococcus infection in the rabbit. *Science* 86(2227): 228–229

Lotze, H. (1938) Klinisch-experimentelle Untersuchungen bei *malaria tertiana.* *Archiv für Schiffs- und Tropen-Hygiene* 42(7): 287–305. Auch zitiert in: (1938) *Tropical Diseases Bulletin* 35: 733

McBroom, J., Sunderland, D., Mote, J., Jones, T. (1937) Effect of acute scurvy on the guinea-pig heart. *Archives of Pathology* 23: 20–32

McConkey, M., Smith, D. (1933) The relation of vitamin C deficiency to intestinal tuberculosis in the guinea pig. *Journal of Experimental Medicine* 58: 503–512

McCormick, W. (1951) Vitamin C in the prophylaxis and therapy of infectious diseases. *Archives of Pediatrics* 68(1): 1–9

McCullough, N. (1938) Vitamin C and resistance of the guinea pig to infection with Bacterium necrophorum. *The Journal of Infectious Diseases* 63: 34–53

McKee, R., Geiman, Q. (1946) Studies on malarial parasites. V. Effects of ascorbic acid on malaria (Plasmodium knowlesi) in monkeys. *Proceedings of the Society for Experimental Biology and Medicine* 63: 313–315

McLemore, J., Beeley, P., Thornton, K., Morrisroe, K., Blackwell, W., Dasgupta, A. (1998) Rapid automated determination of lipid hydroperoxide concentrations and total antioxidant status of serum samples from patients infected with HIV: elevated lipid hydroperoxide concentrations and depleted total antioxidant capacity of serum samples. *American Journal of Clinical Pathology* 109(3): 268–273

Magne, Vargas, R. (1963) Vitamin C in treatment of influenza. *El Dia Medico* 35: 1714–1715

Manders, S. (1998) Toxin-mediated streptococcal and staphylococcal disease. *Journal of the American Academy of Dermatology* 39(3): 383–398

Martin, G., Heise, F. (1937) Vitamin C nutrition on pulmonary tuberculosis. *American Journal of Digestive Diseases and Nutrition* 4: 368–373

Marva, E., Cohen, A., Saltman, P., Chevion, M., Golenser, J. (1989) Deleterious synergistic effects of ascorbate and copper on the development of Plasmodium falciparum: an in vitro study in normal and in G6PD-deficient erythrocytes. *International Journal of Parasitology* 19(7): 779–785

Marva, E., Golenser, J., Cohen, A., Kitrossky, N., Har-el, R., Chevion, M. (1992) The effects of ascorbate-induced free radicals on Plasmodium falciparum. *Tropical Medicine and Parasitology* 43(1): 17–23

Massell, B., Warren, J., Patterson, P., Lehmus, H. (1950) Antirheumatic activity of ascorbic acid in large doses. Preliminary observations on seven patients with rheumatic fever. *The New England Journal of Medicine* 242(16): 614–615

Matsuo, E., Skinsnes, O., Chang, P. (1975) Acid mucopolysaccharide metabolism in leprosy. 3. Hyaluronic acid mycobacterial growth enhancement, and growth suppression by saccharic acid and vitamin C as inhibitors of ß-glucuronidase. *International Journal of Leprosy and Other Mycobacterial Diseases* 43(1): 1–13

Meier, K. (1945) Vitamin C treatment of pertussis. *Annales de Pediatrie* (Paris) 164: 50–53

Mick, E. (1955) Brucellosis and its treatment. Observations – preliminary report. *Archives of Pediatrics* 72: 119–125

Miller, T. (1969) Killing and lysis of gram-negative bacteria through the synergistic effect of hydrogen peroxide, ascorbic acid, and lysozyme. *Journal of Bacteriology* 98(3): 949–955

Millet (1940) Paludismo e suprarenaes. Formas suprarenaes do paludismo. Syndrome de fraga. [Malaria and the suprarenal glands.] *Brasil-Medico* 54(3): 36–47. Auch zitiert in: (1940) *Tropical Diseases Bulletin* 37(10): 744

Mishra, N., Kabilan, L., Sharma, A. (1994) Oxidative stress and malaria-infected erythrocytes. *Indian Journal of Malariology* 31(2): 77–87

Mizutani, A., Maki, H., Torii, Y., Hitomi, K., Tsukagoshi, N. (1998) Ascorbate-dependent enhancement of nitric oxide formation in activated macrophages. *Nitric Oxide: Biology and Chemistry* 2(4): 235–241

Mizutani, A., Tsukagoshi, N. (1999) Molecular role of ascorbate in enhancement of NO production in activated macrophage-like cell line, J774.1. *Journal of Nutritional Science and Vitaminology* 45(4): 423–435

Mohr, W. (1941) Vitamin-C-Stoffwechsel und Malaria. *Deutsche Tropen Zeitschrift* 45(13): 404–405. Auch zitiert in: (1943) *Tropical Diseases Bulletin* 40(1): 13–14

Moraes-Souza, H., Bordin, J. (1996) Strategies for prevention of transfusion-associated Chagas' disease. *Transfusion Medicine Reviews* 10(3): 161–170

Morbidity and Mortality Weekly Report (2000) Outbreak of poliomyelitis – Cape Verde, 2000. 49: 1070

Morbidity and Mortality Weekly Report (2001) Outbreak of poliomyelitis – Dominican Republic and Haiti, 2000–2001. 50: 147–148

Morishige, F., Murata, A. (1978) Vitamin C for prophylaxis of viral hepatitis B in transfused patients. *Journal of the International Academy of Preventive Medicine* 5(1): 54–58

Mouriquand, G., Dochaix, A., Dosdat, L. (1925) Tuberculose virulente et avitaminose C. *Comptes Rendus de la Societé de Biologie* 93: 901

Muller, R., Svardal, A., Nordoy, I., Berge, R., Aukrust, P., Froland, S. (2000) Virological and immunological effects of antioxidant treatment in patients with HIV infection. *European Journal of Clinical Investigation* 30(10): 905–914

Murphy, B., Krushak, J., Maynard, J., Bradley, D. (1974) Ascorbic acid (vitamin C) and its effects on parainfluenza type III virus infection in cotton-topped marmosets. *Laboratory Animal Science* 24(1): 229–232

Myrvik, Q., Weiser, R., Houglum, B., Berger, L. (1954) Studies on the tuberculoinhibitory properties of ascorbic acid derivatives and their possible role in inhibition of tubercle bacilli by urine. *American Review of Tuberculosis* 69: 406–418

Nakanishi, T. (1992) [A report on a clinical experience of which has successfully made several antibiotics-resistant bacteria (MRSA etc.) negative on a bedsore]. Igaku Kenkyu. *Acta Medica.* 62(1): 31–37

Nakanishi, T. (1993) [A report on the therapeutical experiences of which have successfully made several antibiotics-resistant bacteria (MRSA etc.) negative on bedsores and respiratory organs]. Igaku Kenkyu. *Acta Medica* 63(3): 95–100

Nandi, B., Subramanian, N., Majumder, A., Chatterjee, I. (1974) Effect of ascorbic acid on detoxification of histamine under stress conditions. *Biochemical Pharmacology* 23(3): 643–647

Naraqi, S., Okem, S., Moyia, N., Dutta, T., Zzferio, B., Lalloo, D. (1992) Quinine blindness. *Papua and New Guinea Medical Journal* 35(4): 308–310

Nelson, J., Alexander, J., Jacobs, P., Ing, R., Ogle, C. (1992) Metabolic and immune effects of enteral ascorbic acid after burn trauma. *Burns: Journal of the International Society for Burn Injuries* 18(2): 92–97

Njoku, O., Ononogbu, I., Nwachukwu, D. (1995) Plasma cholesterol, ß-carotene and ascorbic acid changes in human malaria. *The Journal of Communicable Diseases* 27(3): 186–190

Nungester, W., Ames, A. (1948) The relationship between ascorbic acid and phagocytic activity. *Journal of Infectious Diseases* 83: 50–54

Oberritter, H., Glatthaar, B., Moser, U., Schmidt, K. (1986) Effect of functional stimulation on ascorbate content in phagocytes under physiological and pathological conditions. *International Archives of Allergy and Applied Immunology* 81(1): 46–50

Oran, B., Atabek, E., Karaaslan, S., Reisli, Y., Gultekin, F., Erkul, Y. (2001) Oxygen free radicals in children with acute rheumatic fever. *Cardiology in the Young* 11(3): 285–288

Orens, S. (1983) Hepatitis B—a ten day cure: a personal history. *Bulletin Philadelphia Cty Dental Society* 48(6): 4–5

Ormerod, M., Unkauf, B. (1937) Ascorbic acid (vitamin C) treatment of whooping cough. *Canadian Medical Association Journal* 37(2): 134–136

Ormerod, M., Unkauf, B., White, F. (1937) A further report on the ascorbic acid treatment of whooping cough. *Canadian Medical Association Journal* 37(3): 268–272

Osborn, T., Gear, J. (1940) Possible relation between ability to synthesize vitamin C and reaction to tubercle bacillus. *Nature* 145: 974

Otani, T. (1936) On the vitamin C therapy of pertussis. *Klinische Wochenschrift* 15(51): 1884–1885

Otani, T. (1939) Influence of vitamin C (L-ascorbic acid) upon the whooping cough bacillus and its toxin. *Oriental Journal of Diseases of Infants* 25: 1–4

Paez de la Torre, J. (1945) Ascorbic acid in measles. *Archives Argentinos de Pediatria* 24: 225–227

Pakter, J., Schick, B. (1938) Influence of vitamin C on diphtheria toxin. *American Journal of Diseases of Children* 55: 12–26

Panush, R., Delafuente, J., Katz, P., Johnson, J. (1982) Modulation of certain immunologic responses by vitamin C. III. Potentiation of in vitro and in vivo lymphocyte responses. *International Journal for Vitamin and Nutrition Research*. Supplement 23: 35–47

Patrone, F., Dallegri, F., Bonvini, E., Minervini, F., Sacchetti, C. (1982) Effects of ascorbic acid on neutrophil function. Studies on normal and chronic granulomatous disease neutrophils. *Acta Vitaminologica et Enzymologica* 4(1-2): 163–168

Pauling, L. (1970) *Vitamin C and the Common Cold.* San Francisco, CA: W.H. Freeman and Company

Peloux, Y., Lofre, C., Cier, A., Colobert, A. (1962) Inactivation du virus polio-myelitique par des systemes chimique generateurs du radical libre hydroxide. Mechanism de l'activite virulicide du peroxide d'hydrogene et de l'acide ascorbique. *Annales Inst Pasteur,* Paris 102: 6

Perla, D. (1937) The effect of an excess of vitamin C on the natural resistance of mice and guinea pigs to trypanosome infections. *American Journal of Hygiene* 26: 374–381

Petter, C. (1937) Vitamin C and tuberculosis. *The Journal-Lancet* (Minneapolis) 57: 221–224

Pijoan, M., Sedlacek, B. (1943) Ascorbic acid in tuberculous Navajo Indians. *American Review of Tuberculosis* 48: 342–346

Pitt, H., Costrini, A. (1979) Vitamin C prophylaxis in marine recruits. *Journal of the American Medical Association* 241(9): 908–911

Plit, M., Theron, A., Fickl, H., van Rensbury, C., Pendel, S., Anderson, R. (1998) Influence of antimicrobial chemotherapy and smoking status on the plasma concentrations of vitamin C, vitamin E, beta-carotene, acute phase reactants, iron and lipid peroxides in patients with pulmonary tuberculosis. *The International Journal of Tuberculosis and Lung Disease* 2(7): 590–596

Povey, R. (1969) Viral respiratory disease. *The Veterinary Record* 84(13): 335–338

Prinz, W., Bortz, R., Bregin, B., Hersch, M. (1977) The effect of ascorbic acid supplementation on some parameters of the human immunological defence system. *International Journal for Vitamin and Nutrition Research* 47(3): 248–257

Radford, M., de Savitsch, E., Sweany, H. (1937) Blood changes following continuous daily administration of vitamin C and orange juice to tuberculous patients. *American Review of Tuberculosis* 35: 784–793

Ramirez, L., Lages-Silva, E., Pianetti, G., Rabelo, R., Bordin, J., Moraes-Souza, H. (1995) Prevention of transfusion-associated Chagas' disease by sterilization of Trypanosoma cruzi-infected blood with gentian violet, ascorbic acid, and light. *Transfusion* 35(3): 226–230

Rawal, B., Charles, B. (1972) Inhibition of Pseudomonas aeruginosa by ascorbic acid-sulphamethoxazole-trimethoprim combination. *The Southeast Asian Journal of Tropical Medicine and Public Health* 3(2): 225–228

Rawal, B., McKay, G., Blackhall, M. (1974) Inhibition of Pseudomonas aeruginosa by ascorbic acid acting singly and in combination with antimicrobials: in-vitro and in-vivo studies. *Medical Journal of Australia* 1(6): 169–174

Rawal, B. (1978) Bactericidal action of ascorbic acid on Pseudomonas aeruginosa: alteration of cell surface as a possible mechanism. *Chemotherapy* 24(3): 166–171

Rawal, B., Bartolini, F., Vyas, G. (1995) In vitro inactivation of human immunodeficiency virus by ascorbic acid. *Biologicals* 23(1): 75–81

Rebora, A., Crovato, F., Dallegri, F., Patrone, F. (1980) Repeated staphylococcal pyoderma in two siblings with defective neutrophil bacterial killing. *Dermatologica* 160(2): 106–112

Reinhart, J., Mettier, S. (1933) The heart valves in experimental scurvy and in scurvy with superimposed infection. *American Journal of Pathology* 9: 923–933;952–955

Reinhart, J., Mettier, S. (1934) The heart valves and muscle in experimental scurvy with superimposed infection, with notes on the similarity of the lesions to those of rheumatic fever. *American Journal of Pathology* 10: 61–79

Rinehart, J., Connor, C., Mettier, S. (1934) Further observations on pathologic similarities between experimental scurvy combined with infection, and rheumatic fever. *Journal of Experimental Medicine* 59: 97–114

Rinehart, J. (1936) An outline of studies relating to vitamin C deficiency in rheumatic fever. *The Journal of Laboratory and Clinical Medicine* 21: 597–608

Rinehart, J., Greenberg, L., Christie, A. (1936) Reduced ascorbic acid content of blood plasma in rheumatic fever. *Proceedings of the Society for Experimental Biology and Medicine* 35(2): 350–353

Rinehart, J., Greenberg, L., Olney, M., Choy, F. (1938) Metabolism of vitamin C in rheumatic fever. *Archives of Internal Medicine* 61: 552–561

Rivas, C., Vera, J., Guaiquil, V., Velasques, F., Borquez-Ojeda, O., Carcamo, J., Concha, I., Golde, D. (1997) Increased uptake and accumulation of vitamin C in human immunodeficiency virus 1-infected hematopoietic cell lines. *Journal of Biological Chemistry* 272(9): 5814–5820

Robertson, W., Ropes, M., Bauer, W. (1941) The degradation of mucins and polysaccharides by ascorbic acid and hydrogen peroxide. *The Biochemical Journal* 35: 903

Rogers, L. (1927) Great Britain Rep Public Health and Med Subj, Ministry of Health 44: 26

Rosenow, E. (1912) Further studies of the toxic substances obtainable from pneumococci. *The Journal of Infectious Diseases* 11: 94–108

Rotman, D. (1978) Sialoresponsin and an antiviral action of ascorbic acid. *Medical Hypotheses* 4(1): 40–43

Rudra, M., Roy, S. (1946) Haematological study in pulmonary tuberculosis and the effect upon it of large doses of vitamin C. *Tubercle* 27: 93–94

Ruskin, S. (1938) Contribution to the study of grippe otitis, myringitis bullosa hemorrhagica, and its relationship to latent scurvy. *Laryngoscope* 48: 327–334

Sabin, A. (1939) Vitamin C in relation to experimental poliomyelitis with incidental observations on certain manifestations in Macacus rhesus monkeys on a scorbutic diet. *Journal of Experimental Medicine* 69: 507–515

Sadun, E., Carrera, G., Krupp, I., Allain, D. (1950) Effect of single inocula of Entamoeba histolytica trophozoites on guinea-pigs. *Proceedings of the Society for Experimental Biology and Medicine* 73: 362–366

Sadun, E., Bradin Jr, J., Faust, E. (1951) The effect of ascorbic acid deficiency on the resistance of guinea-pigs to infection with Entamoeba histolytica of human origin. *American Journal of Tropical Medicine* 31: 426–437

Sagripanti, J., Routson, L., Bonifacino, A., Lytle, C. (1997) Mechanism of copper-mediated inactivation of herpes simplex virus. *Antimicrobial Agents and Chemotherapy* 41(4): 812–817

Sahu, K., Das, R. (1994) Reduction of clastogenic effect of clofazimine, an antileprosy drug, by vitamin A and vitamin C in bone marrow cells of mice. *Food and Chemical Toxicology* 32(10): 911–915

Sakamoto, M., Kobayashi, S., Ishii, S., Katoo, K., Shimazono, N. (1981) The effect of vitamin C deficiency on complement systems and complement components. *Journal of Nutritional Science and Vitaminology* 27(4): 367–378

Salo, R., Cliver, D. (1978) Inactivation of enteroviruses by ascorbic acid and sodium bisulfite. *Applied and Environmental Microbiology* 36(1): 68–75

Sandler, J., Gallin, J., Vaughan, M. (1975) Effects of serotonin, carbamylcholine, and ascorbic acid on leukocyte cyclic GMP and chemotaxis. *The Journal of Cell Biology* 67(2 Pt 1): 480–484

Sarin, K., Kumar, A., Prakash, A., Sharma, A. (1993) Oxidative stress and antioxidant defence mechanism in Plasmodium vivax malaria before and after chloroquine treatment. *Indian Journal of Malariology* 30(3): 127–133

Schwager, J., Schulze, J. (1997) Influence of ascorbic acid on the response to mitogens and interleukin production of porcine lymphocytes. *International Journal for Vitamin and Nutrition Research* 67(1): 10–16

Scott, J. (1982) On the biochemical similarities of ascorbic acid and interferon. *Journal of Theoretical Biology* 98(2): 235–238

Semba, R., Graham, N., Caiaffa, W., Margolick, J., Clement, L., Vlahov, D. (1993) Increased mortality associated with vitamin A deficiency during human immunodeficiency virus type 1 infection. *Archives of Internal Medicine* 153(18): 2149–2154

Sennewald, K. (1938) *Fortschritte der Therapie* 14: 139

Senutaite, J., Biziulevicius, S. (1986) Influence of vitamin C on the resistance of rats to Trichinella spiralis infection. *Wiadomosci Parazytologiczne* 32(3): 261–262

Sessa, T. (1940) Vitamin C therapy of whooping cough. *Riforma Medica* 56: 38–43

Siegel, B. (1974) Enhanced interferon response to murine leukemia virus by ascorbic acid. *Infection and Immunity* 10(2): 409–410

Siegel, B. (1975) Enhancement of interferon production by poly(rI)-poly(rC) in mouse cell cultures by ascorbic acid. *Nature* 254(5500): 531–532

Siegel, B., Morton, J. (1977) Vitamin C and the immune response. *Experientia* 33(3): 393–395

Siegel, B., Morton, J. (1984) Vitamin C and immunity: influence of ascorbate on prostaglandin E2 synthesis and implications for natural killer cell activity. *International Journal for Vitamin and Nutrition Research* 54(4): 339–342

Sigal, A., King, C. (1937) The influence of vitamin C deficiency upon the resistance of guinea pigs to diphtheria toxin: glucose tolerance. *Journal of Pharmacology and Experimental Therapeutics* 61: 1–9

Sinha, S., Gupta, S., Bajaj, A., Singh, P., Kumar, P. (1984) A study of blood ascorbic acid in leprosy. *International Journal of Leprosy and Other Mycobacterial Diseases* 52(2): 159–162

Skinsnes, O., Matsuo, E. (1976) Hyaluronic acid, ß-glucuronidase, vitamin C and the immune defect in leprosy. *International Journal of Dermatology* 15(4): 286–289

Skurnick, J., Bogden, J., Baker, H., Kemp, F., Sheffet, A., Quattrone, G., Louria, D. (1996) Micronutrient profiles in HIV-1-infected heterosexual adults. *Journal of Acquired Immune Deficiency Syndromes and Human Retrovirology* 12(1): 75–83

Slotkin, G., Fletcher, R. (1944) Ascorbic acid in pulmonary complications following prostatic surgery: a preliminary report. *Journal of Urology* 52: 566–569

Smith, L. (1988) The Clinical Experiences of Frederick R. Klenner, M.D.: Clinical Guide to the Use of Vitamin C. Portland, OR: Life Sciences Press

Smith, T. (1913) Some bacteriological and environmental factors in the pneumonias of lower animals with special reference to the guinea-pig. *The Journal of Medical Research* 29: 291–323

Sokolova, V. (1958) Application of vitamin C in treatment of dysentery. *Terapevticheskii Arkhiv* (Moskau) 30: 59–64

Steinbach, M., Klein, S. (1936) Effect of crystalline vitamin C (ascorbic acid) on tolerance to tuberculin. *Proceedings of the Society for Experimental Biology and Medicine* 35: 151–154

Steinbach, M., Klein, S. (1941) Vitamin C in experimental tuberculosis. *American Review of Tuberculosis* 43: 403–414

Stimson, A., Hedley, O., Rose, E. (1934) Notes on experimental rheumatic fever. *Public Health Reports* 49(11): 361–363

Stone, I. (1972) *The Healing Factor: »Vitamin C« Against Disease*. New York, NY: Grosset & Dunlap

Stone, I. (1980) The possible role of mega-ascorbate in the endogenous synthesis of interferon. *Medical Hypotheses* 6(3): 309–314

Strangeways, W. (1937) Observations on the trypanocidal action in vitro of solutions of glutathione and ascorbic acid. *Annals of Tropical Medicine and Parasitology* 31: 405–416

Sweany, H., Clancy, C., Radford, M., Hunter, V. (1941) The body economy of vitamin C in health and disease. With special studies in tuberculosis. *The Journal of the American Medical Association* 116(6): 469–474

Szirmai, F. (1940) Value of vitamin C in treatment of acute infectious diseases. *Deutsches Archiv für Klinische Medizin* 85: 434–443

Tang, A., Graham, N., Kirby, A., McCall, L., Willett, W., Saah, A. (1993) Dietary micronutrient intake and risk of progression to acquired immunodeficiency syndrome (AIDS) in human immunodeficiency virus type 1 (HIV-1)-infected homosexual men. *American Journal of Epidemiology* 138(11): 937–951

Tappel, A. (1973) Lipid peroxidation damage to cell components. *Federation Proceedings* 32(8): 1870–1874

Terezhalmy, G., Bottomley, W., Pelleu, G. (1978) The use of water-soluble bioflavonoid-ascorbic acid complex in the treatment of recurrent herpes labialis. *Oral Surgery, Oral Medicine, Oral Pathology* 45(1): 56–62

Thomas, W., Holt, P. (1978) Vitamin C and immunity: an assessment of the evidence. *Clinical and Experimental Immunology* 32(2): 370–379

Treitinger, A., Spada, C., Verdi, J., Miranda, A., Oliveira, O., Silveira, M., Moriel, P., Abdalla, D. (2000) Decreased antioxidant defence in individuals infected by the human immunodeficiency virus. *European Journal of Clinical Investigation* 30(5): 454–459

Turner, G. (1964) Inactivation of vaccinia virus by ascorbic acid. *Journal of General Microbiology* 35: 75–80

Umar I., Wuro-Chekke, A., Gidado, A., Igbokwe, I. (1999) Effects of combined parenteral vitamins C and E administration on the severity of anaemia, hepatic and renal damage in Trypanosoma brucei brucei infected rabbits. *Veterinary Parasitology* 85(1): 43– 47

Vallance, S. (1977) Relationships between ascorbic acid and serum proteins of the immune system. *British Medical Journal* 2(6084): 437–438

Vasilev, V., Komar, V. (1988) [Ascorbic acid level and the indicators of cellular immunity in patients with hepatitis A during pathogenetic therapy]. *Voprosy Pitaniia* July-August;(4): 31–34

Vasilev, V., Komar, V., Kisel, N. (1989) [Humoral and cellular indices of nonspecific resistance in viral hepatitis A and ascorbic acid]. *Terapevticheskii Arkhiv* 61(11): 44–46

Vermillion, E., Stafford, G. (1938) A preliminary report on the use of cevitaminic acid in the treatment of whooping cough. *Journal of the Kansas Medical Society* 39(11): 469, 479

Versteeg, J. (1970) Investigations on the effect of ascorbic acid on antibody production in rabbits after injection of bacterial and viral antigens by different routes. *Proceedings of the Koninklijke Nederlandse Akademie van Wetenschappen.* Series C. Biological and Medical Sciences 73(5): 494–501

Veselovskaia, T. (1957) Effect of vitamin C on the clinical picture of dysentery. *Voenno-Meditsinskii Zhurnal* (Moskau) 3: 32–37

Vitorero, J., Doyle, J. (1938) Treatment of intestinal tuberculosis with vitamin C. *Medical Weekly* 2: 636–640

Vogl, A. (1937) *Münchner Medizinische Wochenschrift* 84: 1569

von Gagyi, J. (1936) Ueber die bactericide und antitoxische Wirkung des Vitamin C. *Klinische Wochenschrift* 15: 190–195

Wahli, T., Meier, M., Pfister, K. (1986) Ascorbic acid induced immune-mediated decrease in mortality in Ichthyophthirius multifiliis infected rainbow-trout (Salmo gairdneri). *Acta Tropica* 43(3): 287–289

Ward, B., Carroll, B. (1966) Spore germination and vegetative growth of Clostridium botulinum type E in synthetic media. *Canadian Journal of Microbiology* 12: 1146–1156

Washko, P., Wang, Y., Levine, M. (1993) Ascorbic acid recycling in human neutrophils. *The Journal of Biological Chemistry* 268(21): 15531–15535

White, L., Freeman, C., Forrester, B., Chappell, W. (1986) In vitro effect of ascorbic acid on infectivity of herpesviruses and paramyxoviruses. *Journal of Clinical Microbiology* 24(4): 527–531

Winter, R., Ignatushchenko, M., Ogundahunsi, O., Cornell, K., Oduola, A., Hinrichs, D., Riscoe, M. (1997) Potentiation of an antimalarial oxidant drug. *Antimicrobial Agents and Chemotherapy* 41(7): 1449–1454

Witt, W., Hubbard, G., Fanton, J. (1988) Streptococcus pneumoniae arthritis and osteomyelitis with vitamin C deficiency in guinea pigs. *Laboratory Animal Science* 38(2): 192–194

Woringer, P., Sala, T. (1928) *Rev Franc de Ped* 4: 809

Wynne, E. (1957) Symposium on bacterial spore germination. *Reviews* 21: 259–262

Wu, C., Dorairajan, T., Lin, T. (2000) Effect of ascorbic acid supplementation on the immune response of chickens vaccinated and challenged with infectious bursal disease virus. *Veterinary Immunology and Immunopathology* 74(1-2): 145–152

Yamamoto, Y., Yamashita, S., Fujisawa, A., Kokura, S., Yoshikawa, T. (1998) Oxidative stress in patients with hepatitis, cirrhosis, and hepatoma evaluated by plasma antioxidants. *Biochemical and Biophysical Research Communications* 247(1): 166–170

Zinsser, H., Castaneda, R., Seastone Jr., C. (1931) Studies on typhus fever. VI. Reduction of resistance by diet deficiency. *Journal of Experimental Medicine* 53: 333–338

Zureick, M. (1950) Treatment of shingles and herpes with vitamin C intravenously. *Journal des Praticiens* 64: 586

Kapitel 3

Das ultimative Gegenmittel

Wissenschaft begeht Selbstmord, wenn sie zum Glaubensbekenntnis wird.
Th. H. Huxley

Überblick

Vitamin C hat seine Fähigkeit erwiesen, ein breites Spektrum toxischer Substanzen (die chemisch komplett verschieden sind) zu neutralisieren. Häufig interagiert Vitamin C chemisch direkt mit einem bestimmten Toxin und macht es weniger toxisch oder nicht-toxisch. Dies ist als chemischer Antidot-Effekt bekannt. Allerdings kann Vitamin C auch als physiologisches Antidot (Gegenmittel) gegenüber einem Toxin oder Gift wirksam sein. Ein solcher Antidot-Effekt liegt dann vor, wenn Vitamin C dabei hilft, von einem bestimmten Toxin verursachte Schäden zu reparieren oder rückgängig zu machen – und zwar ohne direkte Interaktion mit dem Toxin (Nowak et al., 2000). In Kapitel 2 wurde bereits nachgewiesen, dass Vitamin C äußerst wirksam die Effekte zahlreicher chemisch unterschiedlicher und hochpotenter Endo- und Exotoxine (Ektotoxine), die als Nebenprodukte des Mikrobenwachstums entstehen, sowohl neutralisieren als auch zunichte machen kann. Wenn das Toxin zudem ein chemotherapeutisches Medikament ist, aktiviert Vitamin C häufig die Antikrebs-Wirkmechanismen dieses Medikaments, ohne die toxischen Nebenwirkungen des Medikaments zu verstärken. Taper et al. (1987) zeigten bei Mäusen mit Lebertumoren, dass Vitamin C zusammen mit einem weiteren Vitamin die therapeutische Wirksamkeit sechs verschiedener Zellgift-Medikamente (Zytotoxizität) erhöhte, ohne ihre unerwünschten toxischen Nebenwirkungen zu verstärken.

Manche toxische Substanzen haben auch bekannte krebsverursachende Wirkungen. Für viele solche Toxine wurde ein erhöhter Vitamin-C-Verbrauch nachgewiesen. Dies ist im Ergebnis ein wichtiger Aspekt, der auf die Rolle von Vitamin C bei der Neutralisierung von Toxinen hinweist. Calabrese (1985) publizierte eine wichtige Liste von Toxinen, die die Vitamin-C-Spiegel senken und deren Toxizität oder krebserregende Wirkung durch Vitamin C beeinflusst werden. Obwohl die Liste bei Weitem nicht vollständig ist, unterstreicht sie die Vielseitigkeit von Vitamin C in Bezug auf die Minderung oder Beseitigung der Toxizität chemisch unterschiedlicher Substanzen. Calabrese listet folgende Stoffe auf:

- 1. manche chlorierten Kohlenwasserstoff- und Organophosphat-Insektizide
- 2. toxische Elemente: Arsen, Cadmium, Chrom, Cobalt, Kupfer, Zyanid, Fluorid, Blei, Quecksilber, Selen, Kieselsäure und Tellurium
- 3. industrielle Kohlenwasserstoffe: Benzanthron, Benzen, Chloroform, Glycerol, Hydrazin, polychlorierte Biphenyle, Trinitrotoluen und Vinylchlorid
- 4. gasförmige Schadstoffe: Kohlenmonoxid und Ozon

Es ist wichtig, Vitamin C selbst nur zur Normalisierung des Vitamin-C-Status im Körper zuzuführen. Allerdings ist die Supplementierung auch deshalb essenziell, weil Vitamin-C-Mangel angesichts eines Toxins darauf hinweist, dass durch die Verstoffwechselung von Vitamin C Toxine neutralisiert werden. Ein bestimmtes chemisches Gift erschwert die Fähigkeit des Körpers, andere Herausforderungen zu bewältigen, wenn der Vitamin-C-Spiegel im Zuge der Entgiftungsaktivität absinkt. Im Extremfall können solche Chemiegifte – wenn die Dosis hoch genug ist – rasch toxininduzierten Skorbut verursachen. Ein Zustand, der für den Betroffenen schnell tödlich enden kann – selbst dann, wenn das Chemiegift nur selbstlimitierend und nicht dauerhaft einwirkt. In diesem Kapitel erfahren Sie, dass es eine riesige Menge an Belegen gibt, die darauf hinweisen, dass die toxinbedingte Absenkung der Vitamin-C-Spiegel ein Zeichen für die maximale giftneutralisierende Wirkung von Vitamin C ist. Der Vitamin-C-Mangelzustand muss aus dem einfachen Grund umgehend behoben werden, weil ein Mangel das Immunsystem nachhaltig schwächt und dem Körper noch mehr potenzielle Gesundheitsprobleme beschert.

Während viele Toxine nachweislich die Vitamin-C-Spiegel beim nicht-Vitamin-C-produzierenden Menschen absenken, beobachtet man in der Regel den gegenteiligen Effekt bei Vitamin-C-produzierenden Tieren.

Während viele Toxine nachweislich die Vitamin-C-Spiegel beim nicht-Vitamin-C-produzierenden Menschen absenken, beobachtet man in der Regel den gegenteiligen Effekt bei Vitamin-C-produzierenden Tieren.

Solange die Toxinmenge nicht so groß ist, dass sie die Vitamin-C-Produktionskapazität des Tieres unmittelbar überfordert, steigen die Vitamin-

C-Spiegel zuverlässig an, wenn toxischer Stress vorliegt. Somit wird jeder geringgradige Toxinstress »automatisch« durch erhöhte Vitamin-C-Produktion des Tieres neutralisiert. Longenecker et al. (1939, 1940) beschrieben bei einer Anzahl von Medikamenten, die »komplett unterschiedliche chemische und pharmakologische Eigenschaften« hatten, die Ausscheidung von Vitamin C bei Ratten. Dies verweist auf eine erhöhte Produktion von Vitamin C in der Leber – eine Reaktion auf den durch diese Medikamente verursachten toxischen Stress. In der von Conney et al. (1961) erstellten Liste finden sich folgende Arzneistoffe, die die Vitamin-C-Synthese, die Verstoffwechslung und die Ausscheidung stimulieren:

- 1. Hypnotika: Chlorbutanol und Barbital
- 2. Analgetika: Aminophenazon und Phenazon
- 3. Muskelrelaxanzien: Orphenadrin und Meprobamat
- 4. Antirheumatika: Phenylbutazon und Oxyphenbutazon
- 5. Urikosurika: Sulfinpyrazon
- 6. Antihistaminika: Diphenhydramin und Chlorcyclizin
- 7. Karzinogene Kohlenwasserstoffe: 3-Methylcholanthren und 3,4-Benzpyren

Es ist nicht unbedingt von Bedeutung, ob Sie die erwähnten Arzneistoffe kennen. Wichtig ist, dass Vitamin C offenbar ein natürliches Entgiftungsmittel ist, das diese Arzneistoffe und viele andere Gifte oder Medikamente, die der Körper als Toxin wahrnimmt, neutralisieren kann. Es ist auch gut zu wissen, dass Vitamin C ein breites Spektrum grundverschiedener Toxine wirksam entgiften kann.

Zusätzlich zu direkten antioxidativen Wirkungen auf viele Toxine, die dadurch weniger oder nicht-toxisch verstoffwechselt werden, vermittelt Vitamin C noch einen weiteren Wirkmechanismus in Bezug auf die Entgiftung von Arzneistoffen. Vitamin C stimuliert offenbar die Aktivität einiger Leberenzyme zur Verstoffwechslung von Medikamenten (Zannoni et al., 1987). Schvartsman (1983) erklärte, dass die stimulierende Aktivität von Vitamin C auf das lebereigene Enzymsystem »demnach die wichtigste Begründung der vermehrten Anwendung zur Therapie von Intoxikationen ist«. Es ist seit Langem bekannt, dass die Detoxifikation bei Gifteinwirkungen eine der Hauptaufgaben der Leber ist. Erhöhtes Vitamin C scheint diese Aktivität direkt zu stimulieren – zusätzlich zur direkten antioxidativen Wirksamkeit bei bestimmten Giften.

Dieses Kapitel behandelt die nachgewiesenen Wirkungen von Vitamin C auf spezifische toxische Substanzen. Obwohl mit Vitamin C häufig vollständige Heilungen oder Komplettschutz bei vielen Arten der Vergiftung erreicht werden können, hat es kaum eine Information dazu in medizinische Lehrbücher geschafft. Viele Menschen weltweit leiden weiterhin und sterben unnötigerweise an solchen Intoxikationen, da die moderne Medizin noch immer keine wirksame Therapie anbieten kann. Sogar dann, wenn ein bestimmtes Toxin durch Vitamin C nicht neutralisiert oder eliminiert werden kann, lässt sich der angerichtete Schaden durch die Anwendung angemessener Vitamin-C-Dosierungen fast immer effektiv reparieren. So gut wie alle Toxine verursachen Schäden unterschiedlichen Ausmaßes, da große Mengen gewebe- und enzymschädliche freie Radikale erzeugt werden. Die antioxidative Therapie, angeführt von Vitamin C, bleibt der beste Weg, um dem Ansturm der freien Radikale standzuhalten.

Vitamin C ist das einzige Antioxidans im Blutplasma, das im Blut zirkulierende Fettstoffe vor der metabolischen Aufspaltung wirksam schützen kann.

Obwohl viele Antioxidanzien verfügbar sind, die dabei helfen, mit dem Überschuss an freien Radikalen fertig zu werden, die bei unterschiedlichen Erkrankungen und Intoxikationen anfallen, ist es wichtig, zu verstehen, dass nicht alle Antioxidanzien gleich beschaffen sind und nicht die gleiche Wirksamkeit haben. Challem und Taylor (1998) wiesen darauf hin, dass der menschliche Körper einen Vitamin-C-Mangel mit eigenen, selbst produzierten Antioxidanzien – etwa Superoxiddismutase oder Harnsäure – nicht vollständig ausgleichen kann. Sicher ist, dass die Antioxidanzien als Stoffgruppe versuchen werden, den Mangel einiger Antioxidanzien durch erhöhte Aktivität anderer zu kompensieren. Dennoch ist Vitamin C das einzige Antioxidans, das nicht komplett und ohne Risiko aus dem Nahrungsangebot entfernt und durch andere Antioxidanzien ersetzt werden kann – unabhängig von ihren Dosierungen oder Kombinationen. Frei et al. (1989 sowie 1990) betonten, dass Vitamin C das einzige Antioxidans im Blutplasma ist, das zirkulierende Fettstoffe (Lipide) vor der metabolischen Aufspaltung (Peroxidation) zuverlässig schützen kann. Sie erklärten auch, dass Vitamin C das wirksamste Antioxidans im menschlichen Blutplasma ist, da es Lipoproteine vor vor durch aktivierte weiße Blutkörperchen verursachten oxidativen Schäden bewahrt.

Spezifische Toxine und Vitamin C

Alkohol (Ethanol)

Es ist allgemein bekannt, dass Alkohol im Übermaß definitiv giftig ist. Über die Toxizität geringerer Mengen Alkohol wird nach wie vor gestritten. Wie bei vielen anderen Toxinen ist die Leber der Hauptort für die Neutralisierung/Verstoffwechselung toxischer Alkoholmengen.

Susick und Zannoni (1987) beschäftigten sich mit den Folgen des akuten Alkoholkonsums bei Menschen. 20 Männer bekamen zwei Wochen lang Vitamin C oder Placebo vor dem Alkoholkonsum. Bei denjenigen, die Vitamin C bekommen hatten, zeigten sich verbesserte motorische Funktionen und ein verbessertes Farbunterscheidungsvermögen. Beides deutet auf eine geringere Alkoholtoxizität hin. In der Vitamin-C-Gruppe war auch eine »signifikante Verbesserung« der Entfernung von Alkohol aus dem Blut bemerkbar. Klenner (1971) behauptete, dass 40 000 Milligramm Vitamin C intravenös zusammen mit Vitamin B1 die Effekte einer Alkoholvergiftung beim Menschen »neutralisieren« können. Klenner versicherte auch, dass dieselbe Behandlung lebensrettend für eine Person sein könne, die nach der Einnahme von Disulfiram (Antibuse) unglücklicherweise bedeutende Mengen an Alkohol getrunken hat. Dieses Medikament soll bei Alkoholabhängigen nach dem Trinken von Alkohol Krankheitsgefühle auslösen, um sie von ihrer Sucht abzubringen, kann aber auch tödlich sein. Disulfiram verhindert, dass Alkohol vollständig verstoffwechselt wird, was zu höheren Konzentrationen an Acetaldehyd im Körper führt. Vitamin C entgiftet Acetaldehyd (siehe weiter unten in diesem Kapitel).

Meagher et al. (1999) wiesen nach, dass Alkoholgenuss bei gesunden Menschen den oxidativen Stress erhöht, was man am Anstieg der Stoffwechselprodukte der Lipidperoxidation ablesen kann. Sie zeigten auch, dass dieselben abnormen Laborwerte für oxidativen Stress bei Patienten mit alkoholbedingter Hepatitis oder einer chronischen Lebererkrankung bereits ohne zusätzlichen Alkoholkonsum signifikant erhöht sind. Schließlich fanden sie heraus, dass abnorm erhöhte Parameter für oxidativen Stress bei Patienten mit chronischer alkoholbedingter Lebererkrankung durch Vitamin C abgesenkt werden können. Sie kamen zu dem Ergebnis, dass oxidativer Stress, der durch Vitamin C deutlich vermindert werden kann, vor und während der Entwicklung einer alkoholbedingten Lebererkrankung eine wichtige Rolle spielt.

Zhou und Chen (2001) konnten zeigen, dass sich bei Alkoholabhängigen von antioxidativen Enzymen und Antioxidanzien inklusive Vitamin C reduzierte Blutspiegel zeigen. Sie schlugen vor, dass chronische oxidative Schäden bei Alkoholabhängigen konsequent mit antioxidativer Supplementierung inklusive Vitamin C behandelt werden sollten, um oxidativen Langzeitschäden vorzubeugen. Eine ähnliche Empfehlung kam von Marotta et al. (2001), die gleichermaßen feststellten, dass eine »effektive antioxidative Supplementierung« die Laborbefunde in Bezug auf erhöhten oxidativen Stress verbessern. Darüber hinaus sollte die Supplementierung vor allem angemessen dosiert sein, da die diuretischen Eigenschaften von Alkohol (erhöhte Urinausscheidung) mit einem weiteren deutlichen Verlust von Vitamin C mit dem Urin verbunden ist (Faizallah et al., 1986). Was bedeutet, dass Alkoholiker Vitamin C sowohl rascher verstoffwechseln als auch schneller mit dem Urin ausscheiden. Dies erfordert eine sorgfältige Supplementierung, um toxischen Langzeitschäden durch Alkohol vorzubeugen.

Mäßiger Alkoholkonsum scheint mit einem geringeren Verbrauch von Vitamin C und anderen Antioxidanzien assoziiert zu sein. Bei elf offenbar gesunden Personen waren die Blutspiegel von Vitamin C nach »mäßigem« Alkoholkonsum während einer Zeitspanne von zwölf Wochen um etwa zwölf bis 15 Prozent reduziert (van der Gaag et al., 2000). Auffällig war, dass bei den konsumierten Alkoholmengen eine leichte Absenkung der Vitamin-C-Spiegel bei Getränken wie Bier und Spirituosen zu beobachten war, aber nicht bei Rotwein. Bereits leicht verringerte Vitamin-C-Spiegel sind ein Beleg dafür, dass Alkohol sehr wohl in jeder Dosierung toxisch ist.

Ein primäres Spaltprodukt von Alkohol (Ethanol) ist Acetaldehyd, eine weitere toxische Substanz (Cohen, 1977). Vitamin C spielt offenbar eine direkte Rolle sowohl für die anfängliche Aufspaltung von nicht ausgeschiedenem Ethanol in Acetaldehyd (Giles und Meggiorini, 1983; Susick und Zannoni, 1984) als auch für die verbesserte Entgiftung von Acetaldehyd durch vermehrte und stabilere Bindung von Acetaldehyd an Bluteiweißstoffe (Tuma et al., 1984).

Wickramasinghe und Hasan (1992) untersuchten im Labor toxische Effekte auf Lymphozyten im Serum von Alkoholkonsumenten. Sie nahmen an, dass die Toxizität durch vorliegende instabile Acetaldehyd-Protein-Komplexe bedingt ist, die dem Acetaldehyd erlauben, aufzubrechen und die Lymphozyten zu vergiften. Vitamin C verringerte solche zytotoxischen Wirkungen, was seinen Einsatz bei Alkoholvergiftung einmal mehr rechtfertigt. Bei sieben gesunden Freiwilligen wiesen Wickramasinghe und Hasan nach, dass mit nur 1000 Milligramm Vitamin C täglich an drei Tagen vor akutem Alkoholgenuss die assoziierte Acetaldehyd-bedingte Alkoholtoxizität verringert wird. Krasner et al. (1974) wiesen nach, dass es eine direkte Korrelation zwischen dem Vitamin-C-Spiegel weißer Blutkörperchen und der Rate der Eliminierung von Alkohol aus dem Blut gibt.

Sprince et al. (1975 sowie 1979) untersuchten die Acetaldehyd-bedingte Toxizität bei Ratten. Sie fanden heraus, dass Vitamin C vor toxischen Symptomen und der letztlich tödlichen Wirkung von Acetaldehyd wirksam schützen könnte. O'Neill und Rahwan (1976) zeigten auch, dass Vitamin C zu einer »statistisch signifikanten Reduktion der Acetaldehyd-Toxizität« beiträgt, wenn es Mäusen gegeben wird, die symptomauslösenden Mengen von Acetaldehyd ausgesetzt sind. Moldowan und Acholonu (1982) beobachteten, dass Vitamin C die Sterblichkeit von Mäusen verringert, die zuvor ansonsten tödliche Acetaldehyd-Injektionen bekommen hatten. Gleichfalls bei Mäusen zeigten Tamura et al. (1969), dass Vitamin C plus Glucose und Cystein eine unübersehbare Antidotwirkung hatte und tödliche Acetaldehyd-Effekte bei den Versuchstieren verhinderten.

Navasumrit et al. (2000) konnten bei Mäusen nachweisen, dass durch Alkohol die Produktion freier Radikale erhöht wird und die Häufigkeit von DNA-Schäden zunimmt. Eine Vorbehandlung mit Vitamin C verringerte den Anstieg von alkoholbedingtem oxidativem Stress und beugte dem zwangsläufigen Anstieg der Häufigkeit von DNA-Schäden vor.

Suresh et al. (2000) befassten sich mit den Wirkungen hoher Vitamin-C-Dosierungen bei Ratten mit alkoholbedingter Toxizität. Die Dosis betrug 200 Milligramm pro 100 Gramm Körpergewicht, was 140 000 Milligramm bei einer etwa 68 Kilogramm schweren Person entspricht. Vitamin C verringerte eindeutig die alkoholinduzierte Giftwirkung, gemessen an den reduzierten Triglycerid- und Leberenzymwerten im Vergleich zu Ratten, die nur Alkhohol (Ethanol) bekommen hatten. Busnel und Lehmann (1980) prüften motorische (muskuläre) Störungen durch Alkohol beim Schwimmverhalten – in der Tat ein Labortest, der das Torkeln von Betrunkenen nachvollzieht. Sie fanden heraus, dass recht hohe Vitamin-C-Dosierungen (125 und 500 mg/kg Körpergewicht) alkoholbedingtes abnormes Schwimmverhalten komplett verhinderten. Geringere Dosierungen von Vitamin C (62,5 mg/kg) führten zu keinem signifikanten Effekt. Eine Dosierung von 500 mg/kg Körpergewicht entspricht etwa 35 000 Milligramm Vitamin C bei einer etwa 68 Kilogramm schweren Person – die niedrigste Dosis entspricht etwa 4400 Milligramm Vitamin C bei derselben Person. Diese Studie von Busnel und Lehmann ist ein weiterer klarer Beleg für die Bedeutung einer angemessenen Dosis von Vitamin C für die Behandlung toxischer Zustände – egal, ob bei Mensch oder Tier. Sie zeigt auch, dass suboptimale Dosierungen wenig oder gar keine Wirkung auf ein bestimmtes Gift oder einen toxischen klinischen Effekt zeigen.

> Diese Studie unterstreicht erneut, wie wichtig die angemessene Dosierung von Vitamin C zur Behandlung toxischer Zustände ist! Eine suboptimale Dosierung zeigt wenig oder gar keine Wirkung.

In Bezug auf auf die Wirkung von Vitamin C auf Alkoholtoxizität bei Meerschweinchen gibt es reichlich Forschungsmaterial. Yunice et al. (1984) beobachteten, dass die Anwendung von Vitamin C eine eindeutig beschleunigende Wirkung auf die Eliminierung von infundiertem Ethanol aus dem Blut von Meerschweinchen hat. Yunice und Lindeman (1977) konnten auch zeigen, dass Vitamin C definitiv tödliche Wirkungen einer akuten Alkoholdosis verhindern kann, die ansonsten 68 Prozent der alkoholisierten Mäuse umbringen würde. Ginter und Zloch (1999) wiesen nach, dass die Meerschweinchen, die während einer fünfwöchigen Vorbehandlung am meisten Vitamin C bekommen hatten, Alkohol bedeutend schneller verstoffwechselten als Meerschweinchen mit Minimaldosierungen von Vitamin C.

Yunice et al. zeigten auch, dass größere Mengen Vitamin-C-Supplement die Gewichtszunahme bei ethanolbehandelten Meerschweinchen verbessern – im Vergleich zu Versuchstieren, die signifikant weniger Vitamin C bekamen. Bei ethanolbehandelten Versuchstieren waren im Vergleich zu

Kontrolltieren die Vitamin-C-Konzentrationen in der Leber, der Niere und in den Nebennieren niedriger, was auf den toxizitätsbedingten erhöhten Vitamin-C-Verbrauch durch Ethanol hinweist. Suresh et al. (1999) fanden zudem heraus, dass Alkoholgaben die Gewebespiegel von Vitamin C bei Meerschweinchen reduzieren.

Ginter et al. (1998) fütterten Meerschweinchen ohne sowie zusätzlich mit »mäßigen« oder »hohen« Vitamin-C-Mengen über einen Zeitraum von fünf Wochen. Unmittelbar bevor die Tiere »geopfert« wurden, wurde eine Ethanolinjektion verabreicht, die eine kurzfristige akute Vergiftung verursacht. Im Vergleich zu Tieren ohne Vitamin-C-Supplement hatten diejenigen Meerschweinchen mit den höchsten Vitamin-C-Konzentrationen im Gewebe »signifikant niedrige« Ethanol- und Acetaldehyd-Konzentrationen in der Leber und im Gehirn. Zudem wurden niedrigere Leberenzym- und Cholesterinspiegel beobachtet. Die Autoren kamen zu dem Ergebnis, dass »große Mengen« Vitamin C offenbar sowohl den Ethanol- als auch den Acetaldehyd-Stoffwechsel beschleunigen – und somit unerwünschten Wirkungen auf die Gesundheit vorbeugen.

Suresh et al. (1999a) untersuchten die Wirkungen einer »Megadosis« Vitamin C auf eine alkoholinduzierte erhöhte Lipidperoxidation bei Meerschweinchen. Sie beobachteten, dass die Vitamin-C-Supplementierung von alkoholisierten Tieren die Laborwerte für oxidativen Stress günstig beeinflussten und die toxisch erhöhte Leberenzymaktivität verminderte. Susick und Zannoni (1987a) versorgten Meerschweinchen mit unterschiedlichen Vitamin-C-Dosierungen. Dann benutzten sie bei Meerschweinchen mit Vitamin-C-Lebergewebe-Konzentrationen von weniger als 16 Milligram pro 100 Gramm Lebergewicht eine Ethanoldosis, die das Leberenzym SGOT um den Faktor 12 ansteigen ließ. Allerdings führte dieselbe Ethanoldosis bei Tieren, die Leber-Vitamin-C-Werte über der 16-Milligramm-Marke hatten, zur »deutlichen Verringerung« (60 Prozent) der alkoholbedingt erhöhten SGOT-Werte. Suresh et al. (1997) befassten sich mit alkoholbedingt erhöhten Blutfettwerten (Hyperlipidämie) bei Meerschweinchen und beobachteten, dass Vitamin C diesen Anstieg signifikant reduziert. Susick et al. (1986) konnten nachweisen, dass ausreichend Vitamin C Meerschweinchen eindeutig vor den toxischen Wirkungen von chronischem Alkoholkonsum schützt.

Akuter oder chronischer Alkoholkonsum fordert sowohl in Bezug auf die Erkrankungsziffer als auch auf die Sterblichkeit einen hohen Tribut. Zannoni et al. (1987) verfassten eine Übersichtsarbeit, die klar belegt, dass die angemessene Vitamin-C-Dosierung die beste Option zur Alkoholentgiftung ist, zukünftigen alkoholinduzierten Schäden vorbeugt und bereits vorliegende Alkoholschäden »repariert«.

Angemessen dosiertes Vitamin C ist die beste Option zur Alkoholentgiftung, zur Vorbeugung zukünftiger und zur »Reparatur« bereits vorliegender Alkoholschäden.

Pawan (1968) hatte beispielsweise eine Studie durchgeführt, die die beschleunigende Wirkung von Vitamin C auf die Ausscheidung von Ethanol beim Menschen infrage stellt. Wie so oft war die Vitamin-C-Dosis einmal mehr »klitzeklein«. Pawan teilte mit, dass die akut benutzten 600 Milligramm Vitamin C keinen Einfluss auf die Ethanolausscheidungsraten hatten. Es ist unwahrscheinlich, dass 600 Milligramm Vitamin C den klinischen Status irgendeiner Form der schweren Vergiftung beim erwachsenen Menschen wesentlich beeinflussen können – es sei denn, es handelt sich um Symptome eines toxinbedingten Skorbut.

Die Gesamtheit der Forschungsergebnisse über Ethanol und Vitamin C weisen eindeutig darauf hin, dass Vitamin C alkoholbedingte Körperschäden positiv beeinflussen kann, insbesondere in der Leber. Darüber hinaus zeigen Studien, die sich mit Alkoholexposition und Vitamin C beschäftigt haben, dass hohe Vitamin-C-Dosierungen der beste und schnellste Weg sind, Alkohol zu verstoffwechseln und jemanden auszunüchtern – besser als heißer Kaffee und Spaziergänge an der frischen Luft. Es ist naheliegend, dass man eine akut intoxikierte Person am besten mit einem nüchternen Fahrer transportiert.

Barbiturate

Barbiturate werden seit Langem als Hypnotika und Anästhetika eingesetzt. Phenobarbital benutzt man als bewährtes Mittel bei Epilepsie. Ein Übermaß an Barbituraten führt zur Depression des zentralen Nervensystems.

Klenner (1971) berichtete über dramatische Erfolge bei der Beseitigung der akuten Barbituratvergiftung mit Vitamin C. Ein Patient hatte 2640 Milligramm Talbutal eingenommen (ein mittelfristig wirksames orales Barbiturat) und wurde als Notfall zu Klenner gebracht, mit einem Blutdruck von

60/0 mmHg – das heißt, er war mehr tot als lebendig. Klenner verordnete 12000 Milligramm Vitamin C als intravenöse Stoßtherapie mit einer 50-Milliliter-Spritze, gefolgt von einer langsamen venösen Vitamin-C-Infusion. Innerhalb von zehn Minuten stieg der Blutdruck auf 100/60 mmHg an. Drei Stunden später wachte der Patient vollkommen erholt auf. Er hatte insgesamt 125000 Milligramm Vitamin C während zwölf Stunden bekommen.

Ein weiterer Patient Klenners hatte eine Überdosis Secobarbital genommen. Der Patient erwachte, nachdem 42000 Milligramm Vitamin C »mit einer Nadel Kaliber 20 rasch intravenös injiziert« worden waren. Letztendlich erhielt der Patient 75000 Milligramm Vitamin C intravenös und 30000 Milligramm oral während zwölf Stunden.

Klenner erklärte, dass der Erfolg seines Vitamin-C-Protokolls »in nicht weniger als 15 Fällen von Barbituratvergiftung« darauf hinweist, dass unter diesen Umständen »niemand sterben sollte«. Klenner (1974) kommentierte die dramatischen Wirkungen von Vitamin C bei Barbituratvergiftung (und Kohlenmonoxidvergiftung) in der Diskussion so, dass »die Ergebnisse so außerordentlich sind, dass es fast ein ärztlicher Kunstfehler ist, diese Behandlung zu unterlassen«.

Der Erfolg von Klenners Vitamin-C-Protokoll »in nicht weniger als 15 Fällen von Barbituratvergiftung« ist »so dramatisch, dass es fast ein ärztlicher Kunstfehler ist, diese Behandlung zu unterlassen«.

Kao et al. (1965) konnten bei Hunden und Mäusen zeigen, dass eine »hochdosierte« Vitamin-C-Injektion die Beseitigung der barbituratbedingten Depression des zentralen Nervensystems wirksam unterstützte. Sie beobachteten, dass durch Vitamin C bei vergifteten Tieren der Blutdruck und die Atmung verbessert wurden.

Kohlenmonoxid

Die Kohlenmonoxidvergiftung hat einen ähnlichen Wirkmechanismus wie die nachfolgend erläuterte Methämoglobinämie. Kohlenmonoxid bindet sich sehr viel stärker an Hämoglobin (roten Blufarbstoff) als Sauerstoff. Dies führt zum Verlust der Sauerstofftransport-Kapazität von Hämoglobin, das an Kohlenmonoxid statt an Sauerstoff gebunden ist. Ist genügend Kohlenmonoxid im Blut gebunden, breitet sich der Sauerstoffmangel rasch in allen Körpergeweben aus und führt letztendlich zum Tod.

Klenner (1971) teilte in einem Fall von vermutlicher Kohlenmonoxidvergiftung einen bemerkenswerten Erfolg mit. An einem kalten Tag wurde ein bewusstloser Patient in Klenners Praxis gebracht. Diese Person war im Führerhaus eines Lastwagens aufgefunden worden, bei laufendem Moter und geschlossenen Fenstern. Klenner vermutete eine Kohlenmonoxidvergiftung und führte sofort eine intravenöse Stoßtherapie mit 12 000 Milligramm Vitamin C intravenös mit einer 50-Milliliter-Spritze und einer Kanüle Kaliber 20 durch. Der Patient erwachte innerhalb von zehn Minuten und wunderte sich, dass er sich in einer Arztpraxis befand. Nach 45 Minuten kehrte er an seinen Arbeitsplatz zurück.

Klenner (1974) gab weitere Empfehlungen in Bezug auf die Kohlenmonoxidvergiftung. Er bemerkte, dass die Opfer von Hausbränden, insbesondere Kinder, häufig an den Folgen der Kohlenmonoxidvergiftung sterben. Er schlug vor, man sollte jede Form von Rauchinhalation mit einer Vitamin-C-Dosis von 500 mg/kg Körpergewicht behandeln, um die toxischen Effekte von Kohlenmonoxid sofort zu neutralisieren. Klenner erklärte, dass diese frühzeitige Maßnahme nach Rauchexposition vor allem deshalb empfehlenswert ist, weil einige Symptome der »Rauchvergiftung« bis zu 48 Stunden verzögert auftreten können.

Obwohl Klenners Beobachtungen bezüglich Vitamin C bei Kohlenmonoxidvergiftung die einzigen in der medizinischen Literatur verfügbaren Informationen sind, die ich gefunden habe, so sind sie doch sehr beeindruckend. Der Arzt sollte nicht daran zweifeln, dass großzügig dosiertes Vitamin C zur Behandlung der Kohlenmonoxidvergiftung eingesetzt werden sollte. Vitamin C erscheint eindeutig als Therapie der ersten Wahl.

Endotoxin

Ein Endotoxin ist ein Giftstoff, der mit der äußeren Membran bestimmter Bakterien assoziiert ist und nur dann freigesetzt wird, wenn Bakterien beschädigt oder abgetötet werden. Endotoxine sind keine Sekrete und meist geringer toxisch als Exotoxine, die infolge des mikrobiellen Stoffwechsels abgesondert werden und nicht infolge des Absterbens eines Mikroorganismus.

De la Fuente und Victor (2001) wiesen nach, dass Vitamin C eines der Antioxidanzien war, die Mauslymphozyten vor endotoxinbedingtem oxidativen Stress schützten. Cadenas et al. (1998) zeigten, dass Leberproteine von Meerschweinchen durch erhöhte Aufnahme von Vitamin C mit der Nahrung vor oxidativen Schäden geschützt werden, die Endotoxine verursachen. Sie beobachteten auch, dass der endotoxinbedingte Anstieg von oxidativen Stressmarkern im Labor durch Vitamin C gehemmt wurde. Rojas et al. (1996) fanden heraus, dass der endotoxische Schock bei Meerschweinchen zum kompletten Vitamin-C-Verlust im Herzgewebe führt. Die Vitamin-E-Spiegel blieben unbeeinflusst. Die Vitamin-C-Supplementierung verhinderte zuverlässig den Anstieg bestimmter Laborwerte, die auf erhöhten oxidativen Stress im Herzmuskel hinweisen. Diese Autoren kamen zu dem Schluss, dass Vitamin C eine Zielsubstanz der Endotoxin-Verstoffwechselung im Herzgewebe ist und dass es das Herzgewebe vor oxidativen Schäden durch freie Radikale schützt, die durch Endotoxine verursacht werden. Besonders interessant sind solche Befunde in Bezug auf den Zusammenhang von Herz- und Zahnfleischerkrankungen (Katz et al., 2001; Abou-Raya et al., 2002; Teng et al., 2002), Parodontalerkrankungen mit Endotoxinbeteiligung (Aleo et al., 1974) und erhöhten Vitamin-C-Spiegeln in Verbindung mit einer reduzierten Häufigkeit erstmaliger Herzerkrankungen (Khaw et al., 2001; Simon et al., 2001).

LaLonde et al. (1997) untersuchten Ratten, die exzessivem oxidativem Leberstress durch Verbrennungen dritten Grades ausgesetzt waren. Obwohl eine 20-prozentige Verbrennung für die Tiere nicht tödlich war, verursachte zusätzliches Endotoxin bei vielen Versuchstieren den Tod. Hinzu kamen weitere Hinweise aus dem Labor über die nachlassende antioxidative Abwehrfähigkeit der Leber. Vitamin C war das meistverbrauchte Antioxidans in der Leber. Die Anwendung von Vitamin C und einiger anderer Antioxidanzien ermöglichte das Überleben der Versuchstiere.

Endotoxin hat noch andere wichtige Giftwirkungen. Dwenger et al. (1994) verabreichten Schafen Vitamin C intravenös und kontrollierten zahlreiche Laborwerte. Wurde Vitamin C intravenös eingesetzt, bevor das Endotoxin gegeben wurde, waren Schutzwirkungen gegen den endotoxinbedingten Anstieg des Lungenblutdrucks zu beobachten. Benito und Bosch (1997) stellten fest, dass Meerschweinchen mit geringem Vitamin-C-Gehalt in der Nahrung sehr empfindlich auf Endotoxin reagierten. Diese Meerschweinchen hatten kein nachweisbares Vitamin C im Lungengewebe. Auch ihre Vitamin-E-Spiegel waren signifikant vermindert. Die Forscher kamen zu dem Ergebnis, dass die Vitamin-C-Supplementierung ein wichtiger Schutzfaktor für die Lungen ist und oxidativen Schäden durch Endotoxin vorbeugt. Fuller et al. (1971) konnten ebenfalls zeigen, dass Meerschweinchen mit minimaler Vitamin-C-Versorgung für einen Endotoxinschock sehr anfällig sind. Bei Tieren, die gestorben waren, waren die Schäden an Lungen- und Herzgewebe besonders ausgeprägt.

Victor et al. (2002) stellten fest, dass Endotoxin-exponierte Immunzellen einen verringerten Vitamin-C-Gehalt aufweisen. Victor et al. (2000) untersuchten die Wirkung einer Vitamin-C-Anwendung bei Mäusen mit Endotoxin-induziertem Schock auf die Funktion der Makrophagen (wichtigen Immunzellen). Sie beobachteten, dass ausreichend Vitamin C die Makrophagenfunktion bei starkem Endotoxinstress wirksam normalisieren konnte. Aleo und Padh (1985) beschäftigten sich mit Fibroblasten, einem speziellen Zelltyp, der bekanntermaßen sehr empfindlich auf Endotoxine reagiert. Sie beoabachteten, dass Endotoxin direkt und dosisabhängig die Vitamin-C-Aufnahme von Fibroblasten hemmte. Je mehr Endotoxin vorlag, desto weniger Vitamin C landete in den Zellen, wo es gebraucht wird. Diese Hemmung der Vitamin-C-Aufnahme durch Endotoxin wurde auch bei Zellen der Nebennierendrüsen nachgewiesen (Garcia und Municio, 1990).

Die Hemmung der Vitamin-C-Aufnahme ist insbesondere deshalb von Bedeutung, weil davon auszugehen ist, dass es sich um einen besonders ungünstigen Endotoxineffekt handelt. Es kommt dann nicht mehr genug Vitamin C in den Zellen an. Solche Ergebnisse weisen auch darauf hin, dass bestimmte Blutspiegel von Vitamin C nicht garantieren, dass ausreichende Mengen in manchen Geweben verfügbar sind, wenn reichlich Endotoxin präsent ist. Shaw et al. (1966) beobachteten tatsächlich, dass eine Dosis von 200 mg/kg Körpergewicht Vitamin C nicht ausreichte, um die tödliche Wirkung einer bestimmten Endotoxindosis bei Ratten zu verhindern. Wie bei vielen anderen Giften und Infektionen führen unzureichende oder suboptimale Vitamin-C-Dosierungen nicht zu erkennbaren klinischen Auswirkungen auf das Behandlungsergebnis. Aleo (1980) kam zu dem Schluss, dass Vitamin C dabei helfen kann, die Endotoxin-bedingte Hemmung des Zellwachstums zu verhindern. Dieser Mechanismus ist lebenswichtig für »die Abheilung und Regeneration von Bindegewebe, das vom Krankheitsprozess betroffen ist«.

Die Einzelheiten der obigen Studien, die die Wirksamkeit von Vitamin C zur Behandlung von bakteriell bedingten Endotoxinen belegen, verdeutlichen einmal mehr, warum Vitamin C die ideale Substanz ist, die bei fast allen Infektionskrankheiten eingesetzt werden kann. Vitamin C hat sich bereits als hocheffektiv für die Therapie fast aller erforschten Infektionskrankheiten erwiesen (siehe Kapitel 2). Viele fortgeschrittene Infektionen sind mit eigenen zugehörigen Toxinen oder toxischen Wirkungen assoziiert. Vitamin C erscheint als ideales Mittel, um beides zu behandeln, die Infektion und das assoziierte Toxin.

Viele fortgeschrittene Infektionen sind mit eigenen zugehörigen Toxinen assoziiert. Vitamin C erscheint als Idealsubstanz, um beides zu behandeln, die Infektion und das assoziierte Toxin.

Methämoglobinämie

Methämoglobinämie ist möglicherweise kein geläufiger Begriff. Es handelt sich um eine potenziell tödliche Krankheit, deren Kennzeichen ein erhöhter Anteil von Methämoglobin im Blut ist. Methämoglobin kann keinen Sauerstoff binden und transportieren, was diesen Typ von Hämoglobin im Blut toxisch macht. Höhere Methämoglobinspiegel bedeuten mehr Sauerstoffmangel im Körper. Dieser schädliche Zustand kann durch unterschiedliche Toxine verursacht werden. Abhängig von zahlreichen Faktoren kann eine bestimmtes Toxin in einer bestimmten Situation Methämoglobinämie verursachen, in einer anderen klinischen Situation aufgrund anderer Mechanismen aber auch tödlich sein, ohne dass eine Methämoglobinämie ausgelöst wurde.

Prchal und Jenkins (2000) listen einige Medikamente und andere chemische Substanzen auf, die mit Methämoglobinämie assoziiert sind oder sie verursachen können. Studien, die sich mit der Anwendung von Vitamin C zur Vorbeugung und Behandlung von assoziierter Methämoglobinämie befasst haben, werden nach dem Medikament oder der chemischen Substanz in Klammern genannt:

Arzneistoffe

- Acetaminophen (Cullison, 1984; Savides et al., 1985; Hjelle und Grauer, 1986)

- Dapson (Nair und Philip, 1984; Diwan et al., 1991)
- Flutamid (Schott et al., 1991)
- Metoclopramid
- Nitroglycerin
- Paraquat
- Phenacetin
- Phenazopyridin
- Primaquin
- Sulfamethoxazol

Chemikalien

- Acetanilid (Cuthbert, 1971)
- Anilinfarben (Magos und Sziza, 1962; Nomura, 1980)
- Stickstoffmonoxid (Dotsch et al., 1998)
- Nitrite (Stoewsand et al., 1973; Blanco und Meade, 1980; Doyle et al., 1985)
- Amylnitrit
- Isobutylnitrit
- Natriumnitrit (Bolyai et al., 1972; Calabrese et al., 1983; Kaplan et al., 1990)
- Nitrate (Hirneth und Classen, 1984)
- Nitrobenzol/Nitrobenzoate (Chongtham et al., 1999)
- Nitroethan (Nagellackentferner)
- Nitrofurane
- 4-Aminobiphenyl

Van Dijk et al. (1983) referierten über einen Fall von absichtlicher Nitratvergiftung bei einer Kuh. Die Autoren befanden Vitamin C als unwirksam für die Behandlung der sich daraus ergebenden Methämoglobinämie. Jedoch betrug die der Kuh verabreichte Dosis nur wenig mehr als 1000 Milligramm. Das entspricht der Dosierung für einen Mann mit einem Gewicht von rund 70 Kilogramm. McConnico und Brownie (1992) berichteten über exzellente Resultate bei der Behandlung einer ausgeprägten Methämoglobinämie bei zwei Pferden, die infolge des Verzehrs von verwelkten Rotahornblättern auftrat. In diesem Fall wurde die Vitamin-C-Dosierung entsprechend angepasst. Neben Bluttransfusionen und Hydrierung war Vitamin C die einzige signifikante Therapie für diese Pferde. Die Autoren entschieden sich gemäß ihrem Behandlungsprotokoll ausdrücklich gegen die Verabreichung von Methylenblau. Bei der Lektüre von Literatur zum Thema Vitamin C sollte man stets die passende Dosierung des Vitalstoffs für den Menschen ermitteln, die im jeweiligen Krankheitsfall nötig ist. Abermillionen Patienten weltweit haben niemals von Vitamin C profitiert. Grund hierfür sind die vorschnellen und wissenschaftlich fragwürdigen Schlussfolgerungen, die auf geringen, und manchmal lächerlich niedrigen Vitamin-C-Dosierungen basieren.

Darüber hinaus bemerken Prchal und Jenkins (2000), dass Methylenblau (ein Wirkstoff, der in der Regel zur Behandlung von Methämoglobinämie eingesetzt wird) unter keinen Umständen Patienten mit Glucose-6-phosphat-Dehydrogenase-Mangel (G6PD(H)-Mangel) verabreicht werden sollte. Sie betonten zudem, dass Vitamin C als effektiver Ersatzstoff verordnet werden kann. Methämoglobinämie kann unvorhersehbar auftreten, selbst wenn ein Individuum genetisch intakt ist und keine vererbten Defekte vorliegen. Hrgovic (1990) gelang es, durch den Einsatz von intravenös verabreichtem Vitamin C ein an Methämoglobinämie erkranktes Neugeborenes erfolgreich zu behandeln. Man nahm an, dass in diesem Fall der erhöhte Anteil von Methämoglobin infolge einer lokalen Prilocain-Anästhesie auftrat, die der Mutter für die Geburtsvorbereitung verabreicht wurde.

In Anbetracht der klinischen Sicherheit von Vitamin C scheint es sinnvoll, zyanotische Patienten (bläulich verfärbte Lippen, mangelnde Sauerstoffversorgung) während der Diagnosestellung mit Vitamin C zu behandeln. Dies kann vor allem dann von Bedeutung sein, wenn Zyanose während eines operativen Eingriffs auftritt, was ein Hinweis auf eine durch Anästhesie ausgelöste Methämoglobinämie ist. Diese kann ohne Weiteres durch die intravenöse Anwendung von Vitamin C behandelt werden (Tao et al., 1994).

> Abermillionen Patienten weltweit haben niemals von Vitamin C profitiert. Grund hierfür sind die vorschnellen und wissenschaftlich fragwürdigen Schlussfolgerungen, die auf geringen, manchmal lächerlich niedrigen Vitamin-C-Dosierungen beruhen.

Der Anteil von Methämoglobin im Blut beträgt unter normalen Bedingungen ein Prozent oder weniger (Kueh et al., 1986).

Methämoglobin ist eine Oxidationsform mit dreiwertigem Eisen. Vitamin C ist einer jener Wirkstoffe, die imstande sind, das dreiwertige Eisen wieder in zweiwertiges Eisen umzuwandeln. Auf diese Weise wird das Hämoglobin wieder in seinen normalen Zustand zurückversetzt und es ist wieder in der Lage, Sauerstoff zu transportieren.

Gewöhnlich wird eine Methämoglobinämie mit Methylenblau therapiert. Jedoch wurde auch Vitamin C als Monotherapie angewendet und erwies sich dabei als äußerst wirksam (Nair und Philip, 1984). Tatsächlich erfordert eine effektive Therapie der Methäglobinämie weitaus niedrigere Dosen Vitamin C, als für die Behandlung von unterschiedlichen Vergiftungen und Infektionen mit diesem Wirkstoff von Klenner mit großem Erfolg eingesetzt wurde.

Wie bei vielen anderen Krankheiten auch wird die tatsächliche Wirksamkeit von optimal dosiertem Vitamin C bei der Behandlung von Methämoglobinämie wahrscheinlich noch bestimmt werden müssen. Darüber hinaus kann eine Vitamin-C-Therapie die Kontrolle von erblichen Formen der Methämoglobinämie unterstützen (Jaffe, 1982; Svecova und Bohmer, 1998; Prchal und Jenkins, 2000).

46 verschiedene Toxine

Acetaminophen ist ein gängiges Analgetikum, das rezeptfrei erhältlich ist. Eine Überdosierung kann tödlich enden. Akute Toxizität kann sich in Form von Lebertoxizität (verschiedene Grade) manifestieren. Dies beinhaltet auch akutes Leberversagen. Sofern Vitamin C eine Stunde vor oder nach der Einnahme von Acetaminophen verabreicht wird, werden die Leberzellen, die ansonsten durch das Acetaminophen abgetötet würden, geschützt bzw. repariert. Hierbei beträgt die Dosierung 1000 mg/kg Körpergewicht. Dies fanden Peterson und Knodell (1984) im Tierversuch mit Mäusen heraus. Romero-Ferret et al. (1983) verwendeten im Zuge ihrer Studie eine maximale Vitamin-C-Dosis von nur 200 mg/kg Körpergewicht. Hiermit wurde die Überlebensrate der Mäuse, die eine potenziell tödliche Dosis Acetaminophen bekommen hatten, nicht erhöht. 600 mg/kg Körpergewicht des Vitamin-C-Derivats Ascorbylpalmitat war in der Lage, Mäuse vor Acetaminophen-verursachten Leberschäden zu schützen. Hingegen verzeichnete Vitamin C bei gleicher Dosierung nicht denselben protektiven Effekt (Jonker et al., 1988; Mitra et al., 1991). Diese Studien untermauern Klenners Befund, dass bei bestimmten Krankheitszuständen eine angemessene Menge Vitamin C verordnet werden muss, da ansonsten die günstige Wirkung ausbleibt.

Für Katzen kann Acetaminophen lebensbedrohlich sein. So berichten Ilkiw und Ratcliffe (1987) über eine Katze, die 14 Stunden nach der Einnahme von Acetaminophen moribund und zyanotisch war. Die Behandlung mit Vitamin C, N-Acetylcystein und DL-Methionin ermöglichte eine klinische Genesung der Katze innerhalb der nachfolgenden zwölf Tage.

Acetanilid, Anilin und Antipyrin sind aromatische Chemikalien. Sie weisen Strukturähnlichkeiten zu Benzol auf. Hydroxilierung stellt für eine beträchtliche Anzahl an toxischen Chemikalien einen wichtigen Prozess zur metabolischen Entgiftung dar. Hierbei wird ein Hydroxid (OH) hinzugefügt. Vitamin C ist für einen optimalen Entgiftungsprozess errforderlich. Axelrod et al. (1954) zeigten, dass Meerschweinchen, die keinerlei Vitamin-C Produktion aufweisen, erheblich länger brauchten, um Acetanilid, Anilin und Antipyrin zu hydroxilieren. Die Halbwertszeit dieser Chemikalien war länger bei den Vitamin-C-defizitären Meerschweinchen, während bei einer Vitamin-C-Sättigung die Hydroxilierung der jeweiligen Chemikalien schneller ablief.

Acrolein ist für den Menschen äußerst gesundheitsschädlich und giftig. Es bildet sich unter anderem beim Abbau bestimmter Schadstoffe in der Außenluft, Verbrennung von Benzin oder bei der Verbrennung von Tabak. Nardini et al. (2002) erforschten Acrolein-induzierte Toxizität bei Bronchialzellen. Vitamin-C-Supplementierung hemmte den programmierten Zelltod (Apoptose), der durch Acrolein herbeigeführt wird. Darüber hinaus beschleunigte Vitamin C die Regeneration wichtiger zellulärer Gluthation-»Endlager«, die durch Acrolein-Belastung erschöpft waren.

Dass Acrolein bei Tieren den Vitamin-C-Verbrauch erhöht, haben Arumugam et al. (1997 und 1999) belegt. Acrolein-exponierte Ratten zeigten verminderte Vitamin-C-, Vitamin E- und Gluthation-Spiegel. Darüber hinaus kam es zum Anstieg von oxidativem Stress und der Lipidperoxidation – häufige Folgen von toxischer Belastung. Die vorgestellten Studien weisen darauf hin, dass die Supplementierung von Vitamin C eine ideale Maßnahme zur Vorbeugung sowie zur Behebung von Schäden ist, die durch Acrolein verursacht wurden.

Sprince et al. (1979) belegten in Überlebensstudien, dass die Kombinationstherapie mit Vitamin C, L-Cystein und Thiamin eine hochgradige Schutzwirkung bei Ratten hat, die eine tödliche Dosis Acrolein bekommen hatten. Dadurch überlebten 90 Prozent der Ratten, während die Überlebensrate in der Kontrollgruppe lediglich fünf Prozent betrug.

Aflatoxin ist hochtoxisch, Hauptzielorgan ist die Leber. Darüber hinaus ist dieses Gift krebserregend. Das Pilzgift kontaminiert organische Substrate und befällt häufig Erdnusssetzlinge. Netke et al. (19997) zeigten, dass Vitamin C Meerschweinchen vor akuter Aflatoxin-Vergiftung schützt. Salem et al. (2001) belegten, dass Vitamin C bei Kaninchen die negativen Auswirkungen von Aflatoxin auf das Fortpflanzungssystem abschwächt. Im Reagenzglas schützte Vitamin C vor einer durch Aflatoxin induzierten Erythrozytenruptur. Dies geht aus Studien von Verma et al. (1999) hervor. Bose und Sinha (1991) wiesen nach, dass die Häufigkeit von durch Aflatoxin hervorgerufenen Chromosomenanomalien in Knochenmarkszellen von Mäusen durch die Einnahme von Vitamin C vermindert wurde. Raina und Gurtoo (1985) sowie Bhattacharya et al. (1987) konnten belegen, dass Vitamin C die Eigenschaft von Aflatoxin, Mutationen bei Bakterien zu verursachen, hemmt.

Allylalkohol ist eine organische Verbindung. Er ist entzündlich und hochgiftig, wenn man ihn einatmet oder schluckt. Eine chronische Exposition kann Leber und Nieren schädigen. Glascott et al. (1996) untersuchten Leberzellen in Kultur, die toxischen Mengen von Allylalkohol ausgesetzt waren. Sie fanden heraus, dass die Vitamine C und E die Zellen vor der tödlichen Wirkung von Allylalkohol schützten.

Amphetamin stimuliert die sympathischen Komponenten des vegetativen Nervensystems. Beyers (2001) berichtet von einer Behandlung einer Ecstasy-Überdosis mit Vitamin C. Ecstasy ist ein Amphetaminderivat. Der Patient, ein 17-jähriger Junge, fiel nach der Überdosis ins Koma. Bevor er ins Krankenhaus eingeliefert wurde, erlitt der Junge einen epileptischen Anfall. Der Autor verabreichte dem Patienten eine Vitamin-C-Infusion. Sie lief 30 Minuten durch und enthielt lediglich 1000 Milligramm Vitamin C. Bereits nach 20 Minuten war der Patient »wieder bei Bewusstsein und konnte sprechen«. Vitamin C senkte zeitgleich den Urin-pH-Wert von 7,5 auf 5,0. Hierdurch wurde wahrscheinlich die Ausscheidung des Amphetamins über den Urin beschleunigt. Zweifellos führte die Ausscheidung von Ecstasy über den Urin nicht alleine zu einer derart schnellen und dramatischen klinischen Genesung. White et al. (1988) zeigten, dass Vitamin C bei Ratten die Wirkungen von Amphetamin auf das Verhalten der Tiere minderte. Desole et al. (1987) gelangten zu den gleichen Erkenntnissen. Gemäß den Forschungen von Miquel et al. (1999) ist Vitamin C ein Antagonist von Dopamin im Gehirn. Hingegen erhöht laut Mueller und Kunko (1990) Amphetamin die Dopaminausschüttung.

Wagner et al. (1985) wiesen nach, dass eine Vorbehandlung mit Vitamin C die neurotoxischen Effekte von Methamphetamin bei Ratten reduziert. De Vito und Wagner (1989) bemerkten zudem, dass eine Vorbehandlung mit Vitamin C und anderen Antioxidanzien Ratten vor nachhaltigem Dopaminmangel im Gehirn schützt, der als Folge von Methamphetaminkonsum auftritt. Perry und Juhl (1977) empfahlen eine Kombinationstherapie mit Vitamin C und Haloperidol bei einem 16-jährigem Mädchen, das unter einer Psychose litt. Diese wurde mitunter durch einen exzessiven Amphetaminkonsum ausgelöst. Rebec et al. (1985) berichteten davon, dass Vitamin C in der Lage war, Anti-Amphetamin-Effekte von Haloperidol erheblich zu steigern. Die Autoren wiesen darauf hin, »dass Vitamin C eine wichtige Rolle bei der Regulation der Verhaltenseffekte von Haloperidol« und ähnlichen Medikamenten spielt.

Die Ergebnisse der verschiedenen Studien belegen, dass Vitamin C für die Behandlung einiger Symptome nützlich ist, die übermäßiger Amphetaminkonsum verursacht. Somit wirkt es der erhöhten Dopaminausschüttung entgegen, die durch die Einnahme von Amphetamin verursacht wird. Auch fördert es die Ausscheidung der Substanz über den Urin. Darüber hinaus scheint es eine wichtige Rolle bei der Stabiliserung des Dopaminspiegels im Gehirn zu spielen.

Aromatische Kohlenwasserstoffe (Anthracene und 3,4-Benzpyrene) werden durch Vitamin C rasch detoxifiziert, sind dann weniger krebserregend und werden ohne Weiteres ausgeschieden (Warren, 1943).

Benzanthron wird in der Industrie zum Färben verwendet. Die Chemikalie ist giftig und führt gemäß Dwivedi et al. (2001) zu erhöhtem Vitamin-C- und Gluthation-Verbrauch. Das et al. (1994) untersuchten die Toxizität von Benzanthron bei Meerschweinchen. Sie fanden heraus, dass bereits mit einer relativ geringen Menge Vitamin C (50 mg/kg Körpergewicht) »eine deutliche Verbesserung erzielt« wurde. So beobachteten sie bei Benzanthron-exponierten Tieren mikroskopische und biochemische Veränderungen in der Leber, den Hoden, Nieren und in der Blase. Pandya et al. (1970) bemerkten, dass die Verabreichung von Benzanthron bei Meerschweinchen eine »signifikante Verminderung« des Vitamin-C-Spiegels im Blut, den Nebennieren und in der Leber hervorruft. Eine Vitamin-C-Supplementierung von nur 25 mg/kg Körpergewicht, einmal täglich verabreicht, reduzierte die Todesrate der mit einer tödlichen Dosis Benzanthron kontaminierten Meerschweinchen im Vergleich zu solchen Tieren, die kein Vitamin C bekommen hatten.

Dwivedi et al. (1993) untersuchten zudem die Toxizität von Benzanthron, das auf die Haut von Mäusen aufgetragen wurde. Oral oder topisch (auf der Haut) angewendetes Vitamin C »führte zu einem hochwirksamen Schutz« vor Benzanthron-induzierten toxischen Effekten – in der Leber und auf der Haut.

Vitamin C begünstigt darüber hinaus den Abbau von Benzanthron-Ablagerungen in Organen. Auch fördert es die Ausscheidung des Stoffes über den Stuhl oder Urin. Bei mit Vitamin C vorbehandelten Meerschweinchen kam es zu einer 32-prozentigen Erhöhung der Ausscheidung von Benzanthron. Die Ablagerungen der Chemikalie in den Organen konnten um 50 Prozent reduziert werden. Dies belegten Garg et al. (1992) im Tierversuch. Die Forscher sprachen sich für eine Vitamin-C-Therapie bei Fabrikarbeitern aus, die mit Benzanthron in Kontakt kommen. Diese Präventivmaßnahme könnte Vergiftungssymptomen vorbeugen.

Benzen (auch Benzol) ist ein flüssiger flüchtiger Kohlenwasserstoff. Er entsteht bei der Destillation von Steinkohlenteer und ist krebserregend. Man benutzt Benzen regelmäßig als Lösungsmittel in chemischen Laboratorien. Meyer (1937) beobachtete, dass eine schwere Benzenvergiftung bei einem Chemiearbeiter die »Symptome von Skorbut« hervorrief. Erst nachdem dem Patienten insgesamt 11 500 Milligramm Vitamin C (davon 6300

Milligramm intravenös) verabreicht wurden, beobachtete man im Urin signifikante Mengen Vitamin C. Meyer hielt diesen Wert in den folgenden Tagen mittels einer täglichen Vitamin-C-Anwendung aufrecht. Auf diese Weise gelang es ihm, »den objektiven und subjektiven Zustand des Patienten deutlich zu verbessern«.

Über eine ähnliche skorbutartige Befindlichkeit, die ebenfalls durch Benzen verursacht wurde, berichteten Cathalana et al. (1936). Dass Arbeiter, die Benzen ausgesetzt waren, geringere Vitamin-C-Werte im Urin aufwiesen, bemerkte Castrovilli (1937) in einer von ihm publizierten Forschungsarbeit. Untermauert wird dieser Befund der Forschungsergebnisse von Cathala et al. und von Bormann (1937). Ein Tierversuch von Bormann mit Kaninchen ergab, dass eine Vitamin-C-Supplementierung den Ausbruch von Symptomen einer Benzenvergiftung verzögert. Libowitsky und Seyfried (1940) brachten Kapillarbrüchigkeit, die häufig bei Vitamin-C-Mangel auftritt, mit einer Benzenbelastung bei den von ihnen untersuchten Fabrikarbeitern in Verbindung. Die Symptome konnten durch Anwendung von Vitamin C eliminiert werden. Forssman und Frykholm (1947) verglichen Arbeiter, die Benzen-exponiert waren, mit solchen, die es nicht waren. Sie fanden dabei heraus, dass jene Arbeiter, die in Kontakt mit Benzen standen, »im Vergleich zur Kontrollgruppe eine definitiv verzögerte Vitamin-C-Aufsättigung zeigten«. Dieser Befund passt zu dem erhöhten Vitamin-C-Verbrauch bei Benzen-exponierten Arbeitern.

Wie bereits erörtert wurde, weist ein erhöhter Vitamin-C-Bedarf auf einen vermehrten Verbrauch der Substanz hin. Dies ist ein typisches Indiz dafür, dass Vitamin C eine neutralisierende Wirkung auf das Toxin hat. Eine Benzenvergiftung führt zu einer verminderten Vitamin-C-Konzentration im Blut, in der Leber und in den Nebennieren. Dies belegten Versuche mit Meerschweinchen von Gontea et al. (1969). Browning (1952) beschrieb einige Anzeichen und Symptome von Benzenvergiftungen und wies in diesem Zusammenhang auf Parallelen zu Skorbut hin. Eine Erkenntnis, die sich auch bei Meyer findet. Dies ist durchgängig bei einer chronischen Benzenexposition zu beobachten. In solchen Fällen werden Vitamin-C-Depots durch das Toxin aufgebraucht. Lurie (1965) sprach sich »für die Anwendung von Vitamin C als zusätzliche Präventivmaßnahme gegen Benzenvergiftung« aus – es wäre eine »gerechtfertigte Anwendung«.

Um die angestrebten Zielwerte im Blut von Arbeitern zu erreichen, die Benzendämpfen und anderen aromatischen Kohlenwasserstoffdämpfen ausgesetzt sind, ist die Einnahme von größeren Mengen Vitamin C nötig. Dies fanden Aldashev et al. (1980) heraus. Die Autoren erklärten, dass diese Ergebnisse zusammen mit zusätzlichen tierexperimentellen Befunden bei Meerschweinchen darauf hinweisen, dass Arbeitern, die »einer erhöhten Benzenbelastung und den Dämpfen seiner Methylderivate« ausgesetzt sind, größere Mengen Vitamin C gegeben werden sollten.

Calabrese (1980) nahm an, dass unzureichende Mengen von Vitamin C und anderen Nährstoffen die toxische Wirkung von Benzen verstärken. Hierbei bezieht er sich auch auf Benzen-induzierte Leukämie. Dies ist vor allem deshalb von Bedeutung, da verschiedene Arbeiter mit gleicher Exposition und unterschiedlichen Nährstoffwerten äußerst variable klinische Vergiftungserscheinungen zeigten. Rao und Snyder (1995) führen an, dass Vitamin C die Benzentoxizität abschwächt. Die Autoren fanden heraus, dass eine Reihe unterschiedlicher Benzen-Metaboliten in Studien mit menschlichen Leukämiezellen eine Anhäufung von freien Radikalen verursachen. Diese sind logischerweise leichte Beute für ein starkes Antioxidans wie Vitamin C.

Bei Leberzell-Präparaten von Ratten schützte Vitamin C dosisabhängig vor den toxischen Wirkungen von Brombenzen (Brombenzol), einer benzenartigen Chemikalie. Daneben fanden Wu et al. (1996) heraus, dass der Schutzeffekt gleichermaßen bei kurz- und langfristiger Inkubation erhalten bleibt. Bei Meerschweinchen, die Benzen ausgesetzt waren und unterschiedliche Mengen Vitamin C bekamen, stellte sich heraus, dass größere Mengen Vitamin C die Benzen-Proteinbindung hemmen konnten. Dies kann als Beleg einer verminderten Toxizität gewertet werden (Sawahata und Neal, 1983; Smart und Zannoni, 1984; Smart und Zannoni, 1985; Smart und Zannoni, 1986). In einer weiteren Studie mit Meerschweinchen von Gontea et al. (1969) verringerte die erhöhte Vitamin-C-Dosierung toxische Symptome von Benzen. Darüber hinaus sank die Sterblichkeitsrate um 57 Prozent.

Chinone sind bekannt für ihre toxische Wirkung. 2-bromo-3-(N-Acetylcystein-S-yl)-Hydrochinon reduzierte die Überlebensfähigkeit von Ratten-Nierenzellenkulturen (Vamvakas et al., 1992). Der Rückgang der Lebensfähigkeit hing von der Expositionszeit sowie der Konzentration des benutzten Toxins ab. Vitamin C schützte vor toxischen Effekten.

Vitamin C reduzierte die Inzidenz und den Schweregrad von Östrogen-induzierten Nierentumoren bei Hamstern (Liehr, 1991). Liehr stellte die Hypothese auf, dass hier die Östrogene zu Chinon-Metaboliten, die die Entwicklung von Tumoren fördern, oxidiert werden. Da Vitamin C die Bildung von Chinonmetaboliten hemmt, sieht Liehr darin die Begründung für den Antitumoreffekt von Vitamin C in den Nieren.

Chromosomenschäden, die durch Phenylhydrochinon verursacht wurden, konnten in einer Kultur aus Hamster-Ovarialzellen durch Vitamin C verhindert werden (Tayama und Nakagawa, 1994). Bei Hamster-Lungenzellen konnte Vitamin C ebenfalls einen solchen Chromosomenschaden »signifikant hemmen« (Lambert und Eastmond, 1994).

Chloramphenicol ist ein Breitbandantibiotikum mit ausgeprägtem toxikologischem Profil. Ratten wiesen tierexperimentell nach Antibiotikagabe »signifikant reduzierte« Vitamin-C-, A- und Betacarotin-Spiegel auf (Farombi, 2001). Aufgrund der Abschwächung der antioxidativen Wirksamkeit erhöhte sich automatisch der oxidative Stress bei den Tieren. Banerjee und Basu (1975) führten Versuche mit Mäusen durch. Sie beobachteten als Folge der Antibiotikagabe einen reduzierten Vitamin-C-Gehalt im Gewebe, insbesondere in der Leber. Alabi et al. (1994) ermittelten in vitro die Auswirkungen von Chloramphenicol auf die Vitamin-C-Plasmakonzentration beim Menschen. Auch hier führte das Antibiotikum zur signifikanten Verringerung des Vitamin-C-Gehalts.

Gemäß der angeführten Studien braucht Chloramphenicol zweifellos die Vitamin-C-Depots im Körper auf. Doch was passiert im Falle einer Kombinationstherapie von Vitamin C und dem antibiotischen Medikament? Vitamin C agiert hier als Synergist und potenziert die antibakterielle Wirkung von Chloramphenicol. Zu diesem Ergebnis kam Rawal (1978) in einer Studie. Somit ermöglicht die Zugabe von Vitamin C einen doppelt positiven Effekt. Zum einen reduziert es die toxische Wirkung von Chloramphenicol und steigert zugleich die antimikrobielle Aktivität des Mittels.

Chloroform war einst ein weitverbreitetes Inhalationsanästhetikum. Es hat eine toxische Wirkung auf die Leber, Nieren und andere Organe. Tamura et al. (1970) erforschten bei Mäusen die Wirksamkeit von Vitamin C als Antidot gegen Chloroform. Das Antioxidans schützte die Mäuse vor der tödlichen Dosis Chloroform, die ansonsten 50 Prozent der Tiere dahingerafft hätte. Im Versuch stellte sich heraus, dass die Wirksamkeit von Vitamin C mit der Höhe der Dosierung anstieg. So wurde die Sterblichkeit der Tiere mit einer Vitamin-C-Dosis von 400 mg/kg Körpergewicht auf 40 Prozent gesenkt. 600 mg/kg Körpergewicht reduzierten die Sterberate auf zehn Prozent und bei 1000 mg/kg Körpergewicht Vitamin C überlebten alle Chloroform-exponierten Versuchstiere – mit den Worten des Autors tendierte bei dieser Dosishöhe »die Toxizität von Chloroform gegen Null«.

Ciclosporin ist ein Arzneistoff, der zur Gruppe der Immunsuppressiva zählt. Er wird vor allem in der Transplantationsmedizin eingesetzt. Ciclosporin verursacht bei Kaninchen eine Schädigung der Nierenzellen (Durak et al., 1998). Die Forscher belegten, dass dieser Schaden sowie der mit dem Medikament in Verbindung gebrachte Anstieg von oxidativem Stress durch Gabe von Vitamin C und E verringert werden können. Die Autoren bemerkten unter anderem, dass Ciclosporin bei Ratten eine Toxizität der Leberzellen hervorruft, die teilweise auf erhöhtem oxidativem Stress beruht. Ciclosporin verursacht darüber hinaus Veränderungen bei Elektrophoresebefunden. Dies belegten Benito et al. (1995) mittels Probenentnahme von Leber- und Nierengewebe an Ratten. »Etwa 30 Prozent der durch Ciclosporin verursachten Veränderungen« konnten hier durch die Anwendung von Vitamin C und E vermieden werden.

Ciclosporin verursacht in menschlichen Lymphozyten-Kulturen den Zelltod. Eine Kombination aus Vitamin C und N-Acetylcystein kann diesen toxischen Effekt eindämmen (Rojas et al. 2002).

Bei Lungen-Transplantationspatienten stellten Williams et al. (1999) anhaltenden oxidativen Stress sowie eine Beeinträchtigung des Antioxidanzienstatus fest. Diese Erkenntnis lässt die Annahme zu, dass eine Vitamin-C-Therapie bei Transplantationspatienten von Vorteil sein könnte. Sie könnte dazu beitragen, das Risiko der Organabstoßung zu senken. Slakey et al. (1993 und 1993a) bestätigen diese These. Auch sie sehen die Zunahme von freien Radikalen beziehungsweise oxidativem Stress als bedeutenden Faktor für die Organabstoßung bei Transplantationspatienten an. Das Forscherteam führte Versuche an Ratten durch, die eine Herztransplantation bekommen hatten. Die Versuchsgruppe, die eine Kombinationstherapie aus Ciclosporin sowie Vitamin C und E erhielt, zeigte eine längere Überlebenszeit der transplantierten Organe. Hierbei wurde den Tieren Vitamin C in einer sehr hohen Dosis verabreicht. Das Humanäquivalent (Person mit 100 Kilogramm Körpergewicht) der Dosis liegt bei 100 000 Milligramm Vitamin C täglich.

Cisplatin ist ein Zytostatikum, das zur Behandlung vieler Krebsarten verwendet wird. Die toxischen Nebenwirkungen sind umfassend. Unter anderem kann es zur Bildung von Anomalien kommen, die wiederum die Entwicklung von neuem oder sekundärem Krebs fördern. Vitamin C hemmte die Fähigkeit des Zystostatikums, DNA-Schäden bei humanen Lymphozytenkulturen (Blasiak und Kowalik, 2001) sowie bei Zellen eines Endometriumkarzinoms (Blasiak et al., 2002) zu verursachen. Auch verminderte das Antioxidans durch Cisplatin verursachte Chromosomenschäden bei menschlichen Lymphozytenkulturen (Nefic, 2001). Giri (1998) konnte die protektive Wirkung von Vitamin C gegen Cisplatin-induzierten Chromosomenschaden im Knochenmark von Mäusen nachweisen.

Cisplatin kann unter anderem Nierenschädigungen, Hörschäden (in höheren Frequenzen) sowie unspezifische oxidative Schäden verursachen. Greggi Antunes et al. (2000) zeigten im Versuch mit Ratten, dass Vitamin C die Nieren vor toxischen Wirkungen von Cisplatin schützen kann. Kombiniert mit Vitamin E potenziert sich die Schutzwirkung (Appenroth, 1997). Infolge der Cisplatin-Anwendung auftretende Hörschäden werden durch eine vermehrte Produktion von freien Radikalen verursacht (Rybak et al., 1999). Es gelang Lopez-Gonzalez et al. (2000) diese Hörschäden bei Ratten mittels antioxidativer Therapie inklusive Vitamin C günstig zu beeinflussen. Vitamin C kann Thrombozyten vor Cisplatin-induzierter Lipidperoxidation sowie vor anderen oxidativen Stressoren schützen (Olas et al., 2000).

Cyanide sind hoch toxisch. Sie unterbinden die Sauerstoffverwertung in der Zelle. Wie andere Toxine mindern sie die Vitamin-C-Präsenz im Körper. Dies bestätigte unter anderem ein Experiment von Koshiishi et al. (1997). Die Forscher tränkten hierfür eine bestimmte Pflanze mit einer Natriumcyanidlösung, die gewöhnlich als Herbizid eingesetzt wird. Die Pflanze zeigte nach dem Bad in der Lösung einen signifikanten Rückgang ihres ursprünglichen Vitamin-C-Gehalts. Die Autoren bemerkten, dass einer der toxischen Wirkungsmechanismen von Cyanid die Induktion von oxidativem Stress ist.

Ein weiterer toxischer Wirkmechanismus ist die Entwicklung von reaktiven Sauerstoffspezies (Kanthasamy et al. 1997). Sie spielen bei oxidativem Stress eine bedeutende Rolle. Oxidativer Stress konnte durch die Gabe von Vitamin C vermindert werden. Gleichzeitig hemmte das Vitamin C den Cyanid-induzierten Zelltod (Apoptose). Letzteres bestätigten die Versuche von Mills et al. (1996). Cyanid beschleunigt den metabolischen Vitamin-C-Verbrauch im Gewebe von Ratten. Dies ergaben Gewebeproben aus dem Darm der Versuchstiere (Nakao, 1961).

Cyclophosphamid ist ein Zytostatikum. Außer für die Krebstherapie wird es unter anderem auch bei Transplantationspatienten zur Immunsuppression verwendet. Interessanterweise ist Cyclophosphamid an sich eine zytostatisch unwirksame Substanz. Erst in der Leber wird es durch Enzyme metabolisiert und damit aktiviert. Lee et al. (1996) berichteten von mehreren Fällen einer schwerwiegenden Lebertoxizität, hervorgerufen durch Cyclophosphamid. Zehn dieser Patienten wurden mit »konventionellen Therapiemaßnahmen« behandelt. Hiervon verstarben neun. Der überlebende Patient litt schließlich an einer chronischen Herzinsuffizienz. Einer von drei Patienten, die eine Kombinationstherapie aus Vitamin C (»Antioxidans-Therapie«) und Theophyllin bekamen, überlebte die akute Cyclophosphamidvergiftung.

Wie viele andere Toxine erhöht auch Cyclophosphamid oxidativen Stress und induziert einen Überschuss freier Radikale (Venkatesan und Chandrakasan, 1995). Cyclophosphamid-Vergiftung führte bei Ratten zu einem Anstieg der Lipidperoxidation im Blut sowie im Lungengewebe. Entsprechend veringerten sich auch die Vitamin-C- und Gluthation-Spiegel. Dies wurde von Venkatesan und Chandrakasan (1994, 1994a) in einem ähnlichen Tierversuch anhand von Zellen festgestellt, die mittels einer Lungenspülung aus den Körpern der mit Cyclophosphamid vergifteten Tiere extrahiert wurden.

Einige Anzeichen von Lebertoxizität, die durch Cyclophosphamid ausgelöst wurden, können mittels Vitamin C in normalisiert werden. Cyclophosphamid erhöht die Konzentration von SGOT (Serum-Glutamat-Oxalacaetat-Transaminase) sowie SGPT (Serum-Glutamat-Pyruvat-Transaminase) in der Leber. Durch Vitamin-C-Supplementierung konnten Ghosh et al. (1999) die Werte wieder auf ein Normalmaß reduzieren. Ratten, die mit Cyclophosphamid behandelt wurden, entwickelten auffällige Lipid-Anomalien (Vasavi et al., 1998). Die Cholesterin- sowie Triglycerid-Werte erhöhten sich deutlich. Darüber hinaus nahm die Konzentration von »gutem« HDL-Cholesterin infolge der Behandlung mit dem Zytostatikum ab. Alle diese genannten toxininduzierten Anomalien konnten durch »zusätzliche Verabreichung« von Vitamin C »korrigiert« werden.

Einige Forscher setzten sich mit der Wirkung von Vitamin C auf Cyclophosphamid-induzierte Chromosomenschäden auseinander. Vijayalaxmi und Venu (1999) fanden heraus, dass bei Mäusen nach der Einnahme einer relativ geringen Dosis Vitamin C (10 bis 60 mg/kg Körpergewicht) der Chromosomenschaden deutlich reduziert war. Dieser Befund wurde mittels einer mikroskopischen Untersuchung erbracht. Unterschiedliche Dosierungen Vitamin C (1,56 bis 200 mg/kg Körpergewicht) »wiesen eine signifikante antimutagene Wirkung« gegen Cyclophosphamid-Toxizität auf (Ghaskadbi et al. 1992). Die Autoren bemerkten zudem, dass »die Dosis-Wirkungs-Relation hochsignifikant war«. So führten höhere Dosierungen zu einem ausgeprägten antitoxischen Effekt.

Andere Forscher widmeten sich der protektiven Wirkung von Vitamin C in Bezug auf Cyclophosphamid-induzierte Chromosomenschäden. Auch wurde das schützende Wirkungspotenzial von Vitamin C in Bezug auf Missbildungen von tierischen Föten (bedingt durch Einnahme des Zytostatikums) untersucht. Die Gabe von Vitamin C (800 mg/kg Körpergewicht) minderte die Chromosomenanomalien bei trächtigen Mäusen. Dies führte zu einer höheren Anzahl lebensfähiger Föten (Kola et al., 1989). Vogel und Spielmann (1998) verabreichten trächtigen Mäusen unterschiedliche Mengen Vitamin C zwischen 25 und 1600 mg/kg Körpergewicht. Auch hier konnten die Chromosomenschäden verringert werden. Die Autoren schlussfolgern, »dass Vitamin C in der Lage zu sein scheint, Embryonen im frühen Entwicklungsstadium vor genotoxischen Substanzen« wie etwa Cyclophosphamid »zu schützen«. Pillans et al. (1990) verabreichten den Cyclophosphamid-toxischen trächtigen Labormäusen eine weitaus höhere Dosis Vitamin C. 3340 mg/kg Körpergewicht Vitamin C »waren nicht mit ausgeprägten toxischen Wirkungen assoziiert« und »vermittelten eine protektive Wirkung gegenüber toxischen Manifestationen von Cyclophosphamid«. Darüber hinaus zeigten bei dieser Vitamin-C-Dosierung »alle Föten keine morphologischen Auffälligkeiten und keine Verringerung des fötalen Gewichts«.

Hohe Vitamin-C-Dosierungen schützten nicht-trächtige Mäuse außerordentlich gut vor Chromosomenschäden (Krishna et al., 1986). Interessanterweise betrug die Maximaldosis Vitamin C, die Pillans et al. den trächtigen Mäusen verabreichten, 6680 mg/kg Körpergewicht. Bei einer Person mit 90 Kilogramm Körpergewicht wären das in Relation 607 000 Milligramm Vitamin C. Trotzdem kam es zu einer fötalen Sterblichkeitsrate von 46 Prozent, wenngleich bereits bedeutend geringere Dosen den Fötus schützten. Obwohl dies hochgradig ungewöhnlich ist, scheint es, als ob die Forscher versehentlich eine Vitamin-C-Dosierung festgelegt haben, die in dieser Höhe im Akutfall keinesfalls angewendet werden sollte. Zumindest nicht bei trächtigen Mäusen. Das zeigt, dass zuviel des Guten, selbst wenn es sich um Vitamin C handelt, von Nachteil sein kann. Wie aus zahlreichen Studien hervorgeht, werden nur selten Vitamin-C-Dosierungen benutzt, die hoch genug sind, um positive Resultate zu erzielen.

Digoxin wird hauptsächlich bei Herzinsuffizienz sowie bei Vorhofflimmern bzw. Vorhofflattern eingesetzt. Bei Überdosierung kann es toxisch wirken. De et al. (2001) untersuchten die Wirkung des Medikaments in Gewebeproben von Ziegen. Die Gabe von Digoxin führte nachweislich zu erhöhtem oxidativem Stress sowie zu reduzierten Glutathion-Spiegeln. Vitamin C konnte diese unerwünschten Nebenwirkungen des Medikaments signifikant hemmen. Darüber vermuteten die Autoren, dass die Digoxin-Toxizität auf der vermehrten Produktion von freien Radikalen beruht.

Dopamin ist ein wichtiger Neurotransmitter. Wenn der Dopamin-Haushalt aus dem Gleichgewicht gerät, wirkt das biogene Amin »bekanntermaßen neurotoxisch« und könnte eine bedeutende Rolle für die Entstehung verschiedener neurodegenerativer Erkrankungen spielen (Stokes et al., 2000). Stokes et al. zeigten, dass Dopamin oxidativen Stress erhöhen kann und Zelltod in kultiviertem Nervengewebe hervorruft. Vitamin C hatte hier einen protektiven Effekt auf dopamininduzierte Toxizität.

Levodopa, auch L-DOPA (L-3,4-Dihydroxyphenylalanin), wird als Arzneimittel zur Behandlung der Parkinson-Krankheit eingesetzt. Es ist eine Vorstufe der Biosynthese des Botenstoffs Dopamin und verursacht ebenfalls Toxizität im Nervengewebe. Pardo et al. (1993) wiesen den präventiven Effekt von Vitamin C gegen die toxische Wirkung von L-DOPA im Nervengewebe des Menschen nach. Darüber hinaus wird die erhöhte Bildung von Chinonen mit Dopamin-Toxizität in Verbindung gebracht. Auch hier ist Vitamin C wirksam. In kultivierten Nervenzellen von Ratten konnte mittels Vitamin C die durch L-DOPA induzierte Chinonproduktion komplett gehemmt werden, was die in diesen Kulturen beobachteten Giftwirkungen von L-DOPA verringerte (Mena et al., 1993 und Pardo et al., 1995).

Doxorubicin gehört zur Stoffgruppe der Anthracyclin-Antibiotika. Im Handel ist es unter dem Namen Adriamycin erhältlich. Das Medikament ist ein bedeutendes Breitspektrum-Zytostatikum für die Chemotherapie. Eine erhöhte kumulierende Dosierung kann allerdings außerordentlich giftig sein. Fukuda et al. (1992) berichteten, dass ein Wirkmechanismus dieses Medikaments zu zunehmendem oxidativem Stress führt. Dieser manifestiert sich in Form einer erhöhten Lipidperoxidation. Dieser Effekt konnte bei Ratten durch die Gabe von Vitamin C und E abgeschwächt werden (Geetha et al., 1989). Zudem verlängerte Vitamin C die Lebensdauer von Mäusen und Meerschweinchen signifikant, die mit Doxorubicin behandelt wurden – unter Beibehaltung der krebshemmenden Wirkung (Fujita et al., 1982). Auch hier blockierte Vitamin C die Lipidperoxidation, die nach der Gabe von Doxorubicin im Blut und in der Leber beobachtet wurde.

Kurbacher et al. (1996) untersuchten in vitro die Interaktionen zwischen Vitamin C und Doxorubicin bei Kulturen humaner Brustkrebszellen. Vitamin C besitzt gemäß der Studienergebnisse die Fähigkeit, Krebszellen abzutöten. Zudem potenzierte es signifikant die krebshemmende Wirkung des Zytostatikums. Sogar bei einer nicht direkt zytotoxischen Dosierung von Vitamin C blieb die zellabtötende Wirkung von Doxorubicin erhalten.

Doxorubicin kann bei langer Anwendung schwere kardiale Toxizität auslösen. Dalloz et al. (1999) fanden heraus, dass das Medikament die Vitamin-C- und -E-Sättigung im Herzen reduziert. Gleichzeitig führt es zu einer erhöhten Lipidperoxidation. Die Autoren empfahlen in diesem Fall eine hochdosierte Antioxidanzien-Therapie. Kojima et al. (1994) beschäftigten sich mit Doxorubicin-induzierter Herztoxizität bei Mäusen. Demnach senkte Benzylidenascorbat, ein Derivat von Vitamin C, die toxizitätsassoziierten erhöhten Enzymwerte im Herzen. Gemäß Shimpo et al. (1991) verlängerte Vitamin C die Überlebenszeit von Mäusen und Meerschweinchen, die Doxorubicin bekommen hatten. Darüber hinaus erklärten die Autoren, dass die wirksame Prävention Doxorubicin-induzierter kardialer Toxizität »elektronenmikroskopisch gesichert« sei – Bilder der Elektronenmikroskopie bestätigten die positiven klinischen Wirkungen von Vitamin C.

Wenn Doxorubicin bei intravenöser Anwendung versehentlich unter die Haut gerät, entstehen schwere Schädigungen der Haut, die beispielsweise zu Geschwüren führen. Verabreicht man allerdings das Zytostatikum in Kombination mit Vitamin C als 1 mg/ml-Konzentration, schützt dies vor hautschädigenden Wirkungen (Hajarizadeh et al., 1994). So wurde im Versuch mit Schweinen die Häufigkeit von Geschwüren von 87 Prozent auf 27 Prozent abgesenkt. Die Autoren empfehlen dieses Verfahren auch bei Menschen, die mit Doxorubicin-Infusionen behandelt werden.

Durch Doxorubicin verursachte Chromosomeschäden können durch Gabe von Vitamin C verhindert oder gemindert werden. Dies belegen Versuche von Tavares et al. (1998) bei Knochenmarkszellen von Ratten, wobei Vitamin C zu signifikant selteneren Doxorubicin-induzierten Chromosomenschäden beitrug. Beim gleichen Zelltyp konnten Antunes und Taahaski (1998) ebenfalls die protektive Wirkung von Vitamin C gegenüber solchen Schadwirkungen nachweisen. Die Forscher erklärten, dass die Effektivität der Wirkung »abhängig von der Höhe der benutzten Dosis« ist.

Halogenierte Ether (Äther) sind krebserregend. Sram et al. (1983) untersuchten eine Gruppe von 77 Arbeitern, die Cloromethylethern sowie (Chlormethyl-)Methylether am Arbeitsplatz ausgesetzt waren. Den Studienteilnehmern wurde zu Beginn und am Ende der fünfmonatigen Vitamin-C-Kur (1000 Milligramm täglich) Blut abgenommen. Als Kontrollgruppe dienten Arbeiter, die beruflich nicht mit den Giften in Kontakt gekommen waren. Die Untersuchung der Lymphozyten in den Blutproben ergab, dass die relativ geringe Dosis Vitamin C das Risiko genetischer Schäden signifikant reduzierte. Dies bewies die verringerte Anzahl von chromosomalen Anomalien bei den supplementierten Arbeitern.

Hydraziniumsulfat ist eine Chemikalie, die als keimtötendes Mittel eingesetzt wird. Beyer (1943) verursachte damit Leberschäden bei Meerschweinchen mit Vitamin-C-Mangel. Bei Verfettung (Steatose) der Leber lagern sich Fetttröpfchen in den Leberzellen ab. Es gelang Beyer zu zeigen, dass jene Tiere, die Hydrazin erhalten hatten, »durchschnittlich 50,3 Prozent mehr Fettablagerungen in der Leber« aufwiesen, als Meerschweinchen, die den Wirkstoff in Kombination mit einer »angemessenen« Menge Vitamin C verabreicht bekamen. Darüber hinaus waren die mikroskopischen Veränderungen der Verfettung bei den mit höheren Vitamin-C-Dosierungen behandelten Tieren weitaus geringer und »relativ schwach ausgeprägt«.

Iproniazid ist ein nichtselektiver Hemmer der Monoaminooxidase (MAO). Ursprünglich wurde das Mittel gegen Tuberkulose entwickelt. Es findet aufgrund seiner toxischen Wirkung allerdings keine Anwendung mehr. Nachdem man feststellte, dass es bei damit behandelten Tuberkulose-Patienten zur Besserung von Depressionen kam, wurde Iproniazid auch als Antidepressivum eingesetzt.

Vitamin C hemmte bei Ratten die vermehrte Produktion von freien Radikalen, die als Folge der Iproniazid-Einnahme auftrat (Matsuki et al., 1992). Darüber hinaus »verringerte [die Vitamin-C-Anwendung] quantitativ und qualitativ ausgeprägt« das durch Iproniazid herbeigeführte Absterben (Apoptose) von Leberzellen (Matsuki et al., 1994).

Das Antibiotikum Isoniazid wird gegen Tuberkulose-Bazillen eingesetzt und ist mit Iproniazid verwandt. Auch dieses Medikament aktiviert die Produktion von freien Radikalen. Vitamin C ist hier ebenfalls wirksam (Matsuki et al., 1991). Es hemmt die freien Radikale sowie den oxidativen Stress. Wie Iproniazid kann auch Isoniazid Hepatitis verursachen. Matsuki et al. vertreten die Ansicht, dass Vitamin C diesen toxischen Effekt in der Leber abschwächen bzw. supprimieren kann.

Isoprenalin wird als Mittel zur Relaxation der Atemwege sowie zur Stimulation der Herzaktivität eingesetzt. Die kardial stimulierende Wirkung kann allerdings auch schnell in eine toxische umschlagen. Bewegt sich die Isoprenalin-Dosierung im Mikrogramm-Bereich, führt sie bei Ratten zu einer verstärkten Herzmuskeltätigkeit (Bloom und Davis, 1972) und tötet Herzzellen ab, sobald Milligramm-Dosierungen verabreicht werden. Bei einem Herzinfarkt sterben Herzmuskelzellen ab, und es kommt zu einer Zunahme von Lipidperoxidationsprodukten (Nirmala und Puvanakrishnan, 1996). Vitamin C verringerte den durch Isoprenalin verursachten Zellschaden bei Ratten (Ramos und Acosta, 1983; Acosta et al., 1984; Persoon-Rothert et al., 1989; Mohan und Bloom, 1999). Persoon-Rothert et al. bewiesen zudem, dass die Bildung von freien Radikalen der Grund für die kardiotoxische Wirkung des Medikaments ist.

Darüber hinaus gelang es Ramos et al. (1984) zu zeigen, dass die Toxizität das Ergebnis einer Calciumansammlung innerhalb der Herzzellen ist. Hierbei erwies sich Vitamin C als günstig, da es die Erhöhung von intrazellulärem Calcium blockiert. Die Ergebnisse der Forscher beruhen auf Versuchen mit Ratten. Magnesiumascorbat, ein Salz der Ascorbinsäure (Vitamin C), wirkt bei Ratten protektiv gegen die Isoprenalin-induzierte kardiale Toxizität (Laky et al., 1984).

Methanol, auch als Methylalkohol bekannt, wird unter anderem als Lösungsmittel benutzt. Während die organische chemische Verbindung nicht toxisch ist, sind die Folgeprodukte hochgiftig. Die versehentliche Einnahme von Methanol kann fatale Folgen haben.

Formaldehyd (Methanal) entsteht durch katalytische Oxidation von Methanol. Vitamin C beschleunigt die oxidative Transformation in Gewebeextrakten von Rindern (Sippel und Forsander, 1974) und in Leberpräparationen von Meerschweinchen (Susick und Zannoni, 1984). Formaldehyd wird unter anderem zur Gewebekonservierung (Einbalsamierung) verwendet. Es ist hochtoxisch. Die Gabe von Vitamin C konnte die tödliche Wirkung der Chemikalie abschwächen, an der im Normalfall 90 Prozent der Ratten gestorben wären (Sprince et al., 1979). Obwohl nur eine geringe Dosis Vitamin C verabreicht wurde (etwa 50 mg/kg Körpergewicht), überlebten 55 Prozent der Versuchstiere. Wahrscheinlich hätte eine Vitamin-C-Dosis im Klenner-Format den protektiven Effekt nochmals gesteigert.

Bei Mäusen konnten Methanol-induzierte Anomalien, die sich auf die Körperbewegung auswirken, mittels Vitamin C reduziert werden (Miquel et al., 1999). Methanolvergiftung führt bei Ratten zur eingeschränkten Leberfunktion, einer Störung der roten Blutkörperchen und der antioxidativen Mechanismen im Blutserum (Skrzydlewska und Farbiszewski, 1996, 1997, 1998). Darüber hinaus kommt es zu abnormen Laborwerten, die auf einen Anstieg der Lipidperoxidation sowie antioxidativen Stress hinweisen. Man geht davon aus, dass Vitamin C diese Veränderungen mindern bzw. hemmen kann.

In einer Methanol-Inhalationsstudie mit Ratten zeigte sich, dass abhängig von der eingeatmeten Methanoldosis die Vitamin-C-Konzentration im Urin der Tiere nach zwei, vier und acht Wochen zuverlässig zunahm (Poon et al., 1998). Darüber hinaus untersuchten die Forscher (Poon et al., 1997) die Toxizität von Tris(4-chlorophenyl)methanol (Methanol-Derivat) bei Ratten. Auch hier kam es zu einer erhöhten Vitamin-C-Ausscheidung über den Urin. Bei Ratten tritt diese Reaktion meist dann auf, wenn sie Gift in maßvollen Mengen verabreicht bekommen. Zudem wurde eine direkt toxische Wirkung in der Leber beobachtet. Dabei starben Leberzellen ab. Farbiszewski et al. (2000) zeigten, dass andere Antioxidanzien ebenfalls die Resistenz von Ratten gegen Methanol-Toxizität im Gehirn verbessern konnten.

Methylmalonsäure erscheint in höherer Konzentration im Blut, wenn ein Vitamin-B12-Mangel vorliegt. Bei Ratten kommt es nach der Gabe ausreichender Mengen Methylmalonsäure zu Krampfanfällen. Die Dauer solcher Krampfanfälle kann mittels Vitamin-C- und -E-Vorbehandlung reduziert werden (Fighera et al., 1999).

Ein siebenjähriger Junge, dessen Blut aufgrund einer Stoffwechselstörung übermäßig Methylmalonsäure enthielt, profitierte signifikant von einer Vitamin-C-Therapie (Treacy et al., 1996). Die Vitamin-C-Therapie führte in diesem Fall zum Abklingen der Hautläsionen (Ekzeme) und einer Gelbsucht sowie zum Rückgang einer Milchsäure (Lactat)-Anhäufung im Blut.

Morphin zählt zu den Opiaten und ist ein Analgetikum, das bei Überdosierung tödlich sein kann. Eine Vitamin-C-Dosis von 1000 mg/kg Körpergewicht schützte Mäuse »signifikant vor einer tödlichen Atemdepression« (Dunlap und Leslie, 1985). Für ihre Studien verwendeten Wilette et al. (1983) ebenfalls Mäuse. Sie fanden heraus, dass eine weitaus geringere Dosis Vitamin C (8 mg/kg Körpergewicht) den schmerzlindernden Effekt von Morphin ebenfalls mindern konnte. Darüber hinaus zeigten sie, dass höhere Vitamin-C-Dosierungen dosisabhängig diese Wirkung stärker hemmten.

Nicotin ist eine hochgiftige Substanz die in der breiten Öffentlichkeit als Inhaltsstoff von Zigaretten bekannt ist. Außerdem wird es auch als Schädlingsbekämpfungsmittel eingesetzt.

Tamura et al. (1996) erforschten die Toxizität von Nicotin bei Mäusen. 400 mg/kg Körpergewicht schützten die Mäuse vor der tödlichen Wirkung einer injizierten Nicotinlösung.

Die Wirkung von Vitamin C auf die Nicotin-Toxizität wurde von Halimi und Mimram (2000) bei Nichtrauchern untersucht. Hier erwies sich bereits eine kleine Dosis von 200 Milligramm Vitamin C als wirkungsvoll und blockierte das durch das Nicotin verursachte Absinken des cGMP-Spiegels. Cyclisches Guanosinmonophosphat (cGMP) ist ein wichtiger Botenstoff. Er ist für die Weiterleitung von Signalen in der Zelle verantwortlich. Vermehrter oxidativer Stress vermindert offenbar den cGMP-Wert.

Bei trächtigen Ratten konnte eine geringe Dosis Vitamin C (1 mg/kg Körpergewicht) die Lunge des Neugeborenen vor den toxischen Effekten von Nicotin schützen. Man hatte das Muttertier der giftigen Substanz ausgesetzt (Maritz, 1993). Maritz wies auch nach, dass durch Nicotinaufnahme der Vitamin-C-Gehalt in der Lunge des Muttertiers um 76 Prozent reduziert wird.

Nitrate und Nitrite sowie ihre assoziierten Komponenten können in großen Mengen eingenommen signifikant toxisch sein. Eine tägliche Dosis Vitamin C hatte bei Ratten eine protektive Wirkung vor Nitrat- und Nitrittoxizität in der Leber (Garcia-Roche et al., 1987). Dies wurde durch zahlreiche Laborversuche sowie mikroskopische Untersuchungen von Lebergewebe nachgewiesen.

Sobald der Körper im Zuge der Behandlung von Herzkrankheiten eine Toleranz gegenüber des hierfür verwendeten Nitrats entwickelt, wird in der Regel die Wirkung von Nitrat abgeschwächt. Diese Toleranzentwicklung ist (zumindest teilweise) das Ergebnis von erhöhtem oxidativem Stress sowie einer Nitrat-induzierten Beeinträchtigung der Relaxation der Blutgefäße. Dadurch wird der Blutfluss gesteigert. Oxidativer Stress wird bei Hunden durch Vitamin C supprimiert, wodurch das klinische Bild der Nitrattoleranz verbessert wird (Finke et al., 1999).

Darüber hinaus wurde die Wirkung von Vitamin C auf Nitrate und Nitrite in Studien zu Magenkrebs erkannt. Ein ernährungsbedingter Nitrat-

und Nitritüberschuss fördert die Entwicklung von Magenkrebs. Die Salze können krebserregendes Nitrosamin produzieren. Vitamin C hemmt die Umwandlung von Nitraten und Nitriten zu Nitrosamin sowie anderen krebserregenden N-Nitrosoverbindungen im Magen (Cummings, 1978; Schmahl und Eisenbrand, 1982; Ohshima und Bartsch, 1984; Bartsch, 1991). Forman (1991) bemerkte, dass der schützende Effekt durch den Verzehr von Obst und Gemüse auf einer erhöhten diätetischen Vitamin-C-Zufuhr beruht. Die Supplementierung von Vitamin C minderte beim Menschen den Nitrosamingehalt im Urin (Sierra et al., 1991, und Srivatanakul et al., 1991). Magenkrebspatienten weisen im Vergleich zu gesunden Personen eine höhere Nitratkonzentration sowie einen reduzierten Vitamin-C-Gehalt im Urin auf (Shi et al., 1991). Walker (1990) sprach sich für den diätetischen Einsatz von Vitamin C zur Reduzierung der Umwandlung von Nitriten im Essen zu krebserregenden Stoffen aus. Wawrzyniak et al. (1997) demonstrierten im Laborversuch mit »simuliertem Mageninhalt«, dass Vitamin C den Nitritgehalt verringern kann.

Bei Mäusen wurde ebenfalls die hemmende Wirkung von Vitamin C auf den Umwandlungsprozess von Nitraten in krebserregende Verbindungen nachgewiesen. So blockierte Vitamin C die Bildung von N-Nitrosoverbindungen bei Mäusen, die hohe Dosierungen Nitrat bekommen hatten (Perez et al., 1990).

Peroxynitrit, ein Nitritderivat, ist eine gewebeschädigende Substanz. Sie erhöht den oxidativen Stress in den betroffenen Geweben erheblich. Vitamin C und Glutathion »schützten effektiv« vor den Giftwirkungen des Derivats (Whiteman und Halliwell, 1996). Zudem hemmt Vitamin C den durch Peroxynitrit verursachten Zelltod bei Mensch und Maus (Sandoval et al., 1997).

Darüber hinaus beugt es wahrscheinlich der Bildung von Peroxynitrit im Gehirn vor (Kok, 1997). Zudem vermutete Kok, dass ein verminderter Vitamin-C-Gehalt im Gehirn eine bedeutende Rolle in der Entwicklung von Amyotropher Lateralsklerose (ALS) spielt. Vataserry (1996) betonte gleichfalls die Schutzwirkung von Vitamin C gegenüber Peroxynitrit-induzierten Gehirnschäden.

Sobald Peroxynitrit im menschlichen Plasma vorliegt, kommt es zum schnellen Abbau der Vitamin-C-Depots (Van der Vliet et al. 1994). Diese Beobachtung betrifft die Toxizität des Stoffes und ihren metabolischen Abbau, sofern genug Vitamin C vorhanden ist. Zudem verursacht das Derivat Lipidperoxidation. Daraus ergeben sich ein möglicher Abbau von Antioxidanzien sowie die Erhöhung von oxidativem Stress. Bohm et al. (1998) kamen zu dem Schluss, dass Vitamin C in Verbindung mit anderen Antioxidanzien (Vitamin E, Betacarotin) die Zellen vor Peroxynitrit-Toxizität schützt. Möglicherweise könnte Vitamin C ein wirksames »Mittel zur Entgiftung« von Peroxynitrit sein (Shi et al., 1994). Vitamin C ist darüber hinaus ein potentes Antidot bei verschiedenen Peroxynitrit-induzierten Oxidations-Reaktionen (Kirsch und Groot, 2000).

Das Peroxynitrit weist zudem eine interessante toxische Wirkung am Herzen auf. Vitamin C wirkt diesem Effekt entgegen. Carnes et al. (2001) wiesen nach, dass Herzrhythmusstörungen (Vorhofflimmern, *(atrial fibrillation),* AF) mit »einem Anstieg von atrialem oxidativem Stress und Peroxynitrit-Bildung« in Verbindung stehen. Die Forscher unterzogen 43 Patienten vor der Bypass-Operation einer Vitamin-C-Supplementierung. In den nachfolgenden fünf Tagen verringerte sich die Inzidenz von postoperativem AF signifikant. So betrug die Häufigkeit von AF bei den mit Vitamin C behandelten Patienten 16,3 Prozent, während es in der Kontrollgruppe bei 34,9 Prozent zu AF kam. Die Kombinationstherapie von Vitamin C und einem Glutathion-Derivat konnte die Anzahl von Gewebeschäden im Herzen von Ratten reduzieren, nachdem der Blutfluss zu einem Teil des Herzens unterbunden worden war (Gao et al., 2002a). Die Autoren sind der Meinung, dass diese Wirkung teilweise auf der Verringerung der toxischen Peroxynitrit-Bildung im Herzgewebe beruht.

Die wissenschaftlichen Belege weisen darauf hin, dass Vitamin C die Umwandlung von Nitraten und Nitriten zu krebserregenden und toxischen Verbindungen hemmen kann. Gleichzeitig verringert es die Toxizität eines Nitritderivats.

Nitrogendioxid (Stickstoffdioxid) ist ein giftiges Gas, das vor allem in der Lunge eine toxische Wirkung hat. In den Atemwegen angelangt, verwandelt es sich in Salpetersäure und Salpetrige Säure. Beide wirken toxisch auf alle Zellen, mit denen sie in Kontakt kommen. Häufig sind Schweißer, Feuerwehrleute sowie Personen, die mit Sprengstoffen arbeiten, dem Gas ausgesetzt. Als Nebenprodukt entsteht es auch bei der anaeroben Vergärung von Pflanzenkulturen.

Die toxische Wirkung von Nitrogendioxid auf menschliche Blutgefäßzellen wurde von Tu et al. (1995) untersucht. Vitamin C hatte hier einen protektiven Effekt. Auch Glutathion erwies sich in Kombination mit Vitamin C als wirksam und schützte die Zellen. Durch die chemische Reaktion von Stickstoffdioxid und Morpholin bilden sich krebserregende Verbindungen. Cooney et al. (1986) zeigten, dass Vitamin C und Glutathion die Fähigkeit des Stickstoffdioxids, solche Verbindungen zu entwickeln, hemmte. Miyashi et al. (1996) wiesen nach, dass Vitamin C den mutagenen Effekt des Gases bei Mäusen verringern kann. Nitrogendioxid leert – wie andere Toxine auch – relativ schnell die Vitamin-C-Depots im menschlichen Blutplasma (Halliwell et al., 1992). Gleichzeitig mindert es signifikant den Vitamin-C-Spiegel in der Lunge (Leung und Morrow, 1981). Unter anderem heben Hatch et al. (1986) die herausragende Bedeutung von Vitamin C bei der Entgiftung von Nitrogendioxid hervor. Die Forscher zeigten, dass ein Vitamin-C-Mangel bei Meerschweinchen die Nitrogendioxid-Toxizität in der Lunge begünstigt. Gemäß Bohm et al. (1998) schützen Vitamin C und E sowie Betacarotin vor Nitrogendioxid-Toxizität.

NMDA (n-Methyl-D-Aspartat) ist eine neurotoxische Substanz, die in Neurokulturen von Ratten Zelltod verursachen kann. Vitamin C schützte vollständig bei geringer NDMA-Dosierung und »reduzierte den Zelltod signifikant« bei erhöhter NDMA-Dosierung (Majewska und Bell, 1990). Diese Ergebnisse wurden später von Bell et al. (1996) bestätigt.

Ochratoxin ist ein Schimmelpilzgift (Mykotoxin). Kommerziell findet es keine Verwendung. Im Versuch erwies sich das Gift als krebserregend. Darüber hinaus fördert es genetische Schäden. Das Mykotoxin kommt in der Natur vor und entsteht entweder bereits während des Pflanzenwachstums oder bei der fehlerhaften Weiterverarbeitung verschiedener Pflanzen. Man findet es unter anderem in Mais, Erdnüssen, Getreideprodukten, Baumwollsamen, Tierfutter und in verrottenden Pflanzen. Vitamin C kann zu einer Verminderung von Ochratoxin-induzierten Tumoren in den Nieren und in der Leber von Ratten beitragen (Pfohl-Leszkowicz, 1994). Auch Grosse et al. (1997) wiesen die Antitumor-Aktivität von Vitamin C in Mäusenieren nach. Bei Legehennen konnte Vitamin C die Toxizität des Mykotoxins mindern (Marquardt und Fröhlich, 1992).

Ochratoxin fördert Lipidperoxidation und oxidativen Stress bei Ratten und Hühnern. Rahimtula et al. (1988) sahen in diesem Effekt die Begründung für die Toxizität der Substanz. Dass Ochratoxin die Lipidperoxidation bei Hühnern erhöht, belegen ebenfalls die Studien von Hoehler und Marquardt (1996). Sie zeigten, dass Vitamin E den Anstieg von Lipidperoxidation reduzierte, wenngleich eine geringe Dosis Vitamin C unwirksam war.

Bei Mäusen erweist sich eine relativ geringe Dosis Vitamin C als potentes Mittel zur Minderung von Spermaanomalien, die durch das Mykotoxin verursacht werden (Bose und Sinha, 1994).

Ofloxacin ist ein Antibiotikum, das Mutationen bei der Protistenart *Euglena gracilis* hervorruft. Vitamin C konnte im Versuch den »genotoxischen Effekt« des Antibiotikums »signifikant verringern« (Ebringer et al., 1996).

Ozon ist unter normalen Bedingungen gasförmig und ein potentes Oxidationsmittel. Wird es in ausreichender Konzentration eingeatmet, kann es Lungenschäden verursachen. Zudem erzeugt es Reizungen auf der Hornhaut der Augen. Eine akute Ozonbelastung verringerte den Vitamin-C-Gehalt der oberen Hautschichten von Mäusen (Weber et al., 1999), »dies belegt, dass Ozon oxidativen Stress in der äußeren Hautschicht auslöst«. Gleichzeitig mindert das Toxin den Vitamin-C-Spiegel.

Kari et al. (1997) zeigten an Rattenlungen, dass die Schutzwirkung vor Ozon-induzierter Toxizität »teilweise vermittelt durch Erhöhung des Ascorbatgehalts in der Spülflüssigkeit auf der Lungenoberfläche erhöht wurde«. Wiester et al. (1996) zeigten, dass Surfactant (die Flüssigkeit, die von den Alveolen produziert wird, unter anderem zur Befeuchtung der Lunge) der Ratten, die mit dem Ozon in Berührung kamen, einen hohen Anteil an Vitamin C aufwiesen. Auch fanden die Forscher heraus, dass die Vitamin-C-Konzentration der Spülflüssigkeit mit dem Ausmaß der Ozonbelastung in Beziehung stand.

Akute Ozontoxizität in Meerschweinchen-Lungen wurde durch Vitamin-C-Mangel gesteigert (Kodavanti et al., 1995). Je mehr Ozon inhaliert wird, desto mehr Vitamin C wird verbraucht. Dies belegen Humanstudien von Mudway et al. (1996). Darüber hinaus wiesen die Forscher nach, dass bei einer Ozontoxizität Vitamin C schneller als Glutathion aufgebraucht wird. Auch bei Mäusen verringert sich der Vitamin-C-Spiegel in den Lungen nach einer Ozonbelastung (Kratzing und Willis, 1980).

Eine chronische Belastung mit Ozon und Nitrogendioxid führte bei Meerschweinchen zu einem beachtlichen Anstieg von oxidativem Stress, gemessen an vermehrt nachweisbaren Lipidperoxiden. Ozon kann bei Meerschweinchen zu einer bronchialen Hyperreaktivität führen, der mit Vitamin C vorgebeugt werden kann (Yeadon und Payne, 1989). In vitro konnte die Erhöhung von oxidativem Stress in humanen Hautzellen aufgrund von Ozonbelastung nachgewiesen werden (Cotovio et al., 2001). Das Forscherteam zeigte darüber hinaus, dass Vitamin C ein potentes Mittel ist, um diesen oxidativen Zellschaden zu unterbinden. Diesbezüglich spricht sich Menzel (1994) für eine regelmäßige Vitamin-C- und -E-Supplementierung aus. Er betont, dass eine solche Supplementierung insbesondere wichtig für den Schutz der Lungen von Kindern ist.

Vitamin C schützt mit größter Wahrscheinlichkeit vor oxidativem Stress, der durch Ozon ausgelöst wird. Dies ist das Ergebnis von Versuchen mit Pflanzen. Die Vitamin-C-Werte von Blättern sind tagsüber instabil. So zeigen sie bei erhöhter Ozonbelastung die höchsten Werte. Es handelt sich vermutlich um eine Anpassungsreaktion.

Paraquat wird hauptsächlich als Kontaktherbizid verwendet. Die quartäre Ammoniumverbindung löst Methämoglobinämie aus. Außerdem schädigt sie Leber, Nieren und Lunge. Schvartsman et al. (1984) verabreichten Ratten eine tödliche Dosis Paraquat. Die Gabe von Vitamin C zögerte den Tod der Tiere hinaus und konnte sogar die Überlebensrate etwas erhöhen. Matkovics et al. (1980) erzielten den gleichen Effekt bei Mäusen. Um die Genesung bei einer Paraquat-Vergiftung zu fördern, ist es sinnvoll, betroffenen Patienten Vitamin C zu injizieren. Auf diese Weise wird der antioxidative Status im Blut aufrechterhalten (Hong et al., 2002). Da es sich bei Paraquat um ein Toxin handelt, führt es zum raschen Vitamin-C-Verbrauch. Dies belegen Versuche mit Humanserum von Minaka et al. (1993).

Die protektive Wirkung von Vitamin C und N-Acetylcystein gegen Paraquat-Toxizität wurde von Capeletti et al. (1998) bei kultivierten humanen Lungenzellen untersucht. Die beiden Antioxidanzien reduzierten hier den Zelltod.

Ein weiteres Beispiel für die Bedeutung von Vitamin C in Hinblick auf die Behandlung von Paraquat-Toxizität sind die Ergebnisse einer Studie aus dem Jahr 1996. Minakata et al. führten diese an einer mutierten Ratte aus, die nicht in der Lage war, Vitamin C zu synthetisieren. Kurz nach der Gabe von Paraquat zeigte sich bei dem Tier die toxische Wirkung der Substanz. Hingegen kam es bei einer normalen Ratte, der ebenfalls Paraquat verabreicht wurde, zu keinen Auffälligkeiten. Der Grund für die unterschiedlichen Folgeerscheinungen liegt in der Vitaminsynthese, die als Reaktion auf toxischen Stress beim nicht mutierten Tier eintrat.

Paraquat soll signifikanten oxidativen Schaden bewirken. Vismara et al. (2001) bewiesen, dass Vitamin C die Toxizität von Paraquat »drastisch verringern« kann. Das Experiment wurde an Froschembryonen durchgeführt.

Fujimoto et al. (1989) deckten eine weitere Wirkung von Vitamin C bei Paraquat-Vergiftungen auf. So ist es in angemessener Dosierung in der Lage, die Akkumulation von Paraquat zu hemmen. Für ihre Versuche verwendeten die Forscher In-vitro-Präparationen von Hasennieren. Die Autoren der Studie empfahlen Vitamin C als Antidot der Wahl bei Paraquat-Toxizität.

Phencyclidin (Phenylcyclohexylpiperidin, kurz: PCP) ist ein Anästhetikum, das Halluzinationen hervorruft. In der Drogenszene kennt man es unter der Bezeichnung *Angel Dust* (»Engelsstaub«). Gewöhnlich wird es geraucht und nicht geschluckt, da dies dem Konsumenten eine bessere Kontrolle über die Wirkung ermöglicht. Die Wirkungen einer schwachen, mittleren und starken Überdosis des Anästhetikums haben Rappolt et al. (1979) beschrieben. Eine mäßige Überdosierung erfolgt meist bei Rauchinhalation, hingegen findet man eine starke Überdosis meist bei anderen Anwendungsarten (z.B. Schlucken, Spritzen, Schnupfen). Zur Behandlung der drei Überdosierungsstufen haben die Autoren unter anderem Vitamin C erfolgreich angewendet. Bei mittleren und starken Überdosierungen wird eine Vitamin-C-Infusion empfohlen.

Der positive Effekt von Vitamin C bei einer PCP-Vergiftung beruht unter anderem darauf, dass das Antioxidans die Ausscheidung des Toxins über den Urin beschleunigt, da es den Harn ansäuert (Rappolt et al., 1979a; Hamilton und Garnett, 1980). Hierfür benutzt man Vitamin C in Form von Ascorbinsäure (Simpson und Khajawall, 1983). Besteht der Verdacht auf eine PCP-Vergiftung, kann Vitamin C auch hilfreich bei der Diagnosestellung sein und sollte in diesem Fall dem Patienten gegeben werden. Grund hierfür ist, dass bei einer tatsächlichen PCP-Vergiftung das Toxin im ausgeschiedenen Urin nachgewiesen werden kann (Kaul und Davidow, 1980).

Darüber hinaus ist Vitamin C bei Patienten mit PCP-Vergiftung ein wirksames Antipsychotikum (Giannini et al., 1987). Bei einer Anwendung von Vitamin C und Haloperidol als Kombinationstherapie potenziert sich die antipsychotische Wirkung der beiden Substanzen. Aronow et al. (1980) sprechen sich bei komatösen PCP-Vergiftungs-Patienten für eine intravenöse Gabe von Vitamin C (2000 Milligramm, alle sechs Stunden) aus, wenngleich die Forscher offensichtlich der Meinung waren, dass das Antioxidans lediglich die Ausscheidung des Toxins über den Urin verbessert. Zweifellos spielt sich hier aber ein weitaus umfassenderer antidotaler Effekt ab. Welch und Correa (1980) behandelten ein elf Tage altes PCP-toxisches Baby erfolgreich mit einer Therapie von 250 Milligramm Vitamin C alle sechs Stunden.

Phenol ist lokal sowie systemisch hochtoxisch. Die Verbindung wird auch Hydroxybenzen genannt, da es einer der wichtigsten Metaboliten von Benzol (Benzen) ist (Smart und Zannoni, 1984). Wie zuvor erörtert, kann Vitanin C die toxische Wirkung von Benzol hemmen bzw. schwächen.

Skvortsova et al. (1981) untersuchten Ratten, die einer chronischen Phenolbelastung ausgesetzt wurden. Im Laborversuch erkannten sie phenolinduzierte Störungen des Kohlenhydrat- und Fettstoffwechsels. Eine Kombinationstherapie aus Vitamin C, Thiamin und Calciumpantothenat (Pantothensäure) normalisierte die beobachteten Veränderungen. Eine Supplementierung mit diesen Vitalstoffen könnte phenolexponierte Industriearbeiter »effektiver vor Phenolvergiftung schützen«, so die Autoren der Studie.

Das Phenolderivat 2-Amino-4,5-dichlorophenol wirkt in vitro auf Rattennieren unmittelbar toxisch. Eine Vorbehandlung des Gewebes mit Vitamin C oder Glutathion reduzierte die Toxizität von 2-Amino-4,5-dichlorophenol (Valentovic et al., 2002) sowie von 2-Amino-5-chlorophenol (Valentovic et al., 1999). Hong et al. (1997) untersuchten die Toxizität der chemisch eng verwandten Verbindung 4-Amino-2,6-dichlorophenol, ebenfalls in Nieren von Ratten. Hier wurde das Gift den Versuchstieren direkt verabreicht. In der Folge kam es zur stark ausgeprägten Nierentoxizität. Vitamin C »verhinderte komplett« einige toxische Effekte der Verbindung. Die Autoren der Studie gehen davon aus, dass die Oxidation des Toxins ein wesentlicher Faktor für die Toxizität in den Nieren ist.

Nagyova und Ginter (1995) untersuchten die toxische Wirkung von 2,4-Dichlorophenol bei Meerschweinchen. Bei Meerschweinchen, die eine geringe Dosis Vitamin C in Kombination mit dem Gift erhalten hatten, waren die wichtigen Entgiftungsenzyme der Leber deutlich weniger aktiv. Eine Enzymreduktion konnte mittels einer höheren Dosis Vitamin C allerdings vermieden werden.

Eugenol ist ein Phenol-Derivat, das als dentales Analgetikum angewendet wird. Satoh et al. (1998) demonstrierten, dass das in der Versuchslösung enthaltene Eugenol durch Zugabe von Vitamin C »vollständig … aufgelöst wurde«. In Zelllinien-Kulturen reduzierte Vitamin C die Toxizität des Derivats.

Auch Aminophenole wirken toxisch in den Nieren. Bei Mäusen verhinderte Vitamin C die Toxizität von *p*-Aminophenol (Song et al., 1999). Lock et al. (1993) zeigten im Versuch mit Ratten, »dass Vitamin C vollständig vor Zelltod schützte«, ausgelöst durch 4-Aminophenol. Für den Versuch wurde eine Suspension aus 4-Aminophenol und Nierenzellen von Kaninchen benutzt.

Polychlorierte Biphenyle (PCB) werden unter anderem in Hitze-Transformatoren und in den Isolierkörpern elektrischer Geräte verwendet. Sie neigen dazu, sich in tierischem Gewebe anzusammeln. Die organischen Chlorverbindungen sind giftig und krebserregend.

Zahlreiche Studien belegen, dass eine chronische Exposition mit PCB bei Ratten zu Erhöhung des Vitamin-C-Spiegels im Blut und in der Leber sowie zu vermehrter Ausscheidung von Vitamin C über den Urin führt. Hierbei handelt es sich um klassische Reaktionen auf das Toxin von Tieren, die in der Lage sind, Gifte zu neutralisieren, indem sie Vitamin C synthetisieren. PCB-Exposition verursacht darüber hinaus einen Anstieg von Cholesterin im Blut – eine weitere unspezifische Reaktion, die bei Toxinbelastung regelmäßig beobachtet wird (Chow et al., 1979; Chow et al., 1981; Horio und Yoshida, 1982; Horio et al., 1983; Oda et al., 1987; Kawai-Kobayashi and Yoshida, 1988; Nagaoka et al., 1991; Pelissier et al., 1992; Poon et al., 1994; Chu et al., 1996; Mochizuki et al., 2000). Die angesprochenen erhöhten Vitamin-C-Werte sind eher auf die körpereigene Synthese der Tiere als auf einen Mechanismus zurückzuführen, der den Vitamin-C-Verbrauch drosselt (Fujiwara und Kuriyama, 1977). Bei Schweinen, die PCB im Futter bekamen, kam es ebenfalls zum Vitamin-C-Anstieg im Blut sowie im Urin (Dvorak, 1989). Wie Ratten synthetisieren auch Schweine bei toxischer Belastung Vitamin C.

Dass Vitamin C der PCB-Toxizität effektiv entgegenwirkt, zeigen auch die Arbeiten von Kawai-Kobayashi und Yoshida (1986) sowie Saito (1990). Die Forscher fütterten Ratten mit PCB. Die Versuchstiere wiesen danach einen Anstieg der Lipidperoxidation sowie erhöhten oxidativen Stress auf. Andere Forscher verwendeten für ihre Studien eine mutierte Ratte, die nicht in der Lage war, Vitamin C zu synthetisieren (Horio et al., 1986; Suzuki et al., 1993; Matsushita et al., 1993). Sie fanden heraus, dass Vitamin C die Induktionswirkung verschiedener Leberenzymsysteme maximiert und unterstützt, die PCP und andere Toxine entgiften.

PCB-Toxizität »stört drastisch« das normale mikroskopische Erscheinungsbild von Rattenleberzellen (Chakraborty et al., 1978a). Allerdings konnten die Forscher auch zeigen, dass durch Supplementierung der Tiere mit Vitamin C »ein definitiver Schutz erzielt wird« – vor toxinbedingten Veränderungen der Leberzellen im mikroskopischen Erscheinungsbild.

Porphyrine finden sich im Hämoglobin der roten Blutkörperchen. Einige können freie Radikale generieren, indem sie Energie von Licht absorbieren. Die organisch-chemischen Farbstoffe sind phototoxisch. Bohm et al. (2001) beschrieben zwei phototoxische Porphyrin-Typen. Sie zeigten, dass in Zellkulturen Vitamin C insbesondere kombiniert mit Betacarotin und Vitamin E vor einer Toxizität der beschriebenen Porphyrin-Typen schützen kann.

Rubidium ist ein seltenes Metall. Rubidium-Verbindungen und deren Derivate stellen ein großes gesundheitliches Risiko dar. Rubidium-Verbindungen werden häufig in der Industrie verwendet (Pharmazie, Fotografie, Elektronik). Werden diese Verbindungen in großen Mengen eingenommen, kann es zur akuten Toxizität kommen (Johnson et al., 1975). Chatterjee et al. (1979) studierten die Effekte der »subakuten Rubidiumchlorid-Toxizität« in Verbindung mit dem Vitamin-C-Stoffwechsel und bestimmten Enzymen der Leber,

Nieren und in Gehirngeweben. Die supplementierten Versuchsratten erhielten täglich eine sehr geringe Dosis Vitamin C (100 mg/kg Körpergewicht). Die Forscher konnten »einen Schutz vor Veränderungen der Leberenzyme« feststellen. Darüber hinaus wurden mikroskopische Veränderungen in Leber und Nieren, »verursacht durch Rubidium-Toxizität«, verhindert.

Selen ist ein essenzielles Spurenelement. Es ist Bestandteil der Aminosäure Selenocystein in der Glutathionperoxidase. Übermäßige Exposition mit Selen und Selen-Verbindungen können hochtoxisch sein. Civil und McDonald (1978) berichten von einem Fall von akuter Selenvergiftung. Ein 15-jähriges Mädchen hatte absichtlich 400 Milliliter Drenchflüssigkeit für Schafe zu sich genommen. Das Mittel trug die Bezeichnung »Natriumselenat 5 mg/ml«. Die von ihr eingenommene Dosis »überschritt« gemäß den Schätzungen der Autoren »die für Tiere minimale tödliche Menge von Natriumselenat um ein Vielfaches«. Ihre Blutwerte waren wenigstens 20 Mal höher als der Normalwert. Das Mädchen wurde mit Dimercaprol und Vitamin C behandelt, das oral sowie intramuskulär verabreicht wurde. Dimercaprol ist ein Arzneistoff, der bei Schwermetallvergiftungen eingesetzt wird. Sechs Monate nach dem Vorfall war das Mädchen wieder genesen.

Selenvergiftung senkte bei Ratten den Vitamin-C-Wert, obwohl die Tiere Vitamin C synthetisieren können (Svirbely, 1938). Offensichtlich war die den Versuchstieren verabreichte Dosis Selen hoch genug, um die Fähigkeit der Leber, die toxische Belastung zu kompensieren, zunichte zu machen. Svirbely fand zudem heraus, dass die Selenidwerte (Verbindungen des Elements Selen) durch Vitamin-C-Supplementierung verringert werden konnten.

Eine ausreichende Menge Natriumselenat führt bei Rattenembryo-Kulturen zu angeborenen Fehlbildungen. Durch die Gabe von Vitamin C können solche Fehlbildungen reduziert werden (Usami et al., 1999). Die Autoren schlussfolgerten, dass der Oxidations-Reduktions-Status für die Entwicklung seleninduzierter angeborener Missbildungen von Bedeutung ist.

Selensäure führt bei Kulturen von Gefäßendothelzellen zu signifikanten Schäden (Terada et al., 1997). Als Selensäure mit Vitamin C verabreicht wurde, waren keine Schädigungen zu beobachten.

Große Mengen Selen verlangsamen das Wachstum von Hühnern signifikant (Hill, 1979). Wird den Tieren allerdings mehr Vitamin C mit der Nahrung verabreicht, mindert dies die Wachstumsstörungen.

Diphenyldiselenid reduziert bei Mäusen die Hämoglobin-Konzentration im Blut (Jacques-Silva et al., 2001). Mäuse, die zusätzlich Vitamin C bekamen, hatten einen »signifikant höheren« Hämoglobinwert. Mit der Präsenz des Toxins stieg auch die Vitamin-C-Konzentration in der Leber der Tiere an. Jaques-Silva et al. führten weitere Versuche mit Ratten durch, die ebenfalls Diphenyldiselenid bekamen. Es zeigte sich, dass sich durch Vitamin C weniger Selen in Leber und Gehirn der Tiere ablagerte. Die Autoren erklärten, dass »Vitamin C eine protektive Rolle bei Organoselenvergiftung spielen kann«.

Die Ergebnisse rechtfertigen nach Datenlage die Annahme, dass Vitamin C eine protektive Wirkung bei einer Vergiftung durch Organoselenverbindungen hat.

Strontium gehört zu den Erdalkalimetallen. Es ist nicht besonders toxisch. In großen Mengen eingenommen kann es im Knochen Calcium ersetzen und eventuell die Knochenstärke reduzieren. Ortega et al. (1989) untersuchten die Wirkung von Vitamin C mit einer Reihe von Chelatbildnern bei Mäusen. Nachdem den Tieren Strontium in den Bauch injiziert wurde, konnte nur Vitamin C die fäkale Ausscheidung von Strontium fördern. Darüber hinaus war Vitamin C der effektivste Chelatbildner, der die Strontiumkonzentration in verschiedenen Geweben reduzierte.

Sulfonamide sind antibakterielle Substanzen, die weitgehend durch wirksamere und weniger toxische Antibiotika ersetzt wurden. Schropp (1943) berichtet von möglichen toxischen Nebenwirkungen von Sulfapyridin bei einem fünf Jahre alten Jungen. Er litt an Lungenentzündung, was die Röntgenbilder belegen. Acht Stunden nach der ersten Dosis Sulfapyridin entwickelte er Fieberblasen. Auch kam es zu Schwellungen sowie Rötungen des Zahnfleischs, begleitet von leichten Blutungen. Die Zahnfleischveränderungen glichen jenen eines Skorbut-Patienten. Die Behandlung mit Sulfapyridin wurde fortgesetzt. Allerdings wurden dem Knaben mit jeder Sulfapyridin-Dosis auch 50 Milligramm Vitamin C verabreicht. Schropp empfand die klinischen Resultate als »erstaunlich«. Zehn Stunden nach der ersten Vitamin-C-Dosis verschwanden die Wunden im Mund und im Zahnfleisch vollständig. Auch war die Zunge nicht mehr geschwollen. Offenbar wurde durch die Sulfapyridin-Toxizität weiteres Vitamin C verbraucht, und der Junge wies bereits durch die vorangehende Infektion einen erheblichen Vitamin-C-Mangel auf. Trotzdem zeigte eine geringe Dosis Vitamin C bereits große Wirkung und konnte die akuten Manifestationen von Skorbut bekämpfen.

McCormick (1945) bemerkte, dass Sulfonamide häufig mit toxischen Wirkungen in Verbindung gebracht werden. Er berichtete von einer »Sulfonamid-Vergiftung«, die erfolgreich mit Vitamin C behandelt wurde. Bei der Patientin handelte es sich um eine Frau mittleren Alters, die einen Ausschlag am ganzen Körper und auf den Schleimhäuten hatte. Dieser trat auf, nachdem sie eine »Sulfonamidsalbe« für eine Wunde an der Hand benutzt hatte. Im Urin konnte eine »ausgeprägte C-Avitaminose« festgestellt werden. Deshalb wurde ihr die tägliche Einnahme von 500 Milligramm Vitamin C über eine Woche verordnet. Dies führte zu einer »schnellen und komplikationsfreien Genesung«. McCormick stellte fest, dass eine Empfindlichkeit, Allergie oder Idiosynkrasie gegenüber Mitteln wie Sulfonamiden Manifestationen von schwerem Vitamin-C-Mangel sind. Der Mangel kann durch Stoffwechselaktivierung bedingt (durch die Infektion) und die Vitamin-C-konsumierende toxische Wirkung der Arznei verursacht werden. Wann immer Vitamin-C-Werte niedrig sind, was bei akuten Infektionen stets der Fall ist, sollte neben der eigentlichen »Chemotherapie« immer eine Vitamin-C-Behandlung erfolgen.

Landauer und Sopher (1970) beschrieben die Wirkung von Vitamin C gegen Sulfanilamid-Toxizität bei Hühner-Embryonen. Sulfanilamid begünstigte Geburtsfehler, wenn es in befruchtete Eier injiziert wurde. Bei Hinzufügung von Vitamin C wurde »die Häufigkeit normaler Hühnerembryonen deutlich erhöht«.

Tetrachlormethan (Tetrachlorkohlenstoff, CCl4) ist eine klare, flüchtige Flüssigkeit. Es wird als Lösungsmittel für pharmazeutische Zubereitungen verwendet. Inhalation von Tetrachlormethandämpfen kann zu einer Depression des Zentralnervensystems führen. Tetrachlorkohlenstoff wirkt toxisch auf Leber und Nieren.

Bei Tierexperimenten mit Ratten konnten wiederholte Anwendungen von Vitamin C und E die toxische Wirkung von Tetrachlormethan auf die Leber reduzieren (Sheweita et al., 2001 und Shewaita et al., 2001a). Mit beiden Antioxidanzien gelang es, eine objektive Normalisierung der durch das

Gift erhöhten Leberenzymwerte zu erreichen. Ademuyiwa et al. (1994) demonstrierten ebenfalls die präventive Wirkung von Vitamin C in Bezug auf Tetrachlormethan-induzierte Leberschäden bei Ratten.

Sun et al. (2001) zeigten, dass das Toxin Vitamin C verbraucht, insbesondere in der Leber. Die Vitamin-C-Sättigung in der Leber nahm bei Ratten innerhalb von 24 Stunden signifikant ab, nachdem den Tieren Tetrachlormethan verabreicht worden war. Allerdings war die Vitamin-C-Konzentration im Plasma beinahe unverändert. Gonskii et al. (1996) stellten bei Tetrachlormethan-Anwendung im Tierversuch mit Ratten eine verminderte Vitamin-C-Sättigung in der Leber fest. Darüber hinaus wurde die antioxidative Aktivität der Rattenleber durch die toxische Substanz verringert.

Berichten verschiedener Forscherteams zufolge beruht der durch Tetrachlormethan induzierte Leberschaden größtenteils auf oxidativem Stress und einer vermehrten Produktion von freien Radikalen. Wie bei vielen anderen Vergiftungen empfiehlt sich deshalb auch eine Vitamin-C-Therapie (Maellaro et al., 1994; Ohta et al., 1997; Zhang et al., 2001; Sun et al., 2001). Soliman et al. (1965) experimentierten mit Mäusen. Eine intravenöse Injektion von 30 Milligramm Vitamin C vor der Verabreichung einer Tetrachlormethan-LD10 (eine tödliche Dosis für zehn Prozent der Testgruppe) bewahrte 30 Mäuse vor dem Tod. Die Autoren führten zudem an, dass diese Vitamin-C-Dosis die durch das Toxin herbeigeführten abnormen Gewebeveränderungen minimierte. Dies wurde im Zuge der mikroskopischen Untersuchung festgestellt.

Chatterjee (1967) wies den Effekt von Vitamin C auf eine weitere toxische Manifestation der Tetrachlormethan-Vergiftung bei Ratten nach. So verursacht das Toxin bei Ratten eine Degeneration der Keimdrüsen. Mittels Vitamin C kann dem vorgebeugt werden.

Tetracylin ist ein Antibiotikum, das die Nieren schädigt. Polec et al. (1971) untersuchten Nierenschäden bei Ratten und Hunden, die durch die intravenöse Gabe von Tetracylin verursacht wurden. Hier konnte eine Vitamin-C-Injektion Schäden verhindern. Polec et al. fanden zudem heraus, dass es effektiver ist, Vitamin C etwa fünf bis zehn Minuten vor der Gabe von Tetracylin zu injizieren. Im umgekehrten Fall war Vitamin C weniger wirksam.

Thallium ist ein Metallelement. Thallium und thalliumhaltige Verbindungen sind hochgiftig. Thallium-Toxizität beinhaltet eine Vielzahl von neurologischen und psychischen Symptomen und kann Leber- sowie Nierenschäden verursachen. Vitamin C zeigte bei Ratten einen protektiven Effekt gegen Thallium-Toxizität in den Nieren (Appenroth und Winnefeld, 1998), obwohl die Thallium-Konzentration der Nieren unbeeinflusst blieb.

Thioacetamid ist ein bekanntes Lebertoxin und krebserregend. Ratten, die Thioacetamid ausgesetzt waren, wiesen einen Leberschaden auf, der mit erhöhtem oxidativem Stress asssoziiert war (Sun et al., 2000). Zudem nahmen die Vitamin-C- und -E-Konzentrationen in der Leber ab. Solche Phänomene sind typisch für Toxine und lassen den Schluss zu, dass die Einnahme von Vitamin C hier ebenfalls vor Schäden schützt.

Valproinsäure wird für die Behandlung von Epilepsie eingesetzt. Das Medikament kann Hepatitis verursachen, die zu Leberversagen und zum Tod führen kann. Jurima-Romet et al. (1996) zeigten, dass Valproinsäure und ihre Metaboliten in Leberzellkulturen von Ratten eine »dosisabhängige Zytotoxizität« aufweisen. Dies belegen die erhöhten LDH-Werte (L-Lactatdehydrogenase) in der Leber. Vitamin C und E schützen vor Zellschäden, die durch ein Stoffwechselprodukt von Valproinsäure ausgelöst werden.

Pilzvergiftung

Da auch noch heute giftige Pilze mit essbaren Pilzen verwechselt werden und konsumiert werden, kommt es weiterhin zu tödlichen Pilzvergiftungen. *Amanita phalloides*, geläufig unter der Bezeichnung Grüner Knollenblätterpilz, ist besonders toxisch und verursacht nach 24 Stunden irreversible Schäden an Herz, Leber und Nieren. Die Sterbewahrscheinlichkeit beträgt 50 bis 90 Prozent. Der Verzehr dieses Pilzes führt zu einer Belastung mit verschiedenen Toxinen (Faulstrich und Wieland, 1996). Bereits der Verzehr eines Viertels des Pilzhutes (etwa 20 Gramm) endet in der Regel tödlich.

Laing (1984) berichtete von einer sehr erfolgreichen Behandlung einer Pilzvergiftung. Dem Patienten wurden drei Tage lang 3000 Milligramm Vitamin C intravenös in Kombination mit Nifuroxazid und Dihydrostreptomycin verabreicht. Laing wies darauf hin dass ein gewisser Dr. Bastien seit den 1950er-Jahren bis 1969 diese Methode bereits erfolgreich bei 15 Patienten eingesetzt hatte. Auch berichtet Laing, Dr. Bastien hätte zweimal in der Öffentlichkeit eine tödliche Menge der giftigen Pilze gegessen (ca. 70 Gramm), um sich anschließend selbst zu therapieren – und um die unglaubliche Wirksamkeit seiner Methode zu demonstrieren. Diese Behandlung war laut Laing die Therapie der Wahl in vielen französischen Krankenhäusern.

> Dr. Bastien hatte zweimal öffentlich eine tödliche Menge der giftigen Pilze gegessen (ca. 70 Gramm), um sich im Anschluss selbst zu therapieren – und um die unglaubliche Effektivität seiner Methode zu demonstrieren.

Alpha-Liponsäure, ein weiteres potentes Antioxidans, erwies sich auch als hochwirksam in der Rekonvaleszenzphase nach einer Pilzvergiftung. Berkson (1979) berichtete über die erfolgreiche Behandlung von sechs Patienten mit postprandialen Leberschäden durch giftige Pilze. Montanini et al. (1999) referierten über die Behandlung von elf Patienten, die auf der Intensivstation lagen und mit N-Acetyl-Cystein, einem weiterem starken Antioxidans, behandelt wurden. Zehn der betroffenen Patienten überlebten. Einer litt bereits im Vorfeld unter einer Lebererkrankung, die eine Lebertransplantation erforderte.

Leider gibt es derzeit keine offiziellen Angaben zur herausragenden Bedeutung von Vitamin C in der Therapie von Pilzvergiftungen. Bereits geringe Dosierungen können sehr wirksam sein, wie die Arbeit von Laing belegt.

Wieder einmal werden Dosierungen in Klenner-Größe (extrem hohe Dosierungen) in der gängigen Literatur zur Behandlung von Pilzvergiftungen nicht angeführt. Die Genesungsrate könnte nicht nur bei einer Pilzvergiftung, sondern auch bei anderen Erkrankungen höher sein, sofern man die Therapie mit entsprechenden Dosierungen von Vitamin C ergänzen würde. Obwohl es stichhaltige Berichte über die wirksame Therapie von Pilzvergiftungen (oder anderen Krankheiten) mit Vitamin C gibt, werden diese in medizinischen Leitlinien in keinster Weise erwähnt. Und sogar das Antioxidans Alpha-Liponsäure wird ohne weitere Erläuterung abgelehnt (Gussow, 2000; *Conn's Current Therapy*, 2001).

Weltweit sind Pilzvergiftungen keine Seltenheit. Weiterhin sterben Kinder und Erwachsene unnötigerweise daran. In Anbetracht des gnadenlosen und fortschreitenden Verlaufs von Pilzvergiftungen sollten alle Therapien, die in irgendeiner Weise als wirksam dokumentiert wurden, in Therapieleitlinien aufgenommen werden.

Sechs Pestizide

Pestizide sind Substanzen, die zur Vernichtung von Nagetieren, Insekten, bestimmte Pflanzensorten sowie unerwünschten Pilzen eingesetzt werden. Sie haben unterschiedliche chemische Strukturen, reagieren aber allesamt empfindlich auf Vitamin C. Zudem kann der durch Pestizide verursachte Schaden mit Vitamin C ohne Weiteres beseitigt werden. Wie nachfolgend erörtert wird, richten Pestizide großen Schaden an, da sie die Lipidperoxidation, die Freisetzung von freien Radikalen sowie zellulären oxidativen Stress erhöhen. Wie bereits erwähnt, kann oxidativem Stress mittels ausreichend Vitamin C entgegengewirkt werden.

Klenner (1971) berichtete von drei Jungen, die durch ein Flugzeug, das Schädlingsbekämpfungsmittel versprühte, einer massiven Pestizidmenge ausgesetzt waren. Der jüngste von ihnen war gerade sieben Jahre alt. Er erlitt eine geringere Pestizidbelastung, da ihn die beiden anderen Jungen schützten, als das Pestizid versprüht wurde. Klenner gab dem Ältesten (zwölf Jahre alt) direkt 10 000 Milligramm Vitamin C mit einer 50-Milliliter-Spritze, alle acht Stunden. Der Junge wurde am zweiten Tag entlassen. Das andere Kind erhielt kein Vitamin C, sondern nur eine »symptomatische Behandlung«. Es entwickelten sich chemische Hautverätzungen, die sich erwartungsgemäß entzündeten. Das Kind verstarb nach fünf Tagen an einer Sepsis mit einem Krankenhauskeim. Die klinische Wirkung von Vitamin C und die damit verbundene Pestizidentgiftung sind nachweisbar. Dies lässt sich den nachfolgenden Ausführungen entnehmen.

Methylviologene sind synthetische Verbindungen wie Diquat und Paraquat und können eine Überproduktion von freien Radikalen im Pflanzenorganismus verursachen, mit der Folge von erhöhtem oxidativem Stress. Daraus resultiert ein hoher Chlorophyllverlust, der für die Pflanze tödlich ist. Hier greift Vitamin C an und verringert die oxidative Stressbelastung (Beligni und Lamattina, 1999). Diquat verursacht auch in Rattenleberzellen die unter Umständen tödliche Erhöhung von freien Radikalen. Solange der Vitamin-C-Wert in den Zellen stabilisiert wurde, kam es nicht zur erwähnten Steigerung der Produktion freier Radikale (Nakagawa et al., 1991).

Endosulfan, Phosphamidon und Mancozeb sind drei Pestizide, die signifikant spermatizid sind. Dies zeigten Studien an Mäusen, die mit diesen Mitteln gefüttert wurden. Zu den toxischen Auswirkungen gehören eine verringerte Spermienanzahl und vermehrte Spermienanomalien. Dieser Effekt konnte durch Vitamin-C-Gabe reduziert werden (Khan und Sinha, 1996), wenngleich hier sehr geringe Vitamin-C-Dosierungen benutzt wurden (40 mg/kg Körpergewicht). Khan und Sinha (1994) konnten auch an Mäusen durch Vitamin-C-Gabe die Anzahl der pestizidinduzierten (Endosulfan, Phosphamidon und Mancozeb) Chromosomenanomalien senken. Derartige Anomalien können gegebenenfalls zu Mutationen, Geburtsfehlern und Krebs führen.

Organophosphat-Pestizid ist ebenfalls toxisch. Die Toxizität wird durch Vitamin-C-Gabe in der Regel reduziert, blockiert und/oder rückgängig gemacht. Vitamin C konnte Mäuse vor Chromosomenanomalien im Knochenmark schützen, die durch das Insektizid Dimethoate verursacht werden (Geetanjali et al., 1993). Hoda und Sinha (1991, 1993) zeigten, dass Vitamin C Malathion- und Dimethoat-induzierte Chromosomenanomalien bei Mäusen sowie tödliche Mutationen bei der Fliegenart Drosophila verringert.

Parathion und Malathion sind bekannt dafür, das Wachstum bei Ratten zu verlangsamen. Auch verursachen sie mikroskopisch nachweisbaren Schaden in Leber- und Nierengewebe. Vitamin C erwies sich als »sehr wirksames Gegenmittel bei Wachstumsverlangsamung« sowie zur Verbesserung abnormer histologischer Befunde (Chakraborty et al., 1978). Hoda et al. (1993) konnten nachweisen, dass Vitamin C die Malathion- und Dimethoate-induzierte Blockadewirkung der Zellteilungsrate in den Mäusespermienzellen hemmen konnte.

Zudem wurde der Effekt von Vitamin C auf die Toxizität eines anderen Organophospor-Pestizids, Chlorpyrifos-Ethyl (CE), untersucht. Gultekin et al. (2001) untersuchten und belegten den schützenden Effekt von Vitamin C (200 mg/kg Körpergewicht) und Vitamin E vor oxidativen CE-Schäden in Erythrozyten der Ratten.

Organochlorid ist ein Pestizid, dessen Toxizität durch eine Vitamin-C-Therapie insgesamt vermindert, geblockt und/oder rückläufig gemacht werden kann. DDT, Dieldrin und Lindan sind bei Ratten »hochwirksame Induktoren« von Leberenzymen, die Toxine entgiften (Street und Chadwick, 1975). Darüber hinaus wurde festgestellt, dass eine Belastung mit derart toxischen Pestiziden zu einer vermehrten Vitamin-C-Produktion und -Exkretion bei Vitamin-C-produzierenden Tieren führt. Dabei handelt es sich um eine zu erwartende körperliche Reaktion der Tiere auf Toxine allgemein. Der Entgiftungsvorgang dieser Pestizide war in vivo bei Meerschweinchen mit Vitamin-C-Mangel mangelhaft und es sammelten sich größere Pestizidenmengen im Gewebe an. Street und Chadwick kamen zum Schluss, dass die verfügbare Menge von Vitamin C in der Leber eine »zentrale Bedeutung« für den Stoffwechsel sowie für die Entgiftung von diesen Pestiziden hat.

Lindanvergiftung wurde auch von Tiwari et al. (1982) bei Ratten untersucht. Bei vergifteten Ratten wurde durch orale Gabe von Vitamin C »die verlangsamte Wachstumsrate neutralisiert«, und alle Leberenzyme der Versuchsratten waren »fast wieder im Normalbereich«. Koner et al. (1998) untersuchten Vergiftungen mit Lindan und DDT bei Ratten. Sie fanden heraus, dass die gleichzeitige Gabe des jeweiligen Pestizids mit einer relativ kleinen Dosis Vitamin C (100 mg/kg Körpergewicht) die Fähigkeit dieser Toxine, oxidativen Stress zu induzieren sowie das Immunsystem zu supprimieren, deutlich verringerte.

Nachfolgend werden weitere Studien aufgelistet, die sich mit der Wirksamkeit von Vitamin C zur Prävention, für die Rückbildung und Linderung von pestizidinduzierter Toxizität beschäftigen:

- 1. Verma et al. (1982): Malathion und Thiotox bei Fischen
- 2. Samanta et al. (1999); Sahoo et al. (2000): Hexachlorocyclohexan bei Ratten
- 3. Chatterjee et al. (1981): Chlordan bei Ratten
- 4. Agrawal et al. (1978): Aldrin bei Fischen
- 5. Bandyopadhyay et al. (1982): Dieldrin bei Ratten
- 6. Hassan et al. (1991): Endrin bei Ratten
- 7. Rajini und Krishnakumari (1985): Pirimiphosmethyl bei Ratten
- 8. Ram und Singh (1988): Carbofuran und Fische
- 9. Grabarczyk et al. (1991): Fenarimol und humane Leukozyten

► 10. Wagstaff und Street (1971): Dieldrin, DDT und Lindan bei Meerschweinchen

Insgesamt handelt es sich bei Pestiziden um eine Gruppe chemischer Verbindungen, die in entsprechender Dosierung eine erhebliche Toxizität gegenüber den meisten Tieren und anderen biologischen Systemen aufweisen. Dabei wird ein beträchtlicher Anteil der Toxizität von dem durch die Gifte ausgelösten oxidativen Stress, den Anstieg der intrazellulären und extrazellulären freien Radikale sowie durch die im Labor nachgewiesene Lipidperoxidation verursacht.

Für die Behandlung dieser toxischen Phänomene eignet sich ein starkes und weitverbreitetes Antioxidans wie etwa Vitamin C. Außerdem ist Vitamin C für die Induktion und die Leistungsfähigkeit der Entgiftung in der Leber von Bedeutung. Hier werden die Pestizide und viele andere Toxine von Enzymen neutralisiert (Wagstaff und Street, 1971; Zannoni et al., 1972).

> Bei akuten toxischen Zuständen, die lebensbedrohlich sind, gab Klenner einer Person mit 100 Kilogramm Körpergewicht 100 000 Milligramm Vitamin C intravenös.

Bei nahezu allen Studien, in denen Vitamin C eine beschränkte oder gar keine Wirkung bei der Entgiftung von Pestiziden zugesprochen wird, wurden nur sehr geringe Dosen des Antioxidans verwendet. Bei akuten toxischen Zuständen, die lebensbedrohlich sind, gab Klenner (1971) 1200 mg/kg Körpergewicht Vitamin C intravenös. Das bedeutet, eine Person mit 100 Kilogramm Körpergewicht bekam 100 000 Milligramm Vitamin C. Falls sich das klinische Bild nicht deutlich innerhalb der folgenden Stunde verbessert, empfiehlt Klenner eine sofortige weitere Vitamin-C-Gabe mit derselben Dosis wie zuvor. Er betont, dass bei jeglicher Art von Toxizität, insbesondere nach einer definierten Belastung wie beispielsweise nach einem Schlangenbiss, der Patient ausreichend Vitamin C benötigt, um das Toxin vollständig zu neutralisieren. Sonst kann die positive klinische Wirkung erheblich reduziert werden oder gar ganz ausbleiben. Es ist bemerkenswert, dass eine Vielzahl von Tierstudien eine derart wirksame Detoxifikation verschiedenster Gifte bei Dosierungen zeigten, die weitaus geringer waren als die von Klenner benutzten Vitamin-C-Dosierungen.

Strahlung

Bei Strahlung handelt es sich um keine physische Substanz im Sinne der zuvor erörterten Toxine. Trotzdem ist auch sie hochtoxisch. Wie bei anderen Toxinen ist hier die positive Wirkung einer Vitamin-C-Therapie belegt. Sie verhindert strahlungsinduzierte Schäden und macht sie rückgängig, falls sie bereits vorliegen. Im Folgenden geht es um »ionisierende Strahlung«, die sich grundlegend von »nicht-ionisierender Strahlung« unterscheidet. Zur nicht-ionisierenden Strahlung zählen sichtbares Licht sowie technisch genutzte Frequenzen im Bereich der Radiowellen und Mikrowellen. Diese Art von Strahlung wird allgemein als harmlos eingestuft. Die Effekte sind mit der modernen Technologie gut messbar und nur sehr gering. Ionisierende Strahlung hingegen hat eine zerstörerische Wirkung. Sie verursacht eine Vielzahl von freien Radikalen, oxidativen Stress sowie unmittelbaren Zellschaden. Zur ionisierenden Strahlung rechnet man Röntgen- und Gammastrahlung sowie freie Protonen und Elektronen (ab 5 eV) oder freie Neutronen.

Strahlungstoxizität schädigt den Körper in vielerlei Hinsicht. So kann sie etwa Mutationen hervorrufen, Krebs und Geburtsfehler verursachen. Auch supprimiert eine erhebliche ionische Strahlungsbelastung das Knochenmark. Darüber hinaus können Gewebeschäden auftreten. Die typischen Symptome sind mit einer vermehrten Produktion von freien Radikalen und erhöhtem oxidativem Stress assoziiert. Ein potentes Antioxidans wie Vitamin C kann im Kampf gegen den oxidativen Stress Abhilfe schaffen.

Ala-Ketola et al. (1974) untersuchten, ob Vitamin C vor dem Tod, verursacht durch ionisierende Ganzkörperbestrahlung, schützen kann. Die Forscher setzten hierfür Ratten einer Gammastrahlung aus. Die Überlebensrate der Versuchstiere konnte mithilfe einer geringen Dosis Vitamin C signifikant erhöht werden. Man gab ihnen eine Woche vor der Bestrahlung täglich 80 mg/kg Kilogramm Vitamin C. Die Therapie wurde für die Dauer von einem Monat nach der Bestrahlung fortgesetzt. Von den 25 Versuchstieren, die mit Vitamin C behandelt wurden, verstarb nur eines. In der Kontrollgruppe führte die Bestrahlung bei neun von 25 Tieren zum Tod. Logischerweise hätte eine höhere Dosis Vitamin C zu noch dramatischeren Ergebnissen geführt. Insbesondere wenn die Strahlungsdosis dahingehend gesteigert worden wäre, dass die Mortalitätsrate der Tiere ohne Vitamin-C-Behandlung bei 100 Prozent liegt.

Klenner (1974) bemerkte, Vitamin C »verhindere Strahlungsverbrennungen«. Gemäß Klenner könnte man durch die massive Gabe von Vitamin C die Anwendungsdauer der Bestrahlungstherapie bei vorbestrahlten Krebspatienten verlängern. Mit dieser Aussage bezieht sich Klenner auf die Nebenwirkungen der Bestrahlung bei bestimmten Krebspatienten oder vice versa. Die bei einer Krebsbehandlung durchgeführte Radioimmunotherapie verursacht Toxizität im Gewebe. Vitamin C, E und A können die »normale« Gewebetoxizität dieser Therapie bei Mäusen reduzieren (Blumenthal et al., 2000). Insbesondere kann die Kombination aus den genannten Antioxidanzien den durch die ionisierende Strahlung ausgelösten Schaden im Knochenmark signifikant verringern. Die Antioxidanzien erhöhen zudem die »maximal verträgliche« Dosis der ionisierenden Strahlung. Okunieff (1991) beschäftigte sich mit Krebszellen von Mäusen. Dabei fand er heraus, dass nach einer ausreichenden Gabe von Vitamin C »die Strahlungsdosis bei einer Krebstherapie ohne akutes Komplikationsrisiko erhöht werden könnte, mit erwartungsgemäß erhöhter Wahrscheinlichkeit einer Tumorkontrolle«.

Die Symptome einer chronischen Bestrahlungs-Proktitis konnten erfolgreich mit Vitamin C und E therapiert werden (Kennedy et al., 2001). Hierbei wurde das Becken aufgrund einer Krebserkrankung in diesem Bereich des Körpers bestrahlt. Symptome wie Blutungen, Durchfall und Schmerzen wurden gelindert. Und sieben von 20 Patienten berichteten von einer »kompletten Genesung«. Ein Jahr später wurden zehn der Patienten nochmals befragt. Alle sagten, dass »ihre Symptome anhaltend gebessert wären«. Dieser positive Effekt wurde durch eine relativ niedrige Dosis Vitamin C erzielt (500 Milligramm, dreimal täglich). In Bezug auf Radiotherapie kann »eine ausreichende täglich verabreichte Dosis Ascorbinsäure (oral oder intravenös) den durch Röntgenbelastung verursachten Rückgang der Leukozyten minimieren oder gar verhindern« (Kretzschmar und Ellis, 1974). Die Autoren bemerkten zudem, dass Vitamin C den Allgemeinzustand des Patienten verbesserte. Zudem ist die Röntgenstrahlenkrankheit dann nur schwach ausgeprägt oder bleibt sogar ganz aus.

Wie andere Toxine führt ionisierende Strahlung zu einer Entleerung der Vitamin-C-Depots im Körper. Grund hierfür ist, dass die Strahlung die Produktion von freien Radikalen ankurbelt. Der Stoffwechsel wird gestört. Chevion et al. (1999) zeigten, dass eine Ganzkörperbestrahlung, die vor einer

Knochenmarkstransplantation durchgeführt wurde, »die antioxidative Kapazität erheblich minderte und zu einem exzessiven Anstieg von oxidativem Stress« führte. Mukundan et al. (1999) untersuchten Patientinnen mit Gebärmutterkrebs, die eine Strahlentherapie erhalten hatten. Sie fanden heraus, dass die Glutathion-Werte (Glutathion ist ein wichtiges Antioxidans) im Plasma und in den Erythrozyten hier geringer waren als bei den Frauen der Kontrollgruppe. Spirichev et al. (1994) prüften die Vitamin- und Spurenelemente-Sättigung bei der Belegschaft des Kernkraftwerks Tschernobyl in der Ukraine sowie jene von Kindern, die im Umkreis der Region zur Vorschule gingen. Obwohl die Explosion des Atomkraftwerks bereits 1986 passiert war, konnten die Forscher bei den meisten untersuchten Personen einen signifikanten Mangel an Vitamin C, Folsäure sowie Vitamin B1, B2 und B6 feststellen. Diese Defizite weisen auf einen möglichen fortschreitenden Abbau von Vitamin C und anderen Vitalstoffen aufgrund von residualer Strahlungswirkung hin. Ganzkörper-Röntgenstrahlung mindert bei Mäusen den Vitamin-C-Gehalt im Knochenmark erheblich (Umegaki et al., 1995).

Sofern Vitamin C vor der Bestrahlung verabreicht wird, kann es bei bestrahlten Zellkulturen die Entstehung von freien Radikalen eindämmen (Koyama et al., 1998). Auch bei einer Gabe nach der Bestrahlung hat hier Vitamin C eine starke Wirkung und mindert ebenfalls die Anzahl der freien Radikale. Die Forscher zeigten, dass 20 Stunden nach der Bestrahlung appliziertes Vitamin C die Mutationsrate bei humanen Zellen reduziert.

Sarma und Kesavan (1993) gelang es zu beweisen, dass Vitamin C und E Chromosomenschäden im Knochenmark von Mäusen nach einer Ganzkörper-Gammabestrahlung verringern können. Die Gabe der beiden Vitamine zwei Stunden nach der Bestrahlung sowie die Verabreichung vor der Bestrahlungstherapie waren gleichermaßen wirksam. Ähnliche Ergebnisse erzielten Konopacka et al. (1998). Auch sie verabreichten Mäusen eine Kombination aus Vitamin C und E sowie Betacarotin, um Gammastrahlen-induzierten Chromosomenschäden vorzubeugen. Fomenko et al. (1997) fanden heraus, dass eine Mischung aus den Antioxidanzien Vitamin C und E sowie Betacarotin Chromosomenschäden im Knochenmark bei einer Röntgenstrahlungsbelastung von Mäusen »zuverlässig verringerte«. Zudem konnten sie zeigen, dass die Gabe der Antioxidanzien die Mutationsrate bei Milzzellen von Mäusen nach chronischer Strahlungsbelastung »signifikant minderte«.

Narra et al. (1993) untersuchten die protektive Wirkung von Vitamin C gegen Toxizität bei vorsätzlicher Exposition mit radioaktivem Material. Radionuklide (^{131}I), die als Radiopharmarka häufig bei der Diagnostik der Schilddrüsenüberfunktion eingesetzt werden, wurden Mäusen mit Vitamin C injiziert. Dabei fanden die Autoren heraus, dass durch das zusätzliche Vitamin C die Überlebensrate der Spermienzellen zunahm. Vitamin C schützt gemäß Narra et al. vor Schäden, die durch versehentliche Strahlungsbelastung oder durch gezielte medizinische Bestrahlungstherapien hervorgerufen werden – »insbesondere dann, wenn Radionuklide in den Körper injiziert werden und der Körper damit der Strahlung chronisch ausgesetzt ist«.

Vitamin C schützt nicht nur vor strahlungsinduzierten Chromosomenschäden. Wie die oben angeführten Studien vermuten lassen und wie eine Vielzahl von anderen Forschungsarbeiten belegt, kann Vitamin C DNA-Schädigungen und das erhöhte Risiko einer Krebserkrankung nach einer Strahlentherapie vermindern. So zeigten Konopacka und Rzeszowka-Wolny (2001), dass eine Kombination aus Vitamin C und E sowie Betacarotin DNA-Schäden an humanen Lymphozyten-Kulturen vermindert. Hierfür reicherte man die Zellen nach und vor der Bestrahlung mit den Vitaminen an. Mittels der gleichen Antioxidanzien-Kombination konnten Riabchenko et al. (1996) »die Wirksamkeit der DNA-Reparatur« in der Milz von bestrahlten Mäusen erhöhen. Darüber hinaus kann Vitamin C die Röntgenstrahlen-induzierte Transformation von Zellkulturen in Krebszellen hemmen. Yasuka et al. (1989) beobachteten dies an Mäuse-Zellkulturen. Die Autoren bemerkten, dass die von ihnen gesammelten Daten »hilfreich für chemopräventive Maßnahmen gegen Strahlungskarzinogenese« sein könnten.

Vitamin C schützt vor Schäden, die durch versehentliche Strahlungsbelastung oder durch gezielte medizinische Strahlentherapien hervorgerufen werden.

Ionisierende Strahlung verringert darüber hinaus die Produktion von Prostacyclin in intakten Blutgefäßen. Prostacyclin ist der stärkste endogene Thrombozytenaggregationshemmer und bewirkt durch Relaxation der glatten Gefäßmuskulatur Vasodilatation. Vitamin C verbesserte bei bestrahlten Endothelzellen (Endothelzellen kleiden die Innenseite der Blutgefäße aus) von Rindern die Prostacyclin-Produktion (Eldor et al., 1987).

On et al. (2001) untersuchten die schädlichen Auswirkungen einer Bestrahlung von Endothelzellen der Aorta von Ratten. Vitamin C konnte hier die Erweiterung der Blutgefäße (Vasodilatation) infolge der Bestrahlung hemmen.

Inwiefern Vitamin C wichtige, in Lösungen konzentrierte Enzymsysteme gegen ionisierende Strahlung schützen kann, erforschten Shapiro et al. (1965). Sie schlussfolgerten, dass »gering konzentriertes Vitamin C Enzyme in einer hoch konzentrierten Lösung schützen kann«. Aufgrund der niedrigen Toxizität ist Vitamin C ein vielversprechendes Schutzmittel gegen Strahlungsbelastung.

Wenngleich die Ultraviolettstrahlung (UV) nicht zu den ionisierenden Strahlungen gerechnet wird, verursacht sie ähnliche Gewebeschäden. Ihre Lichtwellen sind nicht in der Lage, bis in tiefliegendes menschliches Gewebe vorzudringen. Deshalb beschränkt sich ihre schädliche Wirkung auf die Haut und die Augen. Auch hier kann Vitamin C vor Schäden schützen.

Die Absorption von UV-Strahlung ist verantwortlich für die Produktion von freien Radikalen in geschädigten Zellen (Mireles-Rocha et al., 2002). Es handelt sich hierbei um die Hautzellen, die bei exzessiver UV-Strahlung von der Sonne verbrannt werden. In einer Humanstudie mit gesunden Teilnehmern ermittelten die Autoren die minimale UV-Dosis, die für die Entstehung von Hautrötungen (frühes Sonnenbrandstadium) nötig ist. Sie fanden dabei heraus, dass die orale Einnahme von Vitamin C und E einen beachtlichen Schutz vor dieser Form von Strahlungsschaden bietet. Eberlein-Koenig et al. (1998) führten ähnliche Untersuchungen in Form einer Doppelblindstudie durch. Hier wurde klar, dass eine Kombination aus Vitamin C und E (ebenfalls oral eingenommen) die durch freie Radikale verursachte Sonnenbrandreaktion reduziert.

Auch bei Tieren wurden einige Forschungen zur Wirksamkeit von Vitamin C bei UV-B-induziertem Hautschaden angestellt. Eine topische Behandlung mit Vitamin C und E schützte gemäß Moison und Beijersbergen van Henegouwen (2002) die Haut von Schweinen vollständig vor erhöhter Lipidperoxidation (oxidativem Stress oder freien Radikalen). Kobayashi et al. (1996) untersuchten den durch UV-B verursachten Anstieg der freien Radikale und Entzündungen bei der Haut von Mäusen. Die Injektion eines Vitamin-C-Derivats vor der UV-B-Belastung minderte den Anstieg von oxidativem Stress signifikant.

Neumann et al. (1999) verwendeten eine neuartige biologische Methode, um die Toxizität von UV-Strahlung zu erforschen. Sie experimentierten mit Dottersäcken von bebrüteten Hühnereiern. Während UV-B »schwere phototoxische Schäden« verursachte, konnte durch die zusätzliche Gabe von Vitamin C »der UV-B-induzierte Schaden auffällig und signifikant vermindert werden«. Darüber hinaus wurden andere entzündungshemmende Mittel getestet. Aspirin erwies sich hierbei als weniger effektiv als Vitamin C. Und Indometacin, ein starker rezeptpflichtiger Entzündungshemmer, zeigte keinerlei Wirkung gegen die toxischen Effekte.

In Studien, die sich mit der Wirkung von Vitamin C gegen UV-B-Toxizität in Zell- oder Bakterienkulturen beschäftigen, kam es zu vergleichbaren Resultaten wie in den bereits beschriebenen Studien. In humanen Hautzellen verbesserte ein »stabiles Vitamin-C-Derivat« die Überlebensrate der UV-B belasteten Zellen (Miyai et al., 1996). Auch fanden sich in den Resten der abgetöteten Zellen weniger große DNA-Fragmente. Bei fotosynthetischen Bakterien, die UV-B ausgesetzt waren, stellten He und Hader (2002) fest, dass Vitamin C »einen signifikanten Schutzeffekt vor Lipidperoxidation und DNA-Strangbrüche vermittelte«. Die Präsenz von Vitamin C führte zudem zu einer »deutlich höheren Überlebensrate« bei den bestrahlten Bakterien.

UV-Licht sowie ionisierende Strahlung können darüber hinaus genetische Schäden verursachen und schließlich Krebs erregen. In vivo und in vitro minderte die Vorbehandlung mit Vitamin C mikroskopische Chromosomenschäden bei bestrahlten Mäusen und bestrahlten Milzzellen von Mäusen (Dreosti und McGown, 1992). Dunham et al. (1982) untersuchten den Effekt von supplementiertem Vitamin C auf UV-Licht-induzierten Hautkrebs bei Mäusen. Das Antioxidans erwies sich als »bemerkenswert wirksam« und »verringerte das Auftreten maligner Läsionen deutlich oder verminderte diese« zumindest.

Raziq und Jafarey (1987) verabreichten Meerschweinchen nach der Bestrahlung täglich je fünf Milligramm Vitamin C. Hierbei konnten keine deutlichen Unterschiede zwischen der Kontrollgruppe und den mit Vitamin C behandelten Tieren beobachtet werden. Die Autoren der Studie bemerkten, dass die den Meerschweinchen applizierte Menge Vitamin C übertragen auf eine Person mit einem Körpergewicht von 75 Kilogramm etwa 500 Milligramm entspricht. In Anbetracht der Tatsache, dass hier eine Ganzkörperbestrahlung stattfand, ist die Dosis Vitamin C ungeheuer gering.

Obwohl die Autoren die geringe Vitamin-C-Dosis innerhalb ihrer Diskussion der Studienergebnisse zugeben, haben sie kein Problem damit, zu schlussfolgern, »dass Vitamin C somit keinen Einfluss auf die Wirkung der Bestrahlung hat«. Leider stellt dies keine sachgerechte und eindeutige Zusammenfassung der Studiendaten dar. Die tatsächliche Wirkung von Vitamin C gegen Strahlungstoxizität bleibt vielen Lesern vorenthalten. Zumal man bei der Recherche meist nur das Abstrakt der jeweiligen Studie liest, da man davon ausgeht, die Autoren hätten ihre Ergebnisse ehrlich und kompetent zusammengefasst.

Man kann natürlich immer zu der lächerlichen Schlussfolgerung kommen, Vitamin C sei ineffektiv, um Strahlungsschäden zu »reparieren« – die verwendete Dosis muss nur klein genug sein.

Vitamin C ist ohne Zweifel ein wirksames Mittel zur Vorbeugung und Behandlung von Strahlungsschäden. Es sollte aufgrund seiner nicht-toxischen Natur sowie wegen seiner nachweislichen Effektivität in die Therapie von Strahlungsschäden integriert werden. Tatsächlich erklären Mothersill et al. (1978), »dass Vitamin C unabhängig von seinem genauen Wirkmechanismus nachweislich ein radioprotektives Mittel ist«. Darüber hinaus gilt es zu bemerken, dass die Art der in der obigen Literatur beschriebenen Schäden jenen von Wirkungen eines Atombomben-Fallout gleicht. Auch kann man sie mit den Wirkungen einer Kontaminierung mit austretenden radioaktiven Stoffen eines Atomkraftwerks vergleichen. In Anlehnung an Klenner, der mit sehr hohen Dosierungen von Vitamin C arbeitete, erscheint es vernünftig, jeden, der erheblicher Strahlung jeglicher Art ausgesetzt war, zeitnah mit einer Vitamin-C-Infusion zu behandeln. Eine regelmäßige orale Anwendung niedrigerer Dosen Vitamin C sollte nur benutzt werden, wenn der strahlungsbedingte Überschuss an freien Radikalen nachweislich unter Kontrolle ist.

Strychnin und Tetanus-Toxin

Strychnin und Tetanus-Toxin sind – seit man festgestellt hat, dass sie auf sehr ähnliche Art und Weise das Nervensystem angreifen – in einer gemeinsamen Kategorie zusammengefasst worden. Tatsächlich sind die klinischen Symptome einer fortgeschrittenen Vergiftung mit diesen Stoffen ähnlich. Auch die schützende Wirkung von Vitamin C ist bei beiden Toxinen vergleichbar gut.

Dey (1967) konnte bei Mäusen zeigen, dass Vitamin C »krampfauslösende und tödliche Wirkungen von Strychnin komplett neutralisiert«. Darüber hinaus wies er nach, dass die Schutzwirkung von Vitamin C »direkt vom Plasmaspiegel von Ascorbinsäure abhängig ist«. Dey (1965) hatte schon vorher gezeigt, dass Vitamin C auch außerhalb des lebenden Organismus sehr wohl in der Lage ist, toxische Effekte von Strychnin zu neutralisieren. Dies prüfte er, indem er Strychnin mit Vitamin-C-reichem Zitronensaft bebrütete. Hiermit konnte er auch den Wirkverlust von Vitamin C durch Erhitzung auf bis zu 50 Grad Celsius (hitzesensibel!) demonstrieren. Dey schlussfolgerte, dass Vitamin C »in sehr hoher Dosierung vor Strychninwirkungen schützt«. Dey (1967) zitierte aus einer früheren Studie, dass sich bei skorbutgeplagten Meerschweinchen die Strychnin-Toxizität in viel stärkerem Maße manifestiert – eine Beobachtung, die zu der schon zuvor festgestellten Strychnin-neutralisierenden Eigenschaft von Vitamin C passt. Jahan et al. (1984) zeigten bei jungen Hühnern, dass die Wirkung von Strychnin, tetanusähnliche Symptome zu verursachen, mithilfe von Vitamin C deutlich abgeschwächt wird.

> Dey wies nach, dass Vitamin C »die konvulsiven und tödlichen Wirkungen von Strychnin komplett neutralisiert«.

Studien zur Thematik der Neutralisierung von Tetanus-Toxin durch Vitamin C wurden schon ausführlich in Kapitel 2 behandelt. Um es kurz zu rekapitulieren – Klenner (1954) berichtete über die erfolgreiche Behandlung einer Tetanus-Infektion bei einem sechsjährigen Jungen, der schon fortgeschrittene Symptome aufwies. Klenner vermutete anhand des klinischen Verlaufs, dass die Toxizität des Tetanus-Antidots (Tetanol/Tetagam) die Rekonvaleszenz des Jungen behinderte, und empfahl Vitamin-C-Injektionen zur Neutralisierung auch dieses Toxins. Jahan et al. (1984) zeigten ebenfalls, dass eine Vitamin-C-Therapie mit einer viel niedrigeren Dosierung als von Klenner empfohlen insgesamt 31 Tetanus-Patienten im Alter von einem bis zwölf Jahren retten konnte. Andererseits war bei älteren Patienten der Schutzeffekt von Vitamin C vor der tödlichen Wirkung der Tetanus-Infektion und des Toxins weniger ausgeprägt. Zudem führte die gleiche feste Vitamin-C-Dosierung bei groß gewachsenen Erwachsenen zu einer geringeren Schutzwirkung.

Dey (1966) untersuchte die Schutzwirkung von Vitamin C bei Ratten, die die doppelte tödliche Dosis Tetanus-Toxin verabreicht bekamen. Er wies nach, dass eine angemessene Menge Vitamin C die tödlichen Tetanus-Toxin-Dosierungen neutralisieren konnte – ohne Anwendung des Antidots, das sebst signifikant toxisch wirken kann.

Auch im Reagenzglas konnte Jungeblut (1937) die Neutralisierung von Tetanus-Toxin durch Vitamin C nachweisen. Daraus ergibt sich – sowohl durch klinische als auch durch Laborarstudien belegt –, dass Vitamin C das optimale Mittel zur Neutralisierung toxischer Symptome ist, die durch Tetanus-Toxin hervorgerufen werden. Obwohl weniger Studien in Bezug auf die Interaktion von Strychnin und Vitamin C vorliegen, ist Vitamin C wahrscheinlich die optinale Substanz zur Neutralisierung von Strychnintoxin.

Neun toxische Elemente

Aluminium, das häufigste Metall in der Erdkruste, hat keine klare biologische Funktion. Eine Aluminiumbelastung kann über das Trinkwasser, Aluminiumbehälter und -kochgeschirr, aluminiumhaltige Medikamente und sogar durch einige aluminiumhaltige Deodorants verursacht sein. Die Toxizität kann sich vor allem im Gehirn, in der Leber, den Nieren und in den Knochen bemerkbar machen. Aluminiumtoxizität wird in der Regel mit Deferoxamin behandelt – einem Arzneistoff mit chelatbildender Eigenschaft.

In humanen Zellkulturen verursacht die Präsenz von Aluminium Lipidperoxidation, eine wichtige Manifestation von oxidativem Stress im Blut (Anane und Creppy, 2001). Anane und Creppy wiesen nach, dass eine Antioxidanzien-Therapie (inklusive Vitamin C) die Aluminium-induzierte Erhöhung der Lipidperoxidation hemmt. Die Autoren waren der Ansicht, dass Lipidperoxidation die zytotoxische Wirkung von Aluminium fördert. Swain und Chainy (2000) wiesen dies ebenfalls anhand von Hühnergehirn-Präparaten nach.

Im Gegensatz zu vielen bereits diskutierten Toxinen, kann die Beseitigung von Aluminium aus dem Organismus durch Vitamin C nachweislich gefördert werden. Fulton und Jeffery (1990) gaben Kaninchen Trinkwasser, dem Aluminiumchlorid und Vitamin C beigemischt wurde. Im Vergleich zu den Kaninchen, die lediglich mit Aluminiumchlorid kontaminiertes Wasser erhielten, beobachtete man bei Tieren, die zusätzlich Vitamin C bekommen hatten, eine stärkere Ausscheidung von Aluminium. Darüber hinaus begünstigte Vitamin C die Aluminium-Akkumulation in den untersuchten Geweben nicht. Vielmehr konnte das Vitamin C die Ansammlung von Aluminium im Knochen verhindern.

Vitamin C schützt offenbar auch vor Aluminium-induzierten Chromosomenschäden. Es schützt vor Chromosomenbrüchen, die in Knochenmarkszellen von Mäusen durch Aluminium verursacht werden (Dhir et al., 1990). Zudem kann Vitamin C die Bildung von Mikrokernen (ein Indiz für Chromosomenschaden) bei Aluminiun-exponierten Knochenmarkszellen von Mäusen reduzieren (Roy et al., 1992). Beide Studien weisen darauf hin, dass Vitamin C zumindest teilweise eine protektive Wirkung gegen aluminiumtoxische Mutationen und Krebs haben kann.

Obwohl es nur relativ wenige Studien gibt, die sich mit der Wirkung von Vitamin C bei Aluminiumtoxizität beschäftigen, sind hier stets ähnliche Befunde über die Schutzwirkung von Vitamin C in Bezug auf toxische Effekte von Aluminium zu beobachten. Bei Studien zu anderen Toxinen, die in der Forschung weitaus häufiger durchgeführt wurden, ist dies nicht der Fall. Demnach neutralisiert Vitamin C die Toxizität von Aluminium und fördert dessen Beseitigung aus dem Organismus. Da Vitamin C bei den meisten Menschen nur eine sehr geringe oder gar keine toxische Wirkung hat, erscheint es sinnvoll, Vitamin C zumindest als zusätzliche Therapie bei Patienten, die unter Aluminiumtoxizität leiden, einzusetzen.

Arsenverbindungen sind für den Menschen toxisch und können krebserregend sein. Chronische Belastung mit einer Arsenverbindung führt in der Regel zu Schädigung der Muskulatur der Extremitäten. Im weiteren Verlauf kann es manchmal zu Muskelschwund kommen. Auch können Arsenverbindungen eine Degeneration des Gehirns verursachen. Charakteristische Hautausschläge und andere nicht spezifische Auffälligkeiten und Symptome können ebenfalls Begleiterscheinung einer Arsenvergiftung sein. Beispiele hierfür sind Übelkeit, Erbrechen, Durchfall oder Verstopfung, Vergrößerung der Leber, Nierendysfunktion sowie Störungen der Blutbildung. Aktuell gibt es nur eine Handvoll chemischer Chelatbildner, die man zur Therapie der Arsentoxizität anwenden kann. Zudem soll durch Dialyse ebenfalls Arsen aus dem Körper entfernt werden (Vaziri et al., 1980).

Die chemische Reduktion stellt einen der wichtigsten Wege dar, um Arsen und Arsenverbindungen sowie einige andere toxische Chemikalien zu entgiften (Ehrlich, 1909). Dies entspricht der primären Funktion von Antioxidanzien wie beispielsweise Vitamin C.

Die Vitamin-C-Werte von fünf Patienten, die Symptome einer Arsenvergiftung zeigten, waren relativ niedrig (Friend und Marquis, 1936), und man verabreichte ihnen Arsphenamin, das früher zur Behandlung von Syphilis diente und Arsen enthält. Die Autoren schlussfolgerten, dass die Senkung der Vitamin-C-Werte in Verbindung mit der toxischen Behandlung stand. Diese Erkenntnis geht Hand in Hand mit der Beobachtung, dass Toxine Vitamin C in hohem Maße aufbrauchen und damit die Vitamin-C-Depots im Körper der Betroffenen leeren.

Bei Tieren, die Vitamin C synthetisieren können (z.B. Ratten), führt eine Arsenbelastung zum Anstieg der Vitamin-C-Konzentration in der Leber sowie im Plasma (Schinella et al., 1996). Diese Werte können möglicherweise absinken oder niedrig bleiben, sofern man den Vitamin-C-produzierenden Versuchstieren ausreichend große Mengen Arsen (oder irgendein anderes starkes Toxin) gibt.

Sulzberger und Oser (1935) konnten anhand von Meerschweinchen demonstrieren, dass eine toxische Reaktion auf ein Derivat von Arsphenamin (Neoarsphenamin) durch eine Vitamin-C-reiche Ernährung gehemmt werden kann. Während Meerschweinchen, die Vitamin-C-arme Kost erhielten, eine auffallende toxische Reaktion auf Neoarsphenamin zeigten, konnten andere Meerschweinchen, die große Mengen Vitamin C im Futter aufnahmen, vor einer derartigen Toxizität bewahrt werden (Cormia, 1937). Vitamin C reduziert die Toxizität von Neoarsphenamin bei Ratten (McChesney et al., 1942). Später erklärte Chesney (1945), dass in seiner Studie eine hohe Vitamin-C-Konzentration im Blut erforderlich war, um den Entgiftungsprozess zu ermöglichen, wenn Neoarsphenamin im Blutkreislauf zirkulierte.

Intravenös verabreichtes Vitamin C verkürzte die Genesungszeit von drei Patienten, die an einer mit Arsphenamin assoziierten Dermatistis litten (Dainow 1935). In der Vergangenheit wurde bereits Vitamin C von Ärzten effizient eingesetzt, um gelegentlich auftretende schwere Reaktionen von Syphilis-Patienten auf Neoarsphenamin zu vermeiden. Bundesen et al. (1941) machten Patch-Tests mit Neoarsphenamin auf der Haut, um zu ermitteln, bei welchen Patienten das höchste Risiko für eine Unverträglichkeitsreaktion auf eine Neoarsphenamin-Therapie bei Syphilis besteht. Die Hautreaktionen konnten durch die zusätzliche Anwendung von Vitamin C auf dem Pflaster komplett vermieden werden. Die Autoren schlussfolgerten aufgrund der genannten Resultate, dass eine Kombinationstherapie aus Vitamin C und Neoarsphenamin bei Syphilis-Patienten die häufigsten toxischen Reaktionen auf eine Neoarsphenamin-Monotherapie erheblich abschwächen oder gar vermeiden könnte. Dass die angemessene Gabe von Vitamin C »die sicherste Methode ist, um die Arsenintoleranz einer Antisyphilis-Therapie zu vermeiden«, ermittelte Lahiri (1943) aus eigenen Beobachtungen sowie jenen von anderen Forschern.

Vitamin C schützte spezifische Eierstock- und Gehirnfunktionen von Ratten vor der toxischen Wirkung von Natriumarsenit (Chattopadhyay et al., 2001). Dieser Befund war für die Forscher deshalb von Bedeutung, da sie den Ratten eine Dosis Arsen verabreicht hatten, die der Arsenkonzentration von kontaminiertem Trinkwasser in Indien entsprach.

Neben der Eigenschaft von Vitamin C, die Toxizität von Arsenverbindungen zu neutralisieren, steigert es auch die Effektivität von arsenhaltigen Medikamenten zur Behandlung von Syphilis. Diese Behandlungsmethode war vor der Entdeckung von Penicillin eine bedeutende Therapieform für diese Krankheit. Ruskin und Silberstein (1938) behandelten 14 Patienten, bei deren serologischer Untersuchung (Wassermann-Test) eine Infektion durch Syphilis nachgewiesen wurde. Darüber hinaus war bei allen Patienten die Syphilis-Diagnose bereits seit Langem bekannt (zwischen 18 Monaten und 20 Jahren). Die Betroffenen wurden mit Neoarsphenamin therapiert, mit oder ohne Bismut (Wismut). Nachdem sie zusätzlich Vitamin C bekommen hatten, fiel der Wassermann-Test bei zehn von 14 Betroffenen schließlich negativ aus. Dies wies auf eine effektive Kontrolle und eine mögliche Beseitigung der Infektion hin. Die typische Therapie umfasste etwa 20 Injektionen, die alle zwei Wochen verabreicht wurden. Es ist möglich, dass Vitamin C die Infektion kuriert hat. Die verabreichte Dosis wurde in diesem kurzen Bericht nicht erwähnt.

Dass Vitamin C die erwähnten Fälle von Syphilis heilen konnte, scheint offensichtlich. Doch es sollte ebenfalls darauf hingewiesen werden, dass sich vor Kurzem eine Kombination von Vitamin C und einer anderen Arsenverbindung als wirksam im Kampf gegen eine bestimmte Krebsform erwiesen hat. Grad et al. (2001) fanden heraus, dass Vitamin C die Eigenschaft von Arsentrioxid, maligne Zellen (Multiples Myelom) abzutöten, verstärkt. Gao et al. (2002) zeigten ebenfalls eine ähnliche Interaktion zwischen Vitamin C und Arsentrioxid. In Kombination konnten die beiden Wirkstoffe einen bestimmten Leukämiezelltyp abtöten. Die Studie von Bachleiter-Hofmann et al. (2001) kommt zu ähnlichen Ergebnissen.

In Bezug auf die Behandlung von Arsenvergiftungen bei Menschen mit optimaler Vitamin-C-Versorgung konnten keine Studien gefunden werden. Wie bei vielen anderen Toxinen gibt es in der wissenschaftlichen Literatur mehr als genug Nachweise über die Interaktionen von Vitamin C und Arsen, die belegen, dass die sofortige Behandlung einer akuten Vergiftung mit Vitamin C klinisch wirksam ist. Wie effektiv solche Dosierungen von Vitamin C sind, um Veränderungen durch chronische Arsenexposition oder Arsenvergiftung rückgängig zu machen, ist weniger klar. Gewiss gibt es genügend Gründe, ähnlich hohe Vitamin-C-Dosierungen auch bei einer chronischen Vergiftung anzuwenden.

Bleivergiftung verläuft meist als chronischer Prozess. Dabei wird der Betroffene über einen längeren Zeitraum mit geringen Mengen des toxischen Metalls belastet, und es kommt zu vielen unterschiedlichen Symptomen. Am häufigsten sind der Magen-Darm-Trakt, das Blut und das Nervensystem sowie die Nieren betroffen. In der Regel behandelt man solche Vergiftungen primär mit Chelatbildnern. Sie fördern die Ausscheidung von im Körper akkumulierten Schwermetallen.

Es existieren keine Studien, die bei einer Bleivergiftung Vitamin-C-Dosierungen im Klenner-Format benutzt hätten. Allerdings gibt es einige, die die positiven Wirkungen deutlich niedrigerer Vitamin-C-Dosierungen bei einer solchen Vergiftung dokumentieren. Wie bei vielen der im Kapitel 2 erörterten Infektionskrankheiten gilt es auch herauszufinden, was mit höheren Vitamin-C-Dosierungen bei dieser Art der Toxizität erreicht werden könnte.

Holmes et al. (1939) untersuchten Arbeiter eines Industriebetriebs, die am Arbeitsplatz einer erheblichen Bleibelastung ausgesetzt waren. Bei einer Gruppe von 17 Personen wurde eine chronische Bleivergiftung festgestellt. Man verabreichte den Betroffenen täglich 100 Milligramm Vitamin C. Innerhalb einer Woche oder weniger litten die meisten behandelten Arbeiter nicht mehr an Schlafstörungen, hatten wieder mehr Appetit, und Zittern (Tremor) trat seltener auf.

Die Symptome einer chronischen Bleivergiftung erinnerten Holmes et al. an jene von Skorbut. In der Regel genügt die tägliche Verabreichung von 100 Milligramm Vitamin C, um die Beschwerden rasch zu lindern, was immer klinisch beeindruckend ist. Blei und andere Toxine metabolisieren Vitamin C und leeren die Vitamin-C-Depots. Die klinische Toxizität einiger potenter Toxine äußert sich meist in Symptomen, die mit Skorbut im Anfangsstadium assoziiert werden. Diese kann man beinahe immer mit einer geringen Dosis Vitamin C in den Griff bekommen. Selbst wenn Vitamin C die Toxine nicht direkt neutralisiert oder eliminiert, kann es durch Linderung oder Beseitigung der durch das Toxin induzierten skorbutartigen Symptome dem vergifteten Patienten viel Leid ersparen.

Evans et al. (1943) wendeten dieselbe niedrige Dosis Vitamin C bei 400 männlichen Arbeitern an, die ebenfalls einer beruflichen Bleibelastung ausgesetzt waren – allerdings ohne Erfolg. Die Wirkungen einer derart niedrigen Dosis Vitamin C können sehr unterschiedlich ausfallen. Hier spielt unter anderem die vorhandene Vitamin-C-Sättigung im Körper der Betroffenen sowie das Ausmaß der Toxinbelastung eine Rolle. Sofern die von Evans behandelten Arbeiter einer höheren Bleikonzentration ausgesetzt waren als jene, die von Holmes et al. therapiert wurden, ist nicht mit deutlichen Verbesserungen durch die tägliche Gabe von 100 Milligramm Vitamin C zu rechnen. Grund hierfür ist, dass in diesem Fall Vitamin C extrem schnell verstoffwechselt wird – selbst leichte Skorbut-Symptome hätten keine Chance auf eine positive Reaktion.

Gontzea et al. (1963) untersuchten Arbeiter einer Batteriefabrik, die im Bleilager beschäftigt waren. Ihre Vitamin-C-Werte im Blut lagen unter dem Normalwert. Nigerianische Bleiarbeiter wiesen einen erheblich höheren Bleispiegel im Blut auf als die Personen der Kontrollgruppe (Anetor und Adeniyi, 1998). Darüber hinaus konnte in den Ausscheidungen der Bleiarbeiter auch weniger Vitamin C nachgewiesen werden, was in der Regel auf eine geringe Vitamin-C-Sättigung im Blut hinweist. Um die Entstehung bleiinduzierter Skorbut-Symptome zu verhindern oder den durch Blei verursachten Vitamin-C-Mangel zu kompensieren, sollten Betroffene, die einer chronischen Bleibelastung ausgesetzt sind, mit Vitamin C supplementiert werden. Bereits bei einer täglichen Gabe von 50 Milligramm Vitamin C konnten positive Auswirkungen bei Arbeitern aus der Automobilbranche beobachtet werden (Marchmont-Robinson, 1941). Die Arbeiter waren am Arbeitsplatz regelmäßig toxischen Bleidämpfen sowie Bleistaub ausgesetzt.

Bei Arbeitern eine Silberscheideanstalt in Indien, die relativ hohe Bleikonzentrationen im Blut hatten, erzielten Tandon et al. (2001) positive Ergebnisse durch eine Vitamin-C-Behandlung. Eine tägliche Vitamin-C-Dosis von 250 Milligramm konnte die Bleiwerte im Blut absenken und die für eine Bleivergiftung typische Enzymhemmung aufheben.

Altmann et al. (1981) untersuchten schwangere Frauen, die eine erhöhte Bleibelastung aufwiesen. Der Bleigehalt in der Muttermilch konnte durch eine Kombinationstherapie aus Vitamin C und Calciumphosphat im Vergleich zu unbehandelten Müttern um 15 Prozent gesenkt werden. Bemerkenswerter ist allerdings die Tatsache, dass diese Therapie den Bleigehalt in der Plazenta um ganze 90 Prozent verringerte.

Oral eingenommenes Vitamin C hatte bei Tieren hinsichtlich der Schwermetallausleitung eine vergleichbare Wirkung wie injiziertes EDTA. Die im Urin nachweisbaren Mengen des ausgeschiedenen Bleis waren äquivalent.

Bei mit Blei vergifteten Ratten hatte oral eingenommenes Vitamin C hinsichtlich der Schwermetallausleitung eine vergleichbare Wirkung wie injiziertes EDTA (ein Chelatbildner und primäres Mittel für die Behandlung von Bleivergiftung). Die im Urin nachweisbaren Mengen des ausgeschiedenen Bleis waren hier äquivalent (Goyer und Cherian, 1979). Besonders interessant ist, dass eine Kombinationstherapie aus Vitamin C und EDTA mehr als doppelt so wirksam wie die Monotherapie mit nur einem der Mittel war. Darüber hinaus erwies sich die Vitamin-C-EDTA-Behandlung als besonders effektiv für die Ausscheidung von Blei, das sich im zentralen Nervensystem abgelagert hatte. Blei akkumuliert in diesem Gewebe besonders leicht. Anders als bei Quecksilber fördert Vitamin C hier die Beseitigung von Blei und entgiftet es nicht nur durch Deponierung im Gewebe.

Vitamin C bindet bei Ratten bereits absorbiertes Blei und verhindert die Bleiabsorption im Magen-Darm-Trakt (Flora und Tandon, 1986) sowie im Darm (Morton et al., 1985). Darüber hinaus fördert es die Ausleitung von Blei aus den Nieren von Ratten (Niazi et al., 1982). Vitamin C hat eine synergistische Wirkung auf Chelatbildner und begünstigt die Ausscheidung von Blei über die Leber und die Nieren bei Ratten (Dhawan et al., 1988).

Eine Kombination aus Vitamin C und einem Chelatbildner hebt den toxischen Effekt von Blei auf die Enzymaktivität im Blut auf. Gemäß Vij et al. (1998) reduziert Vitamin C bei vergifteten Ratten die Bleikonzentration im Blut und in der Leber deutlich. Auch konnte es abnorme bleiinduzierte Veränderungen der Blutbildung sowie des Aktivätsgrads bestimmter wirkstoffabbauender Enzyme normalisieren. Vitamin C zeigte in Tierstudien mit Ratten bei einer Bleivergiftung zahlreiche positive Wirkeigenschaften.

Zweifellos ist die antioxidative Potenz von Vitamin C hinsichtlich seiner Effekte bei Schwermetallbelastungen in Geweben sowie der toxischen Wirkung von Blei auf den gesamten Organismus von Bedeutung. Es gilt darauf hinzuweisen, dass andere Antioxidanzien gleichfalls den Grad der Bleivergiftung günstig beeinflussen. So kann Vitamin E bei Ratten den Schweregrad einer Bleivergiftung reduzieren, wenn es in Kombination mit Blei verabreicht wird (Dhawan et al., 1989). Hier verminderte es die Konzentrationen des giftigen Schwermetalls im Blut und in der Leber signifikant.

Upasani et al. (2001) zeigten, dass die antioxidativen Eigenschaften von Vitamin E sowie von Vitamin C die Anzahl einiger spezifischer Oxidationsprodukte bei mit Blei belasteten Ratten verringern konnten, was zum Schutz der Versuchstiere vor bleiinduzierter Toxizität führte. Alpha-Liponsäure ist ebenfalls ein potentes Antioxidans, das die Überlebensrate von bleiexponierten Zellkulturen erhöht (Gurer et al., 1999). Das Sperma von Ratten konnte durch Vitamin C und E vor spezifischen toxischen Bleieffekten geschützt werden (Hsu et al., 1998). Die Forscher betonten, dass diese beiden Vitamine bei Bleibelastung die Bildung von freien Radikalen hemmen und vor oxidativem Stress schützen.

Eine Vielzahl aktueller Humanstudien kam zu dem Ergebnis, dass Vitamin C die Ausscheidung von Blei aus dem Körper fördert.

Auch aktuellere Humanstudien kamen zu den gleichen Ergebnissen wie Goyer und Cherian in ihren Tierstudien. Das gemeinsame Fazit lautet, dass Vitamin C die Ausscheidung von Blei aus dem Körper fördert. Den Zusammenhang zwischen der Vitamin-C-Sättigung im Blut und den Bleiwerten im Blut analysierten Simon und Hudes (1999) anhand von 19 578 Probanden im Alter von sechs bis 90 Jahren. Sie fanden heraus, dass ein hoher Vitamin-C-Spiegel mit einer reduzierten Prävalenz erhöhter Bleiwerte im Blut unabhängig assoziiert ist. Die Forschung von Houston und Johnson (2000) untermauert diese These. Die von ihnen erfassten Daten könnten ein Hinweis darauf sein, dass Vitamin C vor einer Bleibelastung im Körper schützt. Dies geht Hand in Hand mit der Meinung von Cheng et al. (1998), die im Rahmen ihrer epidemiologischen Studie mit 747 Teilnehmern herausfanden, dass eine geringe Vitamin-C-Aufnahme mit der Nahrung zu erhöhten Bleiwerten im Blut führt.

Bei 1113 ambulant behandelten Psychiatrie-Patienten beobachteten Sohler et al. (1977) Bleiwerte im Blut von 3,8 bis 53 Mikrogramm-Prozent. Sie verabreichten 47 dieser Patienten täglich 2000 Milligramm Vitamin C und 30 Milligramm Zink. Nach einigen Monaten zeigte sich ein deutlicher Rückgang der Bleikonzentration im Blut. Dieser Befund weist darauf hin, dass Vitamin C eine direkte Rolle bei der Senkung der Bleiwerte spielt – und nicht nur mit bereits bestehenden geringeren Bleikonzentrationen assoziiert wird. Flagan et al. (1982) zeigten, dass die Bleiretention durch die Einnahme von Vitamin C reduziert werden kann. Die Forscher führten eine Studie mit 85 Freiwilligen durch, die bereit waren, täglich ein bleihaltiges Getränk zu sich zu nehmen. Auch hier konnten Vitamin C sowie EDTA die Bleiretention verringern. Dies bestätigt die bereits angeführten Ergebnisse der Tierstudien von Goyer und Cherian.

Die Bleikonzentration im Blut von 75 erwachsenen männlichen Rauchern, die beruflich bedingt niemals einer Bleibelastung ausgesetzt waren, wurde von Dawson et al. (1999) untersucht. Hier konnte in der ersten Gruppe mit der Gabe von 200 Milligramm Vitamin C kein erkennbarer Effekt auf die Bleiwerte im Urin sowie im Blut erzielt werden. Allerdings führte die tägliche Einnahme von 1000 Milligramm Vitamin C über eine Woche innerhalb der zweiten Gruppe zu einem bemerkenswerten Resultat. Die Bleikonzentration im Blut wurde um 81 Prozent abgesenkt. Interessanterweise erhöhte sich aber in beiden Gruppen der Serumspiegel von Vitamin C. Dies belegt, dass die bloße Beachtung der Vitamin-C-Werte im Blut noch lange nicht zu tragfähigen Erkenntnissen hinsichtlich der klinischen Angemessenheit einer bestimmten Vitamin-C-Dosis führt.

In einer anderen Studie wurden fünfmal wöchentlich 1000 Milligramm Vitamin C verabreicht (Lauwerys et al., 1983). Hierbei war die Verringerung der Bleispiegel im Blut weniger stark ausgeprägt (elf bis 23 Prozent). Es scheint, dass eine tägliche Vitamin-C-Supplementierung mit 1000 Milligramm die minimale Dosis ist, die noch zu positiven Wirkungen hinsichtlich einer Senkung der Bleikonzentration im Blut führt. Natürlich spielt hier auch immer die jeweilige Verfassung und die entsprechende chronische Erkrankung des Individuums eine Rolle. Diese Faktoren haben großen Einfluss auf den täglichen Vitamin-C-Bedarf. Höchstwahrscheinlich bewirkt eine regelmäßige Tagesdosis Vitamin C von etwa 1000 Milligramm eine durchgängigere und weitaus auffälligere Verringerung des Bleigehalts im Blut.

Vitamin C konnte Meerschweinchen vor neurologischen Symptomen, die mit großen Mengen Bleicarbonat ausgelöst werden, relativ wirksam schützen. Bei den Symptomen handelt es sich unter anderem um Muskelspasmen und Paralyse (Pillemer et al., 1940). Von den mit Vitamin C supplementierten Tieren entwickelten lediglich zwei von 26 neurologische Symptome. Tödliche Folgen blieben aus. Eine andere Gruppe bekam etwas weniger Vitamin C. Hier traten bei 18 von 24 Meerschweinchen neurologische Symptome auf. Bei zwölf Tieren endete die Bleivergiftung tödlich. In Anbetracht der Tatsache, dass ein durchschnittliches Meerschweinchen ein Gewicht von etwa 400 Gramm aufweist, entspräche die »hohe« täglich applizierte Dosis bei einem normalgewichtigen Erwachsenen etwa 3500 Milligramm. Gegenüber der geringeren Dosis von 155 Milligramm (Letztere ist dennoch um einiges höher als die täglich empfohlene RDA-Aufnahmemenge von Vitamin C). Trotzdem konnte ein bemerkenswerter Schutz durch Vitamin C in Bezug auf die Bleitoxizität mit signifikant geringeren Dosierungen als bei Klenner erzielt werden. Wahrscheinlich hätte eine höhere Dosis die klinische Toxizität vollständig vermieden.

Ratten können Vitamin C synthetisieren. Rudra et al. (1975) wiesen nach, dass die toxische Wirkung von Blei zu einer vermehrten Vitamin-C-Produktion in der Leber von Ratten führt. Es handelt sich hierbei um eine kompensatorische Reaktion bzw. um einen Schutzmechanismus im Tier.

Bei gleichzeitiger Vitamin-C-Supplementierung kam es zu einer Rekonvaleszenz der mit Blei vergifteten Ratten, die zuvor unter einer schweren Anämie gelitten hatten. Auch führt die vorherige Gabe von Vitamin C bei Ratten zu einer signifikanten Reduktion der Bleikonzentration in Femur (Oberschenkelknochen), Niere, Leber und Blutplasma (Dalley et al., 1989).

Auch bei tierischen Zellkulturen erwies sich Vitamin C als protektiv gegen Bleitoxizität (Fischer et al., 1998). So verringerte es bleiinduzierte zelluläre toxische Wirkungen und hemmte die Bleiaufnahme in den Zellkulturen.

Eine weitere Tierstudie attestierte Vitamin C eine unübersehbare Wirkung gegen Bleitoxizität. So beobachteten Han-Wen et al. (1959) die Wirkung von Vitamin C auf bleiexponierte Kaulquappen. Die Tiere waren einer tödlichen Dosis Blei ausgesetzt. Für den Versuch wurden anfangs 100 Kaulquappen 24 Stunden in mit Blei verseuchtes Wasser gegeben. Anschließend wurden die Kaulquappen, die überlebt hatten, in zwei Gruppen aufgeteilt. Eine Gruppe kam in einen Tank mit reinem Wasser, die andere in einen Tank mit Wasser, das mit Vitamin C angereichert war. Nach weiteren sechs Tagen waren 88 Prozent der Kaulquappen, die nur in Wasser gehalten wurden, verstorben. Hingegen kam es in der anderen Gruppe zu keinem Todesfall. Dieses Experiment belegt die absolut protektive Wirksamkeit von Vitamin C gegen Bleitoxizität in Bezug auf vorzeitige Sterblichkeit.

Andere Forscher hingegen behaupten, Vitamin C sei bei Bleivergiftungen wirkungslos. So berichten Dannenberg et al. (1940), dass die Gabe einer »extrem hohen« Dosis Vitamin C bei einem 27 Monate alten Kind, das an einer schweren Bleivergiftung litt, nichts bewirkte. Allerdings war die sogenannte »extrem hohe« Dosis eigentlich eine niedrige Dosis und in Relation zu einer Klenner-Dosis unbedeutend.

Das Kind erhielt täglich 350 Milligramm Vitamin C (100 Milligramm oral und 250 Milligramm intravenös). Die äquivalente Dosierung bei einem Erwachsenen mit einem Körpergewicht von 68 Kilogramm wäre in diesem Fall 1500 Milligramm täglich. Darüber hinaus wurde diese niedrige Dosis nur über eine Dauer von 17 Tagen angewendet, obwohl die Bleikonzentration im Blut zwölfmal höher als im Normalfall war. Klenner (1974) bemerkte zu dieser Studie, dass Dannenberg »die Kehrseite der Medaille gesehen hätte, wenn er dem Kind 350 mg/kg Körpergewicht alle zwei Stunden gegeben hätte«. Sogar bei einer konservativen Kalkulation wäre die Vitamin-C-Dosis

100-mal größer ausgefallen, als bei Dannenberg und seinem Team. Wenngleich Mediziner wie Dannenberg und seine Forscherkollegen zweifellos seriös sind, führen sich einige Doktoren lediglich die Konklusionen der publizierten Artikel zu Gemüte. So erreicht die enorm wirksame Vitamin-C-Therapie für eine schwere Art der Vergiftung unzählige Patienten – insbesondere Kinder – niemals. Wenn eine ausreichend hohe Dosis Vitamin C bei irgendeiner Vergiftung benutzt wird, wird damit fast immer ein klinischer Erfolg erzielt.

Bei Bleitoxizität sollte *immer* Vitamin C verordnet werden. Damit kann zumindest der toxininduzierten Entleerung der Vitamin-C-Depots und akutem Skorbut vorgebeugt werden. Zudem ist ersichtlich, dass ausreichende Mengen Vitamin C die klinischen Symptome einer Bleivergiftung in den meisten Fällen effektiv beseitigen. Darüber hinaus kann Vitamin C als wertvolles Ergänzungsmittel die Wirksamkeit von Chelatbildnern verbessern. Solche Wirkungen werden selbst mit suboptimalen (schwachen) Dosierungen von Vitamin C erreicht.

Cadmium ist ein Metall, das in der Industrie in großem Maßstab verwendet wird. Alleine in den USA werden jährlich mehr als fünf Millionen Kilogramm Cadmium verarbeitet. Cadmium wird oft als Legierung benutzt und findet sich unter anderem in elektrischen Leitern, Keramikwaren, Pigmenten, Zahnprothesen, Kunststoff-Stabilisatoren und Speicherbatterien. Auch in der Fotografie, in der Gummiverarbeitung sowie im Motor- und Flugzeugbau wird Cadmium eingesetzt. Hüttenwerke, Metallverarbeitung in Hochöfen sowie das Verbrennen von Kohle und Öl verursachen Luftverschmutzung durch Cadmium (Robertson, 2000).

Eine akute Cadmiumvergiftung wird von Lungensymptomen begleitet. Sofern man die Belastung überlebt, kann es zu pulmonalen Langzeitwirkungen kommen. Niereninsuffizienz und/oder Nierenversagen können auftreten. Eine chronische Cadmiumvergiftung führt insbesondere zu Lungen- und Nierenschäden. Chronische Belastung kann ein Lungenemphysem verursachen. Wenngleich fortschreitendes Nierenversagen nur selten vorkommt, sind die Nieren oftmals geschädigt, und der Urin weist einen zu hohen Eiweiß-Anteil auf (Proteinurie).

Es existieren keine Studien, die die Wirkung von Vitamin C bei akuter oder chronischer Cadmiumtoxizität bei Menschen untersucht haben. Aber es gibt eine Reihe von Tierstudien. Sie lassen darauf schließen, dass eine Vitamin-C-Therapie bei Menschen mit Cadmiumtoxizität mit ziemlicher Wahrscheinlichkeit sinnvoll ist – wie bei so vielen anderen Toxinen und toxischen Stoffen.

Es gibt einige Studien über Vitamin C und Cadmium mit Meerschweinchen, die wie Menschen kein Vitamin C synthetisieren können. Nagyova et al. (1994) fügten dem Trinkwasser der Tiere für die Dauer von zwölf Wochen Cadmium (ein Milligramm pro Tier, täglich) hinzu. Einer Meerschweinchen-Gruppe wurde eine »niedrige« Vitamin-C-Dosis (zwei Milligramm pro Tier, täglich) verabreicht, während eine zweite Gruppe eine »hohe« Dosis (100 Milligramm pro Tier) erhielt. Bei der direkten und mikroskopischen Untersuchung waren deutlich reduzierte Nierenschäden bei Meerschweinchen zu beobachten, die die hohe Dosis Vitamin C bekommen hatten.

Zudem zeigten Bluttests, dass die Nierenfunktion (Kreatinin, Blut, Harnstoff, Stickstoff) der Tiere aus der Vitamin-C-»Hochdosis«-Gruppe durch Cadmium kaum beeinträchtigt wurde. Weitaus schlechter schnitt allerdings die Vitamin-C-»Niedrigdosis«-Gruppe ab. Man sollte darauf hinweisen, dass die »hohe« Dosis Vitamin C bei einer Person mit etwa 68 Kilogramm 5000 Milligramm entsprochen hätte. Trotzdem begrüßten die Autoren die Effekte der niedrigen Vitamin-C-Dosis und stuften sie als effektiv schützendes Mittel gegen Cadmium-induzierte Leberschäden bei Meerschweinchen ein.

Kubova et al. (1993) erforschten die toxische Wirkung von Cadmium auf die Immunfunktion bei Meerschweinchen »hoch«- und »niedrig«-dosierter Vitamin-C-Anwendung. Die Dosierungen glichen jenen von Nagyova et al. (siehe oben). Die hohe Dosis konnte toxische Effekte auf das Immunsystem reduzieren. Die untersuchten Immunparameter waren »Fress«-Funktionen (Phagozytose) von speziellen Leukozyten (Monozyten) in Bezug auf Mikroorganismen und Gewebstrümmer. Auch wurde die Aktivität der T-Lymphozyten (T-Zellen) im Blut erforscht.

Hudecova und Ginter (1992) richteten ihr Augenmerk auf die toxische Wirkung von Cadmium und die protektiven Wirkungen von Vitamin C auf die Lipidperoxidation bei Meerschweinchen. Lipidperoxidation verweist direkt auf oxidativen Stress – eine der wesentlichen Schadwirkungen, die durch Toxine hervorgerufen werden. So wie »Rost« aus Eisen durch Oxidation entsteht, können auch wichtige Fettstoffe (Lipide) im Körper zu Lipidperoxiden oxidieren. Sie häufen sich oft als Nebenprodukt bei Zellstress an und werden mit degenerativen Krankheiten in Verbindung gebracht. Hudecova und Ginter verabreichten experimentell Meerschweinchen dieselben Mengen Cadmium und Vitamin C wie die bereits erwähnten Kollegen Nagyova et al. und Kubova et al. Tiere, die »hohe« Vitamin-C-Dosierungen bekommen hatten, zeigten eine deutlich geringere Lipidperoxidation als Meerschweinchen mit »niedrigen« Vitamin-C-Dosierungen – ein weiterer Labornachweis für die Wirksamkeit von Vitamin C bei Cadmiumtoxizität. Damit reduziert Vitamin C Cadmium-induzierte Gewebeschäden (gemäß den Bobachtungen von Nagyova et al. an den Nieren) und vermindert die Lipidperoxidation. Bei Mäusen verbessert Vitamin C einige Parameter der Lipidperoxidation, die ansonsten durch Cadmium-Anwendung häufig schlechter ausfallen würden (Gupta und Kar, 1998).

Auch Cadmium-Ansammlungen in Organen von Meerschweinchen, die mit Vitamin C supplementiert worden waren, wurden untersucht. So erwies sich das Antioxidans als besonders effektiv zur Prävention größerer Cadmium-Ansammlungen in Herz, Hoden und im Gehirn der Tiere (Kadrabova et al., 1992). Die Wirkung von Vitamin C auf Cadmium-Akkumulation im Blut und in den Haaren wurde von Calabrese et al. (1987) untersucht. Obgleich in dieser Studie nur niedrige Vitamin-C-Dosierungen (500 oder 1000 Milligramm) benutzt wurden, behaupteten die Forscher anschließend, dass Vitamin C die Cadmium-Konzentration im Blut und in den Haaren nicht signifikant beeinflusst.

Studien an Meerschweinchen zu Cadmiumtoxizität und Vitamin C lassen unterschiedliche Wirkmechanismen von Vitamin C erkennen. So schützt es vor Cadmium-induzierten Leberschäden, führt gemäß Labornachweis zu reduzierten oxidativen Gewebeschäden (LPO), verringert die toxische Wirkung von Cadmium auf das Immunsystem und senkt die Cadmium-Akkumulation in verschiedenen Organen bei Meerschweinchen.

Einige Forscher widmeten sich der Erforschung von Cadmiumtoxizität und günstigen Vitamin-C-Effekten bei Ratten. In einer Überlebensstudie verabreichten Shiraishi et al. (1993) Ratten eine Cadmiumdosis, die für 93 Prozent der Tiere tödlich war. Eine andere Gruppe Ratten bekam Cadmium und zusätzlich Vitamin C, das im Vorfeld appliziert wurde. Hier war die Sterblichkeit nur sehr gering. Darüber hinaus konnte die toxische Wirkung des Stoffes auf die Leber durch die Vorbehandlung mit Vitamin C deutlich abgeschwächt werden. Mit ansteigender Cadmiumdosis nehmen bei Ratten auch die Nierenschäden zu (Lyall et al., 1982). Darüber hinaus gibt es einen Zusammenhang zwischen niedrigen Vitamin-C-Werten im Gewebe und der Schwere des Nierenschadens. Cadmiumvergiftung verursacht bei Ratten eine schwere Anämie, die durch Vitamin C beseitigt werden kann (Chatterjee et al., 1973). Darüber hinaus ermöglicht Vitamin C in kultivierten Mauszellen eine signifikante Schutzwirkung gegen Cadmiumchlorid-induzierte Chromosomenschäden (Fahmy und Aly, 2000).

Fox und Fry (1970) sowie Fox (1975) untersuchten die Wirkungen von supplementiertem Vitamin C auf die toxischen Effekte von Cadmium im Futter von Japanischen Wachteln. Dieser Vogel wächst sehr schnell und reagiert sehr sensibel auf Nährstoffdefizite und Toxine. Die den Tieren verabreichte Dosis Cadmium löste schwere Anämie und Wachstumsstörungen aus. Die zusätzliche Vitamin-C-Gabe wirkte protektiv gegen Anämie, die Wirkung auf die Wachstumsstörung war geringer ausgeprägt. Die Forscher bemerkten zudem, dass der Schutzeffekt von Vitamin C in Bezug auf die Cadmiumtoxizität die Prävention der Absorption von Cadmium nicht beeinflusst.

Vitamin C beeinträchtigt bei einigen Tieren die Absorption und/oder Bioverfügbarkeit von Cadmium aus Nahrungsmitteln. Bei Masthähnchen minderte die Anreicherung des Futters mit Vitamin C (1000 Milligramm Vitamin C pro Kilogramm Futter) die Cadmium-Akkumulation in den Nieren und der Leber der Tiere um 40 Prozent. In der Schweinemast konnte durch Vitamin-C-Anreicherung des Futters (1000 Milligramm Vitamin C pro Kilogramm Futter) gleichfalls die Cadmium-Konzentration in den Nieren, der Leber und in Muskelgewebe um 35 bis 50 Prozent gesenkt werden (Rothe et al., 1994).

Aufgrund der vorliegenden Studienergebnisse scheint Cadmium ein weiteres Toxin zu sein, dessen toxische Wirkung man beim Menschen mittels einer angemessenen Vitamin-C-Dosierung effektiv behandeln kann. Allerdings gibt es kaum harte Forschungsdaten, die diese Schlussfolgerung untermauern.

Chrom ist ein Metall, das einst als wichtiges essenzielles Spurenelement beim Menschen betrachtet wurde. Seit 2014 ist allerdings klar, dass die Einnahme von Chrom keinen Nutzen für die Gesundheit des Menschen hat (*European Food Safety Authority*, 2014). Allerdings ist für den Menschen eine hohe Chromexposition toxisch. Chrom und seine Derivate finden in der Industrie breite Anwendung. Bei mehr als 50 beruflichen Tätigkeiten ist man einer Chrombelastung ausgesetzt, die zu Dermatitis, einer entzündlichen Reaktion der Haut, führen kann. Chrom wird häufig als Legierung benutzt. Man findet es auch in Zement oder Druckerfarben. Eine Vielzahl von Menschen arbeitet regelmäßig mit derartigen Substanzen, weshalb Chrom weltweit das häufigste Kontaktallergen in der Industrie ist (Milner, 1980). Blut und Urin von Arbeitern der Chromindustrie weisen nur eine geringe Vitamin-C-Konzentration auf (Karimov, 1988). Das zeigt, dass Vitamine in höherem Maße verbraucht werden, sobald Toxine präsent sind.

Milner berichtet von einem 33-jährigen Mann, der in einer Druckerei als Meister beschäftigt war. Er litt seit sieben Jahren an einer Chromdermatitis an den Händen. Entsprechend behandelte man ihn mit Antihistaminika und Steroiden. Trotzdem schritt die Erkrankung weiter fort. Aufgrund der nässenden und schmerzhaften Einrisse sowie der Schwellungen an den Händen wurde die Lebensqualität des Patienten enorm beeinträchtigt. Diese degenerativen Symptome konnten weder durch die orale Einnahme noch durch die Injektion von Steroiden kontrolliert werden. Da sein Tastsinn von Bedeutung für die Ausübung seines Berufs war, konnte der Patient keine Handschuhe tragen oder Schutzsalben anwenden. Dem Vorarbeiter wurde deshalb eine zehnprozentige Vitamin-C-Lösung (als Ascorbinsäure) verordnet. Während der Arbeit tauchte er schließlich stündlich die Hände in die Lösung und tupfte sie im Anschluss trocken. Nach einer Woche linderten sich die Symptome deutlich. Und innerhalb eines Monats wurde die Steroid- und Antihistaminika-Therapie komplett abgesetzt. Für viele Jahre konnte dieser positive Zustand mittels der Vitamin-C-Lösung aufrechterhalten werden.

Die Wirkung einer Vitamin-C-Therapie auf Chromdermatitis, wie sie oben beschrieben wurde, hat man auch in Studien mit Ratten belegt. Samitz et al. (1962) sahen in Vitamin C ein wirksames Antidot für eine Chromvergiftung – bei interner sowie externer Belastung. Die topische Anwendung von Vitamin C verkürzte bei Meerschweinchen die Heilungszeit von chrominduzierten Geschwüren (Pirozzi et al., 1968). Samitz et al.

(1968) stellten die Hypothese auf, dass Vitamin C der wesentliche Mechanismus für die Chromentgiftung und die Hemmung von chrominduzierter Dermatitis ist. Vitamin C konnte ebenfalls vor der Toxizität von inhalierten Chromsäure-Dämpfen schützen (Samitz und Katz, 1965). Zudem kann Vitamin C die allergische Reaktion bei chromempfindlichen Menschen verhindern (Samitz und Shrager, 1966).

Von fünf getesteten Mitteln, darunter Cystein und Glutathion, war Vitamin C die einzige Substanz, die bei humanen Hautzellkulturen einen vollständigen Schutz gegen Chromtoxizität gewährleistete.

Little et al. (1996) studierten die Fähigkeit von Vitamin C, vor Chromtoxizität zu schützen. Hierfür arbeiteten sie mit humanen Hautzellkulturen. Sie fanden heraus, dass von den fünf getesteten Mitteln, darunter Cystein und Glutathion, Vitamin C die einzige Substanz war, »die einen vollständigen Schutz gewährleistete«. Dies ist ein treffendes Beispiel dafür, dass nicht alle Antioxidanzien dasselbe Maß an Schutz vor oxidativen Schäden bieten. Allerdings verstärken sie sich gegenseitig in der Wirkung.

Von der erfolgreichen Behandlung eines zweijährigen Kindes mit einer akuten oralen Chromvergiftung berichteten Walpole et al. (1985). Das Behandlungsprotokoll schloss Vitamin C ein. Die Autoren sahen die frühzeitige Einnahme von Vitamin C als wesentliche Maßnahme für die Behandlung der Vergiftung an. So schrieben sie, dass »in der Theorie sowie im Experiment Ascorbinsäure als ein zufriedenstellendes Antidot« bei den meisten toxischen Chromverbindungen anzusehen ist. Das Kind erhielt täglich nur 1000 Milligramm Vitamin C, das oral verabreicht wurde. Letztlich erholte sich das Kind (das bedeutet, es starb nicht) von der akuten Vergiftung. Zwei Monate nachdem es versehentlich die Lösung aus Natriumdichromat getrunken hatte, erlitt es jedoch Krampfanfälle. Hält man sich die Resultate, die Klenner bei so vielen toxischen Zuständen mit einer weitaus höheren Dosis Vitamin C durch intravenöse oder intramuskuläre Verabreichung erzielt hatte, vor Augen, ist es hochwahrscheinlich, dass das Kind durch eine höhere höhere, intravenös oder intramuskulär verabreichte Dosis eine umfassendere und schneller Genesung erfahren hätte.

Korallus et al. (1984) hatten ebenfalls Chromtoxizität (sechswertiges Chrom) mit Vitamin C therapiert. Für sie stellt Vitamin C ein »wirkliches

Antidot« gegen diesen Typ Vergiftung dar. Sie sehen in ihm »das Mittel der Wahl« für eine erfolgreiche Therapie von Chromvergiftung. Auch empfehlen sie eine »frühestmögliche« intravenöse Gabe von Vitamin C, um Nierenschäden, die in diesem Fall üblicherweise auftreten, zu vermeiden oder zu lindern.

Bei gleichzeitiger Injektion von Vitamin C kann bei Mäusen ein durch sechswertiges Chrom verursachter Nierenschaden verhindert werden (Susa et al., 1989). Vitamin C ist gemäß Samitz (1970) ein »wirksames Antidot, sofern es Ratten mit einer Chromatvergiftung umgehend verabreicht wird«. Auch berichtet Samitz, dass eine zehnprozentige wässrige Vitamin-C-Lösung die Abheilung von chrominduzierten Geschwüren bei Meerschweinchen beschleunigte. Dieselbe zehnprozentige Vitamin-C-Lösung »erwies sich als wirksam« bei chromempfindlichen Arbeitern der Druck- und Lithografie-Industrie. Samitz erklärt, dass der Inaktivierungs-Mechanismus von Vitamin C bei toxischem sechswertigem Chrom »die Reduktion des dreiwertigen Chroms sowie die nachfolgende Komplexbildung des dreiwertigen Typs einschließt«.

Dey et al. (2001) erforschten die Schutzwirkung von Vitamin C zur Vermeidung und/oder Behebung von Zellmembranschäden, die durch Chrom verursacht wurden. Die Forscher bemerkten, das Vitamin C und andere zelluläre Reduktionsmittel die Toxizität verringern, indem sie die Konzentration von sechswertigem Chrom stufenweise reduzieren. Dey et al. hatten den Laborratten täglich nur eine geringe Menge Vitamin C verabreicht, die bei einem Menschen mit einem Körpergewicht von etwa 68 Kilogramm 500 Milligramm entsprochen hätte. Trotzdem konnten die Forscher damit spezifische chrominduzierte Enzymdefekte in der Niere und der Leber deutlich hemmen (wenngleich diese nicht umfassend behoben werden konnten). Vitamin C schützt auch vor Natriumchromat-induzierter Nierentoxizität (Na et al., 1992). Ob bei der in diesem Experiment präsenten Toxizität eine weitaus höhere Dosis Vitamin C wirksamer gewesen wäre, ist nicht bekannt.

In Zellkulturstudien zeigten Blankenship et al. (1997), dass Vitamin C, aber nicht Vitamin E die Zellen nach einer Natriumchromat-Belastung vor Schäden und Absterben schützt. Beide Vitamine »hemmten ausgeprägt« Natriumchromat-induzierte Chromosomenschäden. Auch Wise et al. (1993) konnten demonstrieren, dass Vitamin C die Chromosomen-schädigende Wirkung in tierischen Zellkulturen blockieren konnte. In Bakterienkulturen konnten Vitamin C und Glutathion Chromtoxizität »merklich entgegenwirken« (Rai und Raizada, 1988). Vitamin C schützte Meerschweinchen vor der toxischen Wirkung von Chrom sowie gegen die mutagenen Effekte von Chrom (Ginter et al., 1989).

Zudem ist Vitamin C ein Chelatbildner von Chrom. Tandon und Gaur (1977) verglichen die Eigenschaften von Vitamin C, mit anderen Chelatbildnern Chrom aus den Geweben von Labortieren sowie von tierischen Zellpräparationen im Reagenzglas zu entfernen. Vitamin C schnitt bei den Zellpräparationen im Reagenzglas am besten ab.

Trotz all der Daten und Belege, die im Vorfeld angeführt wurden, gibt es Forscher, die aus unerfindlichen Gründen weiterhin vor dem Gebrauch von Vitamin C bei Chromtoxizität warnen. So behaupten Bradberry und Vale (1999), dass es keinen klinischen Nachweis dafür gibt, dass Vitamin C die Morbiditäts- oder Mortalitätsrate bei einer »systemischen Chromvergiftung« senkt. Vielleicht haben die Forscher die internationale medizinische Fachliteratur ungenügend durchgesehen – oder sie haben sich schlichtweg dafür entschieden, die Validität des Berichts von Walpole et al. (siehe oben) zu ignorieren oder abzutun. Wenn Vitamin C auch nur einem Menschen hilft, der ansonsten an den Folgen einer Chromvergiftung gestorben wäre oder einen Nierenschaden erlitten hätte, dann darf diese Information weder ignoriert noch kleingeredet werden – insbesondere dann, wenn es keine wirklich guten Alternativen für die Behandlung dieser Vergiftung gibt. Darüber hinaus gibt es keine Rechtfertigung für irgendeinen Arzt, der sich der positiven Wirkung von Vitamin C zwar bewusst ist, aber es nicht immer einsetzt. Weil Vitamin C ein absolut nicht-toxisches Profil aufweist, kann es in jedem Fall ergänzend zu den weniger verträglichen üblichen Therapien benutzt werden. Eine solche Empfehlung sprachen Meert et al. (1994) aus. Sie berichten von der Nutzlosigkeit einer Austauschtransfusion und einer Hämodialyse bei der Behandlung eines Kindes, das hochtoxisches Ammoniumchromat geschluckt hatte. Die Autoren beabsichtigen, künftig Kinder vor einem Tod unter ähnlichen Umständen zu bewahren, indem sie in einem solchen Fall »umgehend große Vitamin-C-Dosierungen« empfehlen. Diese würde akut die Toxizität von Chrom reduzieren und zu einer »geringeren zellulären Toxizität« führen.

Anscheinend ist die unverzügliche intravenöse Gabe von Vitamin C das Mittel der Wahl zur Behandlung verschiedener Formen von Chromvergiftung. Die optimale Dosierung muss noch gefunden werden, wobei die Wirksamkeit einer Vitamin-C-Dosierung im Sinne von Klenner bei dieser Toxizität bislang unbekannt ist. Allerdings ist von einer solchen Dosis logischerweise eine wesentlich positivere klinische Wirkung zu erwarten.

Da Vitamin C hinsichtlich der Neutralisierung von toxischen Chrom-Verbindungen eine derart herausragende Bedeutung hat, erscheint es logisch, die Therapie um ein weiteres potentes Antioxidans wie beispielsweise Alpha-Liponsäure zu erweitern. Zuletzt sollte man sich stets vor Augen halten, dass all diese therapeutischen Interventionen als Ergänzung zu jedweder herkömmlichen Behandlungsart implementiert werden können. Mit ganz wenigen Ausnahmen wird eine Vitamin-C- und Antioxidanzien-Therapie stets die Effektivität jeder anderen Behandlung bei fast jedem toxischen und/oder infektiösen Zustand verstärken.

Fluor und einige Fluorverbindungen sind sehr giftig. Fluor hemmt bestimmte Enzyme. Außerdem mindert es die Gewebeatmung. Fluorid wurde lange Zeit als Mittel gegen Karies empfohlen. Unbestritten ist die Tatsache, dass die übermäßige Aufnahme von Fluorid zur Fluorvergiftung (Fluorose) führt. Natriumfluorid, ein Natriumsalz der Fluorwasserstoffsäure, wurde lange Zeit als Insektengift benutzt. Es findet sich auch in Zahncreme. Hier dient es der Kariesprophylaxe.

Eine der häufigsten Formen von Fluortoxizität ist die Dentalfluorose (Zahnfluorose). Da sich hierdurch die kosmetische Erscheinung des Zahns ändert (weiße bis bräunliche Verfärbungen auf der Zahnschmelzoberfläche), ist die Diagnose klar. Insgesamt gibt es die übereinstimmende Überzeugung auch bei Befürwortern der Wasserfluoridierung, dass Kinder mit Dentalfluorose dauerhaft zu viel Fluorid aufgenommen haben. Deshalb sollte in diesen Fällen jede Fluoridbelastung vermieden werden.

Karies wird mit erhöhten Bleiwerten im Blut in Verbindung gebracht (Moss et al., 1999). Eine Studie über die Vitamin-C-Konzentration im Blut und verschiedene Grade von Zahnkaries konnte nicht aufgefunden werden. Die Gesamtheit der Daten, die im Abschnitt über Vitamin C und Blei vorgestellt werden, weisen darauf hin, dass die tägliche Supplementierung mit Vitamin C vor Karies schützen kann. Vitamin C reduziert den Bleigehalt im Blut, was das Risiko von Karies mindert.

Gewiss sind die nicht-toxische Natur von Vitamin C sowie andere positive Wirkungen des Antioxidans absolut vorteilhaft. Deshalb sollte Vitamin C bevorzugt zur Prävention von Karies benutzt werden. Das üblicherweise verwendete Fluorid wird immer toxisch sein, wenn sich zu große Mengen im Organismus ansammeln. Wird es fortwährend verwendet, stellt sich bei manchen Individuen schließlich die »optimale« Fluoridmenge in den Zähnen ein. Setzt sich die Akkumulation jedoch fort und ist die Belastung groß genug, kommt es erwartungsgemäß zu Fluorose. Dies betrifft vor allem Menschen, die fluoridiertes Wasser trinken. Vitamin-C-Supplementierung wäre eine exzellente Alternative zu Wasserfluoridierungs-Programmen, die in einigen Ländern wie in den USA, Australien, Malaysia, Kolumbien, Hongkong und Singapur auch heute noch durchgeführt werden.

Dentalfluorose wurde lange Zeit als irreversibel betrachtet. Gupta et al. (1994) wiesen aber nach, dass sie mit einer Therapie, die Vitamin C und Calcium enthält, wirksam behandelt werden kann. Leichtgradige Dentalfluorose war bei beinahe allen behandelten Kindern vollständig reversibel. Die Anzeichen einer fortgeschrittenen Dentalfluorose konnten nicht komplett beseitigt werden, verbesserten sich jedoch. Besonders bemerkenswert ist die Tatsache, dass das Vitamin-C-Protokoll die Fluoridwerte im Blut, im Serum und im Urin deutlich reduzierte. Gupta et al. (1996) konnten zeigen, dass eine gleichartige Vitamin-C-Therapie ebenfalls frühe Fälle von Fluorosteopathie kurieren kann.

Reddy und Srikantia (1971) induzierten im Experiment Fluorosteopathie bei Affen. Die toxischen Effekte in den Knochen konnten durch die Gabe von ausreichend Vitamin C und Calcium im Futter verringert werden. Toxische Wirkungen waren die Verminderung der Knochendichte (gemäß Röntgenaufnahmen) sowie ein abnormer Anstieg der alkalischen Phosphatasen (einer Gruppe von Enzymen, die besonders knochenaktiv sind).

In der Literatur werden auch andere toxische Wirkungen von Fluorid und deren wirksame Therapie mit Vitamin C diskutiert. So berichten Guna Sherlin und Verma (2000), dass die Natriumfluorid-induzierte Absenkung der Calcium- und Phosphatwerte bei Ratten durch simultane Gabe von Antioxidanzien (darunter Vitamin C) merklich blockiert werden kann.

Natriumfluorid verursacht bei Ratten eine Schädigung von Spermazellen (Narayana und Chinoy, 1994). Mit Vitamin C konnte dieser toxische Effekt signifikant neutralisiert werden.

Vitamin C wirkt offensichtlich protektiv gegen viele toxische Effekte von Fluorid, wenn es täglich in ausreichender Menge eingenommen wird. Es wäre zudem sinnvoll, die Behandlung jeder akuten Fluorose (wie beispielsweise infolge einer oralen Aufnahme von Natriumfluorid, das in Insektiziden vorkommt) mit einer hochdosierten intravenösen Vitamin-C-Therapie zu ergänzen.

Nickel ist ebenfalls ein Metall, das häufig als Legierung Verwendung findet. Es ist bekannt dafür, signifikante Toxizität in der Lunge zu verursachen, wenn eine ausreichend hohe Belastung vorliegt. Nickel ist krebserregend, insbesondere in Geweben des Atemtrakts.

Chen und Lin (2001) erforschten die Wirkung von Nickelchlorid auf Thrombozyten (die kleinsten Zellen des Blutes, die eine wichtige Rolle bei der Blutgerinnung spielen). Sie fanden heraus, dass mit Nickel belastete Thrombozyten eine erhöhte Lipidperoxidation zeigten. Gleichzeitig waren hier die Vitamin E- und Glutathion-Konzentrationen vermindert. Darüber hinaus hemmte Nickel die Thrombozytenaggregation. Vitamin C erhöhte die Thrombusbildung durch fibrinvermittelte Bindung mit anderen Thrombozyten, reduzierte die Lipidperoxidation und erhöhte die Vitamin E- und Glutathionwerte. Demnach war Vitamin C in der Lage, die humanen Thrombozyten vor Nickel-induzierter Toxizität zu schützen. Chen und Lin (1998) fanden zudem heraus, dass Vitamin C die Lipidperoxidation in Nickel-exponiertem humanem Plazentagewebe reduziert.

In menschlichen Lyphozytenkulturen konnten Wozniak und Blasiak (2002) vermehrte DNA-Schädigungen durch Nickel belegen. Im weiteren Verlauf der Studie wurden die Auswirkungen einer Präventivbehandlung mit Vitamin C untersucht, das diese Aktivität verringern konnte. Dies deutet darauf hin, dass Vitamin C zu einem gewissen Grad vor der genetischen Toxizität von Nickel schützt, die Mutationen oder Krebs verursachen kann. In einer weiteren Studie fütterten Dhir et al. (1991) Mäuse mit einer Pflanze, die sie zuvor mit hohen Vitamin-C-Konzentrationen gedüngt hatten. Unter dem Mikroskop konnte anschließend eine Verringerung von Chromosomenschäden bei Knochenmarkszellen der Tiere nachgewiesen werden. Gemäß Osipova et al. (1998) erhöht Vitamin C die Überlebensfähigkeit von humanen Lymphozyten, die Nickelsulfat ausgesetzt waren.

Perminova et al. (2001) legten eine Studie vor, die unmittelbar relevante Daten zur Schwächung der klinischen Nickeltoxizität durch Vitamin C bei Menschen lieferte. Hierfür untersuchten die Forscher Lymphozyten von Arbeitern, die in einer Aufbereitungsanlage für Kupfer- und Nickelsulfide tätig waren. Der Nickelgehalt im Körper wurde anhand einer Haaranalyse abgeschätzt. Die Mikrokernraten in den Lyphozyten der Arbeiter verminderten sich deutlich, nachdem sie für die Dauer eines Monats täglich 1000 Milligramm Vitamin C verabreicht bekamen. Je höher die Mikrokernrate ist, umso größer fällt der Chromosomenschaden aus. Der mikroskopische Befund weist darauf hin, dass eine recht bescheidene Vitamin-C-Supplementierung den Schweregrad und die Anzahl von Chromosomenschäden bei berufsbedingt Nickel-exponierten Arbeitern vermindern kann.

Chatterjee et al. (1979) zeigten, dass Vitamin C die durch toxische Nickeldosierungen beeinträchtigte Wachstumsrate von Ratten wieder normalisiert. Darüber hinaus wurden die Aktivitäten zahlreicher Leber- und Nierenenzyme »in signifikantem Ausmaß« regeneriert. Die Eigenschaft von Nickel, eine erhöhte Lipidperoxidation zu verursachen, wurde von Das et al. (2001) bei Ratten untersucht. Lipidperoxidation weist auf eine toxinbedingte Erhöhung von oxidativem Stress bei den Versuchstieren hin. Nickel erhöht die Lipidperoxidation erheblich, während die gleichzeitige Gabe von Vitamin C den Anstieg verringerte. Das et al. maßen im Zuge ihrer Versuche die Konzentration von drei wichtigen antioxidativen Enzymen und den Glutathiongehalt in der Leber. Nickel verringerte diese Werte. Allerdings zeigte die simultane Gabe von Vitamin C einen »relativen Schutzeffekt« in Bezug auf Nickel-induzierte Toxizität.

Die Gabe von Vitamin C führte bei Ratten, die Nickelchlorid verabreicht bekamen, zu einer verminderten Lipidperoxidation (oxidativem Stress) und zu niedrigeren Blutspiegeln zweier Leberenzyme, die direkte Nickel-Toxizitätsmarker in Bezug auf die Leber sind (Chen et al., 1998). Eine Kombination aus Vitamin C und Glutathion konnte bei Mäusen die Nickel-induzierte Lipidperoxidation mindern und die Nickelkonzentration in der Leber senken (Chen et al., 1998a).

Wie Chrom verursacht Nickel bei manchen Menschen eine toxische Kontaktdermatitis. Memon et al. (1994) testeten einige Wirkstoffe bei Menschen, die sehr empfindlich auf Nickel reagieren. Eine 20-prozentige Vitamin-C-Zubereitung konnte einigen Studienteilnehmern helfen, während die gewöhnlich verordnete einprozentige Hydrokortison-Zubereitung keine signifikanten Effekte erzielte.

Die Forschungsdaten bezüglich Nickeltoxizität und Vitamin C deuten stark darauf hin, dass höhere Vitamin-C-Dosierungen als die in den Studien erwähnten in vitro und in vivo dramatischere Effekte erzielen können. Wie bei all den anderen Toxinen findet sich im Fall von Nickeltoxizität beim Menschen in der wissenschaftlichen Literatur kein stichhaltiges Argument gegen die Anwendung von hochdosiertem Vitamin C.

Quecksilber hat drei primäre chemische Formen, die allesamt toxisch für den Menschen sind. Es kann in seiner elementaren Form als anorganisches Quecksilbersalz sowie als organische Quecksilberverbindung vorkommen. Quecksilbervergiftungen, vor allem niedrig dosiert und chronisch, können zu einem breiten Spektrum klinischer Befunde führen. Gerade weil die Befunde normalerweise so subtil und nicht spezifisch genug sind, wird die Diagnose der chronischen Quecksilbervergiftung so gut wie nie in Erwägung gezogen. Die klinischen Symptome – häufig nur als Produkt einer blühenden Fantasie abgetan – umfassen Schlaflosigkeit, Unruhe, Zittern, gestörtes Urteils- und Koordinationsvermögen, Konzentrationsstörungen, emotionale Instabilität, Kopfschmerzen, Erschöpfung, Libidoverlust und Depression. Die Niedrigdosis-Belastung mit Quecksilber entsteht in der Regel durch kontinuierliche Quecksilberverdampfung aus Amalgam-Zahnfüllungen, die sich durch Kauen enorm erhöht. Vimy und Lorscheider (1985) zeigten, dass sich die Mengen an gelöstem Amalgam aus solchen Füllungen entweder im »maximalen prozentualen« Schwellenbereich befanden oder diesen überschritten. Hierbei bezog man sich auf die empfohlenen Quecksilberschwellenwerte für umweltbedingte Quecksilberbelastungen in verschiedenen Ländern.

Eine weitverbreitete Quelle für eine massive und anhaltende Quecksilberaufnahme ist der Verzehr von Fisch und Meeresfrüchten. Im Grunde enthält jeder Fisch ein wenig Methylquecksilber – eine besonders giftige (metallorganische) Verbindung von Quecksilber. Mahaffey (1999) wies darauf hin, dass große Raubfische die höchsten Methylquecksilber-Konzentrationen aufweisen. Darüber hinaus hat man festgestellt, dass die Entwicklung des menschlichen Fötus sehr leicht gestört werden kann, wenn die Schwangere diese chemische Verbindung oral aufnimmt. Steuerwald et al. (2000) zeigten, dass durch Verzehr von solchem Fisch bei Schwangeren mit einem »erhöhten Risiko für Neuralrohrdefekte« für den Fötus zu rechnen ist.

Obwohl man sich über die starke Toxizität von Quecksilber bei allen Lebewesen im Klaren ist, findet das chemische Element weiterhin in der Industrie vielfach Verwendung. Wird in der Industrie Quecksilber versehentlich freigesetzt und kommt es zu einer solchen Belastung, kann sich dies in einer Quecksilbervergiftung (Merkurialismus) äußern. Beide Arten der Exposition, akut oder chronisch, können in jedem Fall erfolgreich mit Vitamin C behandelt werden. Die typischen toxischen Symptome nach Quecksilberexposition können vermieden und/oder prompt kuriert werden.

Infusionen mit Vitamin-C-Dosierungen von 35 000 bis 50 000 Milligramm können akut toxische Nebenwirkungen abschwächen und nicht selten gänzlich beseitigen, wenn Amalgamfüllungen entfernt werden.

Huggins und Levy (1999) beobachteten wiederholt, dass jegliche akute toxische Nebenwirkungen nach Entfernung von Amalgamfüllungen durch Vitamin-C-Infusionen mit Dosierungen von 35 000 bis 50 000 Milligramm abgeschwächt und nicht selten gänzlich beseitigt werden. Allerdings können niedriger dosierte Vitamin-C-Infusionen (25 000 Milligramm) mitunter manche akut toxischen Symptome nicht komplett verhindern. Anscheinend sind höhere Dosierungen von Vitamin C erforderlich, um einen vollständigen Schutz während einer Amalgambohrung zu gewährleisten, da während der Bearbeitung der Amalgamfüllung die Quecksilberdämpfe im Mundbereich des Patienten sehr hoch sind. Sofern die Vitamin-C-Infusion vor dem zahnmedizinischen Eingriff begonnen wurde, während der Behandlung aufrechterhalten und eine Weile nach Beendigung des Eingriffs weiter injiziert wurde, fühlte sich selbst der kränkeste Patient besser als zu Beginn der Prozedur – und dies trotz der akuten Quecksilberbelastung sowie des unvermeidbaren Traumas aufgrund des zahnmedizinischen Eingriffs.

Somit sollte man die oben erwähnten empirischen Beobachtungen von Huggins und Levy sowie die bereits vorgestellten Studien über Quecksilbertoxizität und Vitamin C nicht anzweifeln. Chapman und Schaffer (1947) untersuchten Vitamin C in Bezug auf die Verminderung der Toxizität quecksilberhaltiger Diuretika (Entwässerungsmittel) mittels In-vivo-Studien an Hunden. Damals basierten Diuretika, die man Menschen verabreichte, oft auf Quecksilbermischungen. In manchen Fällen kam es plötzlich nach der Gabe derartiger Diuretika zu Todesfällen. Somit war es von größter Bedeutung, dass Chapman und Schaffer möglicherweise ein Mittel fanden, das ein solch tödliches Ereignis weniger wahrscheinlich machte. So fanden sie heraus, dass Merallurid (Mercuhydrin) – ein damals sehr geläufiges Diuretikum – in Anwesenheit von Vitamin C deutlich weniger toxisch wirkte. Auch lag die tödliche Dosis von Merallurid kombiniert mit Vitamin C deutlich höher als ohne Vitamin C. Mit anderen Worten: Je mehr Vitamin C verabreicht wurde, desto mehr Merallurid war nötig, um eine letale Wirkung zu erzeugen.

Ruskin und Johnson (1949) beschäftigten sich gleichfalls mit plötzlichen Todesfällen nach Anwendung quecksilberhaltiger Diuretika. Die Autoren führten ihre Studien über die Schutzwirkung von Vitamin C an isolierten Kaninchenherzen durch, die mit Merallurid und anderen Quecksilber-Diuretika behandelt wurden. Sie erkannten aufgrund der deutlich sichtbaren, durch diese Diuretika verursachten Schäden an Herzzellen den protektiven Nutzen von Vitamin C in Bezug auf diese Toxizität. Die Forscher verwendeten hierfür weitaus höhere Dosierungen als die Kollegen Chapman und Schaffer – entsprechend höher war auch die Schutzwirkung von Vitamin C. Ruskin und Ruskin (1952) richteten ihr Augenvermerk auf die Merallurid-toxizität bei Herzen und Nieren von Ratten. Sie erkannten, dass Vitamin C die Merallurid-induzierte Absenkung der Sauerstoffaufnahme verhindern konnte, was wiederum die Sauerstoffversorgung des Gewebes verbesserte. Dies werteten sie als Schutzeffekt von Vitamin C. Die Verbesserung der Gewebeatmung durch Vitamin C und dessen Eigenschaft, den gesamten Organismus des Tieres klinisch vor Quecksilber zu schützen, wirken hier zusammen (siehe hierzu auch Chapman und Schaffer).

Auch das Meerschweinchen wurde für einige Studien über den Zusammenhang zwischen Quecksilber und Vitamin C als Testobjekt herangezogen. Blackstone et al. (1974) untersuchten Meerschweinchen, denen man verschiedene Dosierungen von Vitamin C und Quecksilber (hier als Quecksilberchlorid) verabreicht hatte. Die gleichzeitige Gabe von Vitamin C führte zu einer vermehrten Ablagerung von Quecksilber in der Leber und den Nieren. Da diese Organe nicht nur zur Ausscheidung befähigt sind, sondern auch die Entgiftung übernehmen, wurden solche Ablagerungen nicht zwangsläufig als negativ/unerwünscht eingestuft. Darüber hinaus stellten die Forscher fest, dass Quecksilber merklich den Vitamin-C-Gehalt im Gehirn, in den Nebennierenrinden und in der Milz der Meerschweinchen reduzierte – trotz gleichbleibender Vitamin-C-Gabe.

Basierend auf den Studien von Blackstone et al. fanden Murray und Hughes (1976) heraus, dass eine feste Dosierung von Vitamin C offenbar zu einer Erhöhung von organischem (Methyl-Quecksilberiodid) sowie anorganischem Quecksilber (Quecksilberchlorid) im Gewebe führt. Man folgerte unglücklicherweise, Vitamin C sei in hohen Dosen schädlich. Allerdings wurde der klinische Schutzeffekt von definierten Vitamin-C-Dosierungen in diesen Studien nicht berücksichtigt. Größere Mengen von gespeichertem Quecksilber können sehr wohl ein Weg sein, um die klinische Toxizität von Quecksilber zu mindern.

Schon andere Forscher hatten früher den klinischen Nachweis einer Schutzwirkung von Vitamin C bei Quecksilbertoxizität erbracht. Carroll et al. (1965) waren in der Lage, bei Ratten nachzuweisen, dass durch Vorabanwendung von Vitamin C die Nieren durch Quecksilberchlorid keinen Schaden nehmen. Vauthey (1951) experimentierte mit Meerschweinchen. Er verwendete eine bestimmte Menge Quecksilbercyanid, die innerhalb einer Stunde nach Injektion alle Meerschweinchen tötete. Wenn er allerdings den Versuchstieren vor der Quecksilbercyanid-Injektion eine hohe Dosis Vitamin C verabreichte, überlebten 40 Prozent der Tiere. Die Vitamin-C-Dosis war mäßig hoch (Äquivalent bei einem erwachsenen Menschen mit etwa 75 Kilogramm Körpergewicht: 35 000 Milligramm). Im Vergleich zu Klenner benutzte Vauthey eine wirklich niedrige Dosis. Doch diese suboptimale Vitamin-C-Dosis war trotzdem noch in der Lage, Schutzwirkungen gegenüber einer ansonsten tödlichen Spritze zu vermitteln. 1941 konnte Mavin einen ähnlichen protektiven Effekt gegenüber Quecksilberchlorid bestätigen.

Mokranjac und Petrovic (1964) fanden heraus, dass die fortgesetzte Vitamin-C-Gabe nach einer Quecksilbervergiftung entscheidend für die

Überlebenswahrscheinlichkeit ist. So verabreichten sie Meerschweinchen ein paar Tage vor der definierten tödlichen Quecksilberchloridgabe 200 Milligramm Vitamin C. Wurde die Vitamin-C-Anwendung in gleicher Dosierung 20 Tage aufrechterhalten, überlebten alle Versuchstiere. Tat man dies nicht, kam es immer noch zu einzelnen Todesfällen. Eine andere Meerschweinchengruppe bekam Vitamin C (täglich, 20 Tage) erst nach der Verabreichung von Quecksilberchlorid. Daraufhin starben neun von 25 Tieren. In einer weiteren Studiengruppe erhielten die Versuchstiere eine einmalige Vitamin-C-Injektion, nachdem Quecksilberchlorid verabreicht worden war. Hier führte das Toxin dennoch bei acht von 25 Meerschweinchen zum Tod. Wie Klenner bereits bei verschiedenen Infektionskrankheiten gezeigt hatte, ist der optimale Vitamin-C-Effekt sowohl von der Dosis als auch von der Anwendungsdauer abhängig. Vitamin C ist als Antioxidans ein Schutzfaktor vor Quecksilbertoxizität.

Grunert (1960) untersuchte die starke antioxidative Wirkung von Alpha-Liponsäure. Sofern den Studienmäusen eine ausreichend hohe Dosis verabreicht wurde, blieb dem Gewebe eine Quecksilbervergiftung erspart. Das Antioxidans scheint die Quecksilberausscheidung im Stuhl via Gallensäure deutlich zu verbessern. Demnach ist es sinnvoll, eine Kombination von Vitamin C plus Alpha-Liponsäure bei der Behandlung von Quecksilbervergiftungen anzuwenden.

Panda et al. (1995) untersuchten Quecksilber-induzierte Chromosomenschäden bei Pflanzen. Dabei erkannten sie, dass Antioxidanzien inklusive Vitamin C »nachhaltig vor der gentoxischen Wirkung von Quecksilber schützen«.

Die erhöhte Quecksilberkonzentration im Gewebe ist weniger von Bedeutung als die Neutralisierung des Toxins während des Ablagerungsprozesses im Gewebe. Durch Interaktion mit Vitamin C wird Quecksilber neutralisiert und lagert sich in einer geringer toxischen, anorganischen Form im Gewebe ab. Daher ist bei einem strikten Quecksilber-Entgiftungs-Programm große Vorsicht geboten. Sowohl Quecksilber als auch andere im Gewebe befindlichen Toxine könnten mithilfe diverser Entgiftungssubstanzen mobilisiert werden. Wenn diese Toxine nach der Mobilisierung in der Lymphe und im Blutkreislauf zirkulieren, kann dies ohne Weiteres zur massiven Verschlechterung des klinischen Zustands führen. Eine sichere Entgiftung sollte langsam und kontrolliert ablaufen. Daher sollten nicht-toxische Chelatbildner und Toxinneutralisatoren während dieses Prozesses mit Bedacht eingesetzt werden.

Aufgrund der beachtlichen Wirksamkeit von Vitamin C in Bezug auf Quecksilbertoxizität wird vielfach angenommen, Vitamin C sei ein potenter Chelatbildner und beschleunige die Ausscheidung über den Urin. Dem ist allerdings nicht so. Dirks et al. (1994) studierten die Quecksilberausscheidung im Urin nach intravenöser Vitamin-C-Gabe. Dabei fanden sie heraus, dass nicht einmal hochdosierte Vitamin-C-Infusionen (60 000 Milligramm) zum signifikanten Anstieg der Ausscheidung von Quecksilber im Urin führten. Wenngleich die Quecksilberkonzentration im Urin leicht anstieg, war der Wert statistisch nicht signifikant. Quecksilberionen (anorganisch) sowie Methylquecksilber (organisch) werden bevorzugt mit der Galle und weniger mit dem Urin ausgeschieden (Gregus und Klaasen, 1986). Dabei wird häufig ein großer Teil der Gallenflüssigkeit mit dem Stuhl entsorgt. Aberg et al. (1969) kommen in ihrer Humanstudie mit gesunden Freiweilligen zum gleichen Ergebnis. Auch hier wurde das verabreichte Methylquecksilber hauptsächlich im Stuhl und nur in sehr geringen Mengen im Urin ausgeschieden. Die gleichen Resultate bezüglich der Ausscheidung von Methylquecksilber erzielte Gage (1964) mit Ratten. Daher sollte bei Studien zur Quecksilberausscheidung mittels diverser Stoffe der Fokus auf den Stuhl gerichtet sein.

Später berichtete Gage (1975) über den biologischen Abbau von organischem Quecksilber mittels Vitamin C. Die verschiedenen Mechanismen beobachtete er anhand von Rattenleberpräparaten. Er stellte fest, dass die antioxidativen Eigenschaften von Vitamin C für die Reduktion von organischem Quecksilber zur anorganischen Grundform des Stoffes eine Rolle spielen. Dieser Mechanismus entspricht einer Quecksilberentgiftung, da organisches Quecksilber klinisch gesehen wesentlich toxischer ist als die reduzierte (anorganische) Form. Der durch Vitamin C bewirkte biologische Abbau von Vitamin C steht in Zusammenhang mit der Tatsache, dass das Antioxidans die Ausscheidung des Toxins nicht in erheblichem Maße beeinflusst. Allerdings senkt Vitamin C zweifellos die toxische Wirkung von Quecksilber im lebenden Organismus.

Wie bei Infekten scheint es einen Zusammenhang zwischen Toxinen und dem schnelleren Abbau und Metabolismus von Vitamin C zu geben. In der Folge kommt es zu niedrigen Vitamin-C-Konzentrationen in Gewebe, Blut und Urin. Dies trifft auch auf Quecksilber zu. So wiesen Meerschweinchen nach der Gabe von Quecksilber niedrige Vitamin-C-Werte in manchen Geweben auf (Blackstone et al., 1974). Bei Ratten führte die Applikation von Quecksilber zu einem verminderten Vitamin-C-Anteil im Lebergewebe sowie im Urin (Chatterjee und Paul, 1975). Ficek (1994) konnte nachweisen, dass eine Kombination aus Quecksilberchlorid, Cadmiumchlorid und Bleichlorid eine deutliche Absenkung des Vitamin-C-Gehalts in der Thymusdrüse von Ratten induziert. Dies belegt nicht nur den aktiven Vitamin-C-Verbrauch von Toxinen, sondern ist ebenso ein Hinweis auf einen anderen Mechanismus: Toxine wie beispielsweise Quecksilber können die Immunabwehr beeinträchtigen. Die Thymusdrüse ist von zentraler Bedeutung für die Produktion und Regulation wichtiger Immunzellen (T-Lymphozyten). Höchstwahrscheinlich hat die Absenkung der Vitamin-C-Konzentration im Thymus einen signifikant negativen Einfluss auf das Immunsystem.

Vor über 150 Jahren beobachtete Budd (1840), dass Skorbut-Patienten Quecksilber in jeglicher Form vermeiden sollten. Er berichtete von Vorfällen, in denen die Gabe von Quecksilber die Symptome des Skorbuts in hohem Maße verschlechterte. Quecksilber jeder Form beschleunigte den kompletten Schwund der Vitamin-C-Depots bei skorbutgefährdeten Patienten – infolgedessen entwickelt sich Skorbut schnell und hochgradig. Eine Vitamin-C-Behandlung ist bei jeder Quecksilbertoxizität empfehlenswert, selbst wenn sie nur darauf abzielt, akute Vitamin-C-Verluste durch Quecksilberbelastung zu ersetzen.

Die Ergebnisse der angeführten Studien belegen, dass Vitamin C ein hochwirksamer Toxizitäts-Neutralisator verschiedener Quecksilberderivate ist. Der durch Vitamin C vermittelte Schutz vor verschiedenen Quecksilbergiften und deren negativen klinischen Wirkungen ist klar und deutlich erkennbar. Die Gesamtheit der Studiendaten weist darauf hin, dass Vitamin C keine wirklich große Rolle für die beschleunigte Ausscheidung solcher Quecksilbergifte spielt – obwohl es die Toxine in eine deutlich schwächere Giftform überführt, bevor sie im Gewebe gespeichert werden. Allerdings ist im Falle einer nachfolgenden Entgiftung bei

Die Ergebnisse der vorgestellten Studien belegen, dass Vitamin C die Toxizität von Quecksilberderivaten hochwirksam neutralisieren kann.

Quecksilber-exponierten Individuen größte Vorsicht geboten. Grund hierfür ist, dass das im Gewebe gespeicherte Quecksilber im Zuge des Entgiftungsprozesses mobilisiert und ausgeschieden wird und in der Folge der zu entgiftende Patient eine erneute Vergiftung erleiden kann.

Vanadium ist ein Metall, das in der Stahl- und Chemieindustrie verwendet wird, insbesondere für Legierungen. Bei Menschen löst chronische Vanadiumtoxizität unter anderem Bauchkrämpfe und Durchfall aus. In den Nieren und im Blut ist die chronische Vanadiumbelastung am stärksten ausgeprägt. Es kommt zur Störung der Nierenfunktion und zu Anämie. Die Inhalationstoxizität wirkt sich bevorzugt auf die Lungen aus. Höhere akute orale Belastungen können zudem lebertoxisch sein.

Vitamin C ist bei Mäusen ein wirksames Antidot bei ansonsten letalen Dosierungen von Vanadiumverbindungen (Domingo et al., 1985). Auch bei Jones und Basinger (1983) fungierte Vitamin C im Versuch mit Mäusen als wirksames Antidot zweier Vanadiumverbindungen. Die Autoren untersuchten in ihren Studien insgesamt 18 unterschiedliche Gegenmittel zur Behandlung der Vanadiumvergiftung. Darunter waren einige wirksame Chelatbildner. Sie stellten fest, dass Vitamin C den »vielversprechendsten« Effekt aufwies. Darüber hinaus kann Vitamin C bei Mäusen effektiv vor einer Vanadiumvergiftung schützen, sofern es unmittelbar nach dem Vanadium appliziert wird (Domingo et al., 1986).

Vanadiumtoxizität führt bei Ratten zur Absenkung der Vitamin-C-Konzentration in der Leber und zum verminderten Vitamin-C-Gehalt im Urin (Chakraborty et al., 1977). Zudem reduziert Vanadiumtoxizität bei Ratten die Vitamin-C-Werte in der Leber, Niere, Milz und in den Nebennieren (Zaporowska, 1994). Diese Erkenntnisse weisen darauf hin, dass Vanadium wie ein Toxin agiert, indem es die Vitamin-C-Depots der Ratten aufbraucht.

Mikroskopische Untersuchungen belegen Vanadium-induzierte Leber- und Nierenschäden bei Ratten, die nach der Gabe von Vitamin C »merkliche Anzeichen von Rückbildung« erkennen lassen (Chakraborty et al., 1977). Dieser Befund gleicht den Beobachtungen von Donaldson et al. (1985). Die Verabreichung von Vitamin C vor der Vanadiumanwendung führte zu einer signifikanten Minderung der Lipidperoxidation in der Leber, was ein Hinweis auf Minderung von oxidativem Stress ist. Bei Mäusen linderte eine präventive Vitamin-C-Therapie die klinische Toxizität von Vanadium – abzulesen an der Besserung der Atemdepression sowie geringer ausgeprägten Lähmungserscheinungen an Gliedmaßen.

Bei Hühnern demonstrierte Hill (1979), dass Vitamin C Wachstumsstörungen, die mit der Einnahme von Vanadium assoziiert waren, verringerte. Darüber hinaus kann Vitamin C gemäß Ousterhout und Berg (1981) die Hennen vor weiteren toxischen Wirkungen von Vanadium schützen: verminderte Eierproduktion und Körpergewichtsverlust. Gleiches ergaben die Forschungen von Toussant und Latshaw (1994). In Bezug auf Hühnereier führt die übermäßige Vanadiumzufuhr im Futter der Legehennen zur vermehrten Bildung von Albumen (Eiweiß) im Ei. Durch die Gabe von Vitamin C kann dieser Effekt verhindert werden (Benabdeljelil und Jensen, 1990).

Im Versuch mit Ratten, die Vanadium verabreicht bekamen, konnte Vitamin C gemäß Gomez et al. (1991) keine signifikant erhöhte Ausscheidung von Vanadium im Urin oder eine Senkung der Konzentration des Toxins im Gewebe bewirken. Bei Mäusen hingegen führte Vitamin C zur vermehrten Ausscheidung des verabreichten Vanadiums über den Urin (Domingo et al., 1990). Die Fähigkeit von Vitamin C, Vanadium zu eliminieren, erscheint unklar – obwohl es in zahlreichen Tierstudien eindeutig toxizitätsmindernd wirkte.

Wie bei vielen anderen Schwermetallvergiftungen ist Vitamin C bei einer Vanadiumvergiftung vor allem auch ein potentes Reduktionsmittel (Antioxidans). Ferrer und Baran (2001) betrachten Vitamin C als mögliches natürliches Reduktionsmittel von Vanadium. Auch Song et al. (2002) zeigten, dass Vitamin C Vanadiumverbindungen wirksam reduzieren kann. Darüber hinaus übertrifft es hierbei die Wirksamkeit von Glutathion, einem anderen potenten Antioxidans.

Die Fähigkeit von Vitamin C, Vanadium zu reduzieren, erwies sich für die Behandlung von manisch depressiven Störungen ebenfalls als nützlich. Naylor (1984) berichtete, dass die Vanadiumwerte bei Manie und Depression erhöht sind. Dies ist ein Hinweis darauf, dass möglicherweise beide Zustände (zumindest zum Teil) durch die toxischen Effekte der übermäßigen Vanadiumbelastung hervorgerufen werden.

Die etablierten Therapien für manische Depressionen wie beispielsweise Phenothiazine oder Monoaminooxidase-Hemmer (MAO-Hemmer) reduzieren nachweislich Vanadium zu einer weniger aktiven Form. Naylor bemerkte, dass Vitamin C ein effektives Mittel zur Behandlung von Depression und Manie sein kann. Wahrscheinlich ist die Vitamin-C-Wirkung hier auf die Reduktion von Vanadium zurückzuführen. Vanadium kann ein wichtiges Enzym hemmen, das die Kommunikation der Neuronen im Gehirn unterstützt (Adam-Vizi et al., 1981). Darüber hinaus zeigten die Forscher, dass Vitamin C diese Wirkung aufheben kann. Unabhängig von Manie und Depression deutet diese Arbeit stark darauf hin, dass Vanadiumtoxizität bei einigen neurologischen Erkrankungen eine Rolle spielt – Vitamin C kann diese toxische Wirkung von Vanadium blockieren oder aufheben.

Insgesamt befasst sich die wissenschaftliche Literatur nicht direkt mit der Wirkung von Vitamin C bei akuter oder chronischer Vanadiumvergiftung bei Menschen. Allerdings sind bestimmte Tierstudien überzeugend und lassen Schlüsse auf die Wirkung beim Menschen zu. Zudem wird die große Bedeutung von Vitamin C für die Therapie der Vanadiumtoxizität durch Daten von Patienten mit Manie/Depression ersichtlich. Die Sicherheit von Vitamin C, selbst in hohen intravenösen Dosierungen, sollte die Kombination von Vitamin C mit üblichen Behandlungen der akuten oder chronischen Vanadiumvergiftung rechtfertigen. Die wissenschaftliche Literatur zum Thema Vanadiumtoxizität suggeriert, dass eine geeignete und unmittelbar verabreichte Vitamin-C-Dosis die klinische Toxizität von Vanadium rückgängig machen könnte. Selbst wenn Vitamin C die Vanadiumkonzentration im Gewebe nicht verringert und die Ausscheidung über den Harn nicht erhöht, wäre Vitamin C gerechtfertigt. Die Datenlage zu Vitamin C und seiner Wirkung auf Vanadium entsprechen in etwa den Erkenntnissen zu Vitamin C und Quecksilber.

Tierische Gifte

Klenner (1957) berichtete über die erfolgreiche Behandlung einer akuten Vergiftung nach dem Biss einer Schwarzen Witwe, einer Spinnenart, bei einem dreieinhalb Jahre alten Mädchen. Das Kind erinnerte sich daran, dass es »einen großen schwarzen Käfer von seinem Bauch wischte«, weiterspielte und sich plötzlich unwohl fühlte. Es verlor den Appetit und hatte »schwere Spannungsschmerzen« in der Bauchgegend. Eine plötzliche Übelkeit stellte sich ein, und das Mädchen musste sich sechs Stunden später erbrechen. Das Erbrechen trat über Nacht intermittierend auf, und nach zwölf Stunden bekam es Fieber. Der Bereich um den Nabel herum war der Mutter zufolge gerötet, »enorm geschwollen und hart«. Berührungen in dieser Region lösten schwere Schmerzen aus. In den nachfolgenden Stunden verschlechterte sich der Zustand des Kindes dramatisch. Die Sprachfähigkeit wurde »inkohärent« und zunehmend »stupurös«. Klenner begutachtete das Mädchen etwa 18 Stunden nach dem Beginn der ersten Symptome. Durch eine Lupe konnte er die Abdrücke der Giftzähne deutlich erkennen. Klenner bemerkte, dass das Mädchen nicht ansprechbar war, ihr Zustand war nahezu komatös, und sie litt unter Atemnot. Ihr Bauch wurde als »brettartig« beschrieben. Klenner war hinsichtlich seiner Diagnose sicher und verabreichte dem Kind eine intravenöse Calciumgluconat-Injektion. 15 Minuten später bekam das Mädchen 4000 Milligramm Vitamin C, ebenfalls intravenös.

Obwohl sich Klenner des kritischen Zustands des Mädchens bewusst war, war er von dem Erfolg seiner Therapie überzeugt und erlaubte den Eltern, sich weiterhin zu Hause um ihr Kind zu kümmern. Das Kind wurde nicht ins Krankenhaus eingeliefert. Sechs Stunden später konnte er bereits leichten Druck auf den Bauch ausüben, und das Fieber sank von 39,7 °C auf 38,3 °C. Klenner verabreichte dem Mädchen weitere 4000 Milligramm Vitamin C intravenös. Daraufhin war der Mund sogleich weniger trocken. Weitere sechs Stunden später betrug die Temperatur des Mädchens noch 37,8 °C. Das Kind war »apathisch, aber wach«. Ohne Weiteres konnte das Kind etwas Flüssigkeit zu sich nehmen. Am nächsten Morgen, zwölf Stunden später, war das Mädchen »wach, mäßig aktiv, und etwa 50 Prozent der Schwellungen und Verfärbungen um den Umbiculus (Nabel) waren verschwunden«.

Klenner erklärte, er habe während seiner medizinischen Laufbahn nachweislich acht Fälle von Bissen einer Schwarzen Witwe erfolgreich mit Vitamin C behandelt.

Daraufhin verabreichte Klenner weitere 7000 Milligramm Vitamin C, davon 4000 Milligramm intravenös und 3000 Milligramm intramuskulär. Über die nächsten drei Tage verbesserte sich der Zustand des Kindes konstant. Es nahm alle drei bis vier Stunden 1000 Milligramm Vitamin C ein. Am vierten Tag wurde dem Kind ein kleines Klistier verordnet, und es sonderte teerigen Stuhl ab. Ein solcher Stuhl ist in der Regel ein Indiz für Magen- und/oder Darmblutungen. Das Gift der Spinne hatte die Vitamin-C-

Depots des kleinen Mädchens derart schnell entleert, dass die Blutungen zum Krankheitsbild von Skorbut passten. Nachdem das Mädchen den Stuhl abgesondert hatte, hatte es wieder Appetit und war schnell genesen. Klenner erklärte, er habe während seiner medizinischen Laufbahn »nachweislich acht Fälle von Bissen einer Schwarzen Witwe« erfolgreich mit Vitamin C behandelt. Zusätzlich zur einmaligen Dosis Calciumgluconat empfahl Klenner die intravenöse Gabe von Vitamin C. Hierbei beträgt die minimale Dosis 350 mg/kg Körpergewicht. Die Dosierungen sollten gemäß der klinischen Verfassung des Patienten nach Bedarf wiederholt werden.

Klenner (1971) beschrieb zudem die Heilung eines anderen dramatischen Falls. Hier therapierte er die Vergiftung mit intravenös verabreichtem Vitamin C. Ein männlicher Erwachsener, der sich in Klenners Praxis zehn Minuten nach dem angeblichen Biss einer giftigen Raupe (»Puss Caterpillar«, *Megalopyge opercularis*) vorstellte. Klenner vermutete hinter dem Biss das Werk einer Schwarzen Witwe und gab dem Patienten 1000 Milligramm Calciumgluconat intravenös. Der Mann bemerkte keine Verbesserung und sagte Klenner, dass er sterben würde. Klenner zufolge wurde der Patient zyanotisch (bläuliche Verfärbung der Schleimhäute, Lippen, Haut und Fingernägel) – was bedeutet, dass das Gift eine lebensbedrohliche Sauerstoffunterversorgung des Blutes verursachte. Klenner erkannte den kritischen Zustand seines Patienten und zog 12 000 Milligramm Vitamin C in einer 50-Milliliter-Spritze auf. Er verabreichte ihm so schnell er konnte das Vitamin C intravenös mit einer 20-Gauge-Kanüle.

Noch bevor die Injektion komplett durchgeführt war, rief der Patient laut »Gott sei Dank« aus. Sein klinischer Zustand besserte sich ebenso schnell, wie er sich verschlechtert hatte. Klenner war klar, dass der Patient ohne Behandlung schnell durch den Schock und den Sauerstoffmangel gestorben wäre. Er betonte, dass die unmittelbare und zügige Gabe von zwölf bis 50 Gramm Vitamin C einen »blitzartigen Oxidationseffekt« bewirkte, der binnen kurzer Zeit den Sauerstoffgehalt im Blut normalisiert hatte.

Klenner (1971) erklärte darüber hinaus, dass immer, wenn eine »rasche Umkehrung« der toxischen, infektiösen und/oder allergischen Reaktionen nötig ist, Vitamin-C-Dosierungen »von 350 bis 1200 Milligramm pro Kilogramm Körpergewicht« verabreicht werden müssen – und zwar mit der Nadel. In der Regel sollte eine solche Vorgehensweise nur in Situationen angewendet werden, in denen der Arzt den Tod als unmittelbar bevorstehend einschätzt. Ansonsten ist die Zubereitung einer intravenösen Infusion der optimale Ansatz.

Klenner (1954a) berichtet zudem von der erfolgreichen Behandlung eines vierjährigen Kindes, das von einer ausgewachsenen Mokassinotter »volle Pulle« gebissen worden war. Klenner verwendete insgesamt 12 000 Milligramm Vitamin C, um das Schlangengift zu neutralisieren. Smith (1988) erwähnt in seinen Berichten über Klenners Therapieergebnisse, dass das kleine Mädchen schwere Schmerzen im Bein hatte. Darüber hinaus soll sie sich bereits 20 Minuten nach dem Schlangenbiss übergeben haben. Klenner gab anfangs 4000 Milligramm Vitamin C intravenös. Nach 30 Minuten weinte das Kind nicht mehr, nahm Flüssigkeit über den Mund auf und konnte sogar lachen. Während sie auf dem Tisch in der Notaufnahme saß, sagte sie: »Komm, Papa, mir geht es jetzt gut. Lass uns heimgehen.« Wegen leichtem Fieber und anhaltender Empfindlichkeit im Bein gab ihr Klenner weitere 4000 Milligramm Vitamin C intravenös. Später erhielt das Mädchen nochmals eine letzte Dosis Vitamin C, abermals 4000 Milligramm. Es wurden weder Antibiotika noch ein Antiserum verabreicht. »38 Stunden nach dem Biss war der Zustand des Mädchens wieder normal.«

Klenner verglich diesen Fall mit dem eines 16 Jahre alten Mädchens, das ebenfalls von einer Mokassinotter gebissen worden war. Aufgrund der Abmessungen der Giftzahnabdrücke handelte es sich Klenner zufolge um eine Schlange, die wahrscheinlich genauso groß war wie im obigen Fall. Die jugendliche Patientin erhielt kein Vitamin C. Allerdings verabreichte man ihr drei Dosierungen des entsprechenden Gegengifts. Ihr Arm schwoll auf die vierfache Größe an. Das Mädchen benötigte Morphin, um den Schmerz aushalten zu können. Ein dreiwöchiger Aufenthalt im Krankenhaus war erforderlich.

Smith zitierte Klenners Ansatz zur Behandlung von Patienten, die von tierischen Giften betroffen sind:

Es ist wichtig, ausreichend Natriumascorbat zu geben, um den Biss zu neutralisieren. Je mehr man verabreicht, umso schneller wird die Genesung eintreten. Wir applizieren momentan routinemäßig zehn bis 15 Gramm Natriumascorbat, je nach Gewicht des Betroffenen. Dann wird so viel, wie von der Arznei vertragen wird, über den Mund [oral] verabreicht, in der Regel fünf Gramm, alle vier Stunden.

Smith erwähnte zudem Klenners Begegnung mit einem Schlangenbissopfer, das bereits in einer anderen Notaufnahme behandelt worden war. Das Areal um den Biss herum war schwer infiziert, nachdem der behandelnde Arzt versucht hatte, das betroffene Gewebe herauszuschneiden. Der Patient hatte 40 °C Fieber. Klenner verordnete dem Patienten anfangs 15 000 Milligramm Vitamin C intravenös, zweimal täglich. Dazu sollte der Patient alle fünf Stunden 5000 Milligramm Vitamin C oral einnehmen. Zudem wurde Penicillin gegeben. Nach sieben Tagen konnte der Betroffene wieder zur Arbeit gehen.

Obwohl Klenner keine große Erfahrung in der Behandlung von Schlangenbiss mit Vitamin C hatte, war er zuversichtlich, dass angemessen dosiertes Vitamin C jede Art von Schlangenbiss kurieren könnte. Er erklärte, dass nach einem Biss besonders giftiger Schlangen wie beispielsweise der Diamant-Klapperschlange oder der Wassermokassinotter größere Mengen Vitamin C (40 000 bis 60 000 Milligramm) zur Neutralisierung von Giften benutzt werden müssten (Klenner, 1974).

Demnach sollte Vitamin C zur Therapie eines Schlangen-, Insekten- oder anderen Tierbisses ergänzend eingesetzt werden. Da Vitamin C ein »nicht-toxisches, unspezifisches Antitoxin ist, kann es bei jeder Art von giftigem Biss benutzt werden, ohne dass man auf die Identifikation des Übeltäters warten muss« (Cilento et al., 1980).

Da Vitamin C ein nicht-toxisches, unspezifisches Antitoxin ist, kann es laut Klenner bei jeder Art von tierischen Giften benutzt werden, ohne dass man auf die Identifikation des Übeltäters warten muss.

Auf diesem Gebiet machte Klenner zwei weitere bedeutende Beobachtungen. Er bemerkte, dass die verschiedenen Antitoxin-Präparate den Zustand der Patienten häufig verschlimmerten. Darüber hinaus erklärte er (Klenner, 1974), dass die dem Patienten verabreichte Vitamin-C-Menge der allerwichtigste Faktor sei, um eine zuverlässige klinische Wirkung zu erzielen – unabhängig vom zu therapierenden Krankheitsbild. Eine tägliche Dosis von 30 000 Milligramm Vitamin C ist entscheidend, um eine positive klinische Wirkung, unabhängig von Alter und Gewicht, zu bekommen. Dies stellte für

Klenner eine allgemeine Regel dar, wenngleich bei Kindern und Kleinkindern möglicherweise weniger Vitamin C für eine positive klinische Wirkung erforderlich ist. Klenner fügte hinzu, dass bei einigen »pathologischen Zuständen wie beispielsweise einer Barbituratvergiftung, einer Enzephalitis (Gehirnentzündung) oder eines Schlangenbisses« bei manchen Individuen höhere Dosierungen erforderlich seien.

Bei einigen akuten Viruserkrankungen, die die Vitamin-C-Speicher unglaublich schnell entleeren, empfahl Klenner, »niemals weniger als 350 mg/kg Körpergewicht« Vitamin C alle halbe Stunde in sechs bis zwölf Dosierungen zu verabreichen. Abhängig von der klinischen Besserung können die Abstände der Dosierungen bis zur völligen Genesung des Patienten auf zwei bis vier Stunden verlängert werden. Die Anfangsdosis von Vitamin C sollte 1200 mg/kg Körpergewicht bei einer sterbenskranken Person betragen (Klenner, 1971), zum Beispiel bei einem komatösen Patienten mit Virus-Enzephalitis. Die Anfangsdosis könnte bis zu 100 000 Milligramm Vitamin C betragen. Häufig liegen die in der Literatur erwähnten Vitamin-C-Dosierungen für die Therapie von Toxinen und/oder Infektionen bei weniger als einem Prozent der typischen Dosis, die Klenner benutzte, um unglaubliche klinische Erfolge zu erzielen.

Zusammenfassung

In Anbetracht der in diesem Kapitel aufgeführten Informationen ist es absolut erstaunlich, dass Vitamin C noch immer so selten zur Behandlung verschiedener toxischer Zustände und akuter Vergiftungen eingesetzt wird. Für einen konservativen Arzt scheint die Fülle an Fakten und Erkenntnissen noch nicht auszureichen, um »an Bord zu kommen« und die unglaublichen Heilwirkungen von Vitamin C zu nutzen. Calabrese (1979) betrieb umfassende und wichtige Forschungen zu Vitamin C. Er verfasste einen Artikel, in dem er auf die Notwendigkeit einer Erhöhung der empfohlenen Tagesdosis (RDA) von Vitamin C hinwies – mit Bezug auf die vielen gesundheitlich bedenklichen Schadstoffe und den Vitamin-C-Stoffwechsel.

Calabrese zufolge ist weithin anerkannt, dass Vitamin C »die Toxizität und/oder Karzinogenität von mehr als 50 Schadstoffen abschwächt, die in der Luft, im Wasser und in Nahrungsmitteln allgegenwärtig sind«. Unfassbar, dass Calabrese – nachdem er selbst eine derartige Erklärung abgegeben hatte – dennoch schlussfolgerte, das die Daten »keine Veränderung« der empfohlenen Tagesdosis (RDA) von Vitamin C »rechtfertigen, in Anbetracht der Erkenntnisse über die Wechselwirkungen der Schadstoffe«.

Die Stellungnahmen von Calabrese und ähnlich denkender Kollegen werfen eine wichtige Frage auf: Wie viele Daten sind notwendig, um regelmäßig höhere Tagesdosierungen von Vitamin C zu empfehlen? Klenners Ergebnisse sind überzeugend genug, um Vitamin C routinemäßig bei toxischen Patienten einzusetzen. Und die zahlreichen in diesem Kapitel angeführten Studien untermauern den wissenschaftlich korrekten Ansatz von Klenner, hochdosiertes Vitamin C in den verschiedensten Situationen zu verabreichen. Soweit ich weiß, hat seit Klenners Tod kein anderer Arzt Vitamin C systematisch und konsequent in angemessenen Dosierungen bei derart unterschiedlichen Fällen benutzt. Es gibt aber offensichtlich keine stichhaltigen Gründe, dies zu unterlassen!

Darüber hinaus muss nochmals die Bedeutung der Dosierung von Vitamin C betont werden. Wenn in einer besonderen klinischen Situation keine angemessene Vitamin-C-Dosierung benutzt wird, wird die erhoffte Genesung ausbleiben – egal, wie effektiv optimal dosiertes Vitamin C im jeweiligen Fall gewirkt hätte. Bei der Lektüre von zahlreichen wissenschaftlichen Beiträgen, die in diesem Kapitel erwähnt werden, werden Sie feststellen, dass die Forscher die Wirkung von Vitamin-C-Dosierungen zwischen einem bis 6000 mg/kg Körpergewicht in ihren Toxizitätsstudien untersucht haben. Es überrascht nicht, dass eine 6000-fache Vitamin-C-Dosierung mit einem breiten Spektrum klinischer Wirkungen aufwarten kann. Leider schlussfolgert eine Reihe von Forschern sogleich, dass Vitamin C bei bestimmten Vergiftungen wirkungslos sei, obgleich sie innerhalb ihrer Studien nur geringe Dosierungen benutzt haben. Sobald irgendeine Vitamin-C-Menge den klinischen Zustand nicht verbessert, wird häufig erklärt, Vitamin C sei nutzlos und habe keinen Nutzen für die Therapie der jeweiligen Form von Toxizität. Eine weitaus ehrlichere und wissenschaftliche Schlussfolgerung würde besagen, dass Vitamin C in der verwendeten Dosierung unwirksam war, aber die Wirkungen einer deutlich höheren Dosis unbekannt sind. Ironischerweise konnten mit sehr geringen Vitamin-C-Mengen häufig positive Effekte erzielt werden. Vielleicht ist dies ein Grund dafür, dass manche Forscher niemals auch nur im Ansatz daran denken, deutlich höhere Dosierungen zu benutzen.

Aus der Fachliteratur geht hervor, dass Vitamin C bei fast allen Arten von Toxizität eingesetzt werden kann, bei chronischen und akuten Vergiftungen. Alle Toxine beschleunigen den Verbrauch von Vitamin C. Dies verursacht ernste Problem, sofern man nicht sofort und entschlossen Gegenmaßnahmen ergreift. Tatsächlich sind die akuten Manifestationen von Skorbut häufig die letzten Symptome einer vergifteten Person kurz vor dem Tod.

Vitamin C ist ein sehr wichtiges Antioxidans, das zudem einige weitere positive Wirkeigenschaften besitzt, die die Behandlung von toxischen Zuständen positiv beeinflussen. Es kann unter anderem einige unterschiedliche Toxine neutralisieren und deren Wirkungen hemmen oder lindern. Andere Antioxidanzien fördern die positive Wirkung von Vitamin C und sollten daher gleichfalls eingesetzt werden – sie sollten aber niemals als Ersatz für Vitamin C fungieren.

Außer der Dosierung ist auch die Art der Anwendung von Bedeutung. Wird Vitamin C oral eingenommen, kann es zu Durchfall kommen. Daher ist die Wirkung hier nur beschränkt. Darüber hinaus ist bei schwer kranken Patienten eine intravenöse Anwendung – als intravenöse Stoß- oder Tropfinfusion – der einzige Weg, den Betroffenen zu retten oder das Toxin zu besiegen. Eine intramuskuläre Injektion ist in solchen Fällen sinnvoll, wenn die Punktion der Vene nicht möglich ist und wenn die orale Anwendung die Blutwerte nicht schnell genug erhöhen kann. Allerdings sollte eine intravenöse oder intramuskuläre Anwendung möglichst immer von einer oralen Vitamin-C-Gabe begleitet werden. Zudem sollten die Patienten immer gut hydriert sein.

Obgleich die Anwendung von Vitamin-C-Dosierungen im Sinne von Klenner auch als Monotherapie häufig ein breites Spektrum chemischer Vergiftungen kurieren kann, sollte man nicht zögern, eine für die akute oder chronische Toxizität benutzte Standardtherapie mit Vitamin C zu ergänzen.

Der zunächst zögerliche Arzt, der letztlich doch einlenkt und die Leitlinientherapie um wenige Gramm Vitamin C ergänzt, wird rasch bemerken, dass sich dadurch die Wirksamkeit der Standardtherapie erhöhen lässt.

Fachliteratur zu Kapitel 3

Aberg, B., Ekman, L., Falk, R., Greitz, U., Persson, G., Snihs, J. (1969) Metabolism of methyl mercury (^{203}Hg) compounds in man. *Archives of Environmental Health* 19(4): 478–484

Abou-Raya, S., Naeem, A., Abou-El, K., El, B. (2002) Coronary artery disease and periodontal disease: is there a link? *Angiology* 53(2): 141–148

Acosta, D., Combs, A., Ramos, K. (1984) Attenuation by antioxidants of Na+/K+ ATPase inhibition by toxic concentrations of isoproterenol in cultured rat myocardial cells. *Journal of Molecular and Cellular Cardiology* 16(3): 281–284

Adam-Vizi, V., Varadi, G., Simon, P. (1981) Reduction of vanadate by ascorbic acid and noradrenaline in synaptosomes. *Journal of Neurochemistry* 36(5): 1616–1620

Ademuyiwa, O., Adesanya, O., Ajuwon, O. (1994) Vitamin C in CCl4 hepatotoxicity—a preliminary report. *Human & Experimental Toxicology* 13(2): 107–109

Agrawal, N., Juneja, C., Mahajan, C. (1978) Protective role of ascorbic acid in fishes exposed to organochlorine pollution. *Toxicology* 11(4): 369–375

Alabi, Z., Thomas, K., Ogunbona, O., Elegbe, I. (1994) The effect of antibacterial agents on plasma vitamin C levels. *African Journal of Medicine and Medical Sciences* 23(2): 143–146

Ala-Ketola, L., Varis, R., Kiviniitty, K. (1974) Effect of ascorbic acid on the survival of rats after whole body irradiation. *Strahlentherapie* 148(6): 643–644

Aldashev, A., Igumnova, T., Servetnik-Chalaia, G. (1980) [Effect of benzene and its homologues on body ascorbic acid allowance under prolonged C vitaminization]. *Voprosy Pitaniia* 1: 38–41

Aleo, J., De Renzis, F., Farber, P., Varboncoeur, A. (1974) The presence and biologic activity of cementum-bound endotoxin. *Journal of Periodontology* 45(9): 672–675

Aleo, J. (1980) Inhibition of endotoxin-induced depression of cellular proliferation by ascorbic acid. *Proceedings of the Society for Experimental Biology and Medicine* 164(3): 248–251

Aleo, J., Padh, H. (1985) Inhibition of ascorbic acid uptake by endotoxin: evidence of mediation by serum factor(s). *Proceedings of the Society for Experimental Biology and Medicine* 179(1): 128–131

Altmann, P., Maruna, R., Maruna, H., Michalica, W., Wagner, G. (1981) [Lead detoxication effect of a combined calcium phosphate and ascorbic acid therapy in pregnant women with increased lead burden]. *Wiener Medizinische Wochenschrift* 131(12): 311–314

Anane, R., Creppy, E. (2001) Lipid peroxidation as pathway of aluminium cytotoxicity in human skin fibroblast cultures: prevention by superoxide dismutase+catalase and vitamins E and C. *Human & Experimental Toxicology* 20(9): 477–481

Anetor, J., Adeniyi, F. (1998) Decreased immune status in Nigerian workers occupationally exposed to lead. *African Journal of Medicine and Medical Sciences* 27(3-4): 169–172

Antunes, L., Takahashi, C. (1998) Effects of high doses of vitamins C and E against doxorubicin-induced chromosomal damage in Wistar rat bone marrow cells. *Mutation Research* 419(1-3): 137–143

Appenroth, D., Frob, S., Kersten, L., Splinter, F., Winnefeld, K. (1997) Protective effects of vitamin E and C on cisplatin nephrotoxicity in developing rats. *Archives of Toxicology* 71(11): 677–683

Appenroth, D., Winnefeld, K. (1998) Vitamin E and C in the prevention of metal nephrotoxicity in developing rats. *Experimental and Toxicologic Pathology* 50(4–6): 391–396

Aronow, R., Miceli, J., Done, A. (1980) A therapeutic approach to the acutely overdosed PCP patient. *Journal of Psychedelic Drugs* 12(3-4): 259–267

Arumugam, N., Sivakumar, V., Thanislass, J., Devaraj, H. (1997) Effects of acrolein on rat liver antioxidant defense system. *Indian Journal of Experimental Biology* 35(12): 1373–1374

Arumugam, N., Sivakumar, V., Thanislass, J., Pillai, K., Devaraj, S., Devaraj, H. (1999) Acute pulmonary toxicity of acrolein in rats – underlying mechanism. *Toxicology Letters* 104(3): 189–194

Axelrod, J., Udenfriend, S., Brodie, B. (1954) Ascorbic acid in aromatic hydroxylation. III. Effect of ascorbic acid on hydroxylation of acetanilide, aniline and antipyrine in vivo. *The Journal of Pharmacology and Experimental Therapeutics* 111: 176–181

Bachleitner-Hofmann, T., Gisslinger, B., Grumbeck, E., Gisslinger, H. (2001) Arsenic trioxide and ascorbic acid: synergy with potential implications for the treatment of acute myeloid leukaemia? *British Journal of Haematology* 112(3): 783–786

Bandyopadhyay, S., Tiwari, R., Mitra, A., Mukherjee, B., Banerjee, A., Chatterjee, G. (1982) Effects of L-ascorbic acid supplementation on dieldrin toxicity in rats. *Archives of Toxicology* 50(3-4): 227–232

Banerjee, S., Basu, P. (1975) Ascorbic acid metabolism in mice treated with tetracyclines & chloramphenicol. *Indian Journal of Experimental Biology* 13(6): 567–569

Bartsch, H. (1991) N-nitroso compounds and human cancer: where do we stand? *IARC Scientific Publications* 105: 1–10

Beligni, M., Lamattina, L. (1999) Nitric oxide protects against cellular damage produced by methylviologen herbicides in potato plants. *Nitric Oxide: Biology and Chemistry* 3(3): 199–208

Bell, J., Beglan, C., London, E. (1996) Interaction of ascorbic acid with the neurotoxic effects of NMDA and sodium nitroprusside. *Life Sciences* 58(4): 367–371

Benabdeljelil, K., Jensen, L. (1990) Effectiveness of ascorbic acid and chromium in counteracting the negative effects of dietary vanadium on interior egg quality. *Poultry Science* 69(5): 781–786

Benito, B., Wahl, D., Steudel, N., Cordier, A., Steiner, S. (1995) Effects of cyclosporine A on the rat liver and kidney protein pattern, and the influence of vitamin E and C coadministration. *Electrophoresis* 16(7): 1273–1283

Benito, E., Bosch, M. (1997) Impaired phosphatidylcholine biosynthesis and ascorbic acid depletion in lung during lipopolysaccharide-induced endotoxaemia in guinea pigs. *Molecular and Cellular Biochemistry* 175(1-2): 117–123

Berkson, B. (1979) Thioctic acid in treatment of hepatotoxic mushroom (phalloides) poisoning. *The New England Journal of Medicine* 300(7): 371

Beyer, C. (2001) Rapid recovery from Ecstasy intoxication. *South African Medical Journal* 91(9): 708–709

Beyer, K. (1943) Protective action of vitamin C against experimental hepatic damage. *Archives of Internal Medicine* 71: 315–324

Bhattacharya, R., Francis, A., Shetty, T. (1987) Modifying role of dietary factors on the mutagenicity of aflatoxin B1: in vitro effect of vitamins. *Mutation Research* 188(2): 121–128

Blackstone, S., Hurley, R., Hughes, R. (1974) Some inter-relationships between vitamin C (L-ascorbic acid) and mercury in the guinea-pig. *Food and Cosmetics Toxicology* 12(4): 511–516

Blanco, O., Meade, T. (1980) Effect of dietary ascorbic acid on the susceptibility of steelhead trout (Salmo gairdneri) to nitrite toxicity. *Revista de Biologia Tropical* 28(1): 91–107

Blankenship, L., Carlisle, D., Wise, J., Orenstein, J., Dye, L., Patierno, S. (1997) Induction of apoptotic cell death by particulate lead chromate: differential effects of vitamins C and E on genotoxicity and survival. *Toxicology and Applied Pharmacology* 146(2): 270–280

Blasiak, J., Kowalik, J. (2001) Protective action of vitamin C against DNA damage induced by selenium-cisplatin conjugate. *Acta Biochimica Polonica* 48(1): 233–240

Blasiak, J., Kadlubek, M., Kowalik, J., Romanowicz-Makowska, H., Pertynski, T. (2002) Inhibition of telomerase activity in endometrial cancer cells by selenium-cisplatin conjugate despite suppression of its DNA-damaging activity by sodium ascorbate. *Teratogenesis, Carcinogenesis, and Mutagenesis* 22(1): 73–82

Bloom, S., Davis, D. (1972) Calcium as mediator of isoproterenol-induced myocardial necrosis. *American Journal of Pathology* 69(3): 459–470

Blumenthal, R., Lew, W., Reising, A., Soyne, D., Osorio, L., Ying, Z., Goldenberg, D. (2000) Anti-oxidant vitamins reduce normal tissue toxicity induced by radio-immunotherapy. *International Journal of Cancer* 86(2): 276–280

Bohm, F., Edge, R., McGarvey, D., Truscott, T. (1998) Betacarotene with vitamins E and C offers synergistic cell protections against NOx. *FEBS Letters* 436(3): 387–389

Bohm, F., Edge, R., Foley, S., Lange, L., Truscott, T. (2001) Antioxidant inhibition of porphyrin-induced cellular phototoxicity. *Journal of Photochemistry and Photobiology*., B., *Biology* 65(2-3): 177–183

Bolyai, J., Smith, R., Gray, C. (1972) Ascorbic acid and chemically induced methemoglobinemias. *Toxicology and Applied Pharmacology* 21(2): 176–185

Borman, G. (1937) Zur Diagnose und Therapie der chronischen Benzolvergiftung. *Archiv für Gewerbepathologie und Gewerbehygiene* 8: 194

Bose, S., Sinha, S. (1991) Aflatoxin-induced structural chromosomal changes and mitotic disruption in mouse bone marrow. *Mutation Research* 261(1): 15–19

Bose, S., Sinha, S. (1994) Modulation of ochratoxin-produced genotoxicity in mice by vitamin C. *Food and Chemical Toxicology* 32(6): 533–537

Bradberry, S., Vale, J. (1999) Therapeutic review: is ascorbic acid of value in chromium poisoning and chromium dermatitis? Journal of Toxicology. *Clinical Toxicology* 37(2): 195–200

Browning, E. (1953) Toxicity of Industrial Organic Solvents. Industrial Health Research Board. M.R.C. Report No. 80. London H.M.S.O.

Budd, G. (1840) Scurvy. In *The Library of Medicine*. Vol. 5. Hg. von A. Tweedie. Whittaker & Co., London

Bundesen, H., Aron, H., Greenebaum, R., Farmer, C., Abt, A. (1941) The detoxifying action of vitamin C (ascorbic acid) in arsenical therapy. I. Ascorbic acid as a preventive of reactions of human skin to neoarsphenamine. *The Journal of the American Medical Association* 117(20): 1692–1695

Busnel, R., Lehmann, A. (1980) Antagonistic effect of sodium ascorbate on ethanol-induced changes in swimming of mice. *Behavioural Brain Research* 1(4): 351–356

Cadenas, S., Rojas, C., Barja, G. (1998) Endotoxin increases oxidative injury to proteins in guinea pig liver: protection by dietary vitamin C. *Pharmacology & Toxicology* 82(1): 11–18

Calabrese, E. (1979) Should the concept of the recommended dietary allowance be altered to incorporate interactive effects of ubiquitous pollutants? *Medical Hypotheses* 5(12): 1273–1285

Calabrese, E. (1980) Does nutritional status affect benzene induced toxicity and/or leukemia? *Medical Hypotheses* 6(5): 535–544

Calabrese, E., Moore, G., McCarthy, M. (1983) The effect of ascorbic acid on nitrite-induced methemoglobin formation in rats, sheep, and normal human erythrocytes. *Regulatory Toxicology and Pharmacology* 3(3): 184–188

Calabrese, E. (1985) Does exposure to environmental pollutants increase the need for vitamin C? *Journal of Environmental Pathology, Toxicology and Oncology* 5(6): 81–90

Calabrese, E., Stoddard, A., Leonard, D., Dinardi, S. (1987) The effects of vitamin C supplementation on blood and hair levels of cadmium, lead, and mercury. *Annals of the New York Academy of Sciences* 498: 347–353

Cappelletti, G., Maggioni, M., Maci, R. (1998) Apoptosis in human lung epithelial cells: triggering by paraquat and modulation by antioxidants. *Cell Biology International* 22(9-10): 671–678

Carnes, C., Chung, M., Nakayama, T., Nakayama, H., Baliga, R., Piao, S., Kanderian, A., Pavia, S., Hamlin, R., McCarthy, P., Bauer, J., Van Wagoner, D. (2001) Ascorbate attenuates atrial pacing-induced peroxynitrite formation and electrical remodeling and decreases the incidence of postoperative atrial fibrillation. *Circulation Research* 89(6):E32–E38

Carroll, R., Kovacs, K., Tapp, E. (1965) Protection against mercuric chloride poisoning of the rat kidney. *Arzneimittelforschung* 15(11): 1361–1363

Castrovilli, G. (1937) Contributo all terapia della intossicazione da benzolo (la vitamina C nel benzolismo sperimentale). *Med del Lavoro* 28: 106

Cathala, J., Bolgert, M., Grenet, P. (1936) Scorbut chez un sujet soumis a une intoxication benzolique professionelle. *Bull Mem Soc Hop Paris* 52: 1648

Chakraborty, D., Bhattacharyya, A., Majumdar, K., Chatterjee, G. (1977) Effects of chronic vanadium pentoxide administration on L-ascorbic acid metabolism in rats: influence of L-ascorbic acid supplementation. *International Journal for Vitamin and Nutrition Research* 47(1): 81–87

Chakraborty, D., Bhattacharyya, A., Majumdar, K., Chatterjee, K., Chatterjee, S., Sen, A., Chatterjee, G. (1978) Studies on L-ascorbic acid metabolism in rats under chronic toxicity due to organophosphorus insecticides: effects of supplementation of L-ascorbic acid in high doses. *The Journal of Nutrition* 108(6): 973–980

Chakraborty, D., Bhattacharyya, A., Chatterjee, J., Chatterjee, K., Sen, A., Chatterjee, S., Majumdar, K., Chatterjee, G. (1978a) Biochemical studies on polychlorinated biphenyl toxicity in rats: manipulation by vitamin C. *International Journal for Vitamin and Nutrition Research* 48(1): 22–31

Challem, J., Taylor, E. (1998) Retroviruses, ascorbate, and mutations, in the evolution of Homo sapiens. *Free Radical Biology & Medicine* 25(1): 130–132

Chapman, D., Shaffer, C. (1947) Mercurial diuretics. A comparison of acute cardiac toxicity in animals and the effect of ascorbic acid on detoxification in their intravenous administration. *Archives of Internal Medicine* 79: 449–456

Chatterjee, A. (1967) Role of ascorbic acid in the prevention of gonadal inhibition by carbon tetrachloride. *Endokrinologie* 51(5-6): 319–322

Chatterjee, G., Banerjee, S., Pal, D. (1973) Cadmium administration and L-ascorbic acid metabolism in rats: effect of L-ascorbic acid supplementation. *International Journal for Vitamin and Nutrition Research* 43(3): 370–377

Chatterjee, G., Pal, D. (1975) Metabolism of L-ascorbic acid in rats under in vivo administration of mercury: effect of L-ascorbic acid supplementation. *International Journal for Vitamin and Nutrition Research* 45(3): 284–292

Chatterjee, G., Chatterjee, S., Chatterjee, K., Sahu, A., Bhattacharyya, A., Chakraborty, D., Das, P. (1979) Studies on the protective effects of ascorbic acid in rubidium toxicity. *Toxicology and Applied Pharmacology* 51(1): 47–58

Chatterjee, K., Chakraborty, D., Majumdar, K., Bhattacharyya, A., Chatterjee, G. (1979) Biochemical studies on nickel toxicity in weanling rats—influence of vitamin C supplementation. *International Journal for Vitamin and Nutrition Research* 49(3): 264–275

Chatterjee, K., Banerjee, S., Tiwari, R., Mazumdar, K., Bhattacharyya, A., Chatterjee, G. (1981) Studies on the protective effects of Lascorbic acid in chronic chlordane toxicity. *International Journal for Vitamin and Nutrition Research* 51(3): 254–265

Chattopadhyay, S., Ghosh, S., Debnath, J., Ghosh, D. (2001) Protection of sodium arsenite-induced ovarian toxicity by coadministration of L-ascorbate (vitamin C) in mature Wistar strain rat. *Archives of Environmental Contamination and Toxicology* 41(1): 83–89

Chen, C., Lin, T. (1998) Nickel toxicity to human term placenta: in vitro study on lipid peroxidation. *Journal of Toxicology and Environmental Health*. Part A 54(1): 37–47

Chen, C., Huang, Y., Lin, T. (1998) Association between oxidative stress and cytokine production in nickel-treated rats. *Archives of Biochemistry and Biophysics* 356(2): 127–132

Chen, C., Huang, Y., Lin, T. (1998a) Lipid peroxidation in liver of mice administered with nickel chloride: with special reference to trace elements and antioxidants. *Biological Trace Element Research* 61(2): 193–205

Chen, C., Lin, T. (2001) Effects of nickel chloride on human platelets: enhancement of lipid peroxidation, inhibition of aggregation and interaction with ascorbic acid. *Journal of Toxicology and Environmental Health*. Part A 62(6): 431–438

Cheng, Y., Willett, W., Schwartz, J., Sparrow, D., Weiss, S., Hu, H. (1998) Relation of nutrition to bone lead and blood lead levels in middle-aged to elderly men. The Normative Aging Study. *American Journal of Epidemiology* 147(12): 1162–1174

Chevion, S., Or, R., Berry, E. (1999) The antioxidant status of patients subjected to total body irradiation. *Biochemistry and Molecular Biology International* 47(6): 1019–1027

Chow, C., Thacker, R., Gairola, C. (1979) Increased level of Lascorbic acid in the plasma of polychlorobiphenyls-treated rats and its inhibition by dietary vitamin E. *Research Communications in Chemical Pathology and Pharmacology* 26(3): 605–608

Chow, C., Thacker, R., Gairola, C. (1981) Dietary selenium and levels of L-ascorbic acid in the plasma, livers, and lungs of polychlorinated biphenyls-treated rats. *International Journal for Vitamin and Nutrition Research* 51(3): 279–283

Chu, I., Villenueve, D., Yagminas, A., Lecavalier, P., Poon, R., Hakansson, H., Ahlborg, U., Valli, V., Kennedy, S., Bergman, A., Seegal, F., Feeley, M. (1996) Toxicity of 2,4,4'-trichlorobiphenyl in rats following 90-day dietary exposure. *Journal of Toxicology and Environmental Health* 49(3): 301–318

Cilento, P., Kalokerinos, A., Dettman, I., Dettman, G. (1980) Venomous bites and vitamin C status. *The Australasian Nurses Journal* 9(6): 19

Civil, I., McDonald, M. (1978) Acute selenium poisoning: case report. *New Zealand Medical Journal* 87(612): 354–356

Chongthan, D., Phurailatpam, J., Singh, M., Singh, T. (1999) Methaemoglobinaemia in nitrobenzene poisoning—a case report. *Journal of the Indian Medical Association* 97(11): 469–470

Cohen, G. (1977) An acetaldehyde artifact in studies of the interaction of ethanol with biogenic amine systems: the oxidation of ethanol by ascorbic acid. *Journal of Neurochemistry* 29(4): 761–762

Conney, A., Bray, G., Evans, C., Burns, J. (1961) Metabolic interactions between L-ascorbic acid and drugs. *Annals of the New York Academy of Sciences* 92(1): 115–126

Conn's Current Therapy. (2001) Hg. von Rakel, R. and E. Bope. Philadelphia, PA: W.A. Saunders Company

Cooney, R., Ross, P., Bartolini, G. (1986) N-nitrosation and Nnitration of morpholine by nitrogen dioxide: inhibition by ascorbate, glutathione and alpha-tocopherol. *Cancer Letters* 32(1): 83–90

Cormia, F. (1937) Experimental arsphenamine dermatitis: the influence of vitamin C in the production of arsphenamine sensitiveness. *Canadian Medical Association Journal* 36: 392

Cotovio, J., Onno, L., Justine, P., Lamure, S., Catroux, P. (2001) Generation of oxidative stress in human cutaneous models following in vitro ozone exposure. *Toxicology In Vitro* 15(4-5): 357–362.

Cullison, R. (1984) Acetaminophen toxicosis in small animals: clinical signs, mode of action, and treatment. *Compend Continu Educ Pract Vet* 6: 315–320

Cummings, J. (1978) Dietary factors in the aetiology of gastrointestinal cancer. *Journal of Human Nutrition* 32(6): 455–465

Cuthbert, J. (1971) Hazards of acetanilide production. *The Practitioner* 207(242): 807–808

Dainow, I. (1935) Desensitizing action of L-ascorbic acid. *Ann Dermat Syph* 6: 830

Dalley, J., Gupta, P., Lam, F., Hung, C. (1989) Interaction of Lascorbic acid on the disposition of lead in rats. *Pharmacology & Toxicology* 64(4): 360–364

Dalloz, F., Maingon, P., Cottin, Y., Briot, F., Horiot, J., Rochette, L. (1999) Effects of combined irradiation and doxorubicin treatment on cardiac function and antioxidant defenses in the rat. *Free Radical Biology & Medicine* 26(7-8): 785–800

Dannenberg, A., Widerman, A., Friedman, P. (1940) Ascorbic acid in the treatment of chronic lead poisoning. Report of a case of clinical failure. *The Journal of the American Medical Association* 114(15): 1439–1440

Das, K., Das, S., DasGupta, S. (2001) The influence of ascorbic acid on nickel-induced hepatic lipid peroxidation in rats. *Journal of Basic and Clinical Physiology and Pharmacology* 12(3): 187–195

Das, M., Garg, K., Singh, G., Khanna, S. (1991) Bio-elimination and organ retention profile of benzanthrone in scorbutic and non-scorbutic guinea pigs. *Biochemical and Biophysical Research Communications* 178(3): 1405–1412

Das, M., Garg, K., Singh, G., Khanna, S. (1994) Attenuation of benzanthrone toxicity by ascorbic acid in guinea pigs. *Fundamental and Applied Toxicology* 22(3): 447–456

Dawson, E., Evans, D., Harris, W., Teter, M., McGanity, W. (1999) The effect of ascorbic acid supplementation on the blood lead levels of smokers. *Journal of the American College of Nutrition* 18(2): 166–170

De, K., Roy, K., Saha, A., Sengupta, C. (2001) Evaluation of alphatocopherol, probucol and ascorbic acid as suppressors of digoxin induced lipid peroxidation. *Acta Poloniae Pharmaceutica* 58(5): 391–400

De la Fuente, M., Victor, V. (2001) Ascorbic acid and N-acetylcysteine improve in vitro the function of lymphocytes from mice with endotoxin-induced oxidative stress. *Free Radical Research* 35(1): 73–84

De Vito, M., Wagner, G. (1989) Methamphetamine-induced neuronal damage: a possible role for free radicals. *Neuropharmacology* 28(10): 1145–1150

Desole, M., Anania, V., Esposito, G., Carboni, F., Senini, A., Miele, E. (1987) Neurochemical and behavioural changes induced by ascorbic acid and d-amphetamine in the rat. *Pharmacological Research Communications* 19(6): 441–450

Dey, P. (1965) Protective action of lemon juice and ascorbic acid against lethality and convulsive property of strychnine. *Die Naturwissenschaften* 52: 164

Dey, P. (1966) Efficacy of vitamin C in counteracting tetanus toxicity. *Die Naturwissenschaften* 53(12): 310

Dey, P. (1967) Protective action of ascorbic acid & its precursors on the convulsive & lethal actions of strychnine. *Indian Journal of Experimental Biology* 5(2): 110–112

Dey, S., Nayak, P., Roy, S. (2001) Chromium-induced membrane damage: protective role of ascorbic acid. *Journal of Environmental Sciences* (China) 13(3): 272–275

Dhawan, M., Kachru, D., Tandon, S. (1988) Influence of thiamine and ascorbic acid supplementation on the antidotal efficacy of thiol chelators in experimental lead intoxication. *Archives of Toxicology* 62(4): 301–304

Dhawan, M., Flora, S., Tandon, S. (1989) Preventive and therapeutic role of vitamin E in chronic plumbism. *Biomedical and Environmental Sciences* 2(4): 335–340

Dhir, H., Roy, A., Sharma, A., Talukder, G. (1990) Modification of clastogenicity of lead and aluminium in mouse bone marrow cells by dietary ingestion of Phyllanthus emblica fruit extract. *Mutation Research* 241(3): 305–312

Dhir, H., Agarwal, K., Sharma, A., Talukder, G. (1991) Modifying role of Phyllanthus emblica and ascorbic acid against nickel clastogenicity in mice. *Cancer Letters* 59(1): 9–18

Dirks, M., Davis, D., Cheraskin, E., Jackson, J. (1994) Mercury excretion and intravenous ascorbic acid. *Archives of Environmental Health* 49(1): 49–52

Diwan, S., Sharma, A., Jain, A., Gupta, O., Jajoo, U. (1991) Dapsone induced methaemoglobinaemia. *Indian Journal of Leprosy* 63(1): 103–105

Domingo, J., Llobet, J., Corbella, J. (1985) Protection of mice against the lethal effects of sodium metavanadate: a quantitative comparison of a number of chelating agents. *Toxicology Letters* 26(2-3): 95–99

Domingo, J., Llobet, J., Tomas, J., Corbella, J. (1986) Influence of chelating agents on the toxicity, distribution and excretion of vanadium in mice. *Journal of Applied Toxicology* 6(5): 337–341

Domingo, J., Gomez, M., Llobet, J., Corbella, J. (1990) Chelating agents in the treatment of acute vanadyl sulphate intoxication in mice. *Toxicology* 62(2): 203–211

Donaldson, J., Hemming, R., LaBella, F. (1985) Vanadium exposure enhances lipid peroxidation in the kidney of rats and mice. *Canadian Journal of Physiology and Pharmacology* 63(3): 196–199

Dotsch, J., Demirakca, S., Cryer, A., Hanze, J., Kuhl, P., Rascher, W. (1998) Reduction of NO-induced methemoglobinemia requires extremely high doses of ascorbic acid in vitro. *Intensive Care Medicine* 24(6): 612–615

Doyle, M., Herman, J., Dykstra, R. (1985) Autocatalytic oxidation of hemoglobin induced by nitrite: activation and chemical inhibition. *Journal of Free Radicals in Biology & Medicine* 1(2): 145–153

Dunlap, C., Leslie, F. (1985) Effect of ascorbate on the toxicity of morphine in mice. *Neuropharmacology* 24(8): 797–804

Dreosti, I., McGown, M. (1992) Antioxidants and UV-induced genotoxicity. *Research Communications in Chemical Pathology and Pharmacology* 75(2): 251–254

Dunham, W., Zuckerkandl, E., Reynolds, R., Willoughby, R., Marcuson, R., Barth, R., Pauling, L. (1982) Effects of intake of L-ascorbic acid on the incidence of dermal neoplasms induced in mice by ultraviolet light. *Proceedings of the National Academy of Sciences of the United States of America* 79(23): 7532–7536

Durak, I., Karabacak, H., Buyukkocak, S., Cimen, M., Kacmaz, M., Omeroglu, E., Ozturk, H. (1998) Impaired antioxidant defense system in the kidney tissues from rabbits treated with cyclosporine. Protective effects of vitamins E and C. *Nephron* 78(2): 207–211

Dvorak, M. (1989) [The effect of polychlorinated biphenyls on the vitamin, A., vitamin E, and ascorbic acid status in young pigs]. *Archiv fur Experimentelle Veterinärmedizin* 43(1): 51–60

Dwenger, A., Pape, H., Bantel, C., Schweitzer, G., Krumm, K., Grotz, M., Lueken, B., Funck, M., Regel, G. (1994) Ascorbic acid reduces the endotoxin-induced lung injury in awake sheep. *European Journal of Clinical Investigation* 24(4): 229–235

Dwivedi, N., Das, M., Joshi, A., Singh, G., Khanna, S. (1993) Modulation by ascorbic acid of the cutaneous and hepatic biochemical effects induced by topically applied benzanthrone in mice. *Food and Chemical Toxicology* 31(7): 503–508

Dwivedi, N., Das, M., Khanna, S. (2001) Role of biological antioxidants in benzanthrone toxicity. *Archives of Toxicology* 75(4): 221–226

Eberlein-Konig, B., Placzek, M., Przybilla, R. (1998) Protective effect against sunburn of combined systemic ascorbic acid (vitamin C) and d-alpha-tocopherol (vitamin E). *Journal of the American Academy of Dermatology* 38(1): 45–48

Ebringer, L., Dobias, J., Krajcvoic, J., Polonyi, J., Krizkova, L., Lahitova, N. (1996) Antimutagens reduce ofloxacin-induced bleaching in Euglena gracilis. *Mutation Research* 359(2): 85–93

Ehrlich, P. (1909) Ueber den jetzigen Stand der Chemotherapie. *Berichte der Deutschen Chemischen Gesellschaft* 42: 1–31

Eldor, A., Vlodavsky, I., Riklis, E., Fuks, Z. (1987) Recovery of prostacyclin capacity of irradiated endothelial cells and the protective effect of vitamin C. *Prostaglandins* 34(2): 241–255

European Food Safety Authority. (2014) Scientific Opinion on Dietary Reference Values for chromium. *EFSA Journal* 12(10): 3845–3870.

Evans, E., Norwood, W., Kehoe, R., Machle, W. (1943) The effects of ascorbic acid in relation to lead absorption. *The Journal of the American Medical Association* 121(7): 501–504

Fahmy, M., Aly, F. (2000) In vivo and in vitro studies on the genotoxicity of cadmium chloride in mice. *Journal of Applied Toxicology* 20(3): 231–238

Faizallah, R., Morris, A., Krasner, N., Walker, R. (1986) Alcohol enhances vitamin C excretion in the urine. *Alcohol and Alcoholism* 21(1): 81–84

Farbiszewski, R., Witek, A., Skrzydlewska, E. (2000) N-acetylcysteine or trolox derivative mitigate the toxic effects of methanol on the antioxidant system of rat brain. *Toxicology* 156(1): 47–55

Farombi, E. (2001) Antioxidant status and hepatic lipid peroxidation in chloramphenicol-treated rats. *The Tokohu Journal of Experimental Medicine* 194(2): 91–98

Faulstich, H., Wieland, T. (1996) New aspects of amanitin and phalloidin poisoning. *Advances in Experimental Medicine and Biology* 391: 309–314

Ferrer, E., Baran, E. (2001) Reduction of vanadium(V) with ascorbic acid and isolation of the generated oxovanadium(IV) species. *Biological Trace Element Research* 83(2): 111–119.

Ficek, W. (1994) Heavy metals and the mammalian thymus: in vivo and in vitro investigations. *Toxicology and Industrial Health* 10(3): 191–201

Fighera, M., Queiroz, C., Stracke, M., Brauer, M., Gonzalez-Rodriguez, L., Frussa-Filho, R., Wajner, M., de Mello, C. (1999) Ascorbic acid and alpha-tocopherol attenuate methylmalonic acid-induced convulsions. *Neuroreport* 10(10): 2039–2043

Fink, B., Schwemmer, M., Fink, N., Bassenge, E. (1999) Tolerance to nitrates with enhanced radical formation suppressed by carvedilol. *Journal of Cardiovascular Pharmacology* 34(6): 800–805

Fischer, A., Hess, C., Neubauer, T., Eikmann, T. (1998) Testing of chelating agents and vitamins against lead toxicity using mammalian cell cultures. *Analyst* 123(1): 55–58

Flanagan, P., Chamberlain, M., Valberg, L. (1982) The relationship between iron and lead absorption in humans. *The American Journal of Clinical Nutrition* 36(5): 823–829

Flora, S., Tandon, S. (1986) Preventive and therapeutic effects of thiamine, ascorbic acid and their combination in lead intoxication. *Acta Pharmacologica et Toxicologica* (Kopenhagen) 58(5): 374–378

Fomenko, L., Bezlepkina, T., Anoshkin, A., Gaziev, A. (1997) [A vitamin-antioxidant diet decreases the level of chromosomal damages and the frequency of gene mutations in irradiated mice]. *Izvestiia Akademii Nauk. Seriia Biologicheskaia* 4: 419–424

Forman, D. (1991) The etiology of gastric cancer. *IARC Scientific Publications* 105: 22–32

Forssman, S., Frykholm, K. (1947) Benzene poisoning. II. Examination of workers exposed to benzene with reference to the presence of ester sulfate, muconic acid, urochrome A and polyphenols in the urine together with vitamin C deficiency. Prophylactic measures. *Acta Medica Scandinavica* 128(3): 256–280

Fox, M., Fry, B. (1970) Cadmium toxicity decreased by dietary ascorbic acid supplements. *Science* 169(949): 989–991

Fox, M. (1975) Protective effects of ascorbic acid against toxicity of heavy metals. *Annals of the New York Academy of Sciences* 258: 144–150

Frei, B., England, L., Ames, B. (1989) Ascorbate is an outstanding antioxidant in human blood plasma. *Proceedings of the National Academy of Sciences of the United States of America* 86(16): 6377–6381

Frei, B., Stocker, R., England, L., Ames, B. (1990) Ascorbate: the most effective antioxidant in human blood plasma. *Advances in Experimental Medicine and Biology* 264: 155–163

Friend, D., Marquis, H. (1936) Arsphenamine sensitivity and vitamin C. *American Journal of Syphilis, Gonorrhea and Venereal Diseases* 22: 239–242

Fujimoto, Y., Nakatani, E., Horinouchi, M., Okamoto, K., Sakuma, S., Fujita, T. (1989) Inhibition of paraquat accumulation in rabbit kidney cortex slices by ascorbic acid. *Research Communications in Clinical Pathology and Pharmacology* 65(2): 245–248

Fujita, K., Shinpo, K., Yamada, K., Sato, T., Niimi, N., Shamoto, M., Nagatsu, T., Takeuchi, T., Umezawa, H. (1982) Reduction of adriamycin toxicity by ascorbate in mice and guinea pigs. *Cancer Research* 42(1): 309–316

Fujiwara, M., Kuriyama, K. (1977) Effect of PCB (polychlorobiphenyls) on L-ascorbic acid, pyridoxal phosphate and riboflavin contents in various organs and on hepatic metabolism of L-ascorbic acid in the rat. Japanese *Journal of Pharmacology* 27(5): 621–627

Fukuda, F., Kitada, M., Horie, T., Awazu, S. (1992) Evaluation of adriamycin-induced lipid peroxidation. *Biochemical Pharmacology* 44(4): 755–760

Fuller, R., Henson, E., Shannon, E., Collins, A., Brunson, J. (1971) Vitamin C deficiency and susceptibility to endotoxin shock in guinea pigs. *Archives of Pathology* 92(4): 239–243

Fulton, B., Jeffery, E. (1990) Absorption and retention of aluminum from drinking water. 1. Effect of citric and ascorbic acids on aluminum tissue levels in rabbits. *Fundamental and Applied Toxicology* 14(4): 788–796

Gage, J. (1964) Distribution and excretion of methyl and phenyl mercury salts. *British Journal of Industrial Medicine* 21: 197–202

Gage, J. (1975) Mechanisms for the biodegradation of organic mercury compounds: the actions of ascorbate and of soluble proteins. *Toxicology and Applied Pharmacology* 32(2): 225–238

Gao, F., Yi, J., Shi, G., Li, H., Shi, X., Wang, Z., Tang, X. (2002) [Ascorbic acid enhances the apoptosis of U937 cells induced by arsenic trioxide in combination with DMNQ and its mechanism]. *Zhonghua Xueyexue Zazhi* 23(1): 9–11

Gao, F., Yao, C., Gao, E., Mo, Q., Yan, W., McLaughlin, R., Lopez, B., Christopher, T., Ma, X. (2002a) Enhancement of glutathione cardioprotection by ascorbic acid in myocardial reperfusion injury. *The Journal of Pharmacology and Experimental Therapeutics* 301(2): 543–550

Garcia, R., Municio, A. (1990) Effect of Escherichia coli endotoxin on ascorbic acid transport in isolated adrenocortical cells. *Proceedings of the Society for Experimental Biology and Medicine* 193(4): 280–284

Garcia-Roche, M., Castillo, A., Gonzalez, T., Grillo, M., Rios, J., Rodriguez, N. (1987) Effect of ascorbic acid on the hepatoxicity due to the daily intake of nitrate, nitrite and dimethylamine. *Die Nahrung* 31(2): 99–104

Garg, K., Khanna, S., Das, M., Singh, G. (1992) Effect of extraneous supplementation of ascorbic acid on the bio-disposition of benzanthrone in guinea pigs. *Food and Chemical Toxicology* 30(11): 967–971

Geetanjali, D., Rita, P., Reddy, P. (1993) Effect of ascorbic acid in the detoxification of the insecticide dimethoate in the bone marrow erythrocytes of mice. *Food and Chemical Toxicology* 31(6): 435–437

Geetha, A., Catherine, J., Shyamala Devi, C. (1989) Effect of alpha-tocopherol on the microsomal lipid peroxidation induced by doxorubicin: influence of ascorbic acid. *Indian Journal of Physiology and Pharmacology* 33(1): 53–58

Ghaskadbi, S., Rajmachikar, S., Agate, C., Kapadi, A., Vaidya, V. (1992) Modulation of cyclophosphamide mutagenicity by vitamin C in the in vivo rodent micronucleus assay. *Teratogenesis, Carcinogenesis, and Mutagenesis* 12(1): 11–17

Ghosh, S., Ghosh, D., Chattopadhyay, S., Debnath, J. (1999) Effect of ascorbic acid supplementation on liver and kidney toxicity in cyclophosphamide-treated female albino rats. *The Journal of Toxicological Sciences* 24(3): 141–144

Giannini, A., Loiselle, R., DiMarzio, L., Giannini, M. (1987) Augmentation of haloperidol by ascorbic acid in phencyclidine intoxication. *The American Journal of Psychiatry* 144(9): 1207–1209

Giles, H., Meggiorini, S. (1983) Artifactual production and recovery of acetaldehyde from ethanol in urine. *Canadian Journal of Physiology and Pharmacology* 61(7): 717–721

Ginter, E., Chorvatovicova, D., Kosinova, A. (1989) Vitamin C lowers mutagenic and toxic effect of hexavalent chromium in guinea pigs. *International Journal for Vitamin and Nutrition Research* 59(2): 161–166

Ginter, E., Zloch, Z., Ondreicka, R. (1998) Influence of vitamin C status on ethanol metabolism in guinea-pigs. *Physiological Research* 47(2): 137–141

Ginter, E., Zloch, Z. (1999) Influence of vitamin C status on the metabolic rate of a single dose of ethanol-1-(14)C in guinea pigs. *Physiological Research* 48(5): 369–373

Giri, A., Khynriam, D., Prasad, S. (1998) Vitamin C mediated protection on cisplatin induced mutagenicity in mice. *Mutation Research* 421(2): 139–148

Glascott, P., Gilfor, E., Serroni, A., Farber, J. (1996) Independent antioxidant action of vitamins E and C in cultured rat hepatocytes intoxicated with allyl alcohol. *Biochemical Pharmacology* 52(8): 1245–1252

Gomez, M., Domingo, J., Llobet, J., Corbella, J. (1991) Effectiveness of some chelating agents on distribution and excretion of vanadium in rats after prolonged oral administration. *Journal of Applied Toxicology* 11(3): 195–198

Gonskii, I., Korda, M., Klishch, I., Fira, L. (1996) [Role of the antioxidant system in the pathogenesis of toxic hepatitis]. *Patologicheskaia Fiziologiia i Eksperimental'naia Terapiia* 2: 43–45

Gontea, I., Dumitrache, S., Rujinski, A., Draghicescu, M. (1969) Influence of chronic benzene intoxication on vitamin C in the guinea pig and rat. *Igiena* 18: 1–11.

Gontzea, J. et al. (1963) The vitamin C requirements of lead workers. *Internationale Zeitschrift fur Angenwandte Physiologie* (Berlin) 20: 20–33

Goyer, R., Cherian, M. (1979) Ascorbic acid and EDTA treatment of lead toxicity in rats. *Life Sciences* 24(5): 433–438

Grabarczyk, M., Podstawka, U., Kopec-Szlezak, J. (1991) [Protection of human peripheral blood leukocytes with vitamin E and C from toxic effects of fenarimol in vitro]. *Acta Haematologica Polonica* 22(1): 136–144

Grad, J., Bahlis, N., Reis, I., Oshiro, M., Dalton, W., Boise, L. (2001) Ascorbic acid enhances arsenic trioxide-induced cytotoxicity in multiple myeloma cells. *Blood* 98(3): 805–813

Greggi Antunes, L., Darin, J., Bianchi, M. (2000) Protective effects of vitamin C against cisplatin-induced nephrotoxicity and lipid peroxidation in adult rats: a dose–dependent study. *Pharmacological Research* 41(4): 405-411

Gregus, Z., Klaassen, C. (1986) Disposition of metals in rats: a comparative study of fecal, urinary, and biliary excretion and tissue distribution of eighteen metals. *Toxicology and Applied Pharmacology* 85(1): 24–38

Gregus, Z., Stein, A., Varga, F., Klaassen, C. (1992) Effect of lipoic acid on biliary excretion of glutathione and metals. *Toxicology and Applied Pharmacology* 114(1): 88–96.

Grosse, Y., Chekir-Ghedira, L., Huc, A., Obrecht-Pflumio, S., Dirheimer, G., Bacha, H., Pfohl-Leszkowicz, A. (1997) Retinol, ascorbic acid and alpha-tocopherol prevent DNA adduct formation in mice treated with the mycotoxins ochratoxin A and zearalenone. *Cancer Letters* 114(1-2): 225–229

Grunert, R. (1960) The effect of DL-alpha-lipoic acid on heavy-metal intoxication in mice and dogs. *Archives of Biochemistry and Biophysics* 86: 190–194

Gultekin, F., Delibas, N., Yasar, S., Kilinc, I. (2001) In vivo changes in antioxidant systems and protective role of melatonin and a combination of vitamin C and vitamin E on oxidative damage in erythrocytes induced by chlorpyrifos-ethyl in rats. *Archives of Toxicology* 75(2): 88–96

Guna Sherlin, D., Verma, R. (2000) Amelioration of fluorideinduced hypocalcaemia by vitamins. *Human & Experimental Toxicology* 19(11): 632–634

Gupta, S., Gupta, R., Seth, A. (1994) Reversal of clinical and dental fluorosis. *Indian Pediatrics* 31(4): 439–443

Gupta, S., Gupta, R., Seth, A., Gupta, A. (1996) Reversal of fluorosis in children. *Acta Paediatrica Japonica* 38(5): 513–519

Gupta, P., Kar, A. (1998) Role of ascorbic acid in cadmium-induced thyroid dysfunction and lipid peroxidation. *Journal of Applied Toxicology* 18(5): 317–320

Gurer, H., Ozgunes, H., Oztezcan, S., Ercal, N. (1999) Antioxidant role of alpha-lipoic acid in lead toxicity. *Free Radical Biology & Medicine* 27(1-2): 75–81

Gussow, L. (2000) The optimal management of mushroom poisoning remains undetermined. *The Western Journal of Medicine* 173(5): 317–318

Hajarizadeh, H., Lebredo, L., Barrie, R., Woltering, E. (1994) Protective effect of doxorubicin in vitamin C or dimethyl sulfoxide against skin ulceration in the pig. *Annals of Surgical Oncology* 1(5): 411–414

Halimi, J., Mimran, A. (2000) Systemic and renal effect of nicotine in non-smokers: influence of vitamin C. *Journal of Hypertension* 18(11): 1665–1669

Halliwell, B., Hu, M., Louie, S., Duvall, T., Tarkington, B., Motchnik, P., Cross, C. (1992) Interaction of nitrogen dioxide with human plasma. Antioxidant depletion and oxidative damage. *FEBS Letters* 313(1): 62–66

Hamilton, R., Garnett, W. (1980) Phencyclidine overdose. *Annals of Emergency Medicine* 9(3): 173–174

Han-Wen, H. et al. (1959) Treatment of lead poisoning. II. Experiments on the effect of vitamin C and rutin. *Chinese Journal Internal Medicine* 7: 19–20

Hassan, M., Numan, I., al-Nasiri, N., Stohs, S. (1991) Endrininduced histopathological changes and lipid peroxidation in livers and kidneys of rats, mice, guinea pigs and hamsters. *Toxicologic Pathology* 19(2): 108–114

Hatch, G., Slade, R., Selgrade, M., Stead, A. (1986) Nitrogen dioxide exposure and lung antioxidants in ascorbic acid-deficient guinea pigs. *Toxicology and Applied Pharmacology* 82(2): 351–359

He, Y., Hader, D. (2002) UV-B-induced formation of reactive oxygen species and oxidative damage of the cyanobacterium Anabaena sp.: protective effects of ascorbic acid and N-acetyl-Lcysteine. *Journal of Photochemistry and Photobiology. B, Biology* 66(2): 115–124

Hill, C. (1979) Studies on the ameliorating effect of ascorbic acid on mineral toxicities in the chick. *The Journal of Nutrition* 109(1): 84–90

Hirneth, H., Classen, H. (1984) Inhibition of nitrate-induced increase of plasma nitrite and methemoglobinemia in rats by simultaneous feeding of ascorbic acid or tocopherol. *Arzneimittelforschung* 34(9): 988–991

Hjelle, J., Grauer, G. (1986) Acetaminophen-induced toxicosis in dogs and cats. *Journal of the American Veterinary Medical Association* 188(7): 742–746

Hoda, Q., Sinha, S. (1991) Minimization of cytogenetic toxicity of malathion by vitamin C. *Journal of Nutritional Science and Vitaminology* 37(4): 329–339

Hoda, Q., SinhaS. (1993) Vitamin-C-mediated minimisation of Rogor-induced genotoxicity. *Mutation Research* 299(1): 29–36

Hoda, Q., Azfer, M., Sinha, S. (1993) Modificatory effect of vitamin C and vitamin B-complex on meiotic inhibition induced by organophosphorus pesticide in mice Mus musculus. *International Journal for Vitamin and Nutrition Research* 63(1): 48–51

Hoehler, D., Marquardt, R. (1996) Influence of vitamins E and C on the toxic effects of ochratoxin A and T-2 toxin in chicks. *Poultry Science* 75(12): 1508–1515

Holmes, H., Campbell, K., Amberg, E. (1939) Effect of vitamin C on lead poisoning. *Journal of Laboratory and Clinical Medicine* 24: 1119–1127

Hong, S., Anestis, D., Ball, J., Valentovic, M., Brown, P., Rankin, G. (1997) 4-Amino-2,6-dichlorophenol nephrotoxicity in the Fisher 344 rat: protection by ascorbic acid, AT-125, and aminooxyacetic acid. *Toxicology and Applied Pharmacology* 147(1): 115–125

Hong, S., Hwang, K., Lee, E., Eun, S., Cho, S., Han, C., Park, Y., Chang, S. (2002) Effect of vitamin C on plasma total antioxidant status in patients with paraquat intoxication. *Toxicology Letters* 126(1): 51–59

Horio, F., Yoshida, A. (1982) Effects of some xenobiotics on ascorbic acid metabolism in rats. *The Journal of Nutrition* 112(3): 416–425

Horio, F., Kimura, M., Yoshida, A. (1983) Effects of several xenobiotics on the activities of enzymes affecting ascorbic acid synthesis in rats. *Journal of Nutritional Science and Vitaminology* 29(3): 233–247

Horio, F., Ozaki, K., Kohmura, M., Yoshida, A., Makino, S., Hayashi, Y. (1986) Ascorbic acid requirement for the induction of microsomal drug-metabolizing enzymes in a rat mutant unable to synthesize ascorbic acid. *The Journal of Nutrition* 116(11): 2278–2289

Houston, D., Johnson, M. (2000) Does vitamin C intake protect against lead toxicity? *Nutrition Reviews* 58(3 Pt 1): 73–75

Hrgovic, Z. (1990) [Methemoglobinemia in a newborn infant following pudendal anesthesia in labor with prilocaine. A case report]. *Anästhesie, Intensivtherapie, Notfallmedizin* 25(2): 172–174

Hsu, P., Liu, M., Hsu, C., Chen, L., Guo, Y. (1998) Effects of vitamin E and/or C on reactive oxygen species-related lead toxicity in the rat sperm. *Toxicology* 128(3): 169–179

Hudecova, A., Ginter, E. (1992) The influence of ascorbic acid on lipid peroxidation in guinea pigs intoxicated with cadmium. *Food and Chemical Toxicology* 30(12): 1011–1013

Huggins, H., Levy, T. (1999) *Uninformed Consent: The Hidden Dangers in Dental Care.* Charlottesville, VA: Hampton Roads Publishing Company, Inc.

Ichinose, T., Sagai, M. (1989) Biochemical effects of combined gases of nitrogen dioxide and ozone. III. Synergistic effects on lipid peroxidation and antioxidative protective systems in the lungs of rats and guinea pigs. *Toxicology* 59(3): 259–270

Ilkiw, J., Ratcliffe, R. (1987) Paracetamol toxicity in a cat. *Australian Veterinary Journal* 64(8): 245–247

Jacques-Silva, M., Nogueira, C., Broch, L., Flores, E., Rocha, J. (2001) Diphenyl diselenide and ascorbic acid changes deposition of selenium and ascorbic acid in liver and brain of mice. *Pharmacology & Toxicology* 88(3): 119–125

Jaffe, E. (1982) Enzymopenic hereditary methemoglobinemia. *Haematologia* 15(4): 389–399

Jahan, K., Ahmad, K., Ali, M. (1984) Effect of ascorbic acid in the treatment of tetanus. *Bangladesh Medical Research Council Bulletin* 10(1): 24–28

Johnson, G., Lewis, T., Wagner, W. (1975) Acute toxicity of cesium and rubidium compounds. *Toxicology and Applied Pharmacology* 32(2): 239–245

Jones, M., Basinger, M. (1983) Chelate antidotes for sodium vanadate and vanadyl sulfate intoxication in mice. *Journal of Toxicology and Environmental Health* 12(4-6): 749–756

Jonker, D., Lee, V., Hargreaves, R., Lake, B. (1988) Comparison of the effects of ascorbyl palmitate and L-ascorbic acid on paracetamol-induced hepatotoxicity in the mouse. *Toxicology* 52(3): 287–295

Jungeblut, C. (1937) Inactivation of tetanus toxin by crystalline vitamin C (L-ascorbic acid). *Journal of Immunology* 33: 203–214

Jurima-Romet, M., Abbott, F., Tang, W., Huang, H., Whitehouse, L. (1996) Cytotoxicity of unsaturated metabolites of valproic acid and protection by vitamins C and E in glutathione-depleted rat hepatocytes. *Toxicology* 112(1): 69–85

Kadrabova, J., Madaric, A., Ginter, E. (1992) The effect of ascorbic acid on cadmium accumulation in guinea pig tissues. *Experientia* 48(10): 989–991

Kanthasamy, A., Ardelt, B., Malave, A., Mills, E., Powley, T., Borowitz, J., Isom, G. (1997) Reactive oxygen species generated by cyanide mediate toxicity in rat pheochromocytoma cells. *Toxicology Letters* 93(1): 47–54

Kao, H., Jai, S., Young, Y. (1965) [A study of the therapeutic effect of large dosage of injection ascorbici acidi on the depression of the central nervous system as in acute poisoning due to barbiturates]. *Acta Pharmaceutica Sinica* 12(11): 764–765

Kaplan, A., Smith, C., Promnitz, D., Joffe, B., Seftel, H. (1990) Methaemoglobinaemia due to accidental sodium nitrite poisoning. Report of 10 cases. *South African Medical Journal* 77(6): 300–301

Kari, F., Hatch, G., Slade, R., Crissman, K., Simeonova, P., Luster, M. (1997) Dietary restriction mitigates ozone-induced lung inflammation in rats: a role for endogenous antioxidants. *American Journal of Respiratory Cell and Molecular Biology* 17(6): 740–747

Karimov, T. (1988) [Vitamin status of workers in the chromium industry]. *Voprosy Pitaniia* May-June (3): 20–22

Katz, J., Chaushu, G., Sharabi, Y. (2001) On the association between hypercholesterolemia, cardiovascular disease and severe periodontal disease. *Journal of Clinical Periodontology* 28(9): 865–868

Kaul, B., Davidow, B. (1980) Application of a radioimmunoassay screening test for detection and management of phencyclidine intoxication. *Journal of Clinical Periodontology* 20(8-9): 500–505

Kawai-Kobayashi, K., Yoshida, A. (1986) Effect of dietary ascorbic acid and vitamin E on metabolic changes in rats and guinea pigs exposed to PCB. *The Journal of Nutrition* 116(1): 98–106

Kawai-Kobayashi, K., Yoshida, A. (1988) Effect of polychlorinated biphenyls on lipids and ascorbic acid metabolism in streptozotocin-induced diabetic rats. *Journal of Nutritional Science and Vitaminology* 34(3): 281–291

Kennedy, M., Bruninga, K., Mutlu, E., Losurdo, J., Choudhary, S., Keshavarzian, A. (2001) Successful and sustained treatment of chronic radiation proctitis with antioxidant vitamins E and C. *The American Journal of Gastroenterology* 96(4): 1080–1084

Khan, P., Sinha, S. (1994) Impact of higher doses of vitamin C in modulating pesticide genotoxicity. *Teratogenesis, Carcinogenesis, and Mutagenesis* 14(4): 175–181

Khan, P., Sinha, S. (1996) Ameliorating effect of vitamin C on murine sperm toxicity induced by three pesticides (endosulfan, phosphamidon and mancozeb). *Mutagenesis* 11(1): 33–36

Khaw, K., Bingham, S., Welch, A., Luben, R., Wareham, N., Oakes, S., Day, N. (2001) Relation between plasma ascorbic acid and mortality in men and women in EPIC-Norfolk prospective study: a prospective population study. European Prospective Investigation into Cancer and Nutrition. *Lancet* 357(9257): 657–663

Kirsch, M., de Groot, H. (2000) Ascorbate is a potent antioxidant against peroxynitrite-induced oxidation reactions. Evidence that ascorbate acts by re-reducing substrate radicals produced by peroxynitrite. *The Journal of Biological Chemistry* 275(22): 16702–16708

Klenner, F. (1954) Recent discoveries in the treatment of lockjaw with vitamin C and Tolserol. *Tri-State Medical Journal* Juli; 7–11

Klenner, F. (1954a) Case history cure of a 4-year-old child bitten by a mature Highland moccasin. *Tri-State Medical Journal* Juli

Klenner, F. (1957) The Black Widow spider. Case History. *Tri-State Medical Journal* December; 15–18

Klenner, F. (1971) Observations on the dose and administration of ascorbic acid when employed beyond the range of a vitamin in human pathology. *Journal of Applied Nutrition* 23(3&4): 61–88

Klenner, F. (1974) Significance of high daily intake of ascorbic acid in preventive medicine. *Journal of the International Academy of Preventive Medicine* 1(1): 45–69

Kobayashi, S., Takehana, M., Itoh, S., Ogata, E. (1996) Protective effect of magnesium-L-ascorbyl-2 phosphate against skin damage induced by UVB irradiation. *Photochemistry and Photobiology* 64(1): 224–228

Kodavanti, U., Hatch, G., Starcher, B., Giri, S., Winsett, D., Costa, D. (1995) Ozone-induced pulmonary functional, pathological, and biochemical changes in normal and Vitamin-C-deficient guinea pigs. *Fundamental and Applied Toxicology* 24(2): 154–164

Kodavanti, U., Costa, D., Dreher, K., Crissman, K., Hatch, G. (1995a) Ozone-induced tissue injury and changes in antioxidant homeostasis in normal and ascorbate-deficient guinea pigs. *Biochemical Pharmacology* 50(2): 243–251

Kojima, S., Iizuka, H., Yamaguchi, H., Tanuma, S., Kochi, M., Ueno, Y. (1994) Antioxidative activity of benzylideneascorbate and its effect on adriamycin-induced cardiotoxicity. *Anticancer Research* 14(5A): 1875–1880

Kok, A. (1997) Ascorbate availability and neurodegeneration in amyotrophic lateral sclerosis. *Medical Hypotheses* 48(4): 281–296

Kola, I., Vogel, R., Spielmann, H. (1989) Co-administration of ascorbic acid with cyclophosphamide (CPA) to pregnant mice inhibits the clastogenic activity of CPA in preimplantation murine blastocysts. *Mutagenesis* 4(4): 297–301

Koner, B., Banerjee, B., Ray, A. (1998) Organochlorine pesticideinduced oxidative stress and immune suppression in rats. *Indian Journal of Experimental Biology* 36(4): 395–398

Konopacka, M., Widel, M., Rzeszowska-Wolny, J. (1998) Modifying effect of vitamins C, E and beta-carotene against gamma-rayinduced DNA damage in mouse cells. *Mutation Research* 417(2–3): 85–94

Konopacka, M., Rzeszowska-Wolny, J. (2001) Antioxidant vitamins C, E and beta-carotene reduce DNA damage before as well as after gamma-ray irradiation of human lymphocytes in vitro. *Mutation Research* 491(1-2): 1–7

Korallus, U., Harzdorf, C., Lewalter, J. (1984) Experimental bases for ascorbic acid therapy of poisoning by hexavalent chromium compounds. *International Archives of Occupational and Environmental Health* 53(3): 247–256

Koshiisi, I., Mamura, Y., Imanari, T. (1997) Cyanate causes depletion of ascorbate in organisms. *Biochimica et Biophysica Acta* 1336(3): 566–574

Koyama, S., Kodama, S., Suzuki, K., Matsumoto, T., Miyazaki, T., Watanabe, M. (1998) Radiation-induced long-lived radicals which cause mutation and transformation. *Mutation Research* 421(1): 45–54

Krasner, N., Dow, J., Moore, M., Goldberg, A. (1974) Ascorbic-acid saturation and ethanol metabolism. *Lancet* 2(7882): 693–695

Kratzing, C., Willis, R. (1980) Decreased levels of ascorbic acid in lung following exposure to ozone. *Chemico-Biological Interactions* 30(1): 53–56

Kretzschmar, C., Ellis, F. (1974) The effect of x rays on ascorbic acid concentration in plasma and in tissues. *The British Journal of Radiology* 20(231): 94–99

Krishna, G., Nath, J., Ong, T. (1986) Inhibition of cyclophosphamide and mitomycin C-induced sister chromatid exchanges in mice by vitamin C. *Cancer Research* 46(6): 2670–2674

Kubova, J., Tulinska, J., Stolcova, E., Mosatova, A., Ginter, E. (1993) The influence of ascorbic acid on selected parameters of cell immunity in guinea pigs exposed to cadmium. *Zeitschrift fur Ernährungswissenschaft* 32(2): 113–120

Kueh, Y., LChio, Guan, R. (1986) Congenital enzymopenic methaemoglobinaemia. *Annals of the Academy of Medicine*, Singapore 15(2): 250–254

Kurbacher, C., Wagner, U., Kolster, B., Andreotti, P., Krebs, D., Bruckner, H. (1996) Ascorbic acid (vitamin C) improves the antineoplastic activity of doxorubicin, cisplatin, and paclitaxel in human breast carcinoma cells in vitro. *Cancer Letters* 103(2): 183–189

Lahir, K. (1943) Advancement in the treatment of arsenical intolerance. *Indian Journal of Venereal Diseases and Dermatology* 9(1): 115–117

Laing, M. (1984) A cure for mushroom poisoning. *South African Medical Journal* 65(15): 590

Laky, D., Constantinescu, S., Filipescu, G., Ratea, E., Zeana, C. (1984) Morphophysiological studies in experimental myocardial stress induced by isoproterenol. Note II. The myocardioprotector effect of magnesium ascorbate. *Morphologie et Embryologie* 30(1): 55–59

LaLonde, C., Nayak, U., Hennigan, J., Demling, R. (1997) Excessive liver oxidant stress causes mortality in response to burn injury combined with endotoxin and is prevented with antioxidants. *The Journal of Burn Care & Rehabilitation* 18(3): 187–192

Lambert, A., Eastmond, D. (1994) Genotoxic effects of the ophenylphenol metabolites phenylhydroquinone and phenylbenzoquinone in V79 cells. *Mutation Research* 322(4): 243–256

Landauer, W., Sopher, D. (1970) Succinate, glycerophosphate and ascorbate as sources of cellular energy and as antiteratogens. *Journal of Embryology and Experimental Morphology* 24(1): 187–202

Lauwerys, R., Roels, H., Buchet, J., Bernard, A., Verhoeven, L., Konings, J. (1983) The influence of orally-administered vitamin C or zinc on the absorption of and the biological response to lead. *Journal of Occupational Medicine* 25(9): 668–678

Lee, C., Harman, G., Hohl, R., Gingrich, R. (1996) Fatal cyclophosphamide cardiomyopathy: its clinical course and treatment. *Bone Marrow Transplantation* 18(3): 573–577

Lee, E. (1991) Plant resistance mechanisms to air pollutants: rhythms in ascorbic acid production during growth under ozone stress. *Chronobiology International* 8(2): 93–102

Leung, H., Morrow, P. (1981) Interaction of glutathione and ascorbic acid in guinea pig lungs exposed to nitrogen dioxide. *Research Communications in Chemical Pathology and Pharmacology* 31(1): 111–118

Libowitkzy, O., Seyfried, H. (1940) Bedeutung von Vitamin C für Benzolarbeiter. *W iener Klinische Wochenschrift* 53: 543

Liehr, J. (1991) Vitamin C reduces the incidence and severity of renal tumors induced by estradiol or diethylstilbestrol. *The American Journal of Clinical Nutrition* 54(6 Suppl): 1256S 1260S

Little, M., Gawkrodger, D., MacNeil, S. (1996) Chromium- and nickel-induced cytotoxicity in normal and transformed human keratinocytes: an investigation of pharmacological approaches to the prevention of Cr(VI)-induced cytotoxicity. *The British Journal of Dermatology* 134(2): 199–207

Lock, E., Cross, T., Schnellmann, R. (1993) Studies on the mechanism of 4-aminophenol-induced toxicity to renal proximal tubules. *Human & Experimental Toxicology* 12(5): 383–388

Longenecker, H., Musulin, R., Tully, R., King, C. (1939) An acceleration of vitamin C synthesis and excretion by feeding known organic compounds to rats. *The Journal of Biological Chemistry* 129: 445–453

Longenecker, H., Fricke, H., King, C. (1940) The effect of organic compounds upon vitamin C synthesis in the rat. *The Journal of Biological Chemistry* 135: 492–510

Lopez-Gonzalez, M., Guerrero, J., Rojas, F., Delgado, F. (2000) Ototoxicity caused by cisplatin is ameliorated by melatonin and other antioxidants. *Journal of Pineal Research* 28(2): 73–80

Lurie, J. (1965) Benzene intoxication and vitamin C. *The Transactions of the Association of Industrial Medical Officers* 15: 78–79

Lyall, V., Chauhan, V., Prasad, R., Sarkar, A., Nath, R. (1982) Effect of chronic chromium treatment on the ascorbic acid status of the rat. *Toxicology Letters* 12(2-3): 131–135

McChesney, E., Barlow, O., Klinck Jr., G. (1942) The detoxication of neoarsphenamine by means of various organic acids. *The Journal of Pharmacology and Experimental Therapeutics* 80: 81–92

McChesney, E. (1945) Further studies on the detoxication of the arsphenamines by ascorbic acid. *The Journal of Pharmacology and Experimental Therapeutics* 84: 222–235

McConnico, R., Brownie, C. (1992) The use of ascorbic acid in the treatment of 2 cases of red maple (Acer rubrum) – poisoned horses. *The Cornell Veterinarian* 82(3): 293–300

McCormick, W. (1945) Sulfonamide sensitivity and C-avitaminosis. *Canadian Medical Association Journal* 52: 68–70

Maellaro, E., Del Bello, B., Sugherini, L., Pompella, A., Casini, A., Comporti, M. (1994) Protection by ascorbic acid against oxidative injury of isolated hepatocytes. *Xenobiotica* 24(3): 281–289

Magos, L., Sziza, M. (1962) Effect of ascorbic acid in aniline poisoning. *Nature* 194(4833): 1084

Mahaffey, K. (1999) Methylmercury: a new look at the risks. *Public Health Reports* 114(5): 396–399

Majewska, M., Bell, J. (1990) Ascorbic acid protects neurons from injury induced by glutamate and NMDA. *Neuroreport* 1(3-4): 194–196

Marchmont-Robinson, S. (1941) Effect of vitamin C on workers exposed to lead dust. *Journal of Laboratory and Clinical Medicine* 26: 1478–1481.

Maritz, G. (1993) The influence of maternal nicotine exposure on neonatal lung metabolism. Protective effect of ascorbic acid. *Cell Biology International* 17(6): 579–585

Marotta, F., Safran, P., Tajiri, H., Princess, G., Anzulovic, H., Ideo GM, Rouge, A., Seal, M., Ideo, G. (2001) Improvement of hemorheological abnormalities in alcoholics by an oral antioxidant. *Hepatogastroenterology* 48(38): 511–517

Marquardt, R., Frohlich, A. (1992) A review of recent advances in understanding ochratoxicosis. *Journal of Animal Science* 70(12): 3968–3988

Matkovics, B., Barabas, K., Szabo, L., Berencsi, G. (1980) In vivo study of the mechanism of protective effects of ascorbic acid and reduced glutathione in paraquat poisoning. *General Pharmacology* 11(5): 455–461

Matsuki, Y., Akazawa, M., Tsuchiya, K., Sakurai, H., Kiwada, H., Goromaru, T. (1991) [Effects of ascorbic acid on the free radical formations of isoniazid and its metabolites]. *Yakugaku Zasshi. Journal of the Pharmaceutical Society of Japan* 111(10): 600–605

Matsuki, Y., Hongu, Y., Noda, Y., Kiwada, H., Sakurai, H., Goromaru, T. (1992) [Effects of ascorbic acid on the metabolic fate and the free radical formation of iproniazid]. *Yakugaku Zasshi. Journal of the Pharmaceutical Society of Japan.* 112(12): 926–933

Matsuki, Y., Bandou, R., Kiwada, H., Maeda, H., Goromaru, T. (1994) Effects of ascorbic acid on iproniazid-induced hepatitis in phenobarbital-treated rats. *Biological & Pharmaceutical Bulletin* 17(8): 1078–1082

Matsushita, N., Kobayashi, T., Oda, H., Horio, F., Yoshida, A. (1993) Ascorbic acid deficiency reduces the level of mRNA for cytochrome P-450 on the induction of polychlorinated biphenyls. *Journal of Nutritional Science and Vitaminology* 39(4): 289–302

Mavin, J. (1941) Experimental treatment of acute mercury poisoning of guinea pigs with ascorbic acid. *Revista de la Sociedad Argentina de Biologia* (Buenos Aires) 17: 581–586

Meagher, E., Barry, O., Burke, A., Lucey, M., Lawson, J., Rokach, J., FitzGerald, G. (1999) Alcohol-induced generation of lipid peroxidation products in humans. *The Journal of Clinical Investigation* 104(6): 805–813

Meert, K., Ellis, J., Aronow, R., Perrin, E. (1994) Acute ammonium dichromate poisoning. *Annals of Emergency Medicine* 24(4): 748–750

Memon, A., Molokhia, M., Friedmann, P. (1994) The inhibitory effects of topical chelating agents and antioxidants on nickel-induced hypersensitivity reactions. *Journal of the American Academy of Dermatology* 30(4): 560–565

Mena, M., Pardo, B., Paino, C., de Yebenes, J. (1993) Levodopa toxicity in foetal rat midbrain neurons in culture: modulation by ascorbic acid. *Neuroreport* 4(4): 438–440

Menzel, D. (1994) The toxicity of air pollution in experimental animals and humans: the role of oxidative stress. *Toxicology Letters* 72(1-3): 269–277

Meyer, A. (1937) Benzene poisoning. *The Journal of the American Medical Association* 108(11): 911

Mills, E., Gunasekar, P., Pavlakovic, G., Isom, G. (1996) Cyanideinduced apoptosis and oxidative stress in differentiated PC12 cells. *Journal of Neurochemistry* 67(3): 1039–1046.

Milner, J. (1980) Ascorbic acid in the prevention of chromium dermatitis. *Journal of Occupational Medicine* 22(1): 51–52

Minakata, K., Suzuki, O., Saito, S., Harada, N. (1993) Ascorbate radical levels in human sera and rat plasma intoxicated with paraquat and diquat. *Archives of Toxicology* 67(2): 126–130

Minakata, K., Suzuki, O., Saito, S., Harada, N. (1996) Effect of dietary paraquat on a rat mutant unable to synthesize ascorbic acid. *Archives of Toxicology* 70(3-4): 256–258

Miquel, M., Aguilar, M., Aragon, C. (1999) Ascorbic acid antagonizes ethanol-induced locomotor activity in the open-field. *Pharmacology, Biochemistry, and Behavior* 62(2): 361–366

Mireles-Rocha, H., Galindo, I., Huerta, M., Trujillo-Hernandez, B., Elizalde, A., Cortes-Franco, R. (2002) UVB photoprotection with antioxidants: effects of oral therapy with d-alpha-tocopherol and ascorbic acid on the minimal erythema dose. *Acta Dermato-Venereologica* 82(1): 21–24

Mitra, A., Kulkarni, A., Ravikumar, V., Bourcier, D. (1991) Effect of ascorbic acid esters on hepatic glutathione levels in mice treated with a hepatotoxic dose of acetaminophen. *Journal of Biochemical Toxicology* 6(2): 93–100

Miyai, E., Yanagida, M., Akiyama, J., Yamamoto, I. (1996) Ascorbic acid 2-O-alpha-glucoside, a stable form of ascorbic acid, rescues human keratinocyte cell line, SCC, from cytotoxicity of ultraviolet light B. *Biological & Pharmaceutical Bulletin* 19(7): 984–987

Miyanishi, K., Kinouchi, T., Kataoka, K., Kanoh, T., Ohnishi, Y. (1996) In vivo formation of mutagens by intraperitoneal administration of polycyclic aromatic hydrocarbons in animals during exposure to nitrogen dioxide. *Carcinogenesis* 17(7): 1483–1490

Mochizuki, H., Oda, H., Yokogoshi, H. (2000) Dietary taurine alters ascorbic acid metabolism in rats fed diets containing polychlorinated biphenyls. *The Journal of Nutrition* 130(4): 873–876

Mohan, P., Bloom, S. (1999) Lipolysis is an important determinant of isoproterenol-induced myocardial necrosis. *Cardiovascular Pathology* 8(5): 255–261

Moison, R., Beijersbergen van Henegouwen, G. (2002) Topical antioxidant vitamins C and E prevent UVB-radiation-induced peroxidation of eicosapentaenoic acid in pig skin. *Radiation Research* 157(4): 402–409

Mokranjac, M., Petrovic, C. (1964) Vitamin C as an antidote in poisoning by fatal doses of mercury. *Comptes Rendus Hebdomadaires des Seances de l'Academie des Sciences* 258: 1341–1342

Moldowan, M., Acholonu, W. (1982) Effect of ascorbic acid or thiamine on acetaldehyde, disulfiram-ethanol- or disulfiram-acetaldehyde-induced mortality. *Agents and Actions* 12(5–6): 731–736

Montanini, S., Sinardi, D., Pratico, C., Sinardi, A., Trimarchi, G. (1999) Use of acetylcysteine as the life-saving antidote in Amanita phalloides (death cap) poisoning. Case report on 11 patients. *Arzneimittelforschung* 49(12): 1044–1047

Morton, A., Partridge, S., Blair, J. (1985) The intestinal uptake of lead. *Chemistry in Britain* 15: 923–927

Moss, M., Lanphear, B., Auinger, P. (1999) Association of dental caries and blood lead levels. *The Journal of the American Medical Association* 281(24): 2294–2298

Mothersill, C., Malone, J., O'Connor, M. (1978) Vitamin C and radioprotection. *British Journal of Radiology* 51(606): 474

Mudway, I., Housley, D., Eccles, R., Richards, R., Datta, A., Tetley, T., Kelly, F. (1996) Differential depletion of human respiratory tract antioxidants in response to ozone challenge. *Free Radical Research* 25(6): 499–513

Mueller, K., Kunko, P. (1990) The effects of amphetamine and pilocarpine on the release of ascorbic and uric acid in several rat brain areas. *Pharmacology, Biochemistry, and Behavior* 35(4): 871–876

Mukundan, H., Bahadur, A., Kumar, A., Sardana, S., Niak, S., Ray, A., Sharma, B. (1999) Glutathione level and its relation to radiation therapy in patients with cancer of uterine cervix. *Indian Journal of Experimental Biology* 37(9): 859–864

Murray, D., Hughes, R. (1976) The influence of dietary ascorbic acid on the concentration of mercury in guinea-pig tissues. *The Proceedings of the Nutrition Society* 35(3): 118A–119A

Na, K., Jeong, S., Lim, C. (1992) The role of glutathione in then acute nephrotoxicity of sodium dichromate. *Archives of Toxicology* 66(9): 646–651

Nagaoka, S., Kamuro, H., Oda, H., Yashida, A. (1991) Effects of polychlorinated biphenyls on cholesterol and ascorbic acid metabolism in primary cultured rat hepatocytes. *Biochemical Pharmacology* 41(8): 1259–1261

Nagyova, A., Galbavy, S., Ginter, E. (1994) Histopathological evidence of vitamin C protection against Cd-nephrotoxicity in guinea pigs. *Experimental and Toxicologic Pathology* 46(1): 11–14

Nagyova, A., Ginter, E. (1995) The influence of ascorbic acid on the hepatic cytochrome P-450, and glutathione in guinea-pigs exposed to 2,4-dichlorophenol. *Physiological Research* 44(5): 301–305

Nair, P., Philip, E. (1984) Accidental dapsone poisoning in children. *Annals of Tropical Paediatrics* 4(4): 241-242

Nakagawa, Y., Cotgreave, I., Moldeus, P. (1991) Relationships between ascorbic acid and alpha-tocopherol during diquatinduced redox cycling in isolated rat hepatocytes. *Biochemical Pharmacology* 42(4): 883–888

Nakao, S. (1961) Studies on the accelerating effect of cyanide on ascorbic acid oxidation by intestinal homogenate of rats. *Japanese Journal of Pharmacology* 10: 101–108

Narayana, M., Chinoy, N. (1994) Reversible effects of sodium fluoride ingestion on spermatozoa of the rat. *International Journal of Fertility and Menopausal Studies* 39(6): 337–346

Nardini, M., Finkelstein, E., Reddy, S., Valacchi, G., Traber, M., Cross, C., van der Vliet, A. (2002) Acrolein-induced cytotoxicity in cultured human bronchial epithelial cells. Modulation by alphatocopherol and ascorbic acid. *Toxicology* 170(3): 173–185

Narra, V., Howell, R., Sastry, K., Rao, D. (1993) Vitamin C as a radioprotector against iodine-131 in vivo. *Journal of Nuclear Medicine* 34(4): 637–640

Navasumrit, P., Ward, T., Dodd, N., O'Connor, P. (2000) Ethanolinduced free radicals and hepatic DNA strand breaks are prevented in vivo by antioxidants: effects of acute and chronic ethanol exposure. *Carcinogenesis* 21(1): 93–99

Naylor, G. (1984) Vanadium and manic depressive psychosis. *Nutrition and Health* 3(1–2): 79–85

Nefic, H. (2001) Anticlastogenic effect of vitamin C on cisplatin induced chromosome aberrations in human lymphocyte cultures. *Mutation Research* 498(1–2): 89–98

Netke, S., Roomi, M., Tsao, C., Niedzwiecki, A. (1997) Ascorbic acid protects guinea pigs from acute aflatoxin toxicity. *Toxicology and Applied Pharmacology* 143(2): 429–435

Neumann, N., Holzle, E., Wallerand, M., Vierbaum, S., Ruzicka, T., Lehmann, P. (1999) The photoprotective effect of ascorbic acid, acetylsalicylic acid, and indomethacin evaluated by the photo hen's egg test. *Photodermatology, Photoimmunology & Photomedicine* 15(5): 166–170

Niazi, S., Lim, J., Bederka, J. (1982) Effect of ascorbic acid on renal excretion of lead in the rat. *Journal of Pharmaceutical Sciences* 71(10): 1189–1190

Nirmala, C., Puvanakrishnan, R. (1996) Protective role of curcumin against isoproterenol induced myocardial infarction in rats. *Molecular and Cellular Biochemistry* 159(2): 85–93

Nomura, A. (1980) [Studies of sulfhemoglobin formation by various drugs (4). Influences of various antidotes on chemically induced methemoglobinemia and sulfhemoglobinemia (author's transl)]. *Nippon Yakurigaku Zasshi. Japanese Journal of Pharmacology* 76(6): 435–446

Nowak, G., Carter, C., Schnellmann, R. (2000) Ascorbic acid promotes recovery of cellular functions following toxicant-induced injury. *Toxicology and Applied Pharmacology* 167(1): 37–45

Oda, H., Yamashita, K., Sasaki, S., Horio, F., Yoshida, A. (1987) Long-term effects of dietary polychlorinated biphenyl and high level of vitamin E on ascorbic acid and lipid metabolism in rats. *The Journal of Nutrition* 117(7): 1217–1223

Ohshima, H., Bartsch, H. (1984) Monitoring endogenous nitrosamine foration in man. *IARC Scientific Publications* 59: 233–246

Ohta, Y., Nishida, K., Sasaki, E., Kongo, M., Ishiguro, I. (1997) Attenuation of disrupted hepatic active oxygen metabolism with the recovery of acute liver injury in rats intoxicated with carbon tetrachloride. *Research Communications in Molecular Pathology and Pharmacology* 95(2): 191–207

Okunieff, P. (1991) Interactions between ascorbic acid and the radiation of bone marrow, skin, and tumor. *The American Journal of Clinical Nutrition* 54(6 Suppl): 1281S–1283S

Olas, B., Wachowicz, B., Buczynski, A. (2000) Vitamin C suppresses the cisplatin toxicity on blood platelets. *Anti-cancer Drugs* 11(6): 487–493

On, Y., Kim, H., Kim, S., Chae, I., Oh, B., Lee, M., Park, Y., Choi, Y., Chung, M. (2001) Vitamin C prevents radiation-induced endotheliumdependent vasomotor dysfunction and de-endothelialization by inhibiting oxidative damage in the rat. *Clinical and Experimental Pharmacology & Physiology* 28(10): 816–821

O'Neill, P., Rahwan, R. (1976) Protection against acute toxicity of acetaldehyde in mice. *Research Communications in Chemical Pathology and Pharmacology* 13(1): 125–128

Ortega, A., Gomez, M., Domingo, J., Corbella, J. (1989) The removal of strontium from the mouse by chelating agents. *Archives of Environmental Contamination and Toxicology* 18(4): 612–616

Osipova, T., Sinelshchikova, T., Perminova, I., Zasukhina, G. (1998) [Repair processes in human cultured cells upon exposure to nickel salts and their modification]. *Genetika* 34(6): 852–856

Ousterhout, L., Berg, L. (1981) Effects of diet composition on vanadium toxicity in laying hens. *Poultry Science* 60(6): 1152–1159

Panda, B., Subhadra, A., Panda, K. (1995) Prophylaxis of antioxidants against the genotoxicity of methyl mercuric chloride and maleic hydrazide in Allium micronucleus assay. *Mutation Research* 343(2-3): 75-84

Pandya, K., Singh, G., Joshi, N. (1970) Effect of benzanthrone on the body level of ascorbic acid in guinea pigs. *Acta Pharmacologica et Toxicologica* 28(6): 499–506

Pardo, B., Mena, M., Fahn, S., de Yebenes, J. (1993) Ascorbic acid protects against levodopa-induced neurotoxicity on a catecholinerich human neuroblastoma cell line. *Movement Disorders* 8(3): 278–284

Pardo, B., Mena, M., Casarejos, M., Paino, C., de Yebenes, J. (1995) Toxic effects of L-DOPA on mesencephalic cell cultures: protection with antioxidants. *Brain Research* 682(1-2): 133–143

Pawan, G. (1968) Vitamins, sugars and ethanol metabolism in man. *Nature* 220(165): 374–376

Pelissier, M., Siess, M., Lhuissier, M., Grolier, P., Suschetet, M., Narbonne, J., Albrecht, R., Robertson, L. (1992) Effect of prototypic polychlorinated biphenyls on hepatic and renal vitamin contents and on drug-metabolizing enzymes in rats fed diets containing low or high levels of retinyl palmitate. *Food and Chemical Toxicology* 30(8): 723–729

Perez, A., Fernandez, S., Garcia-Roche, M., de las Cagigas, A., Castillo, A., Fonseca, G., Herrera, M. (1990) Mutagenicity of N-nitrosomorpholine biosynthesized from morpholine in the presence of nitrate and its inhibition by ascorbic acid. *Die Nahrung* 34(7): 661–664

Perminova, I., Sinel'shchikova, T., Alekhina, N., Perminova, E., Zasukhina, G. (2001) Individual sensitivity to genotoxic effects of nickel and antimutagenic activity of ascorbic acid. *Bulletin of Experimental Biology and Medicine* 131(4): 367–370

Perry, P., Juhl, R. (1977) Amphetamine psychosis. *American Journal of Hospital Pharmacy* 34(8): 883–885

Persoon-Rothert, M., van der Valk-Kokshoorn, E., Egas-Kenniphaas, J., Mauve, I., van der Laarse, A. (1989) Isoproterenol-induced cytotoxicity in neonatal rat heart cell cultures is mediated by free radical formation. *Journal of Molecular and Cellular Cardiology* 21(12): 1285–1291

Peterson, F., Knodell, R. (1984) Ascorbic acid protects against acetaminophen- and cocaine-induced hepatic damage in mice. *Drug-Nutrient Interactions* 3(1): 33–41

Pfohl-Leszkowicz, A. (1994) [Ochratoxin, A., ubiquitous mycotoxin contaminating human food]. *Comptes Rendus des Seances de la Societe de Biologie et de Ses Filiales* 188(4): 335–353

Pillans, P., Ponzi, S., Parker, M. (1990) Effects of ascorbic acid on the mouse embryo and on cyclophosphamide-induced cephalic DNA strand breaks in vivo. *Archives of Toxicology* 64(5): 423–425

Pillemer, L., Seifter, J., Kuehn, A., Ecker, E. (1940) Vitamin C in chronic lead poisoning. An experimental study. *The American Journal of the Medical Sciences* 200: 322–327

Pirozzi, D., Gross, P., Samitz, M. (1968) The effect of ascorbic acid on chrome ulcers in guinea pigs. *Archives of Environmental Health* 17(2): 178–180

Polec, R., Yeh, S., Shils, M. (1971) Protective effect of ascorbic acid, isoascorbic acid and mannitol against tetracycline-induced nephrotoxicity. *The Journal of Pharmacology and Experimental Therapeutics* 178(1): 152–158

Poon, R., Chu, I., Lecavalier, P., Bergman, A., Villeneuve, D. (1994) Urinary ascorbic acid—HPLC determination and application as a noninvasive biomarker of hepatic response. *Journal of Biochemical Toxicology* 9(6): 297–304

Poon, R., Lecavalier, P., Bergman, A., Yagminas, A., Chu, I., Valli, V. (1997) Effects of tris(4-chlorophenyl)methanol on the rat following short-term oral exposure. *Chemosphere* 34(1): 1–12

Poon, R., Park, G., Viau, C., Chu, I., Potvin, M., Vincent, R., Valli, V. (1998) Inhalation toxicity of methanol/gasoline in rats: effects of 13-week exposure. *Toxicology and Industrial Health* 14(4): 501– 520

Prchal, J., Jenkins, M. (2000) Hemoglobinopathies: methemoglobinemias, polycythemias, and unstable hemoglobins. *Cecil Textbook of Medicine*, 21. Auflage. Hg. von Goldman, L. und J. Bennett, Philadelphia, PA: W.B. Saunders Company

Rahimtula, A., Bereziat, J., Bussacchini-Griot, V., Bartsch, H. (1988) Lipid peroxidation as a possible cause of ochratoxin A toxicity. *Biochemical Pharmacology* 37(23): 4469–4477

Rai, L., Raizada M. (1988) Impact of chromium and lead on Nostoc muscorum: regulation of toxicity by ascorbic acid, glutathione, and sulfur-containing amino acids. *Ecotoxicology and Environmental Safety* 15(2): 195–205

Raina, V., Gurtoo, H. (1985) Effects of vitamins, A, C and E on aflatoxin B1-induced mutagenesis in Salmonella typhimurium TA-98 and TA-100. *Teratogenesis, Carcinogenesis, and Mutagenesis* 5(1): 29–40

Rajini, P., Krishnakumari, M. (1985) Effect of L-ascorbic acid supplementation on the toxicity of pirimiphos-methyl to albino rats. *International Journal for Vitamin and Nutrition Research* 55(4): 421–424

Ram, R., Singh, S. (1988) Carbofuran-induced histopathological and biochemical changes in liver of the teleost fish, Channa punctatus (Bloch). *Ecotoxicology and Environmental Safety* 16(3): 194–201

Rambeck, W., Guillot, I. (1996) [Bioavailability of cadmium: effect of vitamin C and phytase in broiler chickens]. Originalartikel in Deutsch. *Tierarztliche Praxis* 24(5): 467–470

Ramos, K., Acosta, D. (1983) Prevention by L(-)ascorbic acid of isoproterenol-induced cardiotoxicity in primary cultures of rat myocytes. *Toxicology* 26(1): 81–90

Ramos, K., Combs, A., Acosta, D. (1984) Role of calcium in isoproterenol cytotoxicity to cultured myocardial cells. *Biochemical Pharmacology* 33(12): 1989–1992

Rao, N., Snyder, R. (1995) Oxidative modifications produced in HL-60 cells on exposure to benzene metabolites. *Journal of Applied Toxicology* 15(5): 403–409

Rappolt, R., Gay, G., Farris, R. (1979) Emergency management of acute phencyclidine intoxication. *JACEP* 8(2): 68–76

Rappolt, R., Gay, G., Soman, M., Kobernick, M. (1979a) Treatment plan for acute and chronic adrenergic poisoning crisis utilizing sympatholytic effects of the B1-B2 receptor site blocker propranolol (Inderal) in concert with diazepam and urine acidification. *Clinical Toxicology* 14(1): 55–69

Rawal, B. (1978) Bactericidal action of ascorbic acid on Pseudomonas aeruginosa: alteration of cell surface as a possible mechanism. *Chemotherapy* 24(3): 166–171

Raziq, F., Jafarey, N. (1987) Influence of vitamin C administered after radiation. *The Journal of the Pakistan Medical Association* 37(3): 70–72

Rebec, G., Centore, J., White, L., Alloway, K. (1985) Ascorbic acid and the behavioral response to haloperidol: implications for the action of antipsychotic drugs. *Science* 227(4685): 438–440

Reddy, G., Srikantia, S. (1971) Effect of dietary calcium, vitamin C and protein in development of experimental skeletal fluorosis. I. Growth, serum chemistry, and changes in composition, and radiological appearance of bones. *Metabolism* 20(7): 642–656

Riabchenko, N., Ivannik, B., Khorokhorina, V., Riabchanko, V., Sin'kova, R., Grosheva, I., Dzikovskaia, L. (1996) [The molecular, cellular and systemic mechanisms of the radioprotective action of multivitamin antioxidant complexes]. *Radiatsionnaia Biologiia, Radioecologiia* 36(6): 895–899

Robertson, W. (2000) Chronic poisoning: trace metals and others. *Cecil Textbook of Medicine,* 21. Auflage. Hg. von Goldman, L. and J. Bennett, Philadelphia, PA: W.B. Saunders Company

Rojas, C., S. Cadenas, A. Herrero, J. Mendez, Barja, G. (1996) Endotoxin depletes ascorbate in the guinea pig heart. Protective effects of vitamins C and E against oxidative stress. *Life Sciences* 59(8): 649–657

Rojas, M., Rugeles, M., Gil, D., Patino, P. (2002) Differential modulation of apoptosis and necrosis by antioxidants in immunosuppressed human lymphocytes. *Toxicology and Applied Pharmacology* 180(2): 67–73

Romero-Ferret, C., Mottot, G., Legros, J., Margetts, G. (1983) Effect of vitamin C on acute paracetamol poisoning. *Toxicology Letters* 18(1-2): 153–156

Rothe, S., Gropp, J., Weiser, H., Rambeck, W. (1994) [The effect of vitamin C and zinc on the copper-induced increase of cadmium residues in swine]. *Zeitschrift fur Ernährungswissenshaft* 33(1): 61–67

Roy, A., Dhir, H., Sharma, A. (1992) Modification of metal-induced micronuclei formation in mouse bone marrow erythrocytes by Phyllanthus fruit extract and ascorbic acid. *Toxicology Letters* 62(1): 9–17

Rudra, P., Chatterjee, J., Chatterjee, G. (1975) Influence of lead administration on L-ascorbic acid metabolism in rats: effect of Lascorbic acid supplementation. *International Journal for Vitamin and Nutrition Research* 45(4): 429–437

Ruskin, S., Silberstein, R. (1938) Practical therapeutics. The influence of vitamin C on the therapeutic activity of bismuth, antimony and the arsenic group of metals. *Medical Record* 153: 327–330

Ruskin, A., Johnson, J. (1949) Cardiodepressive effects of mercurial diuretics. Cardioprotective value of BAL, ascorbic acid and thiamin. *Proceedings of the Society for Experimental Biology and Medicine* 72: 577–583

Ruskin, A., Ruskin, B. (1952) Effect of mercurial diuretics upon the respiration of the rat heart and kidney. III. The protective action of ascorbic acid against Mercuhydrin in vitro. *Texas Reports on Biology and Medicine* 10: 429–438

Rybak, L., Whitworth, C., Somani, S. (1999) Application of antioxidants and other agents to prevent cisplatin ototoxicity. *The Laryngoscope* 109(11): 1740–1744

Sahoo, A., Samanta, L., Chainy, G. (2000) Mediation of oxidative stress in HCH-induced neurotoxicity in rat. *Archives of Environmental Contamination and Toxicology* 39(1): 7–12

Saito, M. (1990) Polychlorinated biphenyls-induced lipid peroxidation as measured by thiobarbituric acid-reactive substances in liver subcellular fractions of rats. *Biochimica et Biophysica Acta* 1046(3): 301–308

Salem, M., Kamel, K., Yousef, M., Hassan, G., El-Nouty, F. (2001) Protective role of ascorbic acid to enhance semen quality of rabbits treated with sublethal doses of aflatoxin B(1). *Toxicology* 162(3): 209–218

Samanta, L., Sahoo, A., Chainy, G. (1999) Age-related changes in rat testicular oxidative stress parameters by hexachlorocyclohexane. *Archives of Toxicology* 73(2): 96–107

Samitz, M., Shrager, J., Katz, S. (1962) Studies on the prevention of injurious effects of chromates in industry. *Industrial Medicine and Surgery* 31: 427–432

Samitz, M., Katz, S. (1965) Protection against inhalation of chromic acid mist. Use of filters impregnated with ascorbic acid. *Archives of Environmental Health* 11(6): 770–772

Samitz, M., Shrager, J. (1966) Prevention of dermatitis in the printing and lithographing industries. *Archives of Dermatology* 94(3): 307–309

Samitz, M., Scheiner, D., Katz, S. (1968) Ascorbic acid in the prevention of chrome dermatitis. Mechanism of inactivation of chromium. *Archives of Environmental Health* 17(1): 44–45

Samitz, M. (1970) Ascorbic acid in the prevention and treatment of toxic effects from chromates. *Acta Dermato-Venereologica* 50(1): 59–64

Sandoval, M., Zhang, X., Liu, X., Mannick, E., Clark, D., Miller, M. (1997) Peroxynitrite-induced apoptosis in T84 and RAW 264.7 cells: attenuation by L-ascorbic acid. *Free Radical Biology & Medicine* 22(3): 489–495

Sarma, L., Kesavan, P. (1993) Protective effects of vitamins C and E against gamma-ray-induced chromosomal damage in mice. *International Journal of Radiation Biology* 63(6): 759–764

Satoh, K., Ida, Y., Sakagami, H., Tanaka, T., Fujisawa, S. (1998) Effect of antioxidants on radical intensity and cytotoxic activity of eugenol. *Anticancer Research* 18(3A): 1549–1552

Sawahata, T., Neal, R. (1983) Biotransformation of phenol to hydroquinone and catechol by rat liver microsomes. *Molecular Pharmacology* 23(2): 453–460

Savides, M., Oehme, F., Leipold, H. (1985) Effects of various antidotal treatments on acetaminophen toxicosis and biotransformation in cats. *American Journal of Veterinary Research* 46(7): 1485–1489

Schinella, G., Tournier, H., Buschiazzo, H., de Buschiazzo, P. (1996) Effect of arsenic (V) on the antioxidant defense system: in vitro oxidation of rat plasma lipoprotein. *Pharmacology & Toxicology* 79(6): 293–296

Schmahl, D., Eisenbrand, G. (1982) Influence of ascorbic acid on the endogenous (intragastral) formation of N-nitroso compounds. *International Journal for Vitamin and Nutrition Research*. Supplement. 23: 91–102

Schott, A., Vial, T., Gozzo, I., Chareyre, S., Delmas, P. (1991) Flutamide-induced methemoglobinemia. *DICP: the Annals of Pharmacotherapy* 25(6): 600–601

Schropp, J. (1943) Case reports: sulfapyridine sensitivity checked by ascorbic acid. *Canadian Medical Association Journal* 49: 515

Schvartsman, S. (1983) Vitamin C in the treatment of paediatric intoxications. *International Journal for Vitamin and Nutrition Research*. Supplement 24: 125–129

Schvartsman, S., S. Zyngier, Schvartsman, C. (1984) Ascorbic acid and riboflavin in the treatment of acute intoxication by paraquat. *Veterinary and Human Toxicology* 26(6): 473–475

Shapiro, B., Kollman, G., Asnen, J. (1965) Ascorbic acid protection against inactivation of lysozyme and aldolase by ionizing radiation. [Technical Report] SAM-TR. *USAF School of Aerospace Medicine* August, 1–3

Shaw, R., Holzer, M., Venson, D., Ullman, R., Butcher, H., Moyer, C. (1966) A bioassay of treatment of hemorrhagic shock. III. Effects of a saline solution, ascorbic acid, and nicotinamide upon the toxicity of endotoxin for rats. *Archives of Surgery* 93(4): 562–566

Sheweita, S., El-Gabar, M., Bastawy, M. (2001) Carbon tetrachloride changes the activity of cytochrome P450 system in the liver of male rats: role of antioxidants. *Toxicology* 169(2): 83–92

Sheweita, S., El-Gabar, M., Bastawy, M. (2001a) Carbon tetrachloride-induced changes in the activity of phase II drug-metabolizing enzyme in the liver of male rats: role of antioxidants. *Toxicology* 165(2–3): 217–224

Shi, K., Mao, D., Cheng, W., Ji, Y., Xu, L. (1991) An approach to establishing N-nitroso compounds as the cause of gastric cancer. *IARC Scientific Publications* 105: 143–145

Shi, X., Rojanasakul, Y., Gannett, P., Liu, K., Mao, Y., Daniel, L., N. Ahmed, Saffiotti, U. (1994) Generation of thiyl and ascorbyl radicals in the reaction of peroxynitrite with thiols and ascorbate at physiological pH. *Journal of Inorganic Biochemistry* 56(2): 77–86

Shimpo, K., Nagatsu, T., Yamada, K., Sato, T., Niimi, H., Shamoto, M., Takeuchi, T., Umezawa, H., Fujita, K. (1991) Ascorbic acid and adriamycin toxicity. *The American Journal of Clinical Nutrition* 54(6 Suppl): 1298S–1301S

Shiraishi, N., Uno, H., Waalkes, M. (1993) Effect of L-ascorbic acid pretreatment on cadmium toxicity in the male Fischer (F344/NCr) rat. *Toxicology* 85(2-3): 85–100

Sierra, R., Ohshima, H., Munoz, N., Teuchmann, S., Pena, A., Malaveille, C., Pignatelli, B., Chinnock, A., el Ghissassi, F., Chen, C et al. (1991) Exposure to N-nitrosamines and other risk factors for gastric cancer in Costa Rican children. *IARC Scientific Publications* 105: 162–167

Simon, J., Hudes, E. (1999) Relationship of ascorbic acid to blood lead levels. *The Journal of the American Medical Association* 281(24): 2289–2293

Simon, J., Hudes, E., Tice, J. (2001) Relation of serum ascorbic acid to mortality among US adults. *Journal of the American College of Nutrition* 20(3): 255–263

Simpson, G., Khajawall, A. (1983) Urinary acidifiers in phencyclidine detoxification. *The Hillside Journal of Clinical Psychiatry* 5(2): 161–168

Sippel, H., Forsander, O. (1974) Non-enzymic oxidation of lower aliphatic alcohols by ascorbic acid in tissue extracts. *Acta Chemica Scandinavica. Series B. Organic Chemistry and Biochemistry* 28(10): 1243–1245

Skrzydlewska, E., Farbiszewski, R. (1996) Diminished antioxidant defense potential of liver, erythrocytes and serum from rats with subacute methanol intoxication. *Veterinary and Human Toxicology* 38(6): 429–433

Skrzydlewska, E., Farbiszewski, R. (1997) Antioxidant status of liver, erythrocytes, and blood serum of rats in acute methanol intoxication. *Alcohol* 14(5): 431–437

Skrzydlewska, E., Farbiszewski, R. (1998) Lipid peroxidation and antioxidant status in the liver, erythrocytes, and serum of rats after methanol intoxication. *Journal of Toxicology and Environmental Health*. Part A. 53(8): 637–649

Skvortsova, R., Pozniakovskii, V., Agarkova, I. (1981) [Role of the vitamin factor in preventing phenol poisoning]. Originalartikel auf Russisch. *Voprosy Pitaniia* 2: 32–35

Slakey, D., Roza, A., Pieper, G., Johnson, C., Adams, M. (1993) Delayed cardiac allograft rejection due to combined cyclosporine and antioxidant therapy. *Transplantation* 56(6): 1305 1309

Slakey, D., Roza, A., Pieper, G., Johnson, C., Adams, M. (1993a) Ascorbic acid and alpha-tocopherol prolong rat cardiac allograft survival. *Transplantation Proceedings* 25(1): 610–611

Smart, R., Zannoni, V. (1984) DT-diaphorase and peroxidase influence the covalent binding of the metabolites of phenol, the major metabolite of benzene. *Molecular Pharmacology* 26(1): 105–111

Smart, R., Zannoni, V. (1985) Effect of ascorbate on covalent binding of benzene and phenol metabolites to isolated tissue preparations. *Toxicology and Applied Pharmacology* 77(2): 334–343

Smart, R., Zannoni, V. (1986) Effect of dietary ascorbate on covalent binding of benzene to bone marrow and hepatic tissue in vivo. *Biochemical Pharmacology* 35(18): 3180–3182

Smith, L. (1988) The Clinical Experiences of Frederick R. Klenner, M.D.: *Clinical Guide to the Use of Vitamin C.* Portland, OR: Life Sciences Press

Sohler, A., Kruesi, M., Pfeiffer, C. (1977) Blood lead levels in psychiatric outpatients reduced by zinc and vitamin C. *Journal of Orthomolecular Psychiatry* 6(3): 272–276

Soliman, M., Elwi, A., El-Kateb, H., Kamel, S. (1965) Vitamin C as prophylactic drug against experimental hepatotoxicity. *The Journal of the Egyptian Medical Association* 48(11): 806–812

Song, B., Aebischer, N., Orvig, C. (2002) Reduction of [VO2(ma)2]- and [VO2(ema)2]- by ascorbic acid and glutathione: kinetic studies of pro-drugs for the enhancement of insulin action. *Inorganic Chemistry* 41(6): 1357–1364

Song, H., Lang, C., Chen, T. (1999) The role glutathione in paminophenol-induced nephrotoxicity in the mouse. *Drug and Chemical Toxicology* 22(3): 529–544

Spirichev, V., Kodentsova, V., Blazheevich, N., Aleinik, S., Sokol'nikov, A., Vrzhesinskaia, O., Isaev, V., Alekseeva, A., Pereverzeva, O., Golubkina, N. et al. (1994) [The vitamin and trace element status of the personnel of the Chernobyl Atomic Electric Power Station and of preschool children in the city of Slavutich]. *Fiziol Zhurnal* 40(3-4): 38–48

Sprince, H., Parker, C., Smith, G., Gonzales, L. (1975) Protective action of ascorbic acid and sulfur compounds against acetaldehyde toxicity: implications in alcoholism and smoking. *Agents and Actions* 5(2): 164–173

Sprince, H., Parker, C., Smith, G. (1979) Comparison of protection by L-ascorbic acid, L-cysteine, and adrenergic-blocking agents against acetaldehyde, acrolein, and formaldehyde toxicity: implications in smoking. *Agents and Actions* 9(4): 407–414

Sram, R., Samkova, I., Hola, N. (1983) High-dose ascorbic acid prophylaxis in workers occupationally exposed to halogenated ethers. *Journal of Hygiene, Epidemiology, Microbiology, and Immunology* 27(3): 305–318

Srivatanakul, P., Ohshima, H., Khlat, M., Parkin, M., Sukarayodhin, S., Brouet, I., Bartsch, H. (1991) Endogenous nitrosamines and liver fluke as risk factors for cholangiocarcinoma in Thailand. *IARC Scientific Publications* 105: 88–95

Steuerwald, U., Weihe, P., Jorgensen, P., Bjerve, K., Brock, J., Heinzow, B., Budtz-Jorgensen, E., Grandjean, P. (2000) Maternal seafood diet, methylmercury exposure, and neonatal neurologic function. *Journal of Pediatrics* 136(5): 599–605

Stoewsand, G., Anderson, J., Lee, C. (1973) Nitrite-induced methemoglobinemia in guinea pigs: influence of diets concerning beets with varying amounts of nitrate, and the effect of ascorbic acid, and methionine. *The Journal of Nutrition* 103(3): 419–424

Stokes, A., Lewis, D., Lash, L., Jerome, W., Grant, K., Aschner, M., Vrana, K. (2000) Dopamine toxicity in neuroblastoma cells: role of glutathione depletion by L-BSO and apoptosis. *Brain Research* 858(1): 1–8

Street, J., Chadwick, R. (1975) Ascorbic acid requirements and metabolism in relation to organochloride pesticides. *Annals of the New York Academy of Sciences* 258: 132–143

Sulzberger, M., Oser, B. (1935) The influence of ascorbic acid in diet on sensitization of guinea pigs to neoarsphenamine. *Proceedings of the Society for Experimental Biology and Medicine* 32: 716

Sun, F., Hayami, S., Ogiri, Y., Haruna, S., Tanaka, K., Yamada, Y., Tokumaru, S., Kojo, S. (2000) Evaluation of oxidative stress based on lipid hydroperoxide, vitamin C and vitamin E during apoptosis and necrosis caused by thioacetamide in rat liver. *Biochimica et Biophysica Acta* 1500(2): 181–185

Sun, F., Hamagawa, E., Tsutsui, C., Ono, Y., Ogiri, Y., Kojo, S. (2001) Evaluation of oxidative stress during apoptosis and necrosis caused by carbon tetrachloride in rat liver. *Biochimica et Biophysica Acta* 1535(2): 186–191

Suresh, M., Lal, J., Kumar, S., Indira, M. (1997) Interaction of ethanol and ascorbic acid on lipid metabolism in guinea pigs. *Indian Journal of Experimental Biology* 35(10): 1065–1069

Suresh, M., Lal, J., Sreeranjit Kumar, C., Indira, M. (1999) Ascorbic acid metabolism in rats and guinea pigs after the administration of ethanol. *Comparative Biochemistry and Physiology. Part C, Pharmacology, Toxicology & Endocrinology* 124(2): 175–179

Suresh, M., Sreeranjit Kumar, C., Lal, J., Indira, M. (1999a) Impact of massive ascorbic acid supplementation on alcohol induced oxidative stress in guinea pigs. *Toxicology Letters* 104(3): 221–229

Suresh, M., Menon, B., Indira, M. (2000) Effects of exogenous vitamin C on ethanol toxicity in rats. *Indian Journal of Physiology and Pharmacology* 44(4): 401–410

Susa, N., Ueno, S., Furukawa, Y., Michiba, N., Minoura, S. (1989) Induction of lipid peroxidation in mice by hexavalent chromium and its relation to the toxicity. *Nippon Yuigaku Zasshi. The Japanese Journal of Veterinary Science* 51(6): 1103–1110

Susick Jr, R., Zannoni, V. (1984) Ascorbic acid and alcohol oxidation. *Biochemical Pharmacology* 33(24): 3963–3969

Susick Jr, R., Abrams, G., Zurawski, C., Zannoni, V. (1986) Ascorbic acid chronic alcohol consumption in the guinea pig. *Toxicology and Applied Pharmacology* 84(2): 329–335

Susick Jr, R., Zannoni, V. (1987) Effect of ascorbic acid on the consequences of acute alcohol consumption in humans. *Clinical Pharmacology and Therapeutics* 41(5): 502–509

Susick Jr, R., Zannoni, V. (1987a) Ascorbic acid and elevated SGOT levels after an acute dose of ethanol in the guinea pig. *Alcoholism, Clinical and Experimental Research* 11(3): 265–268

Suzuki, H., Torii, Y., Hitomi, K., Tsukagoshi, N. (1993) Ascorbatedependent elevation of mRNA levels for cytochrome P450s induced by polychlorinated biphenyls. *Biochemical Pharmacology* 46(1): 186–189

Svecova, D., Bohmer, D. (1998) [Congenital and acquired methemoglobinemia and its therapy]. *Casopis Lekaru Ceskych* 137(6): 168–170

Svirbely, J. (1938) Vitamin C studies in the rat. The effect of selenium dioxide, sodium selenate and tellurate. *The Biochemical Journal* 32: 467–473

Swain, C., Chainy, G. (2000) In vitro stimulation of chick brain lipid peroxidation by aluminium, and effects of Tiron, EDTA and some antioxidants. *Indian Journal of Experimental Biology* 38(12): 1231–1235

Tamura, T., Inoue, H., Iida, T., Ono, H. (1969) Studies on the antidotal action of drugs. Part 1. Vitamin C and its antidotal effect against alcoholic and nicotine poisoning. *The Journal of Nihon University School of Dentistry* 11(4): 149–151

Tamura, T., Umezawa, A., Iida, T., Ono, H. (1970) Studies on the antidotal action of drugs. Part 2. Vitamin C and its antidotal effect against chloroform and carbon tetrachloridum. *The Journal of Nihon University School of Dentistry* 12(1): 25–28

Tandon, S., Gaur, J. (1977) Chelation in metal intoxication. IV. Removal of chromium from organs of experimentally poisoned animals. *Clinical Toxicology* 11(2): 257–264

Tandon, S., Chatterjee, M., Bhargava, A., Shukla, V., Bihari, V. (2001) Lead poisoning in Indian silver refiners. *The Science of the Total Environment* 281(1-3): 177–182

Tao, A., Chuah, E., Tung, J. (1994) [Another reason for cyanosis – methemoglobinemia]. Originalartikel auf Chinesisch. *Acta Anaesthesiologica Sinica* 32(2): 133–136

Taper, H., de Gerlache, J., Lans, M., Roberfroid, M. (1987) Nontoxic potentiation of cancer chemotherapy by combined C and K3 vitamin pre-treatment. *International Journal of Cancer* 40(4): 575–579

Tavares, D., Cecchi, A., Antunes, L., Takahashi, C. (1998) Protective effects of the amino acid glutamine and of ascorbic acid against chromosomal damage induced by doxorubicin in mammalian cells. *Teratogenesis, Carcinogenesis, and Mutagenesis* 18(4): 153–161

Tayama, S., Nakagawa, Y. (1994) Effect of scavengers of active oxygen species on cell damage caused in CHO-K1 cells by phenylhydroquinone, an o-phenylphenol metabolite. *Mutation Research* 324(3): 121–131

Teng, Y., Taylor, G., Scannapieco, F., Kinane, D., Curtis, M., Beck, J., Kogon, S. (2002) Periodontal health and systemic disorders. *Journal of the Canadian Dental Association* 68(3): 188–192

Terada, A., Yoshida, M., Nakada, M., Nakada, K., Yamate, N., Kobayashi, T., Yoshida, K. (1997) Influence of combined use of selenious acid and SH compounds in parenteral preparations. *Journal of Trace Elements in Medicine and Biology* 11(2): 105–109

Tiwari, R., Bandyopadhyay, S., Chatterjee, G. (1982) Protective effect of L-ascorbic acid in lindane intoxicated rats. *Acta Vitaminologica et Enzymologica* 4(3): 215–220

Toussant, M., Latshaw, J. (1994) Evidence of multiple metabolic routes in vanadium's effects on layers. Ascorbic acid differential effects on prepeak egg production parameters following prolonged vanadium feeding. *Poultry Science* 73(10): 1572–1580

Treacy, E., Arbour, L., Chessex, P., Graham, G., Kasprzak, L., Casey, K., Bell, L., Mamer, O., Scriver, C. (1996) Glutathione deficiency as a complication of methylmalonic acidemia: response to high doses of ascorbate. *The Journal of Pediatrics* 129(3): 445–448

Tu, B., Wallin, A., Moldeus, P., Cotgreave, I. (1995) The cytoprotective roles of ascorbate and glutathione against nitrogen dioxide toxicity in human endothelial cells. *Toxicology* 98(1-3): 125–136

Tuma, D., Donohue Jr., T., Medina, V., Sorrell, M. (1984) Enhancement of acetaldehyde-protein adduct formation by Lascorbate. *Archives of Biochemistry and Biophysics* 234(2): 377– 381

Umegaki, K., Aoki, S., Esashi, T. (1995) Whole body x-ray irradiation to mice decreases ascorbic acid concentration in bone marrow: comparison between ascorbic acid and vitamin E. *Free Radical Biology & Medicine* 19(4): 493–497

Upasani, C., Khera, A., Balaraman, R. (2001) Effect of lead with vitamin, E., C, or spirulina on malondialdehyde, conjugated dienes and hydroperoxides in rats. *Indian Journal of Experimental Biology* 39(1): 70–74

Usami, M., Tabata, H., Ohno, Y. (1999) Effects of ascorbic acid on selenium teratogenicity in cultured rat embryos. *Toxicology Letters* 105(2): 123–128

Valentovic, M., Meadows, M., Harmon, R., Ball, J., Hong, S., Rankin, G. (1999) 2-Amino-5-chlorophenol toxicity in renal cortical slices from Fisher 344 rats: effect of antioxidants and sulfhydryl agents. *Toxicology and Applied Pharmacology* 161(1): 1–9

Valentovic, M., Ball, J., Sun, H., Rankin, G. (2002) Characterization of 2-amino-4,5-dichlorophenol (2A45CP) in vitro toxicity in renal cortical slices from male Fisher 344 rats. *Toxicology* 172(2): 113–123

Vamvakas, S., Bittner, D., Koob, M., Gluck, S., Dekant, W. (1992) Glutathione depletion, lipid peroxidation, DNA double-strand breaks and the cytotoxicity of 2-bromo-3-(N-acetylcystein-Syl) hydroquinone in rat renal cortical cells. *Chemico-Biological Interactions* 83(2): 183–199

van der Gaag, M., van den Berg, R., van den Berg, H., Schaafsma, G., Hendriks, H. (2000) Moderate consumption of beer, red wine and spirits has counteracting effects on plasma antioxidants in middle-aged men. *European Journal of Clinical Nutrition* 54(7): 586–591

Van der Vliet, A., Smith, D., O'Neill, C., Kaur, H., Darley-Usmar, V., Cross, C., Halliwell, B. (1994) Interactions of peroxynitrite with human plasma and its constituents: oxidative damage and antioxidant depletion. *The Biochemical Journal* 303(Pt 1): 295–301

van Dijk, S., Lobsteyn, A., Wensing, T., Breukink, H. (1983) Treatment of nitrate intoxication in a cow. *The Veterinary Record* 112(12): 272–274

Vasavi, H., Thangaraju, M., Babu, J., Sachdanandam, P. (1998) The salubrious effects of ascorbic acid on cyclophosphamide instigated lipid abnormalities in fibrosarcoma bearing rats. *Cancer Biochemistry Biophysics* 16(1-2): 71–83

Vatassery, G. (1996) Oxidation of vitamin, E., vitamin C, and thiols in rat brain synaptosomes by peroxynitrite. *Biochemical Pharmacology* 52(4): 579–586

Vauthey, M. (1951) Protective effect of vitamin C against poisons. *Praxis* (Bern) 40: 284–286

Vaziri, N., Upham, T., Barton, C. (1980) Hemodialysis clearance of arsenic. *Clinical Toxicology* 17(3): 451–456

Venkatesan, N., Chandrakasan, G. (1994) Cyclophosphamideinduced early biochemical changes in lung lavage fluid and alterations in lavage cell function. *Lung* 172(3): 147–158

Venkatesan, N., Chandrakasan, G. (1994a) In vivo administration of taurine and niacin modulate cyclophosphamide-induced lung injury. *European Journal of Pharmacology* 292(1): 75–80

Venkatesan, N., Chandrakasan, G. (1995) Modulation of cyclophosphamide-induced early lung injury by curcumin, and antiinflammatory antioxidant. *Molecular and Cellular Biochemistry* 142(1): 79–87

Verma, R., Shukla, R., Mehta, D. (1999) Interaction of aflatoxin with L-ascorbic acid: a kinetic and mechanistic approach. *Natural Toxins* 7(1): 25–29

Verma, R., Tonk, I., Dalela, R. (1982) Effects of a few xenobiots on three phosphatases of Saccobranchus fossilis and the role of ascorbic acid in their toxicity. *Toxicology Letters* 10(2-3): 287–292

Victor, V., Guayerbas, N., Puerto, M., Medina, S., De la Fuente, M. (2000) Ascorbic acid modulates in vitro the function of macrophages from mice with endotóxic shock. *Immunopharmacology* 46(1): 89–101

Victor, V., Guayerbas, N., De, F. (2002) Changes in the antioxidant content of mononuclear leukocytes from mice with endotoxininduced oxidative stress. *Molecular and Cellular Biochemistry* 229(1-2): 107–111

Vij, A., Satija, N., Flora, S. (1998) Lead induced disorders in hematopoietic and drug metabolizing enzyme system and their protection by ascorbic acid supplementation. *Biomedical and Environmental Sciences* 11(1): 7–14

Vijayalaxmi, K., Venu, R. (1999) In vivo anticlastogenic effects of L-ascorbic acid in mice. *Mutation Research* 438(1): 47–51

Vimy, M., Lorscheider, F. (1985) Serial measurements of intraoral air mercury: estimation of daily dose from dental amalgam. *Journal of Dental Research* 64(8): 1072–1075

Vismara, C., Vailati, G., Bacchetta, R. (2001) Reduction in paraquat embryotoxicity by ascorbic acid in Xenopus laevis. *Aquatic Toxicology* 51(3): 293–303

Vogel, R., Spielmann, H. (1989) Beneficial effects of ascorbic acid on preimplantation mouse embryos after exposure to cyclophosphamide in vivo. *Teratogenesis, Carcinogenesis, and Mutagenesis* 9(1): 51–59

Wagner, G., Carelli, R., Jarvis, M. (1985) Pretreatment with ascorbic acid attenuates the neurotoxic effects of methamphetamine in rats. *Research Communications in Chemical Pathology and Pharmacology* 47(2): 221–228

Wagstaff, D., Street, J. (1971) Ascorbic acid deficiency and induction of hepatic microsomal hydroxylative enzymes by organochlorine pesticides. *Toxicology and Applied Pharmacology* 19(1): 10–19

Walker, R. (1990) Nitrates, nitrites and N-nitrosocompounds: a review of the occurrence in food and diet and the toxicological implications. *Food Additives and Contaminants* 7(6): 717–768

Walpole, I., Johnston, K., Clarkson, R., Wilson, G., Bowers, G. (1985) Acute chromium poisoning in a 2 year old child. *Australian Paediatric Journal* 21(1): 65–67

Warren, F. (1943) Aerobic oxidation of aromatic hydrocarbons in the presence of ascorbic acid. The reaction with anthracene and 3: 4-benzpyrene. *Biochemical Journal* 37: 338–341

Wawrzyniak, A., Kieres, R., Gronowska-Senger, A. (1997) [The in vitro effect of ascorbic acid on sodium nitrite intoxication]. *Roczniki Panstwowego Zakladu Higieny* 48(3): 245–252

Weber, S., Thiele, J., Cross, C., Packer, L. (1999) Vitamin C, uric acid, and glutathione gradients in murine stratum corneum and their susceptibility to ozone exposure. *The Journal of Investigative Dermatology* 113(6): 1128–1132

Welch, M., Correa, G. (1980) PCP intoxication in young children and infants. *Clinical Pediatrics* 19(8): 510–514

White, L., Carpenter, M., Block, M., Basse-Tomusk, A., Gardiner, T., Rebec, G. (1988) Ascorbate antagonizes the behavioral effects of amphetamine by a central mechanism. *Psychopharmacology* 94(2): 284–287

Whiteman, M., Halliwell, B. (1996) Protection against peroxynitrite-dependent tyrosine nitration and alpha 1-antiproteinase inactivation by ascorbic acid. A comparison with other biological antioxidants. *Free Radical Research* 25(3): 275–283

Wickramasinghe, S., Hasan, R. (1992) In vitro effects of vitamin C, thioctic acid and dihydrolipoic acid on the cytotoxicity of postethanol serum. *Biochemical Pharmacology* 43(3): 407–411

Wickramasinghe, S., Hasan, R. (1994) In vivo effects of vitamin C on the cytotoxicity of post-ethanol serum. *Biochemical Pharmacology* 48(3): 621–624

Wiester, M., Tepper, J., Winsett, D., Crissman, K., JRichards, Costa, D. (1996) Adaptation to ozone in rats and its association with ascorbic acid in the lung. *Fundamental and Applied Toxicology* 31(1): 56–64

Willette, R., Thomas, B., Barnett, G. (1983) Inhibition of morphine analgesia by ascorbate. *Research Communications in Chemical Pathology and Pharmacology* 42(3): 485–491

Williams, A., Riise, G., Anderson, B., Kjellstrom, C., Schersten, H., Kelly, F. (1999) Compromised antioxidant status and persistent oxidative stress in lung transplant recipients. *Free Radical Research* 30(5): 383–393

Wise, J., Orenstein, J., Patierno, S. (1993) Inhibition of lead chromate clastogenesis by ascorbate: relationship to particle dissolution and uptake. *Carcinogenesis* 14(3): 429–434

Wolf, A., Trendelenburg, C., Diez-Fernandez, C., Prieto, P., Houy, S., Trommer, W., Cordier, A. (1997) Cyclosporine A-induced oxidative stress in rat hepatocytes. *The Journal of Pharmacology and Experimental Therapeutics* 280(3): 1328–1334

Wozniak, K., Blasiak, J. (2002) Free radicals-mediated induction of oxidized DNA bases and DNA-protein cross-links by nickel chloride. *Mutation Research* 514(1-2): 233–243

Wu, J., Karlsson, K., Danielsson, A. (1996) Protective effects of trolox C, vitamin C, and catalase on bromobenzene-induced damage to rat hepatocytes. *Scandinavian Journal of Gastroenterology* 31(8): 797–803

Yasukawa, M., Terasima, T., Seki, M. (1989) Radiation-induced neoplastic transformation of C3H10T1/2 cells is suppressed by ascorbic acid. *Radiation Research* 120(3): 456–467

Yeadon, M., Payne, A. (1989) Ascorbic acid prevents ozoneinduced bronchial hyperreactivity in guinea-pigs. *British Journal of Pharmacology* 98 Suppl: 790P

Yunice, A., Lindeman, R. (1977) Effect of ascorbic acid and zinc sulfate on ethanol toxicity and metabolism. *Proceedings of the Society for Experimental Biology and Medicine* 154(1): 146–150

Yunice, A., Hsu, J., Fahmy, A., Henry, S. (1984) Ethanol-ascorbate interrelationship in acute and chronic alcoholism in the guinea pig. *Proceedings of the Society for Experimental Biology and Medicine* 177(2): 262–271

Zannoni, V., Flynn, E., Lynch, M. (1972) Ascorbic acid and drug metabolism. *Biochemical Pharmacology* 21(10): 1377–1392

Zannoni, V., Brodfuehrer, I., Smart, R., Susick Jr., R. (1987) Ascorbic acid, alcohol, and environmental chemicals. *Annals of the New York Academy of Sciences* 498: 364–388.

Zaporowska, H. (1994) Effect of vanadium on L-ascorbic acid concentration in rat tissues. *General Pharmacology* 25(3): 467–470

Zhang, Q., Li, T., Zhan, H., Xin, Y. (2001) [Inhibitory effects of tea polyphenols and vitamin C on lipid peroxidation induced by FeSO4-cysteine in isolated human plasma and carbon tetrachloride-induced liver free radical injury in mice]. *Space Medicine & Medical Engineering* 14(1): 50–53

Zhou, J., Chen, P. (2001) Studies on the oxidative stress in alcohol abusers in China. *Biomedical and Environmental Sciences* 14(3): 180–188

Kapitel 4

Die Sicherheit von hochdosiertem Vitamin C

Meinungen werden wie Infektionen eingefangen und dann ungeprüft praktisch umgesetzt.

Honoré de Balzac (1799–1850)

Überblick

Vitamin C ist nicht nur klinisch hochwirksam, es ist auch eines der sichersten und am wenigsten toxischen Therapiemittel, die Patienten unabhängig von ihrer Diagnose bekommen können. Jeder Mensch braucht eine regelmäßige Vitamin-C-Zufuhr. Vitamin C löst nur in einer sehr begrenzten Zahl von klinischen Situationen mögliche Probleme aus. Einige Forscher brachten ihre Besorgnis über die angemessene Dosierung von Vitamin C in solchen Fällen zum Ausdruck. Die Relevanz solcher Bedenken wird nachfolgend beschrieben.

Langzeit- und Hochdosis-Supplementierung

Dass die intravenöse Gabe von Vitamin C eine sehr sichere Form der Supplementierung darstellt, wurde bereits hinreichend deutlich. »Todkranke Krebspatienten« bekamen täglich 50 000 Milligramm Vitamin C intravenös (Casciari et al., 2001). Die Dauer der Vitamin-C-Therapie betrug acht Wochen. Laut Blutbild sowie den chemischen Parametern ergaben sich durch diese Behandlung weder Toxizität noch Nebenwirkungen. Auch Kalokernios et al. (1982) berichten von der Sicherheit von intravenös appliziertem Vitamin C. Sie bemerkten, dass »alleine in Australien Hunderte Ärzte« ihren Patienten 300 000 Milligramm Vitamin C täglich gegeben hatten. »In den meisten Fällen waren die Resultate spektakulär. Die einzige Nebenwirkung war eine »chronisch gute Gesundheit«.

Hunderte Ärzte in Australien verordneten ihren Patienten 300 000 Milligramm Vitamin C pro Tag. In den meisten Fällen waren die Ergebnisse spektakulär. Die einzige Nebenwirkung war eine »chronisch gute Gesundheit«.

Cathcart (1981) hatte seine eigene Methode entwickelt. Er wendete Dosierungen an, die an den Darmtoleranzwert grenzten (siehe hierzu Kapitel 2 im Abschnitt über AIDS). Dabei verordnete er einzelnen Patienten mehr als 200000 Milligramm Ascorbinsäure, die täglich oral eingenommen wurden. Cathcart (1985) erklärte, dass er in den letzten 14 Jahren mehr als 11000 Patienten mit Vitamin C behandelt habe. Bei Dosierungen, die sich in einem Zeitraum von 24 Stunden bei 4000 Milligramm bis 200000 Milligramm bewegten, »traten bemerkenswerterweise keine systemischen Probleme« auf. Im Jahr 1993 hatte die Anzahl der von Cathcart behandelten Patienten 20000 überschritten. Bei keinem kam es zu auffälligen Problemen, trotz der hohen Dosierung (Cathcart, 1993). Einige seiner AIDS-Patienten nahmen regelmäßig jeden Tag 25000 bis 125000 Milligramm Vitamin C ein. Dabei variierten sie die Dosis je nach Darmtoleranz, was in der Regel die Krankheitsaktivität widerspiegelt. Cathcart bemerkte, dass vereinzelt leichte Beschwerden wie Blähungen, Durchfall oder Magenprobleme häufiger bei den gesünderen Patienten auftraten. Bei den wirklich ernsthaft kranken Patienten kam es hingegen seltener zu solchen Beschwerden. Er stellte fest, »dass er sich an keinen Patienten erinnern könnte, der irgendeinen Schaden durch diese hohen Ascorbat-Dosierungen erlitten hat«. Die einzige Ausnahme waren ein paar wenige Personen, deren Zahnschmelz infolge einer unsachgemäßen Einnahme von Vitamin C angegriffen wurde. Sie hatten ihren Mund mit der Ascorbinsäure gespült, bevor sie sie geschluckt hatten.

Cathcart äußerte sich zum Auftreten einiger möglicher Nebenwirkungen, die manche Autoren mit der Vitamin-C-Therapie assoziieren. Er weist darauf hin, dass bei den von ihm verwendeten Dosierungen *keine* oxalathaltigen Nierensteine aufgetreten sind. Und Patienten, die diese im Vorfeld hatten, litten meistens nie wieder darunter. Cathcarts lange klinische Erfahrung steht im Widerspruch zum weitverbreiteten und falschen Glauben, dass hohe Vitamin-C-Dosierungen zur Bildung von Nierensteinen führen.

Darüber hinaus erklärte Cathcart, dass drei von 1000 Patienten einen leichten »Hautausschlag« entwickelten, der bei weitergeführter Vitamin-C-Therapie spontan verschwand. In Bezug auf den Harntrakt klagten »sechs Patienten über leichte Schmerzen beim Wasserlassen« – allerdings wurden »akute und chronische Harnwegsinfekte« häufig durch Vitamin C geheilt. Einige Patienten zeigten »Hautverfärbungen«, dort, wo sie Schmuck trugen, der aus den verschiedensten Materialen angefertigt sein konnte. Wahrscheinlich ist diese Reaktion auf die entgiftende Wirkung von Vitamin C zurückzuführen. Manche Patienten hatten kleine Entzündungen im Mund, während sie niedrig dosiertes Vitamin C einnahmen. Nach Erhöhung der oralen Vitamin-C-Dosis bis zum Darmtoleranzwert heilten diese ab und verschwanden. Cathcart merkte an, dass bei Patienten mit »verborgenen Magengeschwüren« Schmerzen aufgetreten sein können – sie profitierten aber von einer Besserung anderer Symptome. Er ergänzte, dass er bei Gichtarthritis nur Vorteile von hohen Vitamin-C-Dosierungen gesehen habe – keine Verschlechterungen.

Moertel et al. (1985) untersuchten in einer prospektiven Doppelblindstudie die Wirkung von täglich 10 000 Milligramm Vitamin C oral versus Placebo bei 100 Patienten mit fortgeschrittenem Dickdarmkrebs. Einige wenige Patienten der Vitamin-C-Gruppe hatten etwas häufiger Sodbrennen im Vergleich zur Placebo-Gruppe (der Unterschied ist den Autoren zufolge »statistisch nicht signifikant«). Bei keinem der Patienten gab es »Hinweise auf eine spezifische Vitamin-C-Toxizität«. Vermutlich benutzte man Ascorbinsäure zur Behandlung der Patienten. Hätte man Vitamin C in Form von Natriumascorbat verabreicht, wäre Sodbrennen überhaupt nicht aufgetreten.

Die durchschnittliche Zeit der Vitamin-C-Einnahme betrug 2,5 Monate. Die längste Anwendung erstreckte sich über einen Zeitraum von 15,6 Monaten. Bei den Studienteilnehmern handelte es sich um sehr kranke Patienten. Deshalb ging man davon aus, sie würden äußerst sensibel auf jedes beliebige Mittel reagieren, selbst wenn sie gut verträglich waren. Die tägliche Dosis von 10 000 Milligramm wurde sehr gut vertragen, signifikante Nebenwirkungen waren nicht zu beobachten. Einige Jahre zuvor hatten Creagan et al. (1979) 123 Patienten, die an Krebs in fortgeschrittenem Stadium erkrankt waren – und als »ungeeignet für Chemotherapie« eingestuft wurden –, täglich entweder 10 000 Milligramm Vitamin C in Form von Ascorbinsäure oder Placebo verabreicht. Die Patienten waren sehr krank, ihre mittlere Überlebenszeit betrug sieben Wochen. Dennoch tolerierten sie Vitamin C sehr gut und entwickelten lediglich leichte Übelkeit (Nausea) und Erbrechen – vergleichbar häufig wie in der Placebo-Gruppe. Die Autoren wiesen ausdrücklich darauf hin, dass diese Therapie keine Nierensteine verursachte, obwohl einige Patienten sechs Monate lang Vitamin C bekommen hatten.

Bendich und Langseth (1995) verfassten einen guten Übersichtsartikel, der sich auch mit der Sicherheit der chronischen Vitamin-C-Supplementierung beschäftigte. Wie die obigen Beiträge fanden sich auch in zahlreichen anderen Studien über Vitamin-C-Therapien keinerlei Nebenwirkungen bei Dosierungen, die von den meisten Forschern als »Megadosis« bezeichnet werden. In fünf Doppelblindstudien erhielten die Teilnehmer entweder Vitamin C oder Placebo. Die Vitamin-C-Dosierungen betrugen 400 bis 4000 Milligramm täglich. Die Patienten wurden vier Wochen bis 24 Monate supplementiert (Ludvigsson et al., 1979; Bussey et al., 1982; McKeown-Eyssen et al., 1988; Taylor et al., 1991; Osilesi et al., 1991).

In sechs weiteren Studien (keine Doppelblindstudien, kein Placebo) kam es bei Langzeitgabe von Vitamin C zu keinerlei Nebenwirkungen. Hier wurden Vitamin-C-Dosierungen von 500 bis 5000 Milligramm täglich benutzt. Die Therapiedauer betrug vier Wochen bis 30 Monate (Lux und May, 1983; Melethil et al., 1986; Brox et al., 1988; Godeau und Bierling, 1990; Reaven et al., 1993; Sharma und Mathur, 1995). Eine Metaanalyse zahlreicher Vitamin-C-Studien bestätigte die bemerkenswerte Sicherheit der Langzeit-Supplementierung (Hanck, 1982). Bass et al. (1998) fanden im Rahmen einer Doppelblindstudie heraus, dass die Vitamin-C-Anwendung selbst bei Frühgeborenen sicher ist.

Die Ergebnisse einer Doppelblindstudie zeigten, dass Vitamin C selbst bei Frühgeborenen sicher angewendet werden kann.

Man kann mit großer Gewissheit davon ausgehen, dass Vitamin C ein außerordentlich sicheres Supplement ist, das in sehr hohen Dosierungen über lange Zeiträume verabreicht wurde, ohne dass signifikante Probleme aufgetreten sind. Es gibt nur sehr wenige oder wahrscheinlich gar keine rezeptpflichtigen oder nicht-rezeptpflichtigen Medikamente oder Supplemente, die gleichermaßen nebenwirkungsfrei sind wie Vitamin C. Und dies trotz der Tatsache, dass Vitamin C in Bezug auf die Flexibilität der Dosierung wohl bislang unerreicht ist. Die schwachen gastrointestinalen Effekte wie leichtes Sodbrennen oder Magenverstimmungen treten nur in Verbindung mit Ascorbinsäure auf. Als Natriumascorbat ist Vitamin C genauso wirksam und verursacht keine Magenbeschwerden.

Verursacht Vitamin C Nierensteine?

Vitamin C als Ascorbinsäure oxidiert im Stoffwechsel zu Dehydroascorbinsäure (DHHA). Andere Antioxidanzien und einige Enzyme können DHAA wieder in potente, nicht-oxidierte Ascorbinsäure umwandeln (Long und Carson, 1961; Basu et al., 1979; Rose und Bode, 1992; Bode et al., 1993). Findet dieser Prozess nicht statt, kann es zur weiteren Verstoffwechslung von Vitamin C kommen. Der vorrangige metabolische Vorgang von Vitamin C ist wie folgt (Davies et al., 1991):

- 1. Vitamin C (Ascorbinsäure) wird zu DHAA
- 2. DHAA wird zu Diketogulonsäure
- 3. Diketogulonsäure wird zu Lyxonsäure, Xylose, Threonsäure oder Oxalsäure (Oxalat)

Oxalsäure oder Oxalat (Salz der Oxalsäure) ist ein Hauptmetabolit von Vitamin C, nachdem es im Organismus verbraucht und komplett abgebaut worden ist. Oxalat ist ein »Endprodukt« des Stoffwechsels, da es keine Anhaltspunkte dafür gibt, dass es in Säugetiergewebe weiter genutzt oder umgewandelt wird (Hagler und Herman, 1973). Da der vorrangige Inhaltsstoff von Nierensteinen Calciumoxalat ist (Jayanthi et al., 1994), schlossen viele normale Ärzte hieraus, dass die angemessene Vitamin-C-Supplementierung zur Nierensteinbildung führt. Deshalb warnen viele Ärzte ihre Patienten vor einer Vitamin-C-Supplementierung, da sie Probleme verursachen könnte und das Risiko der Nierensteinbildung ansteigen würde.

Allerdings gibt es eine Menge Literatur renommierter Forschungszentren, die das Gegenteil aufzeigen. Bei Patienten mit bekannter Nierenerkrankung sind die Warnungen begründet. Dennoch muss sich ein gesunder Mensch, der Dehydrierung vermeidet und ausgeprochen hohe Vitamin-C-Dosierungen einnimmt, keine Sorgen über eine etwaige Bildung von Nierensteinen machen. Tatsächlich weisen einige Studien eindeutig darauf hin, dass bei Erwachsenen, die eine regelmäßige Vitamin-C-Supplementierung durchführen, das Risiko für Nierensteinbildung reduziert wird. Curhan et al. (1999) untersuchten eine Gruppe von 85 557 Frauen, die keine Vorerkrankung an Nierensteinen hatten. Während eines Zeitraums von 14 Jahren traten in 1078 Fällen Nierensteine auf. Ein statistisch signifikantes, erhöhtes Risiko für Nierensteinbildung in Verbindung mit der Einnahme von Vitamin C war nicht zu beobachten. Wenige Jahre zuvor hatten Curhan et al. (1996) eine Studie mit 45 251 Männern – gleichfalls ohne Nierenstein-Anamnese – durchgeführt. Nachuntersuchungen über einen Zeitraum von sechs Jahren ergaben keine Hinweise darauf, dass Vitamin C ein Risikofaktor für die Entstehung von Nierensteinen ist. Hierbei spielte es keine Rolle, ob die Männer täglich 250 oder 1500 Milligramm Vitamin C eingenommen hatten.

Eine Langzeitstudie mit 85 557 Frauen, die über 14 Jahre beobachtet worden waren, fand keine statistische Beziehung zwischen Vitamin C und einem erhöhten Risiko für Nierensteinentwicklung – eine ähnliche Studie mit 45 251 Männern kam zu demselben Ergebnis.

Gerster (1997) merkte an, eine statistische Studie habe ergeben, dass Individuen mit der höchsten Vitamin-C-Zufuhr im Vergleich zu Individuen, die weniger Vitamin C einnahmen, ein *niedrigeres* Risiko für Nierensteinerkrankungen haben. Simon und Hudes (1999) analysierten diese Beziehung etwas präziser. Sie fanden heraus, dass jeder Anstieg der Vitamin-C-Werte im Blut um 1 mg/dl bei Männern mit einer um 28 Prozent verringerten Prävalenz für Nierensteine »unabhängig assoziiert« war. Gaker und Butcher (1986) berichteten über eine 81-jährige Frau, deren sehr große Nierensteine sich nach achtwöchiger Einnahme von Diuretika, Antibiotika und Vitamin C aufgelöst hatten.

In einer veterinärmedizinischen Studie erörtern Belfield und Zucker (1993) zwei Fälle, in welchen eine Vitamin-C-Therapie zur Auflösung von Blasensteinen führte. Ein zehnjähriger weiblicher Terrier hatte Blasensteine. Da der Hundebesitzer eine Operation ablehnte, wurden dem Tier täglich 500 Milligramm Vitamin C verabreicht. Sechs Monate später wurde die Hündin aus anderen Gründen an der Gebärmutter operiert. Eine operative Untersuchung ergab, dass die Blasensteine verschwunden waren. In einem anderen Fall gab ein Tierarzt einem kleinen Hund täglich vier Monate lang 8000 Milligramm Vitamin C in Form von Ascorbinsäure. Die Therapie schlug erfolgreich an, und der Blasenstein verschwand.

Für die Ausfällung von Calciumoxalat, das normalerweise im Urin gelöst ist und zur Bildung von Steinen führen kann, können viele Faktoren eine Rolle spielen – eine erhöhte Vitamin-C-Supplementierung ist nur ein Faktor. Man sollte nicht vergessen, dass ein bestimmter Risikofaktor nur dann zu einer bestimmten Erkrankung führen kann, wenn andere Umstände diese Erkrankung ebenfalls begünstigen. Solche Risikofaktoren werden inklusive der zugehörigen Referenzen nachfolgend aufgelistet:

- 1. Erhöhte Konzentration von Oxalat im Urin (Hagler und Herman, 1973b; Ogawa et al., 2000)
- 2. Erhöhte Vitamin-C-Supplementierung (Pru et al., 1985; Urivetzky et al., 1992; Auer et al., 1998)
- 3. Calciumascorbat als supplementierte Vitamin-C-Form (Kalokerinos et al., 1981; Tsugawa et al., 1999)
- 4. Die Präsenz und Konzentration anderer im Urin gelöster Stoffe (Oke, 1969; Lawton et al., 1985)
- 5. Präsenz von Schwermetall-Chelatbildnern, wie DMPS, DMSA und EDTA, die eigene unabhängige Nierentoxizität aufweisen, durch Belastung der gelösten Stoffe und Toxinschädigung der Nieren (Oke,1969)
- 6. Erhöhte Calcium-Konzentration im Urin (Noe, 2000; Kinder et al., 2002; Bushinsky et al., 2002; Borghi et al., 2002)
- 7. Verminderte Magnesium-Konzentration im Urin (Schwartz et al., 2001)
- 8. Verminderte Citrat-Konzentration im Urin (Alvarez et al., 1992; Tekin et al., 2000; Yagisawa et al., 2001)
- 9. Verminderte Kalium-Konzentration im Urin (Kinder et al., 2002)
- 10. Erhöhte Cystin-Konzentration im Urin (Martins et al., 2002)
- 11. Erhöhte Phosphat-Konzentration im Urin (Prie et al., 2001)
- 12. Erhöhte Harnsäure-Konzentration im Urin (Koide, 1996; Yagisawa et al., 1999)
- 13. Erhöhte Lipid- und Cholesterin-Konzentrationen im Urin (Khan et al., 1988; Khan und Glenton, 1996)
- 14. Erhöhtes Lebensalter, mit altersbedingt reduzierter glomerulärer Filtrationsrate (Mousson et al., 1993)
- 15. Aufnahme von hartem Wasser (Bellizzi et al., 1999)
- 16. Gesamtzustand der Hydrierung (Sakhaee et al., 1987; Borghi et al., 1996)
- 17. Vermindertes tägliches Urinvolumen und reduzierte Urinbildung (Riobo et al., 1998; Borghi et al., 1999a)
- 18. pH-Wert des Urins (Wall und Tiselius, 1990; Hokama et al., 2000; Murayama et al., 2001; Kinder et al, 2002; Hsu et al., 2002)

- ► 19. Geringe Calciumaufnahme mit der Nahrung (Curhan et al., 1997a)
- ► 20. Calcium-Supplementierung (Curhan et al., 1997a); supplementiertes Calcium verursacht Gallensteine (Powell, 1985)
- ► 21. Vitamin D-Supplementierung (Black, 1945; Hodgkinson und Zarembski, 1968; Broadus et al., 1980; Ichioka et al., 2002)
- ► 22. Geringe Magnesium- und Vitaminaufnahme (Williams und Smith, 1968)
- ► 23. Vorliegende Calciumablagerungen, insbesondere im Gefäßsystem
- ► 24. Vorliegende Niereninsuffizienz oder Nierenversagen, regelmäßige Hämodialyse (Oren et al., 1984; Chen et al., 1990; Daudon et al., 1992)
- ► 25. Jegliche Verletzungen von Epithelzellen des Harnwegssystems, das anfällig für die Entwicklung von Steinen ist (Khan und Thamilselvan, 2000)
- ► 26. Nahrungsmittel, die die Bildung von Oxalatsteinen fördern oder Oxalat enthalten (Hagler und Herman, 1973a; Bakane et al., 1999; Massey et al., 2001)
- ► 27. Getränke, die die Bildung von Oxalatsteinen fördern oder Oxalat enthalten (McKay et al., 1995; Curhan et al., 1996a; Terris et al., 2001)
- ► 28. Medikamente und Supplemente, die die Bildung von Oxalatsteinen fördern oder Oxalat enthalten (Shields und Simmons, 1976; Fleisch, 1978; Ettinger et al., 1980; Wolf et al., 1985; Ahlstrand und Tiselius, 1987; Daudon et al., 1987; Michelacci et al., 1992; Kohan et al., 1999; Sundaram und Saltzman, 1999; Gonzalez et al., 2000; Wu und Stoller, 2000)
- ► 29. Oxalatstein-fördernde Toxine (Hagler und Herman, 1973c; Conyers et al., 1990; Muthukumar und Selvam, 1998)
- ► 30. Ausschließlich parenterale Ernährung (Friedman et al., 1983; Swartz et al., 1984)
- ► 31. Pyridoxin-Mangel [Vitamin B6] (Gershoff et al., 1959; Faber et al., 1963; Gershoff, 1964; Mitwalli et al., 1988; Alkhunaizi und Chan, 1996; Curhan et al., 1999)
- ► 32. Thiamin-Mangel [Vitamin B1] (Buckle, 1963; Alkhunaizi und Chan, 1996)
- ► 33. Intestinaler Bypass oder eine Darmresektion oder Dünndarm-Malabsorption, unabhängig von der Ursache (Gregory et al., 1977; Drenick et al., 1978; Nightingale, 1999; Nightingale, 2001)
- ► 34. Harnwegsinfektion oder bakterieller Befall (Trinchieri et al., 1996;

Dewan et al., 1997; Daskalova et al., 1998; Hokama et al., 2000; Sohshang et al., 2000; Kim et al., 2001)

- 35. Erhöhter oxidativer Stress im Harntrakt (Scheid et al., 1996; Muthukumar und Selvam, 1998)
- 36. Primäre Hyperoxalurie, eine erbliche Störung (Dauson et al., 1998)
- 37. Hyperparathyreoidismus (Ralph-Edwards et al., 1992; Yamaguchi et al., 2001)
- 38. Harnstauung oder unvollständige Entleerung (Nikakhtar et al., 1981; Sarkissian et al., 2001)
- 39. Obstruktive Harnwegserkrankung (Kim et al., 2001)
- 40. Polyzystische Nieren [Zystennieren] (Torres et al., 1988; Torres et al., 1993)
- 41. Zirrhose (Hagler und Herman, 1973c)
- 42. Diabetes (Hagler und Herman, 1973c)
- 43. Herzdekompensation (Hagler und Herman, 1973c)
- 44. Morbus Crohn (Shiraishi et al., 1998; Buno et al., 2001; McConnell et al., 2002)
- 45. Zystische Fibrose (Turner et al., 2000; Perez-Brayfield et al., 2002)
- 46. Renale tubuläre Azidose (Hagler und Herman, 1973c)
- 47. Sarkoidose (Sharma, 1996; Rodman und Mahler, 2000)
- 48. Klinefelter-Syndrom (Hagler und Herman, 1973c)
- 49. Parasitäre Erkrankungen, darunter Amöbenruhr, Schistosomiasis, Giardiasis, Ascariasis (Hagler und Herman, 1973c)
- 50. Antiobiotika-Therapie (Bohles et al., 2002)
- 51. Erhöhte Fluorid-Einnahme (Singh et al., 2001)
- 52. Bettlägerigkeit (Hwang et al., 1988)
- 53. Nierentransplantation (Torrecilla et al., 2001)
- 54. Hypertonie (Borghi et al., 1999; Hall et al., 2001)
- 55. Erhöhter Alkoholkonsum (Hughes und Norman, 1992)
- 56. Erhöhte Glucose-Einnahme (Burns et al., 1951; Nguyen et al., 1989)
- 57. Schwangerschaft (Hildebrandt und Shanklin, 1962; Maikranz et al., 1989)
- 58. Methoxyfluran-Anästhesie (Mazze et al., 1971; Mazze et al., 1971a; Silverberg et al., 1971)
- 59. Ketogene Diät (Furth et al., 2000)
- 60. Raumfahrt (Whitson et al., 1997; Whitson et al., 1999)

Einer der Hauptgründe dafür, dass die Assoziation von Vitamin C und Nierensteinen weiterhin als bedenklich eingestuft wird, ist die Tatsache, dass Vitamin C die Konzentration von Oxalat im Urin erhöht. Deshalb wird logischerweise daraus abgeleitet, dass eine längere Vitamin-C-Einnahme auch fortwährend diese Konzentration erhöht, bis sich Calciumoxalatsteine bilden.

Allerdings bestätigt die Forschung, dass dies nicht zutrifft, wenngleich Vitamin C ein Risikofaktor für die erhöhte Oxalatbildung und die anschließende Bildung von Calciumoxalatsteinen ist (siehe oben). Schmidt et al. (1981) ermittelten, dass sich trotz der fortgesetzten Vitamin-C-Gabe die Oxalatproduktion einpendelt. Die Forscher bemerkten, dass eine signifikante Vitamin-C-Menge nicht zu Oxalat metabolisiert wird und unverändert mit dem Urin ausgeschieden wird.

Sofern hochdosiertes Vitamin C bei einer schweren Erkrankung verabreicht wird, wird die nicht-oxidierte Form von Vitamin C viel einfacher wieder aus oxidiertem Vitamin C regeneriert als die metabolischen Abbauprodukte. Dieser Prozess hemmt den irreversiblen Stoffwechsel von Vitamin C zum Endprodukt Oxalat. Etwa 80 Prozent des von Menschen aufgenommenen Vitamins C wird als Dehydroascorbinsäure, also als oxidiertes Vitamin C, ausgeschieden (Takenouchi et al., 1966). Takenouchi et al. erklärten, dass der Stoffwechsel von Vitamin C bei Menschen nicht unbedingt alle metabolischen Prozesse bis hin zum Oxalat durchlaufen muss. Die erhöhte Vitamin-C-Dosis führt automatisch zu einer erhöhten Ausscheidung von Diketogulonsäure über den Urin. Dies ist ein deutliches Indiz dafür, dass Vitamin-C-Stoffwechselprodukte auch ausgeschieden werden, wenn sie nicht den gesamten Prozess bis hin zum Oxalat durchlaufen.

Bei gesunden Männern riefen Vitamin-C-Dosierungen von 4000 Milligramm oder weniger »keinen Anstieg der Oxalatausscheidung« im Vergleich zu nicht-supplementierten Männern hervor (Lamden und Chrystowski, 1954). Fituri et al. (1983) fanden heraus, dass die tägliche Gabe von 8000 Milligramm Vitamin C für eine Dauer von sieben Tagen bei acht gesunden Probanden »die Oxalatkonzentration im Plasma und im Urin vor und nach der Einnahme nicht signifikant erhöhte«. Andere Forscher konnten nach Einnahme von Vitamin C erhöhte Oxalatwerte im Urin nachweisen (Tiselius und Almgard, 1977; Hatch et al., 1980; Hughes et al., 1981).

Wie bereits in der obigen Liste abzulesen ist, ist Vitamin C nur einer von vielen Risikofaktoren, die schließlich zur Bildung von Calciumoxalatsteinen beitragen.

Leider finden in einigen Studien zum Thema die anderen oben erwähnten Risikofaktoren keine Beachtung – was zu widersprüchlichen Erkenntnissen über die Eigenschaft von Vitamin C führte, die Oxalatkonzentration im Urin zu erhöhen. Fituri et al. gaben an, dass einige Studien Vitamin C in Form von Tabletten für ihre Versuche verwendeten, und wiesen darauf hin, dass die in den Tabletten enthaltene Weinsäure oder die Saccharose im Organismus zu Oxalat umgewandelt worden sein kann. Solche additiven Stoffe können in erheblicher Menge in Pillen vorkommen. So legte Wilk (1976) dar, dass 100 Milligramm Vitamin C in Pillenform ein Gewicht von 400 Milligramm haben. Dies bedeutet, dass die Pillen 300 Milligramm Zusatzstoffe enthielten. Auer et al. (1998a) zeigten darüber hinaus, dass in Urinproben, die kein EDTA aufwiesen, irrtümlich hohe Oxalatkonzentrationen gefunden wurden. Dies kann ein möglicher Grund für die erhöhten Oxalatwerte der obigen Urinuntersuchungen von Vitamin-C-supplementierten Testpersonen sein.

Logischerweise muss es viele andere Wege der Vitamin-C-Metabolisierung und -Ausscheidung geben – eben nicht nur die der Ausscheidung in Oxalatform über den Urin. Casciari et al. (2001) wiesen nach, dass Krebspatienten für die Dauer von acht Wochen täglich 50 000 Milligramm Vitamin C intravenös problemlos verabreicht werden können. Wenn über den Urin ausgeschiedenes Oxalat das einzige Stoffwechselendprodukt von Vitamin C wäre, hätten derart hohe Dosierungen eine Oxalatübersättigung im Urin und kristalline Ablagerungen sowie eine eventuelle Steinbildung verursachen müssen. Bisher ist dies noch nicht beobachtet worden.

Da Oxalat eine Hauptkomponente von Nierensteinen ist, ist es wichtig, über die vielen anderen möglichen Ursachen einer erhöhten Oxalatkonzentration im Urin Bescheid zu wissen. Neben Vitamin C werden vor allem auch die beiden Substanzen Glyoxylat und Glykolat zu Oxalat verstoffwechselt (Ogawa et al., 2000). Zudem hat Oxalat einige weniger bedeutende Vorstufen, darunter Gelatine, bestimmte Aminosäuren (z. B. Tryptophan, Phenylalanin, Asparaginsäure, Tyrosin, Threonin und Asparagin), Kreatinin, Purin, Glucose, andere Kohlenhydrate und einige unidentifizierte Substanzen (Hagler und Herman, 1973).

Eine unbedeutende Vorstufe kann im Rahmen der Entstehung von Oxalat jedoch an Bedeutung gewinnen, wenn es sich um eine Vorläufersubstanz handelt, die häufig in Nahrungsmitteln vorkommt und daher regelmäßig in großen Mengen aufgenommen wird. Ein Beispiel hierfür sind aspartamhaltige Getränke und andere diätetische Speisen. Aspartam ist ein synthetischer Süßstoff, dessen Hauptkomponenten Phenylalanin und Aspartsäure sind. Auch wenn sich ein Patient mit reichlich hochkonzentrierten Aminosäuren ernährt, kann dies zu einer erhöhten Oxalatproduktion führen. Glycin ist die einfachste Aminosäure – und wahrscheinlich eine Hauptquelle von Glyoxylat, dem unmittelbaren Vorläufer von Oxalat (Hagler und Herman, 1973).

Wichtige Quellen für Oxalat in der Nahrung sind unter anderem Spinat, Rhabarber, Petersilie, Zitrusfrüchte und Tee. Tee ist wahrscheinlich die wichtigste davon, insbesondere für die Engländer, die dieses Heißgetränk regelmäßig zu sich nehmen (Zarembski und Hodgkinson, 1962). Weitere Oxalatquellen sind Mangold, Kakao, Schokolade, Rüben, Paprika, Weizenkeime, Pekannüsse, Erdnüsse, Okra, Bohnenpaste, Linsen und Limettenschale. Viele Sojaprodukte können ebenfalls große Mengen Oxalat enthalten (Massey et al., 2001).

Nahrungsmittel mit hohem Puringehalt erhöhen ebenfalls die Ausscheidung von Oxalat. Ein Beispiel hierfür wären Sardinen oder Heringsrogen (Zarembski und Hodgkinson, 1969). In der Literatur wird unter anderem übermäßiger Verzehr von Rhabarber als Grund für eine Oxalatvergiftung genannt (Tallquist und Vaananen, 1960; Kalliala und Kauste, 1964). Natürlich ist eine detaillierte Ernährungsanamnese bei allen Patienten, die ein Risiko für Nierensteine aufweisen oder bereits darunter leiden, entscheidend. Es liegt nicht im Interesse des Patienten, als einzige Intervention lediglich die Vitamin-C-Einnahme zu senken oder zu stoppen. Die Abstinenz von den vom Patienten bevorzugten oxalathaltigen Nahrungsmitteln sollte immer gegen die Verminderung oder gar das Absetzen einer regelmäßigen Vitamin-C-Supplementierung abgewogen werden.

Auch Calcium spielt eine Rolle bei der Bildung von Calciumoxalatsteinen. Eine Reduzierung der (*nicht* supplementierten) Aufnahme von Calcium mit der Nahrung erhöht die intestinale Absorption von Oxalat (Hodgkinson, 1958). Im Gegenzug fanden Curhan et al. (1993) in einer Studie mit 45 619 Männern heraus, dass eine hohe Aufnahme von Calcium mit der Nahrung das Risiko von symptomatischen Nierensteinen senkt. Zum gleichen Ergebnis kamen Curhan et al. (1997) die eine Studie mit 91 731 Frauen durchgeführt hatten – allerdings »erhöht die Calcium-Supplementierung die Oxalatausscheidung bei Menschen« (Hodgkinson und Zarembski, 1968).

Einige Forscher wiesen nach, dass Vitamin C vermutlich die Wahrscheinlichkeit einer Nierensteinbildung bei den Individuen, mindern kann, die bereits Steine hatten. Dies ist ein mögliches Indiz für die *therapeutische* Bedeutung von Vitamin C zur Behandlung von Nierensteinen. Schwille et al. (2000) beobachteten, dass Vitamin C die Ausbildung von Calciumoxalat-Kristallen bei solchen Individuen hemmt. Nicht überraschend ist das Fazit der Autoren. So schlussfolgerten sie, dass Vitamin C »unter normalen Bedingungen« keine Rolle für die Bildung von Nierensteinen spielt.«

Einige Forscher wiesen nach, dass Vitamin C vermutlich die Wahrscheinlichkeit einer Nierensteinbildung bei den Individuen mindern kann, die bereits Steine hatten.

Grases et al. (1998) konnten im Experiment mit Epithelzellen zeigen, dass durch freie Radikale geschädigte Zellen ein »günstiges Umfeld« für die Entwicklung von Calciumoxalat-Kristallen sind. Vitamin C hatte hier eine »äußerst bemerkenswerte Wirkung«, da es die Bildung von Oxalatkristallen unterband.

Bei Selvam (2002) verhinderte eine »Antioxidanzien-Therapie die Ausfällung von Calciumoxalat in Rattennieren und verrigerte die Oxalat-Ausscheidung bei Stein-Patienten«. Gotz et al. (1986) zeigten, dass das Antioxidans Liponsäure bei Hunden die Bildung von Calciumoxalat-Kristallen verhinderte. Zudem senkte Liponsäure die Oxalatkonzentration in den Nieren und im Urin von Ratten (Jayanthi et al., 1994). Nachdem Vitamin C ein starkes Antioxidans ist, sollte es dieselbe Wirkung wie Liponsäure haben. Ohne Zweifel hemmt Vitamin C freie Radikale, verhindert oxidative Schäden und unterstützt den Heilungsprozess von geschädigtem Gewebe. Möglicherweise erschwert die Beseitigung von solchen Gewebeschäden die abnorme Ablagerung von Calciumoxalat in betroffenen Geweberegionen. Dies könnte ein Wirkmechanismus von Vitamin C sein, um die Nierensteinbildung zu hemmen. Vor langer Zeit ließ McCormick (1946) verlauten, seine Vitamin-C-Forschung weise darauf hin, dass Vitamin-C-Mangel ein Auslöser, ja »ein grundlegender ätiologischer Faktor« der Steinbildung sei.

Eine Studie über Vitamin C und Nierensteinbildung

Es gab einzelne Berichte, die die Einnahme von Vitamin C mit Nierensteinbildung und/oder Verschlechterung der Nierenfunktion in Verbindung gebracht haben. Lawton et al. (1985) berichteten über eine 58-jährige Frau, die nach der intravenösen Anwendung von 45 000 Milligramm Vitamin C in Form von Ascorbinsäure ein akutes Nierenversagen infolge einer Calciumoxalat-Kristallisation in den Nieren erlitt. Allerdings hatte die Frau zuvor bereits eine Nierenerkrankung (nephrotisches Syndrom) und eine Krankheit namens Amyloidose, aufgrund derer große Mengen Proteine (Immunglobuline) im Urin nachweisbar waren.

Amyloidose verursacht häufig ein nephrotisches Syndrom, was wahrscheinlich auch auf diese Frau zutraf. Vor der Vitamin-C-Anwendung wurde die Patientin mit einer Therapie behandelt, die Prednison (Steroid), Melphalan und Busulfan (beides sind Zytostatika), Furosemid (Diuretikum), Vitamin B-Komplex, Vitamin E, Natriumselenit, Trazodonhydrochlorid (Antidepressivum), Doxycyclin (Antibiotikum), Levothyroxin (Schilddrüsenhormon) und Docusat-Natrium (Abführmittel) umfasste.

Der Urin der Patientin wies bereits abnorme Proteinkonzentrationen auf, die Körperflüssigkeiten wurden durch die diuretische Therapie aufgebraucht, was zu einem konzentrierteren Urin führte. Je höher die Konzentration von gelösten Stoffen im Harn ist – wie beispielsweise von abnormen Proteinen –, desto wahrscheinlicher werden jegliche gelösten Stoffe (wie beispielsweise Calciumoxalat) aus der Lösung ausgefällt. Herzinsuffizienz kann ebenfalls die Quantität und die Rate der Flüssigkeitsströmung in den Nieren absenken, was zur Entwicklung der Kristallbildung und zum anschließenden Nierenversagen beiträgt. Darüber hinaus kann Vitamin B12 – als Supplement, nicht mit der Nahrung eingenommen – manchmal toxische Effekte bei bestimmten Individuen hervorrufen. Die Supplementierung des Schilddrüsenhormons lässt darauf schließen, dass die Frau an Schilddrüsenunterfunktion litt, was diverse Probleme verursachen kann. Auch gibt es keinen Hinweise darauf, weshalb andere Medikamente, Vitamine und/oder Nährstoffe zusammen mit Vitamin C in die Infusionsflasche gegeben wurden.

Viele, vor allem ältere Frauen, nehmen regelmäßig Calcium-Supplemente ein. Überschüssiges Calcium kann sich im Urin mit Oxalat verbinden.

Wenn die genannte Patientin gelegentlich große Mengen Aspirin zu sich genommen hat, ist dies ein weiterer Faktor für die deutliche Zunahme der Oxalatkonzentration im Urin (El-Dakhakhny und El-Sayed, 1970). Das Einzige, was man mit Gewissheit behaupten kann, ist, dass Vitamin C ein möglicher Faktor von vielen sein kann, der zum Nierenversagen der unglücklichen Patientin beitrug.

Singh et al. (1993) zeigten, dass die alleinige Gabe von Vitamin C bei Meerschweinchen keine Bildung von Nieren- oder Blasensteinen verursacht. Allerdings führte die Kombination aus Vitamin C und Calciumcarbonat sowie einem zusätzlichen Oxalat (Natriumoxalat) zu Steinbildung. Es ist stark anzunehmen, dass manche Patienten, die Nierensteine nach einer Vitamin-C-Supplementierung entwickeln, gleichfalls Calciumascorbat (statt Natriumascorbat oder Ascorbinsäure), Calcium-Supplemente oder beides eingenommen hatten.

Cathcart (1993) verabreichte während seiner Arbeit mit Tausenden von Patienten routinemäßig Vitamin-C-Infusionen als Natriumascorbat in Ringer-Lactat-Lösungen – und nichts anderes (außer kleine Mengen EDTA, um die Oxidation von Vitamin C zu vermeiden). Er berichtete diesbezüglich niemals über schwere Zwischenfälle oder gar über Nebenwirkungen. Wann immer zusätzlich andere Vitamine, Mineral- und Nährstoffe zusammen mit einer Vitamin-C-Infusion angewendet werden, können negative Auswirkungen nicht ausschließlich Vitamin C zugeschrieben werden. Darüber hinaus erkannten Lawton et al., dass ein falscher pH-Wert der Vitamin-C-Infusion maßgeblich an der Umwandlung von Vitamin C in Oxalat beteiligt ist – noch bevor die Substanz dem Patienten verabreicht wird.

Obwohl die Vitamin-C-Infusion wahrscheinlich ein zusätzlicher Faktor für den unglücklichen klinischen Verlauf bei der Patientin von Lawton et al. (siehe oben) war, wird klar, dass zahlreiche weitere Faktoren eine bedeutsame Rolle spielen, wenn es um die Ablagerung von Calciumoxalat-Kristallen in den Nieren geht. Bereits im Vorfeld bestehende Nierenerkrankungen sind immer ein Grund zur besonderen Vorsicht in Bezug auf eine Vitamin-C-Supplementierung. Und Zusatzfaktoren wie beispielsweise eine mögliche Dehydrierung, die unter anderem durch eine chronische Diuretikatherapie und eine verlangsamte Flüssigkeitsströmung entsteht, sowie dickflüssiger Urin, der bereits abnorme Proteinkonzentrationen enthält, verdienen große Aufmerksamkeit.

Vorsicht und eine genaue Überwachung sollten stets Bestandteil jeder Zusatztherapie sein, die die kranken und beeinträchtigten Nieren mit noch mehr gelösten Substanzen konfrontiert – Nieren, die ohnehin schon mit einer abnorm großen Menge von gelösten Stoffen belastet sind. Solange keine etwa durch Herzinsuffizienz verursachten Wasseransammlungen vorliegen, sollte während Vitamin-Supplementierungen immer genügend Flüssigkeit zugeführt werden.

Weitere Studien und Fallberichte versuchten, Vitamin C mit vermehrten Calciumoxalat-Ablagerungen sowie mit verschiedenen Graden von Nierenversagen in Verbindung zu bringen. Allerdings war kein Beitrag zu finden, der eine überzeugende Analyse potenzieller Quellen von Calcium und Oxalat berücksichtigt hätte. Nur wenige der steinfördernden Faktoren (die im vorliegenden Abschnitt aufgelistet sind) wurden als spezifisch präsent oder fehlend angeführt. In den meisten dieser Beiträge wird die intravenöse oder orale Gabe von Vitamin C als Auslöser der durch Oxalat verursachten Folgeerscheinungen genannt. Nachfolgend werden Berichte präsentiert, die die Präsenz einiger weniger »Stein-Riskofaktoren« erwähnen:

1. Swartz et al. (1984) berichteten von einer 22-jährigen Patientin, die eine eingeschränkte Nierenfunktion entwickelte, nachdem sie infolge einer beinahe vollständigen Dünndarm-Resektion zu Hause mit parenteraler Ernährung, der Vitamin C beigegeben wurde, intravenös versorgt wurde. Beides – die parenterale Ernährung und die Resektion – kann in Kombination mit Vitamin C den Oxalatwert erhöhen. Solche Patienten neigen auch zu Dehydrierung.

2. Mashour et al. (2000) berichteten über einen 31-jährigen Mann, der akutes Nierenversagen entwickelte, nachdem er sechs Tage lang Kopfschmerzen gehabt und während drei Tagen unter Nausea (Übelkeit) und Erbrechen gelitten hatte. Welche Art von Vitamin C benutzt wurde, wird nicht erwähnt. Es wird lediglich darauf hingewiesen, dass der Mann eine Menge Tabletten zu sich genommen hatte, die andere Inhaltsstoffe aufwiesen, die wiederum die Produktion von Oxalat ausgelöst hätten. Auch die Tatsache, dass ihm übel war und er sich erbrach, machte es sehr wahrscheinlich, dass er stark dehydriert war – gute Voraussetzungen für die Bildung von Calciumoxalat-Kristallen.

3. Wenn eine Nierenerkrankung vorliegt, ist dies immer ein Risikofaktor für eine Steinerkrankung – egal, welche Oxalatquellen im Vordergrund stehen. Wong et al. (1994): akutes Nierenversagen nach Vitamin-C-Gabe – der Patient wies eine sekundäre Niereninsuffizienz aufgrund einer malignen obstruktiven Uropathie auf und nahm große Mengen oxalatreicher Pflanzen zu sich, darunter Rhabarber. McAllister et al. (1984): akutes Nierenversagen nach intravenös verabreichtem Vitamin C – der Patient hatte bereits eine fortgeschrittene Niereninsuffizienz; andere mögliche Risikofaktoren wurden nicht berücksichtigt.

Alle Oxalatquellen – darunter auch Vitamin C – müssen sorgsam gehandhabt werden, wenn sie bei Patienten mit chronischem Nierenversagen, die Hämodialyse bekommen, eingesetzt werden sollen (Balcke et al., 1984). Außerdem haben die meisten Hämodialyse-Patienten bereits Calciumoxalat-Ablagerungen in ihren Nieren und im Herz (Salyer und Keren, 1973). Bei anderen Hämodialyse-Patienten finden sich derartige Ablagerungen in den Knochen (Ott et al., 1986). Allerdings besteht die Antwort hierauf nicht darin, eine Vitamin-C-Supplementierung komplett zu vermeiden, da es während der Hämodialyse zu erhöhtem oxidativem Stress kommt, der ebenfalls behandelt werden muss (Hultqvist et al., 1997). Die Empfehlungen variieren, aber einige Autoren betonen die Notwendigkeit einer Vitamin-C-Supplementierung bei Hämodialyse-Patienten (Ponka und Kuhlback, 1983; Ha et al., 1996).

In Studien mit Ratten zeigten Thamilselvan und Selvam (1997), dass Oxalat den oxidativen Stress auslöst, der sich in den Nieren in Form von Mikropräzipitaten niederschlägt. Es liegt auf der Hand, dass eine Antioxidanzien-Therapie weiterhin aufrechterhalten werden sollte, um weitere Steinbildung zu verhindern. Die Autoren zeigten zudem, dass Oxalatbelastung die Konzentrationen von Vitamin C, E und Glutathion reduziert. Auch dieser Umstand untermauert das Konzept, dass eine angemessene Antioxidanzien-Therapie inklusive Vitamin C zur Verbesserung der Gesundheit von Patienten mit chronischer Niereninsuffizienz von großer Bedeutung ist.

Eines muss an dieser Stelle betont werden: Bei der Durchsicht der wissenschaftlichen Literatur war kein einziger Bericht auffindbar, in welchem Vitamin C als alleiniger Faktor für eine Niereninsuffizienz infolge übermäßiger Calciumoxalat-Steinbildung bei einer normal gesunden Person genannt wurde. Dehydrierung und eine im Vorfeld bestehende Nierenerkrankung sind die wahrscheinlich wichtigsten und häufigsten Risikofaktoren, die eine dramatische Schwächung der Nierenfunktion nach einer Vitamin-C-Therapie hervorrufen. Darüber hinaus ergab die Studienrecherche, dass kaum präzise Aussagen über die verschiedenen Risikofaktoren für die vermehrte Bildung von Oxalat gemacht werden. Insbesondere ist dies der Fall, wenn bekannt ist, dass ein an Steinen erkrankter Patient Vitamin C eingenommen hat.

Ob es möglich wäre, Calciumoxalat-Steine bei einer ansonsten gesunden Person durch eine angemessene Menge Vitamin C zu verursachen? Dies kann man nicht ausschließen. Allerdings wäre in einem solchen Fall eine massive Dehydrierung und/oder einige weitere Risikofaktoren involviert und bereits wirksam. Die Gabe von Vitamin C und anderen Vital- und Nährstoffen sowie Medikamenten sollten stets mit einer Flüssigkeitszufuhr verbunden sein. Die Aufnahme gelöster Substanzen bei gleichzeitigem geringem Urinvolumen wird immer zu einer erhöhten Konzentration aller gelösten Stoffe führen, wodurch die Ausfällung von Kristallen begünstigt wird. Ich denke, dass Vitamin C nur in geringer Dosierung verabreicht werden sollte – wenn nicht zusätzlich Flüssigkeit zugeführt wird. Spezifische Empfehlungen für Vitamin-C-Dosierungen sowie Vorschläge für die Dosierung eines Patienten mit einem erhöhten Steinbildungs-Risiko finden sich im Kapitel 6.

Vitamin C: Antioxidans und Prooxidans

Bevor man in die Diskussion zu diesem Thema einsteigt, sollte man den Unterschied zwischen einer In-vivo- und einer In-vitro-Studie verstehen. »In vivo« befasst sich mit den Reaktionen und Interaktionen der untersuchten Substanz(en) im gesamten lebenden Organismus. Hingegen wird ein In-vitro-Versuch in einer künstlichen Umgebung außerhalb des lebenden Organismus durchgeführt, beispielsweise im Reagenzglas. Darüber hinaus lassen sich In-vitro-Erkenntnisse nicht ohne Weiteres auf Vorgänge im lebenden Körper übertragen. So wird zum Beispiel die Interaktion von zwei körpereigenen chemischen Stoffen in Lösung unabhängig vom Körper untersucht. Allerdings kann eine In-vitro-Studie den Verhältnissen im

Körper stark angeglichen werden, wenn man beispielsweise lebendige Zellen und Gewebe außerhalb des Körpers untersucht. Um die Aussagekraft einer Studie hinsichtlich einer klinischen Situation zu beurteilen, muss man stets die Art des Versuchs betrachten. Man muss hinterfragen, inwiefern die In-vitro-Versuche Vorgänge im Organismus reproduzieren können. Auch gilt es zu klären, wie viele andere Forscher ähnliche Versuchsreihen erfolgreich wiederholt haben.

Je nach Situation verfügt Vitamin C über eine prooxidative bzw. antioxidative Wirkung (Giulivi und Cadenas, 1993; Otero et al., 1997; Paolini et al., 1999). Während ein Prooxidans die Oxidation fördert und für einen Anstieg von oxidativem Stress sowie von freien Radikalen sorgt, bewirkt ein Antioxidans das Gegenteil. Dass Vitamin C manchmal prooxidative Eigenschaften aufweist, sollte keine Überraschung sein, da es ein wirksames Mittel gegen Viren und Mikroben ist. Demnach müssen unter Umständen eingedrungene Mikroorganismen oder Krebszellen angegriffen und zerstört werden. Dies geschieht häufig durch destruktive prooxidative Prozesse. Allerdings hat Vitamin C in solchen Fällen immer noch einen antioxidativen Effekt im Organismus in Bezug auf normale Zellen.

Carr und Frei (1999) prüften 44 In-vivo-Studien. Dabei gingen sie der Frage nach, unter welchen physiologischen Umständen Vitamin C als Prooxidans agiert (Dillard et al., 1982; Kunert und Tappel, 1983; Blondin et al., 1986; Harats et al., 1990; Tsao et al., 1990; Fraga et al., 1991; Kimura et al., 1992; Rifici und Khachadurian, 1993; Barja et al., 1994; Green et al., 1994; Cadenas et al., 1996; Cadenas et al., 1996a; Reilly et al., 1996; Fuller et al., 1996; Mannick et al., 1996; Mulholland et al., 1996; Alessio et al., 1997; Wen et al., 1997; Samman et al., 1997; Nyyssonen et al., 1997; Helen und Vijayammal, 1997; Collis et al., 1997; Anderson et al., 1997; Tanaka et al., 1997; Cadenas et al., 1997; Prieme et al., 1997; Panayiotidis und Collis, 1997; Yamaguchi et al., 1997; Cadenas et al., 1998; Harats et al., 1998; Reddy et al., 1998; Sanchez-Quesada et al., 1998; Podmore et al., 1998; Cooke et al., 1998; Rehman et al., 1998; Lee et al., 1998; Kang et al., 1998). Sie fanden heraus, dass in 38 Studien nach einer Vitamin-C-Supplementierung eine »Reduktion der Marker von oxidativen DNA-Schäden, Lipiden und Proteinschädigungen« nachweisbar ist. In 14 weiteren Studien wurden in Verbindung mit Vitamin C keine Veränderungen beobachtet, die Ergebnisse von sechs Studien wiesen auf eine Überproduktion von oxidativem Stress hin – durch Labortests belegt. Carr und Frei merkten an, dass die Studien, die sich mit prooxidativen Effekten von Vitamin C beschäftigten, »in Bezug auf die benutzten Biomarker, die Methodik, das Studiendesign und den Versuchsaufbau genau geprüft werden müssen, um Oxidationsartefakte ausschließen zu können«. Darüber hinaus betonten sie, dass Vitamin C unter typischen physiologischen Bedingungen keine prooxidative Wirkung hat.

Buettner und Jurkiewicz (1996) wiesen nach, dass Vitamin C konzentrationsabhängig in einer Studie sowohl antioxidative als auch oxidative Wirkungen zeigen kann. Allerdings sollte man wissen, dass Vitamin C *direkt* nur eine antioxidative Funktion hat – was bedeutet, dass es Elektronen nur während des chemischen Oxidationsprozesses zu Dehydroascorbinsäure abgeben kann. Metalle wie Kupfer oder Eisen tauschen schnell und leicht Elektronen aus. Kommt es zum antioxidativen Elektronenverlust von Vitamin C gegenüber solchen Metallen, erhöht sich deren prooxidative Wirkung in ihrer unmittelbaren Mikroumgebung.

Die reduzierten, katalysierten Metalle begünstigen die Bildung von freien Radikalen sowie erhöhtem oxidativem Stress in Form von Superoxidradikalen, Hydroxylradikalen und Wasserstoffperoxid (Miller et al., 1990). Demnach kann Vitamin C in Verbindung mit einer ausreichenden Konzentration von Eisen und/oder Kupfer prooxidativ wirksam sein, selbst wenn die direkte und unmittelbare Wirkung von Vitamin C eigentlich antioxidativ war. In einer solchen katalysierten Metallumgebung fördern geringere Vitamin-C-Konzentrationen in der Regel prooxidative Effekte, während höhere Konzentrationen antioxidative Wirkungen fördern. Die Forscher beobachteten zudem, dass in beinahe allen Versuchsansätzen, in welchen Vitamin C die prooxidative Aktivität förderte, Katalysatoren wie Eisen($Fe3^{+}$)- oder Kupfer($Cu2^{+}$)-Ionen präsent waren. Sie bezeichneten den Übergang von prooxidativer Aktivität zu antioxidativer Aktivität als »Crossover«-Effekt. Zudem erwies sich dieser Crossover-Übergangspunkt in der Forschung als sehr variabel (Wills, 1966; Wills, 1969; Wills, 1969a; Girotti et al., 1985; Girotti et al., 1985a; Rees und Slater, 1987; Burkitt und Gilbert, 1990; Lin und Girotti, 1993; Wagner et al., 1993; Buettner et al., 1993; Wagner et al., 1994). Allerdings wurde durchgängig nachgewiesen, dass bei einer geringeren katalytischen Metallkonzentration die antioxidativen Eigenschaften überwogen. Umgekehrt konnten höhere katalytische

Metallkonzentrationen prooxidative Effekte begünstigen. Diese These passt zur klinischen Beobachtung, dass manche Menschen extrem hohe Dosen Vitamin C einnehmen, ohne dass es dabei zu prooxidativen Wirkungen kommt.

In der Regel kann Vitamin C nur bei der für Erwachsene empfohlenen niedrigen Tagesdosis (RDA) prooxidative Wirkungen entwickeln – bei Dosierungen von 60 bis 2000 Milligramm Vitamin C pro Tag. Darüber hinaus bedarf es hier trotzdem einer ungewöhnlichen klinischen Situation, in der bei einem Individuum hohe Blutspiegel oder Gewebekonzentrationen von einem oder mehreren katalytischen Metallen vorliegen.

In der Regel kann Vitamin C nur bei der für Erwachsene empfohlenen niedrigen Tagesdosis (RDA) prooxidative Wirkungen entwickeln – bei Dosierungen von 60 bis 2000 Milligramm Vitamin C pro Tag.

Für die Anwendungspraxis bedeutete das: Wenn sich jemand nach einer niedrigen Dosis Vitamin C schlecht und schwach fühlt, ist die höhere Dosierung die Lösung des Problems, die zu besserem Wohlbefinden führt – wenn keine exzessiv hohen katalytischen Metalle vorliegen. Die simple Begründung dieser Problemlösung ist, dass ein »Exzess« an Vitamin C die beste Soforttherapie ist, um frisch produzierte freie Radikale zu entschärfen oder ihre Schadwirkung im Gewebe rückgängig zu machen. Selbst wenn lokalisierte Konzentrationen von katalytischem Metall weiterhin freie Radikale produzieren, wird Extra-Vitamin C diese immer unmittelbar neutralisieren oder akute Schädigungen entschärfen und einem chronischen Schaden vorbeugen.

Darüber hinaus steht dies auch mit den Ergebnissen in Einklang, die immer wieder bei Individuen beobachtet werden, die Mega-Gramm-Dosierungen von Vitamin C eingenommen haben. Podmore et al. (1998) waren der Meinung, dass 500 Milligramm Vitamin C, täglich über einen Zeitraum von sechs Wochen eingenommen, die Konzentrationen von Labormarkern erhöhen, die auf DNA-Schädigung hinweisen – verursacht durch ein Übermaß an freien Radikalen. Über den Eisenstatus der Studienteilnehmer wurde nicht berichtet. Trotzdem lösen diese Ergebnisse Bedenken hinsichtlich der regelmäßigen Supplementierung mit einer solch geringen Vitamin-C-Dosis (wie 500 Milligramm) aus – dies ist vermutlich die Menge, die sehr viele Supplement-Anwender zu sich nehmen.

Die vielfach beobachteten positiven Effekte von höheren Vitamin-C-Dosierungen müssen in diesem Zusammenhang betont werden – trotz theoretischer Bedenken, bereits kleine Mengen hätten negative Auswirkungen, die sich bei großen Mengen noch verstärken. Tatsächlich trifft dies zumindest auf Vitamin C und Antioxidanzien allgemein nicht zu. Genau das Gegenteil ist der Fall: Wenig könnte schlecht sein, aber mehr ist immer gut.

Halliwell (1996) wies darauf hin, dass Vitamin C nicht das einzige Antioxidans ist, das prooxidative Aktivität produzieren kann. Prooxidative Aktivität ist ein Kennzeichen jeder Substanz, die bei der typischen Oxidations-Reduktions-Reaktion Elektronen abgeben oder aufnehmen kann. Viele solche Substanzen inklusive Glutathion, NADH, NADPH und Flavonoide erwiesen sich zusätzlich zu ihren bekannten antioxidativen Eigenschaften auch als prooxidativ aktiv. Einmal mehr sind ausreichend katalytische Metalle nötig, damit prooxidative Eigenschaften zum Vorschein kommen (Rowley und Halliwell, 1982; Rowley und Halliwell, 1985; Hodnick et al., 1986; Laughton et al., 1989; Canada et al., 1990; Fazal et al., 1990; Sahu und Washington, 1991; Milne et al., 1993; Sahu und Gray, 1993; Ahmed et al., 1994).

Da primär offenbar katalytische Metalle nötig sind, um für Vitamin C und andere Antioxidanzien gelegentlich prooxidative Aktivität nachweisen zu können, sollte man wissen, was diese Metallionen im Körper verfügbar macht und warum sie die meiste Zeit nicht verfügbar sind. Im Zustand der Gesundheit verbleiben ionisches Kupfer und Eisen in Formen, die oxidative Reaktionen nicht zulassen. Im normalen menschlichen Plasma sind diese Metallionen an Bluteiweißstoffe fest gebunden. Normalerweise findet man keine frei zirkulierenden oder nicht-eiweißgebundenen Eisen- und Kupferionen im Blut (Halliwell und Gutteridge, 1986 sowie 1990).

Die Erkrankung Hämochromatose ist durch eine generalisierte Eisenüberladung gekennzeichnet, die durch Eisenablagerungen zu Gewebeschäden führt. Hämochromatose kann erblich bedingt sein oder sekundär durch andere prädisponierende Faktoren verursacht werden. Sekundäre Erkrankungsformen kommen häufiger vor als die erbliche Form. Sekundäre Hämochromatose ist in der Regel mit bestimmten Formen der Anämie assoziiert. Sie tritt häufig bei Menschen auf, die zu viele Bluttransfusionen bekommen oder sich hochgradig eisenhaltig ernähren – meist in Form einer Supplementierung. Der Laborwert Transferrin ist dann abnorm erhöht.

Transferrin ist der Serumeiweißstoff (β-Globulin), der Eisen im Körper bindet und transportiert. An Transferrin gebundenes Eisen ist für prooxidative Effekte von Vitamin C und anderen Antioxidanzien nicht allgemein verfügbar. Bei Hämochromatose und anderen Erkrankungen mit Eisenüberladung ist ein erheblicher Anteil des Gesamtplasmaeisens nicht an Transferrin gebunden und »zirkuliert in Form niedermolekularer Komplexe« (Brissot et al., 1985). Die Forscher nahmen an, dass dieses nicht-Transferrin-gebundene Eisen wahrscheinlich die wichtigste Quelle für für Eisenablagerungen in der Leber bei Eisen-Überladungserkrankungen ist.

Darüber hinaus erhöht sich mit zunehmender Überladung der Eisenspeicher und mit einer hundertprozentigen Transferrin-Sättigung im Blut die Eisenablagerung im ganzen Körper in Form von Hämosiderin. Kommt es fortwährend zu Hämosiderin-Ablagerungen, stellen sich lokalisierte Gewebeschäden ein, die durch den Eisenüberschuss verursacht sind. Wahrscheinlich haben Hämosiderin-Patienten aus diesem Grund niedrige Serumwerte von Leukozyten (weiße Blutzellen) und Vitamin C (Wapnick et al., 1968; O'Brien, 1974; Charlton und Bothwell, 1976; Brissot et al., 1978).

Einige Fallberichte bestätigten, dass die Vitamin-C-Anwendung bei Patienten mit Eisenüberladung wahrscheinlich mit negativen klinischen Konsequenzen behaftet ist (Neinhuis, 1981; McLaran et al. 1982; Rowbotham und Roeser, 1984). McLaran et al. berichteten über einen 29-jährigen Mann, der an einer restriktiven Kardiomyopathie (einem schlecht kontrahierenden vergrößerten Herz) starb. Er hatte bei vorliegender Hämochromatose ein Jahr lang 1000 Milligramm Vitamin C täglich als Supplementierung eingenommen. Trotzdem war es in den letzten zwei Monaten seines Lebens zu einer signifikanten klinischen Verschlechterung gekommen. In der Regel beträgt die durchschnittliche Überlebenszeit bei Hämochromatose nach der Diagnose nur zwei Jahre. Herzversagen ist die häufigste unmittelbare Todesursache.

Man könnte die Hypothese aufstellen, dass der Mann tatsächlich zehn Monate lang von der Vitamin-C-Supplementierung profitierte, aber die Erkrankung letztlich die Oberhand gewann. Der Fallbericht von Rowbotham und Roeser ist ähnlich geartet. Bei einem 47-jährigen Mann lag das klinische Bild einer sich seit drei Monaten verschlechternden Herzinsuffizienz vor. Er hatte drei Jahre lang 500 Milligramm Vitamin C täglich eingenommen. Die Dosis war für ein weiteres Jahr auf 1000 Milligramm erhöht worden. Der Patient sprach gut auf eine Therapie mit Eisen-Chelatbildnern an und starb nicht. Es bleibt unklar, ob die klinische Verschlechterung auf Vitamin C zurückzuführen war.

Wäre Vitamin C für die Verschlechterung der klinischen Verfassung der Patienten dieser Fallstudien ursächlich, wäre die Beziehung zwischen Vitamin C und Eisen noch schwerer nachvollziehbar und verständlich. Dies gilt insbesondere angesichts von Studien, die die Wirkung von Vitamin C bei Patienten mit Eisenüberladung in vivo untersucht haben.

Der Vitamin-C-Spiegel im Plasma von 29 Frühgeborenen und einer Kontrollgruppe, bestehend aus fünf Erwachsenen, wurde von Berger et al. (1997) untersucht. Die Autoren untersuchten darüber hinaus die Konzentration einer bestimmtem Form von Eisen, von der man dachte, sie sei biologisch aktiv und verursache in vivo oxidativen Schaden. Nachdem die Forscher die Labormarker von oxidativem Stress und den Gehalt von oxidiertem Vitamin C bestimmt hatten, kamen sie zu dem Schluss, dass Vitamin C in vivo in Plasma bei Eisenüberladung eine antioxidative Wirkung hat. Darüber hinaus zeigten Analysen, dass bei Eisenüberladung Vitamin C in vivo keine oxidativen Stressschäden bei Lipiden oder Proteinen verursacht.

Bei gesunden Probanden zeigten Rehman et al. (1998), dass erhöhter oxidativer Stress nach sechswöchiger Supplementierung mit Vitamin C (entweder 60 Milligramm oder 260 Milligramm täglich) und Eisen auftrat, aber nach zwölf Wochen langer Supplementierung wieder verschwand. Dies könnte ein Indiz dafür sein, dass länger andauernde Supplementierung mit geringen Mengen Vitamin C zu Beginn eine prooxidative Wirkung hat und nach einiger Zeit in eine antioxidative Wirkung übergeht, wenn sich die Vitamin-C-Depots allmählich füllen.

Das erklärt auch, weshalb sich in einer 15-tägigen Studie von Shilotri und Bhat (1977) anstelle der erwarteten Besserung die Immunfunktion der Leukozyten infolge einer täglichen Vitamin-C-Supplementierung verschlechterte. Ausgehend von der Arbeit dieser Forscher sollte die Dauer von Studien zur Vitamin-C-Supplementierung mindestens zwölf Wochen betragen, um die Langzeitwirkung einer chronischen Supplementierung besser beurteilen zu können.

Chen et al. (2000) untersuchten die Auswirkungen von Vitamin-C- und Eisenüberladung bei Meerschweinchen. In vivo erwies sich Vitamin C trotz Eisenüberladung in Bezug auf die Lipide als antioxidativ wirksam. Zudem verursachte die Eisenüberladung selbst keine oxidativen Lipidschäden, war aber mit Wachstumsstörungen und Gewebeschäden assoziiert – unabhängig von den Vitamin-C-Dosierungen. Darüber hinaus beobachtete man, dass Eisenüberladung bei Tieren mit schlechtem Vitamin-C-Status mit einer Absenkung der Vitamin-E-Spiegel und einer Erhöhung der Plasmatriglyceride assoziiert war.

Dies weist darauf hin, dass Eisen hier wahrscheinlich einen unspezifischen toxischen Effekt hatte. Ein solcher Effekt würde die Triglyceridspiegel ansteigen lassen und den Verbrauch von Vitamin E (das verfügbare Antioxidans) erhöhen. Auch Collis et al. (1997) führten In-vivo-Studien zum selben Thema an Meerschweinchen durch. Hier zeigte Vitamin C bei simultaner Eisengabe keine prooxidative Aktivität. Tatsächlich entschärfte es den Eisen-induzierten oxidativen Stress. Mit anderen Worten: Vitamin C fungiert auch im In-vivo-Experiment als hochwirksames protektives Antioxidans, sogar in Gegenwart von zusätzlichem Eisen.

Vitamin C spielt auch für die Absorption von Eisen im Verdauungstrakt eine große Rolle. Bei Menschen mit Eisenmangel kann Vitamin C die Aufnahme von Eisen aus pflanzlichen Quellen deutlich fördern (Gerster, 1999). Gerster bemerkte zudem, dass die »prolongierte Einnahme von hochdosiertem Vitamin C zu keinerlei Veränderungen der Eisenbalance bei Menschen mit Eisenübersättigung führt«. Ob Vitamin C die Eisenabsorption bei Patienten mit Hämochromatose verstärkt – eine hochgradig unerwünschte Wirkung –, ist Gerster zufolge bislang noch nicht überzeugend untersucht worden.

Cathcart (1993) berichtete über eine Studie, an der mehr als 20 000 Patienten teinahmen. Die tägliche Dosis betrug 4000 bis 200 000 Milligramm Vitamin C. Signifikante Nebenwirkungen werden nicht erwähnt. Auch verliert Cathcart kein Wort darüber, ob es bei den Patienten zu unerwünschten Eisenablagerungen kam. Solche Nebenwirkungen wären nur mittels spezieller Bluttests nachweisbar. Bei einer routinemäßigen Blutuntersuchung, die beispielsweise im Zuge einer regelmäßigen Gesundheitsvorsorgeuntersuchung durchgeführt wird, kann man dies de facto nicht erkennen. Wenngleich diese Nebenwirkung sehr unwahrscheinlich ist, kann sie derzeit bei Patienten mit oder ohne Hämochromatose nicht vollständig ausgeschlossen werden.

Solange hierzu keine tragfähigen Studienergebnisse vorliegen, sollten bei Patienten, die hochdosiertes Vitamin C erhalten, bei Bluttests auch die Ferritin- und Eisenwerte kontrolliert werden, um eine subklinische Eisenablagerung auszuschließen. Zumindest einmal jährlich wäre ein solcher Test empfehlenswert.

Vitamin C und G6PD-Mangel

Glucose-6-phosphat-Dehydrogenase (G6PD(H)) ist ein Enzym, das für die physische Stabilität der Erythrozyten (roten Blutzellen) von großer Bedeutung ist. G6PD schützt die Erythrozyten vor allem vor oxidativen Schäden (Beutler, 1971). G6PD-Mangel ist angeboren. Er entsteht durch Mutation des G6PD-Gens auf dem X-Chromosom. Die Symptome variieren. So kann es zum geringfügigen, aber auch zum sehr ausgeprägten Abbau von Erythrozyten kommen. Man spricht dann von einer hämolytischen Krise (WHO–Bericht, 1967; Marks, 1967). Zahlreiche Oxidanzien wie beispielsweise Primaquin, Acetylphenylhydrazin oder schwefelhaltige Stoffe lösen bei Menschen mit G6PD-Mangel eine solche hämolytische Krise aus (Jacob und Jandl, 1966).

Aus bisher ungeklärten Gründen ist die Gabe von hochdosiertem Vitamin C, insbesondere bei intravenöser Verabreichung, bei G6PD-Mangel suboptimal. Rees et al. (1993) schilderten den Fall eines 32 Jahre alten HIV-Patienten aus Nigeria mit generalisierter Lymphadenopathie. Er wurde mit Vitamin C und anderen Vital- und Nährstoffen behandelt, was eine positive Wirkung zeigte. Ihm wurden für die Dauer eines Monats dreimal wöchentlich 40 000 Milligramm Vitamin C intravenös verabreicht. Darüber hinaus nahm er täglich 20 000 bis 40 000 Milligramm Vitamin C oral ein. Trotzdem entwickelte er unmittelbar einen Tag nach der intravenösen Gabe von 80 000 Milligramm Vitamin C eine massive hämolytische Krise mit schwarzem Urin).

Diese Reaktion war nur schwer vorauszusehen, da in Verbindung mit der Vitamin-C-Dosis, die der Patient für die Dauer eines gesamten Monats eingenommen hatte, keine Probleme aufgeetreten waren. Nachfolgende Tests ergaben, dass er unter G6PD-Mangel und möglicherweise einer Sichelzellanämie litt. Durch massive Flüssigkeitszufuhr wurde eine Genesung ohne Zwischenfälle erreicht. Ein 68-jähriger schwarzhäutiger Mann erhielt an zwei folgenden Tagen intravenös je 80 000 Milligramm Vitamin C. Daraufhin kam es zur ausgeprägten hämolytischen Krise, und er verstarb schließlich infolge von akutem Nierenversagen (Campbell et al., 1975). Spätere Untersuchungen ergaben, dass bei dem Patienten G6PD-defizitäre Erythrozyten vorlagen.

Bei In-vivo-Versuchen schützten niedrige Vitamin-C-Konzentrationen vor Erythrozytenabbau bei G6PD-Mangel (Winterburn, 1979). Hohe Vitamin-C-Dosierungen förderten hingegen den Abbau. Auch Udomratn et al. (1977) demonstrierten im Versuch mit Ratten eine reduzierte Überlebensrate von Erythrozyten bei G6PD-Mangel, wenn Vitamin C präsent war.

Obwohl die Bedenken bei der Verabreichung von Vitamin C bei Menschen mit G6PD-Mangel aufgrund der oben genannten klinischen Berichte und Studien gerechtfertigt sind, bleiben die involvierten Mechanismen, die eine hämolytische Krise verursachen, unklar. Wenn Vitamin C den Erythrozytenabbau bei G6PD-Mangel in jedem Fall auslösen würde, gäbe es in Anbetracht der ungeheuren Vitamin-C-Mengen, die weltweit eingenommen werden, weitaus mehr Berichte über Vitamin-C-induzierte hämolytische Krisen bei G6PD-Mangel.

Die Arbeit von Marva et al. (1992) legt nahe, dass die Beziehung zwischen einer erhöhten Vitamin-C-Konzentration und dem Anstieg des Erythrozytenabbaus bei G6PD-Mangel mit der unmittelbar erhöhten Eisenverfügbarkeit in diesen Zellen zusammenhängt. Die Fähigkeit von Eisen, einen prooxidativen Effekt von Vitamin C zu bewirken, wurde bereits im vorherigen Abschnitt erörtert.

Marva et al. untersuchten mit Malaria-Parasiten infizierte Erythrozyten. Sie fanden heraus, dass Vitamin C bei Malaria-Erregern im fortgeschrittenen Stadium in infizierten Zellen hochtoxisch wirkt. Der intrazelluläre Parasit wächst heran und baut zunehmend Hämoglobin ab (Sherman, 1979; Vander Jagt et al., 1986; Grellier et al., 1989). Während dieses Vorgangs wird eine Flut von eisenhaltigem Häm aus der Zelle freigesetzt. Hierdurch wird mehr Eisen für Vitamin C oder andere Antioxidanzien verfügbar. Infolgedessen kommt es zum prooxidativen Effekt, und der Parasit sowie das rote Blutkörperchen werden zerstört.

Diese Annahme wird auch durch die Erkenntnis gestützt, dass bei G6PD-Mangel im Erythrozyt eisenhaltiges Häm weitaus leichter freigesetzt wird als bei normalen Erythrozyten (Janney et al., 1986). Da lokal freigesetztes Eisen sehr leicht prooxidative Aktivitäten auslösen kann, wird klar, weshalb diese Zellen anfälliger für oxidativen Stress sind und leichter absterben (Clark et al., 1989; Golenser und Chevion, 1989). Die vorgestellte Studie von Marva et al. ist ein hervorragendes Beispiel für die fokale prooxidative Wirkung von Vitamin C gegenüber eingedrungenen Mikroorganismen und der gleichzeitigen protektiven antioxidativen Wirkung auf die übrigen Zellen und das Gewebe.

Calabrese et al. (1983) zeigten, dass Erythrozyten von Menschen mit G6PD-Mangel, die mit Kupfer und Vitamin C inkubiert wurden, »prähämolytische« Veränderungen aufweisen. Die hier verwendeten Kupferkonzentrationen überstiegen aber den normalen Plasma-Kupferspiegel um das 15- bis 30-Fache. Trotzdem weist eine solche Studie darauf hin, dass der im Vorfeld erörterte »Crossover«-Effekt im Falle einer ausreichend hohen Menge von katalytischem Metall (wie beispielsweise Kupfer) in Verbindung mit einer geringen Menge Vitamin C zum positiven Gesamtresultat der prooxidativen Aktivität führen kann.

Cathcart (1985) stellte die Hypothese auf, dass bei Menschen mit G6PD-Mangel eine ausreichend hohe Dosis Vitamin C die Anwesenheit von Glutathion in den Erythrozyten aufrechterhalten könne. Dies schützt die Zelle besser vor potenziell hämolytischem oxidativem Stress. Ein niedriger Glutathion-Spiegel bei menschlichen Erythrozyten mit G6PD-Mangel weist auf ein erhöhtes Risiko für prooxidativ-induziertes Zellsterben hin. Erythrozyten benötigen eine gewisse Konzentration von reduziertem Glutathion, um prooxidativ-induzierte Schäden rückgängig zu machen (Kondo, 1990).

Geringe Mengen Vitamin C können definitiv in seltenen Fällen eine hämolytische Krise bei Individuen mit G6PD-Mangel begünstigen. Unklar ist, welche Bedingungen genau eine zuverlässige Prognose in Bezug auf eine bevorstehende hämolytische Krise erlauben. Einige Befunde weisen darauf hin, dass höhere Vitamin-C-Dosierungen einen Schutzeffekt in Bezug auf eine hämolytische Krise bei anfälligen Erythrozyten haben. Wie allerdings ein Fall gezeigt hatte, wurde eine niedrige Dosis Vitamin C toleriert, während eine höhere Menge offenbar ein Hämolyse-induzierender Faktor war. Zweifellos sind weltweit vielfach hohe Vitamin-C-Dosierungen intravenös angewendet worden – und dennoch finden sich nur eine Handvoll Berichte in der Literatur über Probleme bei Patienten mit G6PD-Mangel. Dies ist deshalb von besonderer Bedeutung, da G6PD-Mangel bei mehr als 100 Millionen Menschen Anämie verursacht und als einer der häufigsten angeborenen Stoffwechseldefekte betrachtet wird.

Dennoch sollte ein Screening zumindest bei Patientengruppen durchgeführt werden, die ein Risiko für G6PD-Mangel aufweisen. Der Arzt wäre somit frühzeitig vor möglichen Problemen gewarnt, die durch die Vitamin-C-Anwendung entstehen könnten. Primäre Risikogruppen sind afroamerikanische Amerikaner, Schwarzafrikaner sowie mediterrane, indische und südostasiatische Bevölkerungsgruppen.

Vitamin C und Krebs

Lee und Blair (2001) publizierten eine Arbeit in *Science*, die in den Medien Aufsehen erregte. Ihre In-vitro-Studie (im Reagenzglas) hatte ergeben, dass Vitamin C die Produktion von DNA-schädigenden Stoffen fördert, die Mutationen auslösen können und mit verschiedenen Formen von Krebs assoziiert sind.

In einem Interview betonte Blair, dass trotz seiner Studienergebnisse Vitamin C kein krebserregender Stoff ist. Dennoch stand die verwirrende Schlussfolgerung im Raum. Die im Versuch benutzte Menge Vitamin C entspricht bei einem Menschen etwa einer täglichen Supplementierung von 200 Milligramm. Das Risiko eines prooxidativen Effekts ist bei einer derart niedrigen Menge Vitamin C wahrscheinlicher als bei einer größeren Menge. Ähnliche Erkenntnisse wurden von zahlreichen anderen Forschern bereits im Vorfeld veröffentlicht – vor der Studie von Lee und Blair.

Jegliche Wissenschaftlichkeit kam Lee und Blair mit der Bemerkung abhanden, Vitamin C habe sich als »unwirksam« bei der Vorbeugung gegen Krebs erwiesen. Eine Reihe von aktuellen Studien spricht sich nachdrücklich für das Gegenteil aus (Kromhout et al., 2000; Loria et al., 2000; Khaw et al., 2001; Simon et al., 2001). Angesichts der Unmengen von Studien grenzt es fast an einen ärztlichen Kunstfehler, wenn man Patienten die Unterlassung der täglichen Supplementierung mit Vitamin C empfiehlt, was zahlreichen degenerativen und vermeidbaren Erkrankungen Tür und Tor öffnet.

Obgleich Reagenzglasversuche unverzichtbar für die wissenschaftliche Forschung sind, kann man aus den Ergebnissen nicht ohne Weiteres klinische Vorgaben ableiten. Was sich im Reagenzglas abspielt, ist oft sehr verschieden von dem, was im menschlichen Körper stattfindet. Der primäre Zweck einer In-vitro-Studie liegt darin, herauszufinden, wie chemische Stoffe in einer kontrollierten reproduzierbaren Umgebung miteinander reagieren. Wie bereits in diesem Kapitel dargelegt wurde, kann Vitamin C in einer passenden Mikroumgebung prooxidativ wirken.

Vitamin C ist nachweislich eine sehr sichere Form der Supplementierung sowie eine sichere Therapie für chronische Krebspatienten. Wie bereits zu Beginn des Kapitels erwähnt wurde, berichteten Casciari et al. (2001), dass eine achtwöchige intravenöse Gabe von täglich 50 000 Milligramm Vitamin C bei Krebspatienten zu keinen nennenswerten negativen Effekten führt. Riordan et al. (1996) benutzten bei Krebspatienten im Endstadium der Erkrankung eine Woche lang alle fünf Stunden 100 000 Milligramm Vitamin C intravenös. Auch hier traten keine unerwünschten Nebenwirkungen auf. Es kam im Gegenteil zur signifikanten Verbesserung: Die Patienten fühlten sich infolge der Supplementierung kräftiger und allgemein wohler.

Krebspatienten im Endstadium ihrer Erkrankung bekamen eine Woche lang alle fünf Stunden 100 000 Milligramm Vitamin C intravenös verabreicht, ohne dass negative Wirkungen auffielen. Als einzige Wirkung beobachtete man eine Kräftigung und eine signifikante Besserung des Wohlbefindens.

Riordan et al. (1990) berichteten über einen Krebspatienten, der längere Zeit mehrfach 30 000 Milligramm Vitamin C intravenös verabreicht bekam. Den Autoren zufolge kam es bei dem Patienten »während und nach der Therapie weder zu toxischen noch zu ungewöhnlichen Nebenwirkungen«. Darüber hinaus untersuchten Riordan et al. (1995) sechs Krebspatienten, die mehrere intravenöse Infusionen mit Vitamin C über jeweils acht Stunden bekommen hatten. Die Vitamin-C-Mengen betrugen 57 500 bis 115 000 Milligramm. Auch hier traten keine unerwünschten Nebenwirkungen auf.

Wenngleich eine intravenöse Vitamin-C-Therapie von den meisten Patienten, Krebspatienten inklusive, gut vertragen wird, gibt es einige wenige Berichte über akute negative Reaktionen infolge dieser Therapieform. Campbell und Jack (1979) berichteten über unerwünschte Akutreaktionen bei drei Krebspatienten. Zwei davon litten an Lymphdrüsenkrebs (Morbus

Hodgkin), und der dritte hatte Lungenkrebs. Alle drei hatten große Tumoren im Körper. Einer der Patienten entwickelte akutes Fieber und Schmerzen im Bereich seines Brusttumors, nachdem er insgesamt 30 000 Milligramm Vitamin C oral sowie intravenös über einen Zeitraum von 36 Stunden bekommen hatte. Nach einer Vitamin-C-Einnahme von insgesamt 100 000 Milligramm zeigte ein anderer Patient eine akute Kompression mediastinaler Strukturen. Offenbar sind Patienten, die zuvor keine reguläre Vitamin-C-Supplementierung benutzt hatten, sehr anfällig für Wirkungen von Vitamin C auf ihre Tumoren. Insbesondere kann Vitamin C bei einer größeren Tumormasse akuten Zelltod im Tumor verursachen. Dadurch können toxische Nebenprodukte in das Blut gelangen, und/oder es kann eine akute Schwellung der Tumormasse auftreten.

Obwohl die Wahrscheinlichkeit solcher Auswirkungen sehr gering ist, sollte die anfängliche Dosis einer oralen Vitamin-C-Supplementierung zumindest in den ersten beiden Wochen nicht mehr als 3000 bis 5000 Milligramm täglich betragen. Eine intravenöse Therapie sollte zunächst mit lediglich 5000 bis 10 000 Milligramm Vitamin C begonnen werden, bevor man höhere Dosierungen verabreicht. Dabei muss stets auf eine konsequente Flüssigkeitszufuhr geachtet werden. Ein konstant hohes Urinvolumen ist wünschenswert.

Über ein weiteres Problem bei Krebspatienten referierten Basu (1977) und Calabrese (1979). Bei Patienten, die simultan zu ihrer Chemotherapie mit Laetril Vitamin C einnahmen, kam es zu Vitamin-C-induzierten Nebenwirkungen. Laetril enthält Cyanid, das in der Regel von der schwefelhaltigen Aminosäure Cystein neutralisiert wird. Vitamin C verringert bei einer täglich verabreichten Dosis von 3000 Milligramm den Cystein- und Thiocyanat-Gehalt im Urin. Dieser Vorgang wird so interpretiert: Vitamin C senkt die Konzentration von Cystein ab, das für die Entgiftung von Cyanid benötigt wird. Darüber hinaus weist der reduzierte Thiocyanat-Spiegel darauf hin, dass weniger Cyanid effektiv verstoffwechselt wurde.

In einer späteren Studie belegte Basu (1983), dass der Thiocyanat-Gehalt im Urin nach der Gabe von Laetril bei Meerschweinchen deutlich ansteigt. Bei zusätzlicher Anwendung von Vitamin C war die Thiocyanat-Konzentration sogar noch geringer ausgeprägt. Allerdings gibt es keinen klinischen Nachweis für die Cyanidtoxizität bei Tieren, die sowohl Laetril als auch Vitamin C erhalten hatten.

Selbst wenn die genannten Daten auf einen akuten Anstieg der Cyanidtoxizität in Geweben bei Vitamin-C-supplementierten Individuen hinweisen, die Laetril eingenommen haben, ist die Verminderung oder Vermeidung der Vitamin-C-Supplementierung nicht unbedingt die Lösung. In der Regel entschärfen höhere Vitamin-C-Dosierungen erfolgreich viele verschiedene Toxizitäten, wenngleich die Vorteile geringerer Vitamin-C-Dosierungen noch unklar sind. Cyanide sind potente Gifte, die erhöhten oxidativen Stress sowie die übermäßige Produktion von freien Radikalen in den Geweben verursachen. Diese Wirkung beobachteten Kanthasamy et al. (1997) im Versuch mit Cyanid-exponierten Kulturen von Rattenzellen. Die Autoren konnten nachweisen, dass Vitamin C den Cyanid-induzierten oxidativen Stress verringert und den Cyanid-induzierten Zelltod in diesen Kulturen blockieren kann. Möglicherweise könnte die Gabe von hochdosiertem Vitamin C potenzielle Nebenwirkungen erhöhter Cyanidkonzentrationen – produziert durch Einnahme von Laetril und niedrigen Vitamin-C-Dosierungen – vollständig aufheben.

Vitamin C und Immunsuppression

Bestimmte Erkrankungen werden mit Immunsuppressiva behandelt. Hierzu zählen unter anderem systemischer *Lupus erythematodes* oder Multiple Sklerose. Beide beruhen zumindest teilweise auf einem fehlregulierten Immunsystem (Autoimmunerkrankung). Deshalb nimmt man an, dass solche Erkrankungen am besten mit verschiedenen rezeptpflichtigen Medikamenten behandelt werden können, die bestimmte Funktionen des Immunsystems unterdrücken.

Tatsächlich werden einige dieser Krankheiten größtenteils durch nichtneutralisierte Toxine verursacht. Sowohl Lupus als auch Multiple Sklerose sprechen gut auf eine hochdosierte Vitamin-C-Therapie an. Wenn die Stärkung des Immunsystems diese Erkrankungen wirklich verschlimmern würde, wäre eine Vitamin-C-Therapie fehl am Platz. Ist die Ursache solcher Erkrankungen aber bei Toxinen zu suchen, dann ist Vitamin C aufgrund seiner antitoxischen Wirkeigenschaft eine hervorragende Therapieoption.

Auch bei anderen Indikationen sind Immunsuppressiva eine absolut essenzielle Option – beispielsweise nach einer Organtransplantation. Nachdem ein Patient ein Spenderherz oder eine Spenderniere erhalten hat, muss die Abstoßungsreaktion des Immunsystems kontinuierlich und lebenslang durch Immunsuppressiva unterdrückt werden – sonst wird das Organ mitunter abgestoßen. Ist dann kein weiteres Spenderorgan für eine Transplantation verfügbar, hat dies ernste oder gar tödliche Folgen. Obwohl unklar ist, ob solche Patienten von Multigramm-Dosierungen einer Vitamin-C-Supplementierung auf unbestimmte Zeit profitieren, haben die Vitamin-C- und regelmäßige Antioxidanzien-Therapie für manche Transplantationspatienten zweifellos große Vorteile.

Allerdings ist ungewiss, ob bestimmte Vitamin-C-Konzentrationen das Risiko einer Organabstoßung erhöhen, weil das supprimierte Immunsystem zu wirksam gestärkt wird. Dennoch gibt es keine eindeutigen Belege dafür, dass Vitamin C in irgendeiner Dosierung zu Problemen bei Transplantationspatienten führen könnte – es bleibt eine theoretische Möglichkeit.

Zumindest eine Studie (Slakey et al., 1993) kam zu einem positiven Ergebnis in Bezug auf die Gabe von hochdosiertem Vitamin C bei Transplantationspatienten. Die Forscher fanden heraus, dass Vitamin C die Überlebenszeit von transplantierten Rattenherzen verlängert. Die Empfängerratten erhielten zusätzlich Ciclosporin zur Immunsuppression. Vitamin C verstärkte hierbei die immunsuppressive Wirkung von Ciclosporin nicht. Dies wurde durch Tests belegt, die Lymphozytenreaktionen untersucht hatten. Eine verlängerte Überlebensdauer des Herzens konnte mit einer Dosierung erzielt werden, die bei einem Menschen mit 90 Kilogramm Körpergewicht etwa 100 000 Milligramm Vitamin C täglich entsprochen hätte. Gemäß dieser Studie fallen die theoretischen negativen Effekte von Vitamin C auf den Abstoßungsprozess von transplantierten Organen weniger ins Gewicht als die vielen anderen positiven Wirkungen. So überlebten die Herztransplantate von Ratten, die hochdosiertes Vitamin C bekommen hatten, deutlich länger als die Herztransplantate jener Tiere ohne Vitamin-C-Supplement.

Einige Ärzte mögen der Meinung sein, es sei besser, bei Transplantationspatienten von einer Vitamin-C-Supplementierung abzusehen. Damit möchten sie jeglichem Risiko einer Stimulierung des supprimierten Immunsystems sowie einem beschleunigten Abstoßungsprozess aus dem Weg gehen. Allerdings spielt laut Williams et al. (1999) erhöhter oxidativer Stress eine bedeutende Rolle im Abstoßungsprozess bei Lungentransplantationspatienten. Darüber hinaus entdeckten die Autoren, dass dieser erhöhte oxidative Stress mit einem beeinträchtigten Antioxidanzien-Status assoziiert war. Obwohl eine solche Studie die Notwendigkeit einer Antioxidanzien-Therapie bestätigt, so liefert sie dennoch keinen Anhaltspunkt für die bestmögliche Dosierung.

Ein weiterer Beleg dafür, dass bei Transplantationspatienten Vitamin C eingesetzt werden sollte, findet sich in der Arbeit von Fang et al. (2002). In einer Doppelblindstudie untersuchten die Forscher die Progression der Arteriosklerose in den Blutgefäßen von transplantierten Herzen. Die Therapiegruppe bekam 500 Milligramm Vitamin C und 400 IE Vitamin E, jeweils zweimal täglich ein Jahr lang. Die Forscher schlussfolgerten, dass die Behandlung mit Vitamin C und E »die Frühprogression der Transplantations-assoziierten Koronarsklerose verlangsamt«.

Thorner et al. (1983) untersuchten die Leukozyten von Nierentransplantationspatienten. Eine chronische Corticosteroid-Therapie führte bei diesen Patienten zu einer defizitären Immunreaktion der Leukozyten in Bezug auf Regionen mit bakteriellem Befall, was »zur erhöhten Anfälligkeit für Infektionen beiträgt«. Die Forscher fanden heraus, dass die Funktion der Leukozyten durch die wochenlange tägliche Zufuhr von 4000 Milligramm Vitamin C signifikant verbessert werden kann, »ohne die Funktion des Transplantats zu beeinträchtigen«.

Die geeignete Dosis von Vitamin C und anderer Antioxidanzien variiert bei Transplantationspatienten ebenso wie bei Patienten, die keine Transplantion hinter sich haben. Unterschiedliche Individuen benötigen abhängig von vorliegenden Krankheiten und der täglichen Toxinbelastung unterschiedliche Vitamin-C-Dosierungen, um eine bestimmte Konzentration im Blut aufrechtzuerhalten. Ob es bei Transplantationspatienten eine tägliche Vitamin-C-Dosis gibt, die niemals überschritten werden sollte, ist noch nicht bestimmt worden.

Der »Rückstoß-Effekt« (Rebound-Effekt)

Einige Autoren haben sich besorgt darüber geäußert, dass es bei Personen, die hohe Vitamin-C-Dosierungen einnehmen, zur plötzlichen Verminderung des Vitamin-C-Spiegels kommen könnte, wenn die Vitamin-C-Supplementierung plötzlich abgesetzt wird. Diese Annahme ist nur beschränkt gültig. Tsao und Salimi (1984) untersuchten die Vitamin-C-Ausscheidung im Urin bei zwei freiwilligen Probanden, die täglich 10 000 Milligramm Vitamin C einnahmen. Ein Proband benutzte die genannte Dosis zwei Wochen lang, bevor sie abgesetzt wurde. Der andere Proband wurde sechs Wochen mit dieser Dosis supplementiert. Am achten Tag nach der Beendigung der zweiwöchigen Vitamin-C-Supplementierung sank der Vitamin-C-Spiegel im Urin unter den Basiswert und blieb weitere zwei Tage unverändert niedrig. Anschließend stieg die Vitamin-C-Konzentration im Urin wieder an. Bei dem Probanden, der sechs Wochen lang supplementiert worden war, fielen die Werte weniger dramatisch ab. Allerdings dauerte es zwölf Tage, bis sie sich wieder normalisert hatten.

Tsao und Salimi stellten die Hypothese auf, dass eine Vitamin-C-Supplementierung die Aktivität von Enzymen erhöht, die den Vitalstoff verstoffwechseln. Sofern eine Supplementierung abrupt beendet wird, sind die metabolisierenden Enzyme vorübergehend noch aktiver und bauen Vitamin C für einen gewissen Zeitraum weiterhin schneller ab. In der Folge werden dann Vitamin-C-Konzentrationen gemessen, die unter dem Normalwert liegen. Pauling (1981) war schon früher von einer Induktion der Enzymaktivität durch Vitamin C ausgegangen.

Schlagartiges Absetzen von Vitamin C wird in der Praxis nur selten zu signifikanten klinischen Folgeerscheinungen führen. Wenn jemand eine Langzeit-Supplementierung beendet, während andere Familienmitglieder beispielsweise an einer Erkältung oder Grippe erkrankt sind, erhöht sich dadurch wahrscheinlich das Risiko einer Ansteckung mit solchen Infektionen. Vielleicht könnte das besorgniserregendste Szenario für ein plötzliches Absetzen der Vitamin-C-Langzeit-Supplementierung darin bestehen, dass man akut wegen eines Traumas oder einer Erkrankung in einer Klinik behandelt werden muss. In solchen Situationen ist der Vitamin-C-Bedarf besonders hoch, während die Konzentrationen absinken. Wenn die Vitamin-C-Supplementierung nicht im Krankenhaus fortgesetzt wird – möglicherweise in noch höherer Dosierung –, kann es zu vermehrten Komplikationen kommen. Ein Anstieg der Erkrankungs- bzw. Sterberate ist dabei nicht ausgeschlossen.

Zusammenfassung

Zahlreiche unterschiedliche Studien belegen, dass Vitamin C eines der sichersten Supplemente oder Nahrungsergänzungsmittel ist, die eingenommen werden können. Täglich über mehrere Jahre angewandte Multigramm-Dosierungen zeigten keine Nebenwirkungen. Selbst die hochdosierte orale (200 000 Milligramm) oder intravenöse (300 000 Milligramm) Gabe von Vitamin C über einen Zeitraum von 24 Stunden erwies sich als sicher.

Eines der größten Missverständnisse und eine hartnäckige Fehlinterpretation bezüglich der Anwendung von Vitamin C ist die Annahme, es erhöhe bei »normalen« Menschen das Risiko einer Nierensteinerkrankung. Zahlreiche Studien wiesen nach, dass diese Besorgnis tatsächlich völlig unbegründet ist. Ganz im Gegenteil: Wahrscheinlich mindert Vitamin C sogar das Auftreten von Nierensteinen bei Personen, die regelmäßig supplementiert werden. Wenngleich Vitamin C an der Produktion von Oxalat – dem Hauptbestanteil der meisten Nierensteine – beteiligt ist, wurden bisher mehr als 50 weitere Risikofaktoren außer Vitamin C identifiziert, die diese Art der Steinerkrankung verursachen. Bei Patienten mit einer chronischen Niereninsuffizienz oder chronischem Nierenversagen muss eine Vitamin-C-Supplementierung sorgsam beobachtet und engmaschig kontrolliert werden. Gleiches gilt auch für andere Risikofaktoren. Auch sie können problematisch sein, sofern die Nierenfunktion nachlässt. Die Analyse einer typischen Studie, die eine Beziehung zwischen Vitamin C und der Bildung von Nierensteinen herstellte, offenbarte, dass in der Regel auch viele andere Risikofaktoren vorhanden sind – wobei die betreffenden Autoren diese aber scheinbar nicht berücksichtigt haben.

Vitamin C entwickelt gelegentlich neben seiner Rolle als starkes Antioxidans prooxidative Aktivität. Die prooxidativen Wirkeigenschaften wurden meistens in vitro (im Reagenzglas) nachgewiesen. Demnach kann die Präsenz von katalytischen Metallen in Kombination mit einer ausreichend niedrigen Vitamin-C-Konzentration die erwähnte prooxidative Wirkung verursachen – auch in vivo (im lebenden Organismus). In der Regel schützen höhere Dosierungen von Vitamin C gegen jeden möglichen Schaden, der durch prooxidative Aktivität in einem bestimmten Bereich entsteht. Die gesamte Thematik ist daher eigentlich nur theoretisch von Bedeutung.

Aufgrund der in Verbindung mit katalytischen Metallen auftretenden potenziellen prooxidativen Aktivität von Vitamin C erfordern Krankheiten, die durch Eisenüberschuss gekennzeichnet sind, eine besondere Evaluation und Supplementierung. Ich betone nochmals, der Gebrauch von eher größeren als kleineren Mengen Vitamin C ist eine praktikable Lösung für viele solche Patienten.

Wenn Vitamin C in einer bestimmten Dosierung bei Patienten mit G6PD-Mangel benutzt wird, kann dies zu einer hämolytischen Krise führen. Darauf weisen einige wenige Studien hin. Aus praktischer Sicht ist in Anbetracht der weiten Verbreitung dieses Defekts und der weitverbreiteten Vitamin-C-Einnahme das Auftreten einer Hämolyse recht selten. Entsprechend gering ist die Anzahl solcher Studien. Die Verringerung der Dosierung oder gar der Entzug der Vitamin-C-Supplementierung bei Patienten mit G6PD-Mangel ist nicht unbedingt die beste Empfehlung zur langfristigen Erhaltung der Gesundheit. Dennoch wird dazu geraten, entsprechende Tests für diese Erkrankung bei Risikogruppen durchzuführen. So können mögliche Probleme vor dem Beginn einer Vitamin-C-Supplementierung besser eingeschätzt und kontrolliert werden.

Vitamin C ist ein besonders wirksames Supplement für die meisten Krebspatienten. In der Regel ist es gut verträglich, und Patienten sprechen gut auf eine Vitamin-C-Therapie an. Eine begrenzte Anzahl von Studien empfiehlt bei Krebspatienten eine schrittweise Erhöhung der Vitamin-C-Dosierung, bevor man eine hochdosierte Supplementierung einleitet. Bei Krebspatienten, die mit Laetril behandelt werden, könnte theoretisch eine erhöhte Cyanidbelastung vorliegen. Allerdings ist dies aus klinischer Hinsicht nicht unbedingt bedenklich, insbesondere bei regelmäßiger hochdosierter Vitamin-C-Supplementierung.

Eine regelmäßige hochdosierte Vitamin-C-Therapie, die langfristig durchgeführt wird, löst offenbar eine erhöhte Enzymaktivität aus, was die Verstoffwechselung größerer Mengen Vitamin C unterstützt. Plötzliches Absetzen einer signifikanten Langzeit-Supplementierung kann vorübergehend zu abnorm reduzierten Vitamin-C-Spiegeln führen. Allerdings ist dies in der Regel unproblematisch, sofern der Patient nicht akut in einem Krankenhaus stationär aufgenommen wird und erhöhter Vitamin-C-Dosierungen bedarf, weil zu diesem Zeitpunkt die Vitamin-C-Spiegel unter den Normalwert absinken.

Transplantationspatienten benötigen definitiv eine Vitamin-C-Supplementierung, um die Gesundheit optimal zu fördern und die Funktion des Organtransplantats zu optimieren. Ob die langfristige Gabe extra hoher Vitamin-C-Dosierungen die Immunfunktion so stimuliert, dass die Abstoßung des transplantierten Organs begünstigt wird, ist bislang nur von theoretischer Bedeutung. Dies muss noch überprüft und individuell festgelegt werden.

Fachliteratur zu Kapitel 4

Ahlstrand, C., Tiselius, H. (1987) Urine composition and stone formation during treatment with acetazolamide. *Scandinavian Journal of Urology and Nephrology* 21(3): 225–228

Ahmed, M., Ainley, K., Parish, J., Hadi, S. (1994) Free radicalinduced fragmentation of proteins by quercetin. *Carcinogenesis* 15(8): 1627–1630

Alessio, H., Goldfarb, A., Cao, G. (1997) Exercise-induced oxidative stress before and after vitamin C supplementation. *International Journal of Sport Nutrition* 7(1): 1–9

Alkhunaizi, A., Chan, L. (1996) Secondary oxalosis: a cause of delayed recovery of renal function in the setting of acute renal failure. *Journal of the American Society of Nephrology* 7(11): 2320–2326

Alvarez, M., Traba, M., Rapado, A. (1992) Hypocitraturia as a pathogenic risk factor in the mixed (calcium oxalate/uric acid) renal stones. *Urologia Internationalis* 48(3): 342–346

Anderson, D., Phillips, B., Yu, T., Edwards, A., Ayesh, R., Butterworth K. (1997) The effects of vitamin C supplementation on biomarkers of oxygen radical generated damage in human volunteers with »low« or »high« cholesterol levels. *Environmental and Molecular Mutagenesis* 30(2): 161–174

Auer, B., Auer, D., Rodgers, A. (1998) Relative hyperoxaluria, crystalluria and haematuria after megadose ingestion of vitamin C. *European Journal of Clinical Investigation* 28(9): 695–700

Auer, B., Auer, D., Rodgers, A. (1998a) The effect of ascorbic acid ingestion on the biochemical and physicochemical risk factors associated with calcium oxalate kidney stone formation. *Clinical Chemistry and Laboratory Medicine* 36(3): 143–147

Bakane, B., Nagtilak, S., Patil, B. (1999) Urolithiasis: a tribal scenario. *Indian Journal of Pediatrics* 66(6): 863–865

Balcke, P., Schmidt, P., Zazgornik, J., Kopsa, H., Haubenstock, A. (1984) Ascorbic acid aggravates secondary hyperoxalemia in patients on chronic hemodialysis. *Annals of Internal Medicine* 101(3): 344–345

Barja, G., Lopez-Torres, M., Perez-Campo, R., Rojas, C., Cadenas, S., Prat, J., Pamplona, R. (1994) Dietary vitamin C decreases endogenous protein oxidative damage, malondialdehyde, and lipid peroxidation and maintains fatty acid unsaturation in the guinea pig liver. *Free Radical Biology & Medicine* 17(2): 105–115

Bass, W., Malati, N., Castle, M., White, L. (1998) Evidence for the safety of ascorbic acid administration to the premature infant. *American Journal of Perinatology* 15(2): 133–140

Basu, S., Som, S., Deb, S., Mukherjee, D., Chatterjee, I. (1979) Dehydroascorbic acid reduction in human erythrocytes. *Biochemical and Biophysical Research Communications* 90(4): 1335–1340

Basu, T. (1977) Possible toxicological aspects of megadoses of ascorbic acid. *Chemico-Biological Interactions* 16(2): 247–250

Basu, T. (1983) High-dose ascorbic acid decreases detoxification of cyanide derived from amygdalin (laetrile): studies in guinea pigs. *Canadian Journal of Physiology and Pharmacology* 61(11): 1426–1430

Belfield, W., Zucker, M. (1993) *The Benefits of Vitamin and Minerals for Your Dog's Life Cycles. How to Have a Healthier Dog*. San Jose, CA: Orthomolecular Specialties

Bellizzi, V., De Nicola, L., Minutolo, R., Russo, D., Cianciaruso, B., Andreucci, M., Conte, G., Andreucci, V. (1999) Effects of water hardness on urinary risk factors for kidney stones in patients with idiopathic nephrolithiasis. *Nephron* 81(Suppl 1): 66–70

Bendich, A., Langseth, L. (1995) The health effects of vitamin C supplementation: a review. *Journal of the American College of Nutrition* 14(2): 124–136

Berger, T., Polidori, M., Dabbagh, A., Evans, P., Halliwell, B., Morrow, J., Roberts, L., Frei, B. (1997) Antioxidant activity of vitamin C in iron-overloaded human plasma. *The Journal of Biological Chemistry* 272(25): 15656–15660

Beutler, E. (1971) Abnormalities of the hexose monophosphate shunt. *Seminars in Hematology* 8(4): 311–347

Black, J. (1945) Oxaluria in British troops in India. *British Medical Journal* 1: 590

Blondin, J., Baragi, V., Schwartz, E., Sadowski, J., Taylor, A. (1986) Delay of UV-induced eye lens protein damage in guinea pigs by dietary ascorbate. *Journal of Free Radicals in Biology & Medicine* 2(4): 275–281

Bode, A., Yavarow, C., Fry, D., Vergas, T. (1993) Enzymatic basis for altered ascorbic acid and dehydroascorbic acid levels in diabetics. *Biochemical and Biophysical Research Communications* 191(3): 1347–1353

Bohles, H., Gebhardt, B., Beeg, T., Sewell, A., Solem, E., Posselt, G. (2002) Antibiotic treatment-induced tubular dysfunction as a risk factor for renal stone formation in cystic fibrosis. *Journal of Pediatrics* 140(1): 103–109

Borghi, L., Meschi, T., Amato, F., Briganti, A., Novarini, A., Giannini, A. (1996) Urinary volume, water and recurrences in idiopathic calcium nephrolithiasis: a 5-year randomized prospective study. *The Journal of Urology* 155(3): 839–843

Borghi, L., Meschi, T., Guerra, A., Briganti, A., Schianchi, T., Allegri, F., Novarini, A. (1999) Essential arterial hypertension and stone disease. *Kidney International* 55(6): 2397–2406

Borghi, L., Meschi, T., Schianchi, T., Briganti, A., Guerra, A., Allegri, F., Novarini, A. (1999a) Urine volume: stone risk factor and preventive measure. *Nephron* 81(Suppl 1): 31–37

Borghi, L., Schianchi, T., Meschi, T., Guerra, A., Allegri, F., Maggiore, U., Novarini, A. (2002) Comparison of two diets for the prevention of recurrent stones in idiopathic hypercalciuria. *The New England Journal of Medicine* 346(2): 77–84

Brissot, P., Deugnier, Y., Le Treut, A., Regnouard, F., Simon, M., Bourel, M. (1978) Ascorbic acid status in idiopathic hemochromatosis. *Digestion* 17(6): 479–487

Brissot, P., Wright, T., Ma, W., Weisiger, R. (1985) Efficient clearance of non-transferrin-bound iron by rat liver. Implications for hepatic iron loading in iron overload states. *The Journal of Clinical Investigation* 76(4): 1463–1470

Broadus, A., Horst, R., Lang, R., Littledike, E., Rasmussen, H. (1980) The importance of circulating 1,25-dihydroxyvitamin D in the pathogenesis of hypercalciuria and renal-stone formation in primary hyperparathyroidism. *The New England Journal of Medicine* 302(8): 421–426

Brox, A., Howson-Jan, K., Fauser, A. (1988) Treatment of idiopathic thrombocytopenic purpura with ascorbate. *British Journal of Haematology* 70(3): 341–344

Buckle, R. (1963) The glyoxylic acid content of human blood and ist relationship to thiamine deficiency. *Clinical Science* 25: 207

Buettner, G., Kelley, E., Burns, C. (1993) Membrane lipid free radicals produced from L1210 murine leukemia cells by photofrin photosensitization: an electron paramagnetic resonance spin trapping study. *Cancer Research* 53(16): 3670–3673

Buettner, G., Jurkiewicz, B. (1996) Catalytic metals, ascorbate and free radicals: combinations to avoid. *Radiation Research* 145(5): 532–541

Buno, A., Torres, R., Olveira, A., Fernandez-Blanco, I., Montero, A., Mateos, F. (2001) Lithogenic risk factors for renal stones in patients with Crohn's disease. *Archivos Espanoles de Urologia* 54(3): 282–292

Burkitt, M., Gilbert, B. (1990) Model studies of the iron-catalysed Haber-Weiss cycle and the ascorbate-driven Fenton reaction. *Free Radical Research Communications* 10(4-5): 265 280

Burns, J., Burch, H., King, C. (1951) The metabolism of 1–C14-L-ascorbic acid in guinea pigs. *The Journal of Biological Chemistry* 191: 501

Bushinsky, D., Asplin, J., Grynpas, M., Evan, A., Parker, W., Alexander, K., Coe, F. (2002) Calcium oxalate stone formation in genetic hypercalciuric stone-forming rats. *Kidney International* 61(3): 975–987

Bussey, H., DeCosse, J., Deschner, E., Eyers, A., Lesser, M., Morson, B., Ritchie, S., Thomson, J., Wadsworth, J. (1982) A randomized trial of ascorbic acid in polyposis coli. *Cancer* 50(7): 1434–1439

Cadenas, S., S. Lertsiri, M. Otsuka, B. Barja, Miyazawa, T. (1996) Phospholipid hydroperoxides and lipid peroxidation in liver and plasma of ODS rats supplemented with alpha-tocopherol and ascorbic acid. *Free Radical Research* 24(6): 485–493

Cadenas, S., C. Rojas, J. Mendez, A. Herrero, Barja, G. (1996a) Vitamin E decreases urine lipid peroxidation products in young healthy human volunteers under normal conditions. *Pharmacology & Toxicology* 79(5): 247–253

Cadenas, S., Barja, G., Poulsen, H., Loft, S. (1997) Oxidative DNA ssdamage estimated by oxo8dG in the liver of guinea-pigs supplemented with graded dietary doses of ascorbic acid and alphatocopherol. *Carcinogenesis* 18(12): 2373–2377

Cadenas, S., Rojas, C., Barja, G. (1998) Endotoxin increases oxidative injury to proteins in guinea pig liver: protection by dietary vitamin C. *Pharmacology & Toxicology* 82(1): 11–18

Calabrese, E. (1979) Conjoint use of laetrile and megadoses of ascorbic acid in cancer treatment: possible side effects. *Medical Hypotheses* 5(9): 995–997

Calabrese, E., Moore, G., McCarthy, M. (1983) Effect of ascorbic acid on copper-induced oxidative changes in erythrocytes of individuals with a glucose-6-phosphate dehydrogenase deficiency. *Bulletin of Environmental Contamination and Toxicology* 30(3): 323–330

Campbell, A., Jack, T. (1979) Acute reactions to mega ascorbic acid therapy in malignant disease. *Scottish Medical Journal* 24(2): 151–153

Campbell, G., Steinberg, M., Bower, J. (1975) Ascorbic acidinduced hemolysis in G-6-PD deficiency. *Annals of Internal Medicine* 82(6): 810

Canada, A., Giannella, E., Nguyen, T., Mason, R. (1990) The production of reactive oxygen species by dietary flavonols. *Free Radical Biology & Medicine* 9(5): 441–449

Carr, A., Frei, B. (1999) Does vitamin C act as a pro-oxidant under physiological conditions? *The FASEB Journal* 13(9): 1007–1024

Casciari, J., Riordan, N., Schmidt, T., Meng, X., Jackson, J., Riordan, H. (2001) Cytotoxicity of ascorbate, lipoic acid, and other antioxidants in hollow fibre in vitro tumours. *British Journal of Cancer* 84(11): 1544–1550

Cathcart, R. (1981) Vitamin C, titrating to bowel tolerance, anascorbemia, and acute induced scurvy. *Medical Hypotheses* 7(11): 1359–1376

Cathcart, R. (1984) Vitamin C in the treatment of acquired immune deficiency syndrome (AIDS). *Medical Hypotheses* 14(4): 423–433

Cathcart, R. (1985) Vitamin C: the nontoxic, nonrate-limited, antioxidant free radical scavenger. *Medical Hypotheses* 18(1): 61–77

Cathcart, R. (1993) The third face of vitamin C. *Journal of Orthomolecular Medicine* 7(4): 197–200

Charlton, R., Bothwell, T. (1976) Iron, ascorbic acid, and thalassemia. *Birth Defects Original Article Series* 12(8): 63–71

Chen, K., Suh, J., Carr, A., Morrow, J., Zeind, J., Frei, B. (2000) Vitamin C suppresses oxidative lipid damage in vivo, even in the presence of iron overload. *American Journal of Physiology. Endocrinology and Metabolism.* 279(6):E1406–E1412

Chen, S., Chen, T., Lee, Y., Chu, W., Young, T. (1990) Renal excretion of oxalate in patients with chronic renal failure or nephrolithiasis. *Journal of the Formosan Medical Association* 89(8): 651–656

Clark, I., Chaudhri, G., Cowden, W. (1989) Some roles of free radicals in malaria. *Free Radical Biology & Medicine* 6(3): 315–321

Collis, C., Yang, M., Diplock, A., Hallinan, T., Rice-Evans, C. (1997) Effects of co-supplementation of iron with ascorbic acid on antioxidant – pro-oxidant balance in the guinea pig. *Free Radical Research* 27(1): 113–121

Conyers, R., Bais, R., Rofe, A. (1990) The relation of clinical catastrophes, endogenous oxalate production, and urolithiasis. *Clinical Chemistry* 36(10): 1717–1730

Cooke, M., Evans, M., Podmore, I., Herbert, K., Mistry, N., Mistry, P., Hickenbotham, P., Hussieni, A., Griffiths, H., Lunec, J. (1998) Novel repair action of vitamin C upon in vivo oxidative DNA damage. *FEBS Letters* 439(3): 363–367

Creagan, E., Moertel, C., O'Fallon, J., Schutt, A., O'Connell, M., Rubin, J., Frytak, S. (1979) Failure of high-dose vitamin C (ascorbic acid) therapy to benefit patients with advanced cancer. A controlled trial. *The New England Journal of Medicine* 301(13): 687–690

Curhan, G., Willett, W., Rimm, E., Stampfer, M. (1993) A prospective study of dietary calcium and other nutrients and the risk of symptomatic kidney stones. *The New England Journal of Medicine* 328(12): 833–838

Curhan, G., Willett, W., Rimm, E., Stampfer, M. (1996) A prospective study of the intake of vitamins C and B6, and the risk of kidney stones in men. *Journal of Urology* 155(6): 1847–1851

Curhan, G., Willett, W., Rimm, E., Spiegelman, D., Stampfer, M. (1996a) Prospective study of beverage use and the risk of kidney stones. *American Journal of Epidemiology* 143(3): 240–247

Curhan, G., Willett, W., Speizer, F., Spiegelman, D., Stampfer, M. (1997) Comparison of dietary calcium with supplemental calcium and other nutrients as factors affecting the risk for kidney stones in women. *Annals of Internal Medicine* 126(7): 497–504

Curhan, G., Willett, W., Speizer, F., Spiegelman, D., Stampfer, M. (1997a) Comparison of dietary calcium with supplemental calcium and other nutrients as factors affecting the risk for kidney stones in women. *Annals of Internal Medicine* 126(7): 497–504

Curhan, G., Willett, W., Speizer, F., Stampfer, M. (1999) Intake of vitamins B6 and C and the risk of kidney stones in women. *Journal of the American Society of Nephrology* 10(4): 840–845

Daskalova, S., Kostadinova, S., Gauster, D., Prohaska, R., Ivanov, A. (1998) Are bacterial proteins part of the matrix of kidney stones? *Microbial Pathogenesis* 25(4): 197–201

Daudon, M., Reveillaud, R., Normand, M., Petit, C., Jungers, P. (1987) Piridoxilate-induced calcium oxalate calculi: a new druginduced metabolic nephrolithiasis. *The Journal of Urology* 138(2): 258–261

Daudon, M., Lacour, R., Jungers, P., Drueke, T., Reveillaud, R., Chevalier, A., Bader, C. (1992) Urolithiasis in patients with end stage renal failure. *The Journal of Urology* 147(4): 977–980

Daudon, M., Estepa, L., Lacour, B., Jungers, P. (1998) Unusual morphology of calcium oxalate calculi in primary hyperoxaluria. *Journal of Nephrology* 11(Suppl 1): 51–55

Davies, M., Austin, J., Partridge, D. (1991) Vitamin C: Its Chemistry and Biochemistry. Cambridge: The Royal Society of Chemistry

Dewan, B., Sharma, M., Nayak, N., Sharma, S. (1997) Upper urinary tract stones & Ureaplasma urealyticum. *The Indian Journal of Medical Research* 105: 15–21

Dillard, C., Kunert, K., Tappel, A. (1982) Effects of vitamin E, ascorbic acid and mannitol on alloxan-induced lipid peroxidation in rats. *Archives of Biochemistry and Biophysics* 216(1): 204–212

Drenick, E., Stanley, T., Border, W., Zawada, E., Dornfield, L., Upham, T., Llach, F. (1978) Renal damage with intestinal bypass. *Annals of Internal Medicine* 89(5): 594–599

El-Dakhakhny, M., El-Sayed, M. (1970) The effect of some drugs on oxalic acid excretion in urine. *Arzneimittelforschung* 20(2): 264–267

Ettinger, B., Oldroyd, N., Sorgel, F. (1980) Triamterene nephrolithiasis. *The Journal of the American Medical Association* 244(21): 2443–2445

Faber, S., Feitler, W., Bleiler, R., Ohlson, M., Hodges, R. (1963) The effects of an induced pyridoxine and pantothenic acid deficiency on excretions of oxalic and xanthurenic acids in the urine. *The American Journal of Clinical Nutrition* 12: 406

Fang, J., Kinlay, S., Beltrame, J., Hikiti, H., Wainstein, M., Behrendt, D., Suh, J., Frei, B., Mudge, G., Selwyn, A., Ganz, P. (2002) Effect of vitamins C and E on progression of transplant-associated arteriosclerosis: a randomized trial. *Lancet* 359(9312): 1108–1113

Fazal, F., Rahman, A., Greensill, J., Ainley, K., Hadi, S., Parish, J. (1990) Strand scission in DNA by quercetin and Cu(II): identification of free radical intermediates and biological consequences of scission. *Carcinogenesis* 11(11): 2005–2008

Fituri, N., Allawi, N., Bentley, M., Costello, J. (1983) Urinary and plasma oxalate during ingestion of pure ascorbic acid: a re-evaluation. *European Urology* 9(5): 312–315

Fleisch H. (1978) Inhibitors and promoters of stone formation. *Kidney International* 13(5): 361–371

Fraga, C., Motchnik, P., Shigenaga, M., Helbock, H., Jacob, R., Ames, B. (1991) Ascorbic acid protects against endogenous oxidative DNA damage in human sperm. *Proceedings of the National Academy of Sciences of the United States of America* 88(24): 11003–11006

Friedman, A., Chesney, R., Gilbert, E., Gilchrist, K., Latorraca, R., Segar, W. (1983) Secondary oxalosis as a complication of parenteral alimentation in acute renal failure. *American Journal of Nephrology* 3(5): 248–252

Fuller, C., Grundy, S., Norkus, E., Jialal, I. (1996) Effect of ascorbate supplementation on low density lipoprotein oxidation in smokers. *Atherosclerosis* 119(2): 139–150

Furth, S., Casey, J., Pyzik, P., Neu, A., Docimo, S., Vining, E., Freeman, J., Fivush, B. (2000) Risk factors for urolithiasis in children on the ketogenic diet. *Pediatric Nephrology* 15(1-2): 125–128

Gaker, L., Butcher, N. (1986) Dissolution of staghorn calculus associated with amiloride-hydrochlorothiazide, sulfamethoxazole and trimethoprim, and ascorbic acid. *The Journal of Urology* 135(5): 933–934

Gershoff, S., Faragalla, F., Nelson, D., Andrus, S. (1959) Vitamin B6 deficiency and oxalate nephrocalcinosis in the cat. *The American Journal of Medicine* 27: 72

Gershoff, S. (1964) Vitamin B6 and oxalate metabolism. *Vitamins and Hormones* 22: 581

Gerster, H. (1997) No contribution of ascorbic acid to renal calcium oxalate stones. *Annals of Nutrition & Metabolism* 41(5): 269–282

Gerster, H. (1999) High-dose vitamin C: a risk for persons with high iron stores? *International Journal for Vitamin and Nutrition Research* 69(2): 67–82

Girotti, A., Thomas, J., Jordan, J. (1985) Lipid photooxidation in erythrocyte ghosts: sensitization of the membranes toward ascorbate- and superoxide-induced peroxidation and lysis. *Archives of Biochemistry and Biophysics* 236(1): 238–251

Girotti, A., Thomas, J., Jordan, J. (1985a) Prooxidant and antioxidant effects of ascorbate on photosensitized peroxidation of lipids in erythrocyte membranes. *Photochemistry and Photobiology* 41(3): 267–276

Giulivi, C., Cadenas, E. (1993) The reaction of ascorbic acid with different heme iron redox states of myoglobin. Antioxidant and prooxidant aspects. *FEBS Letters* 332(3): 287–290

Godeau, B., Bierling, P. (1990) Treatment of chronic autoimmune thrombocytopenic purpura with ascorbate. *British Journal of Haemotology* 75(2): 289–290

Golenser, J., Chevion, M. (1989) Oxidant stress and malaria: hostparasite interrelationships in normal and abnormal erythrocytes. *Seminars in Hematology* 26(4): 313–325

Gonzalez, C., Jimenez, I., Perez, J., Montero, R., Cancho, M., Vela, R. (2000) [Renal colic and lithiasis in HIV(+)-patients treated with protease inhibitors]. Originalartikel auf Spanisch. *Actas Urologicas Españolas* 24(3): 212–218

Gotz, F., Gimes, L., Hubler, J., Temes, G., Frang, D. (1986) Induced precipitation of calcium-oxalate crystals and its prevention in laboratory animals. *International Urology and Nephrology* 18(4): 363–368

Grases, F., Garcia-Ferragut, L., Costa-Bauza, A. (1998) Development of calcium oxalate crystals on urothelium: effect of free radicals. *Nephron* 78(3): 296–301

Green, M., Lowe, J., Waugh, A., Aldridge, K., Cole, J., Arlett, C. (1994) Effect of diet and vitamin C on DNA strand breakage in freshly-isolated human white blood cells. *Mutation Research* 316(2): 91–102

Gregory, J., Park, K., Schoenberg, H. (1977) Oxalate stone disease after intestinal resection. *The Journal of Urology* 117(5): 631–634

Grellier, P., Picard, I., Bernard, F., Mayer, R., Heidrich, H., Monsigny, M., Schrevel, J. (1989) Purification and identification of a neutral endopeptidase in Plasmodium falciparum schizonts and merozoites. *Parasitology Research* 75(6): 455–460

Ha, T., Sattar, N., Talwar, D., Cooney, J., Simpson, K., O'Reilly, D., Lean, M. (1996) Abnormal antioxidant vitamin and carotenoid status in chronic renal failure. *QJM: Monthly Journal of the Association of Physicians* 89(10): 765–769

Hagler, L., Herman, R. (1973) Oxalate metabolism. I. *The American Journal of Clinical Nutrition* 26(7): 758–765

Hagler, L., Herman, R. (1973a) Oxalate metabolism. II. *The American Journal of Clinical Nutrition* 26(8): 882–889

Hagler, L., Herman, R. (1973b) Oxalate metabolism. III. *The American Journal of Clinical Nutrition* 26(9): 1006–1010

Hagler, L., Herman, R. (1973c) Oxalate metabolism. IV. *The American Journal of Clinical Nutrition* 26(10): 1073–1079

Hall, W., Pettinger, M., Oberman, A., Watts, N., Johnson, K., Paskett, E., Limacher, M., Hays, J. (2001) Risk factors for kidney stones in older women in the southern United States. *The American Journal of the Medical Sciences* 322(1): 12–18

Halliwell, B., Gutteridge, J. (1986) Oxygen free radicals and iron in relation to biology and medicine: some problems and concepts. *Archives of Biochemistry and Biophysics* 246(2): 501–514

Halliwell, B., Gutteridge, J. (1990) The antioxidants of human extracellular fluids. *Archives of Biochemistry and Biophysics* 280(1): 1–8

Halliwell, B. (1996) Vitamin C: antioxidant or pro-oxidant in vivo? *Free Radical Research* 25(5): 439–454

Hanck, A. (1982) Tolerance and effects of high doses of ascorbic acid. Dosis facit venenum. *International Journal for Vitamin and Nutrition Research*. Supplement 23: 221–23

Harats, D., Ben-Naim, M., Dabach, Y., Hollander, G., Havivi, E., Stein, O., Stein, Y. (1990) Effect of vitamin C and E supplementation on susceptibility of plasma lipoproteins to peroxidation induced by acute smoking. *Atherosclerosis* 85(1): 47–54

Harats, D., Chevion, S., Nahir, M., Norman, Y., Sagee, O., Berry, E. (1998) Citrus fruit supplementation reduces lipoprotein oxidation in young men ingesting a diet high in saturated fat: presumptive evidence for an interaction between vitamins C and E in vivo. *The American Journal of Clinical Nutrition* 67(2): 240–245

Hatch, M., Mulgrew, S., Bourke, E., Keogh, B., Costello, J. (1980) Effect of megadoses of ascorbic acid on serum and urinary oxalate. *European Urology* 6(3): 166–169

Helen, A., Vijayammal, P. (1997) Vitamin C supplementation on hepatic oxidative stress induced by cigarette smoke. *Journal of Applied Toxicology* 17(5): 289–295

Hildebrandt, R., Shanklin, D. (1962) Oxalosis and pregnancy. *American Journal of Obstetrics and Gynecology* 84: 65

Hodgkinson, A. (1958) The urinary excretion of oxalic acid in nephrolithiasis. Proceedings *of the Royal Society of Medicine* 51: 970–971

Hodgkinson, A., Zarembski, P. (1968) Oxalic acid metabolism in man: a review. *Calcified Tissue Research* 2(2): 115–132

Hodnick, W., Kung, F., Roettger, W., Bohmont, C., Pardini, R. (1986) Inhibition of mitochondrial respiration and production of toxic oxygen radicals by flavonoids. A structure-activity study. *Biochemical Pharmacology* 35(14): 2345–2357.

Hokama, S., Toma, C., Jahana, M., Iwanaga, M., Morozumi, M., Hatano, T., Ogawa, Y. (2000) Ascorbate conversion to oxalate in alkaline milieu and Proteus mirabilis culture. *Molecular Urology* 4(4): 321–328

Hsu, T., Chen, J., Huang, H., Wang, C. (2002) Association of changes in the pattern of urinary calculi in Taiwanese with diet habit change between 1956 and 1999. *Journal of the Formosan Medical Association* 101(1): 5–10

Hughes, C., Dutton, S., Truswell, A. (1981) High intakes of ascorbic acid and urinary oxalate. *Journal of Human Nutrition* 35(4): 274–280

Hughes, J., Norman, R. (1992) Diet and calcium stones. *Canadian Medical Association Journal* 146(2): 137–143

Hultqvist, M., Hegbrant, J., Nilsson-Thorell, C., Lindholm, T., Nilsson, P., Linden, T., Hultqvist-Bengtsson, U. (1997) Plasma concentrations of vitamin C, vitamin E and/or malondialdehyde as markers of oxygen free radical production during hemodialysis. *Clinical Nephrology* 47(1): 37–46

Hwang, T., Hill, K., Schneider, V., Pak, C. (1988) Effect of prolonged bedrest on the propensity for renal stone formation. *The Journal of Clinical Endocrinology and Metabolism* 66(1): 109–112

Ichioka, K., Moroi, S., Yamamoto, S., Kamoto, T., Okuno, H., Terai, A., Terachi, T., Ogawa, O. (2002) [A case of urolithiasis due to vitamin D intoxication in a patient with idiopathic hypoparathyroidism]. *Hinyokika Kiyo. Acta Urologica Japonica* 48(4): 231–234

Jacob, H., Jandl, J. (1966) A simple visual screening test for glucose-6-phosphate dehydrogenase deficiency employing ascorbate and cyanide. *The New England Journal of Medicine* 274(21): 1162–1167

Janney, S., Joist, J., Fitch, C. (1986) Excess release of ferriheme in G6PD-deficient erythrocytes: possible cause of hemolysis and resistance to malaria. *Blood* 67(2): 331–333

Jayanthi, S., Saravanan, N., Varalakshmi, P. (1994) Effect of DL alpha-lipoic acid in glyoxylate-induced acute lithiasis. *Pharmacological Research* 30(3): 281–288

Kalliala, H., Kauste, O. (1964) Ingestion of rhubarb leaves as cause of oxalic acid poisoning. *Annales Paediatriae Fenniae* 10: 228–231

Kalokerinos, A., Dettman, I., Dettman, G. (1981) Vitamin C. The dangers of calcium and safety of sodium ascorbate. *The Australasian Nurses Journal* 10(3): 22

Kalokerinos, A., Dettman, I., Dettman, G. (1982) Ascorbate – the proof of the pudding! A selection of case histories responding to ascorbate. *The Australasian Nurses Journal* 11(2): 18–21

Kang, S., Jang, Y., Park, H. (1998) In vivo dual effects of vitamin C on paraquat-induced lung damage: dependence on released metals from the damaged tissue. *Free Radical Research* 28(1): 93–107

Kanthasamy, A., Ardelt, B., Malave, A., Mills, E., Powley, T., Borowitz, J., Isom, G. (1997) Reactive oxygen species generated by cyanide mediate toxicity in rat pheochromocytoma cells. *Toxicology Letters* 93(1): 47–54

Khan, S., Shevock, P., Hackett, R. (1988) Presence of lipids in urinary stones: results of preliminary studies. *Calcified Tissue International* 42(2): 91–96

Khan, S., Glenton, P. (1996) Increased urinary excretion of lipids by patients with kidney stones. *British Journal of Urology* 77(4): 506–511

Khan, S., Thamilselvan, S. (2000) Nephrolithiasis: a consequence of renal epithelial cell exposure to oxalate and calcium oxalate crystals. *Molecular Urology* 4(4): 305–312

Khaw, K., Bingham, S., Welch, A., Luben, R., Wareham, N., Oakes, S., Day, N. (2001) Relation between ascorbic acid and mortality in men and women in EPIC-Norfolk prospective study: a prospective population study. European Prospective Investigation into Cancer and Nutrition. *Lancet* 357(9257): 657–663

Kim, H., Cheigh, J., Ham, H. (2001) Urinary stones following renal transplantation. *The Korean Journal of Internal Medicine* 16(2): 118–122

Kimura, H., Yamada, Y., Morita, Y., Ikeda, H., Matsuo, T. (1992) Dietary ascorbic acid depresses plasma and low density lipoprotein lipid peroxidation in genetically scorbutic rats. *The Journal of Nutrition* 122(9): 1904–1909

Kinder, J., Clark, C., Coe, B., Asplin, J., Parks, J., Coe, F. (2002) Urinary stone risk factors in the siblings of patients with calcium renal stones. *The Journal of Urology* 167(5): 1965–1967

Kohan, A., Armenakas, N., Fracchia, J. (1999) Indinavir urolithiasis: an emerging cause of renal colic in patients with humanimmunodeficiency virus. *The Journal of Urology* 161(6): 1765–1768

Koide, T. (1996) [Hyperuricosuria and urolithiasis]. *Nippon Rinsho* 54(12): 3273–3276

Kondo, T. (1990) [Impaired glutathione metabolism in hemolytic anemia]. *Rinsho Byori. The Japanese Journal of Clinical Pathology* 38(4): 355–359

Kromhout, D., Bloemberg, B., Feskens, E., Menotti, A., Nissinen, A. (2000) Saturated fat, vitamin C and smoking predict long-term population all-cause mortality rates in the Seven Countries Study. *International Journal of Epidemiology* 29(2): 260–265

Kunert, K., Tappel, A. (1983) The effect of vitamin C on in vivo lipid peroxidation in guinea pigs as measured by pentane and ethane production. *Lipids* 18(4): 271–274

Lamden, M., Chrystowski, G. (1954) Urinary oxalate excretion by man following ascorbic acid ingestion. *Proceedings of the Society for Experimental Biology and Medicine* 85: 190–192

Laughton, M., Halliwell, B., Evans, P., Hoult, J. (1989) Antioxidant and pro-oxidant actions of the plant phenolics quercetin, gossypol and myricetin. Effects on lipid peroxidation, hydroxyl radical generation and bleomycin-dependent damage to DNA. *Biochemical Pharmacology* 38(17): 2859–2865

Lawton, J., Conway, L., Crosson, J., Smith, C., Abraham, P. (1985) Acute oxalate nephropathy after massive ascorbic acid administration. *Archives of Internal Medicine* 145(5): 950–951

Lee, B., Lee, S., Kim, H. (1998) Inhibition of oxidative DNA damage, 8-OhdG, and carbonyl contents in smokers treated with antioxidants (vitamin E, vitamin C, beta-carotene and red ginseng). *Cancer Letters* 132(1-2): 219–227

Lee, S., Blair, I. (2001) Vitamin-C-induced decomposition of lipid hydroperoxides to endogenous genotoxins. *Science 292*(5524): 2083–2086

Lin, F., Girotti, A. (1993) Photodynamic action of merocyanine 540 on leukemia cells: iron-stimulated lipid peroxidation and cell killing. *Archives of Biochemistry and Biophysics* 300(2): 714–723

Long, W., Carson, P. (1961) Increased erythrocyte glutathione reductase activity in diabetes mellitus. *Biochemical and Biophysical Research Communications* 5: 394–399

Loria, C., Klag, M., Caulfield, L., Whelton, P. (2000) Vitamin C status and mortality in US adults. *The American Journal of Clinical Nutrition* 72(1): 139–145

Ludvigsson, J., Hansson, L., Stendahl, O. (1979) The effect of large doses of vitamin C on leukocyte function and some laboratory parameters. *International Journal of Vitamin and Nutrition Research* 49(2): 160–165

Lux, B., May, P. (1983) Long-term observation of young cystinuric patients under ascorbic acid therapy. *Urologia Internationalis* 38(2): 91–94

McAllister, C., Scowden, E., Dewberry, F., Richman, A. (1984) Renal failure secondary to massive infusion of vitamin C. *The Journal of the American Medical Association* 252(13): 1684

McConnell, N., Campbell, S., Gillanders, I., Rolton, H., Danesh, B. (2002) Risk factors for developing renal stones in inflammatory bowel disease. *BJU International* 89(9): 835–841

McCormick, W. (1946) Lithogenesis and hypovitaminosis. *Medical Record* 159: 410–413

McKay, D., Seviour, J., Comerford, A., Vasdev, S., Massey, L. (1995) Herbal tea: an alternative to regular tea for those who form calcium oxalate stones. *Journal of the American Dietetic Association* 95(3): 360–361

McKeown-Eyssen, G., Holloway, C., Jazmaji, V., Bright-See, E., Dion, P., Bruce, W. (1988) A randomized trial of vitamins C and E in the prevention of recurrence of colorectal polyps. *Cancer Research* 48(16): 4701–4705

McLaran, C., Bett, J., Nye, J., Halliday, J. (1982) Congestive cardiomyopathy and haemochromatosis – rapid progression possibly accelerated by excessive ingestion of ascorbic acid. *Australian and New Zealand Journal of Medicine* 12(2): 187–188

Maikranz, P., Holley, J., Parks, J., Lindheimer, M., Nakagawa, Y., Coe, F. (1989) Gestational hypercalciuria causes pathological urine calcium oxalate supersaturations. *Kidney International* 36(1): 108–113

Mannick, E., Bravo, L., Zarama, G., Realpe, J., Zhang, X., Ruiz, B., Fontham, E., Mera, R., Miller, M., Correa, P. (1996) Inducible nitric oxide synthase, nitrotyrosine, and apoptosis in Helicobacter pylori gastritis: effect of antibiotics and antioxidants. *Cancer Research* 56(14): 3238–3243

Marks, P. (1967) Glucose-6-phosphate dehydrogenase in mature erythrocytes. *The American Journal of Clinical Pathology* 47(3): 287–295

Martins, M., Meyers, A., Whalley, N., Rodgers, A. (2002) Cystine: a promoter of the growth and aggregation of calcium oxalate crystals in normal undiluted human urine. *The Journal of Urology* 167(1): 317–321

Marva, E., Golenser, J., Cohen, A., Kitrossky, N., Har-El, R., Chevion, M. (1992) The effects of ascorbate-induced free radicals on Plasmodium falciparum. *Tropical Medicine and Parasitology* 43(1): 17–23

Mashour, S., Turner, J., Merrell, R. (2000) Acute renal failure, oxalosis, and vitamin C supplementation. *Chest* 118(2): 561–563

Massey, L., Palmer, R., Horner, H. (2001) Oxalate content of soybean seeds (Glycine max: Leguminosae), soyfoods, and other edible legumes. *Journal of Agricultural and Food Chemistry* 49(9): 4262–4266

Mazze, R., Shue, G., Jackson, S. (1971) Renal dysfunction associated with methoxyflurane anesthesia. A randomized, prospective clinical evaluation. *The Journal of the American Medical Association* 216(2): 278–288

Mazze, R., Trudell, J., Cousins, M. (1971a) Methoxyflurane metabolism and renal dysfunction: clinical correlation in man. *Anesthesiology* 35(3): 247–252

Melethil, S., Mason, D., Chang, C. (1986) Dose-dependent absorption and excretion of vitamin C in humans. *International Journal of Pharmacology* 31: 83–89

Michelacci, Y., Boim, M., Bergamaschi, C., Rovigatti, R., Schor, N. (1992) Possible role for chondroitin sulfate in urolithiasis: in vivo studies in an experimental model. *Clinica Chimica Acta* 208(1-2): 1–8

Miller, D., Buettner, G., Aust, S. (1990) Transition metals as catalysts of »autoxidation« reactions. *Free Radical Biology & Medicine* 8(1): 95–108

Milne, L., Nicotera, P., Orrenius, S., Burkitt, M. (1993) Effects of glutathione and chelating agents on copper-mediated DNA oxidation: pro-oxidant and antioxidant properties of glutathione. *Archives of Biochemistry and Biophysics* 304(1): 102–109

Mitwalli, A., Ayiomamitis, A., Grass, L., Oreopoulos, D. (1988) Control of hyperoxaluria with large doses of pyridoxine in patients with kidney stones. *International Urology and Nephrology* 20(4): 353–359

Moertel, C., Fleming, T., Creagan, E., Rubin, J., O'Connell, M., Ames, M. (1985) High-dose vitamin C versus placebo in the treatment of patients with advanced cancer who have had no prior chemotherapy. A randomized double-blind comparison. *The New England Journal of Medicine* 312(3): 137–141

Mousson, C., Justrabo, E., Rifle, G., Sgro, C., Chalopin, J., Gerard, C. (1993) Piridoxilate-induced oxalate nephropathy can lead to end-stage renal failure. *Nephron* 63(1): 104–106

Mulholland, C., Strain, J., Trinick, T. (1996) Serum antioxidant potential, and lipoprotein oxidation in female smokers following vitamin C supplementation. *International Journal of Food Sciences and Nutrition* 47(3): 227–231

Murayama, T., Sakai, N., Yamada, T., Takano, T. (2001) Role of the diurnal variation of urinary pH and urinary calcium in urolithiasis:a study in outpatients. *International Journal of Urology* 8(10): 525–531

Muthukumar, A., Selvam, R. (1998) Role of glutathione on renal mitochondrial status in hyperoxaluria. *Molecular and Cellular Biochemistry* 185(1-2): 77–84

Nguyen, N., Dumoulin, G., Wolf, J., Berthelay, S. (1989) Urinary calcium and oxalate excretion during oral fructose or glucose load in man. *Hormone and Metabolic Research* 21(2): 96–99

Nienhuis, A. (1981) Vitamin C and iron. *The New England Journal of Medicine* 304(3): 170–171

Nightingale, J. (1999) Management of patients with a short bowel. *Nutrition* 15(7-8): 633–637

Nightingale, J. (2001) Management of patients with a short bowel. *World Journal of Gastroenterology* 7(6): 741–751

Nikakhtar, B., Vaziri, N., Khonsari, F., Gordon, S., Mirahmadi, M. (1981) Urolithiasis in patients with spinal cord injury. *Paraplegia* 19(6): 363–366

[N.N.] (1967) Standardization of procedures for the study of glucose-6-phosphate dehydrogenase. Report of a WHO scientific group. *World Health Organization Technical Report Series* 366: 1–53

Noe, H. (2000) Hypercalciuria and pediatric stone recurrences with and without structural abnormalities. *The Journal of Urology* 164(3 Pt 2): 1094–1096

Nyyssonen, K., Poulsen, H., Hayn, M., Agerbo, P., Porkkala-Sarataho, E., Kaikkonen, J., Salonen, R., Salonen, J. (1997) Effect of supplementation of smoking men with plain or slow release ascorbic acid on lipoprotein oxidation. *European Journal of Clinical Nutrition* 51(3): 154–163

O'Brien, R. (1974) Ascorbic acid enhancement of desferrioxamineinduced urinary iron excretion in thalassemia major. *Annals of the New York Academy of Sciences* 232: 221–225

Ogawa, Y., Miyazato, T., Hatano, T. (2000) Oxalate and urinary stones. *World Journal of Surgery* 24(10): 1154–1159

Oke, O. (1969) Oxalic acid in plants and in nutrition. *World Review of Nutrition and Dietetics* 10: 262–303

Oren, A., Husdan, H., Cheng, P., Khanna, R., Pierratos, A., Digenis, G., Oreopoulos, D. (1984) Calcium oxalate kidney stones in patients on continuous ambulatory peritoneal dialysis. *Kidney International* 25(3): 534–538

Osilesi, O., Trout, L., Ogunwole, J., Glover, E. (1991) Blood pressure and plasma lipids during ascorbic acid supplementation in borderline hypertensive and normotensive adults. *Nutrition Research* 11: 405–412

Otero, P., Viana, M., Herrera, E., Bonet, B. (1997) Antioxidant and prooxidant effects of ascorbic acid, dehydroascorbic acid and flavonoids on LDL submitted to different degrees of oxidation. *Free Radical Research* 27(6): 619–626

Ott, S., Andress, D., Sherrard, D. (1986) Bone oxalate in a longterm hemodialysis patient who ingested high doses of vitamin C. *American Journal of Kidney Diseases* 8(6): 450–454

Panayiotidis, M., Collins, A. (1997) Ex vivo assessment of lymphocyte antioxidant status using the comet assay. *Free Radical Research* 27(5): 533–537

Paolini, M., Pozzetti, L., Pedulli, G., Marchesi, E., Cantelli-Forti, G. (1999) The nature of prooxidant activity of vitamin C. *Life Sciences* 64(23):PL-273-PL-278

Pauling, L. (1981) Vitamin C, the Common Cold & the Flu. New York, NY: Berkley Books

Perez-Brayfield, M., Caplan, D., Gatti, J., Smith, E., Kirsch, A. (2002) Metabolic risk factors for stone formation in patients with cystic fibrosis. *The Journal of Urology* 167(2 Pt 1): 480–484

Podmore, I., Griffiths, H., Herbert, K., Mistry, N., Mistry, P., Lunec, J. (1998) Vitamin C exhibits pro-oxidant properties. *Nature* 392(6676): 559

Ponka, A., Kuhlback, B. (1983) Serum ascorbic acid in patients undergoing chronic hemodialysis. *Acta Medica Scandinavica* 213(4): 305–307

Powell, R. (1985) Pure calcium carbonate gallstones in a two year old in association with prenatal calcium supplementation. *Journal of Pediatric Surgery* 20(2): 143–144

Prie, D., Ravery, V., Boccon-Gibod, L., Friedlander, G. (2001) Frequency of renal phosphate leak among patients with calcium nephrolithiasis. *Kidney International* 60(1): 272 276

Prieme, H., Loft, S., Nyyssonen, K., Salonen, J., Poulsen, H. (1997) No effect of supplementation with vitamin E, ascorbic acid, orcoenzyme Q10 on oxidative DNA damage estimated by 8-oxo-7,8-dihydro-2'-deoxyguanosine excretion in smokers. *The American Journal of Clinical Nutrition* 65(2): 503–507

Pru, C., Eaton, J., Kjellstrand, C. (1985) Vitamin C intoxication and hyperoxalemia in chronic hemodialysis patients. *Nephron* 39(2): 112–116

Ralph-Edwards, A., Deitel, M., Maziak, D., Stone, E., Thompson, D., Bayley, T. (1992) A jejuno-ileal bypass patient presenting with recurrent renal stones due to primary hyperparathyroidism. *Obesity Surgery* 2(3): 265–268

Reaven, P., Khouw, A., Beltz, W., Parthasarathy, S., Witztum, J. (1993) Effect of dietary antioxidant combinations in humans. Protection of LDL by vitamin E but not by beta-carotene. *Arteriosclerosis and Thrombosis* 13(4): 590–600

Reddy, V., Giblin, F., Lin, L., Chakrapani, B. (1998) The effect of aqueous humor ascorbate on ultraviolet-B-induced DNA damage in lens epithelium. *Investigative Ophthalmology & Visual Science* 39(2): 344–350

Rees, D., Kelsey, H., Richards, J. (1993) Acute haemolysis induced by high dose ascorbic acid in glucose-6-phosphate dehydrogenase deficiency. *British Medical Journal* 306(6881): 841–842

Rees, S., Slater, T. (1987) Ascorbic acid and lipid peroxidation: the cross-over effect. *Acta Biochimica et Biophysica Hungarica* 22: 241–249

Rehman, A., Collis, C., Yang, M., Kelly, M., Diplock, A., Halliwell, B., Rice-Evans, C. (1998) The effects of iron and vitamin C co-supplementation on oxidative damage to DNA in healthy volunteers. *Biochemical and Biophysical Research Communications* 246(1): 293–298

Reilly, M., Delanty, N., Lawson, J., FitzGerald, G. (1996) Modulation of oxidant stress in vivo in chronic cigarette smokers. *Circulation* 94(1): 19–25

Rifici, V., Khachadurian, A. (1993) Dietary supplementation with vitamins C and E inhibits in vitro oxidation of lipoproteins. *Journal of the American College of Nutrition* 12(6): 631–637

Riobo, P., Sanchez, O., Azriel, S., Lara, J., Herrera, J. (1998) [Update on the role of diet in recurrent nephrolithiasis]. *Nutricion Hospitalaria* 13(4): 167–171

Riordan, H., Jackson, J., Schultz, M. (1990) Case study: high-dose intravenous vitamin C in the treatment of a patient with adenocarcinoma of the kidney. *Journal of Orthomolecular Medicine* 5(1): 5–7

Riordan, H., Riordan, H., Meng, X., Li, Y., Jackson, J. (1995) Intravenous ascorbate as a tumor cytotoxic chemotherapeutic agent. *Medical Hypotheses* 44(3): 207–213

Riordan, N., Jackson, J., Riordan, H. (1996) Intravenous vitamin C in a terminal cancer patient. *Journal of Orthomolecular Medicine* 11(2): 80–82

Rodman, J., Mahler, R. (2000) Kidney stones as a manifestation of hypercalcemic disorders. Hyperparathyroidism and sarcoidosis. *The Urologic Clinics of North America* 27(2): 275–285, viii

Rose, R., Bode, A. (1992) Tissue-mediated regeneration of ascorbic acid: is the process enzymatic? *Enzyme* 46(4–5): 196–203

Rowbotham, B., Roeser, H. (1984) Iron overload associated with congenital pyruvate kinase deficiency and high dose ascorbic acid ingestion. *Australian and New Zealand Journal of Medicine* 14(5): 667–669

Rowley, D., Halliwell, B. (1982) Superoxide-dependent formation of hydroxyl radicals from NADH and NADPH in the presence of iron salts. *FEBS Letters* 142(1): 39–41

Rowley, D., Halliwell, B. (1985) Formation of hydroxyl radicals from NADH and NADPH in the presence of copper salts. *Journal of Inorganic Biochemistry* 23(2): 103–108

Sahu, S., Washington, M. (1991) Quercetin-induced lipid peroxidation and DNA damage in isolated rat-liver nuclei. *Cancer Letters* 58(1-2): 75–79

Sahu, S., Gray, G. (1993) Interactions of flavonoids, trace metals, and oxygen: nuclear DNA damage and lipid peroxidation induced by myricetin. *Cancer Letters* 70(1-2): 73–79

Sakhaee, K., Nigam, S., Snell, P., Hsu, M., Pak, C. (1987) Assessment of the pathogenetic role of physical exercise in renal stone formation. *The Journal of Clinical Endocrinology and Metabolism* 65(5): 974–979

Salyer, W., Keren, D. (1973) Oxalosis as a complication of chronic renal failure. *Kidney International* 4(1): 61–66

Samman, S., Brown, A., Beltran, C., Singh, S. (1997) The effect of ascorbic acid on plasma lipids and oxidisability of LDL in male smokers. *European Journal of Clinical Nutrition* 51(7): 472–477

Sanchez-Quesada, J., Jorba, O., Payes, A., Otal, C., Serra-Grima, R., Gonzalez-Sastre, F., Ordonez-Llanos, J. (1998) Ascorbic acid inhibits the increase in low-density lipoprotein (LDL) susceptibility to oxidation and the proportion of electronegative LDL induced by intense aerobic exercise. *Coronary Artery Disease* 9(5): 249–255

Sarkissian, A., Babloyan, A., Arikyants, N., Hesse, A., Blau, N., Leumann, E. (2001) Pediatric urolithiasis in Armenia: a study of 198 patients observed from 1991 to 1999. *Pediatric Nephrology* 16(9): 728–732

Scheid, C., Koul, H., Hill, W., Luber-Narod, J., Kennington, L., Honeyman, T., Jonassen, J., Menon, M. (1996) Oxalate toxicity in LLC-PK1 cells: role of free radicals. *Kidney International* 49(2): 413–419

Schmidt, K., Hagmaier, V., Hornig, D., Vuilleumier, J., Rutishauser, G. (1981) Urinary oxalate excretion after large intakes of ascorbic acid in man. *American Journal of Clinical Nutrition* 34(3): 305–311

Schwartz, B., Bruce, J., Leslie, S., Stoller, M. (2001) Rethinking the role of urinary magnesium in calcium urolithiasis. *Journal of Endourology* 15(3): 233–235

Schwille, P., Schmiedl, A., Herrmann, U., Manoharan, M., Fan, J., Sharma, V., Gottlieb, D. (2000) Ascorbic acid in idiopathic recurrent calcium urolithiasis in humans—does it have an abettor role in oxalate, and calcium oxalate crystallization? *Urology Research* 28(3): 167–177

Selvam, R. (2002) Calcium oxalate stone disease: role of lipid peroxidation and antioxidants. *Urological Research* 30(1): 35–47

Sharma, D., Mathur, R. (1995) Correction of anemia and iron deficiency in vegetarians by administration of ascorbic acid. *Indian Journal of Physiology and Pharmacology* 39(4): 403–406

Sharma, O. (1996) Vitamin, D., calcium, and sarcoidosis. *Chest* 109(2): 535–539

Sherman, I. (1979) Biochemistry of Plasmodium (malarial parasites). *Microbiological Reviews* 43(4): 453–495

Shields, M., Simmons, R. (1976) Urinary calculus during methazolamide therapy. *American Journal of Ophthalmology* 81(5): 622–624

Shilotri, P., Bhat, K. (1977) Effect of mega doses of vitamin C on bactericidal activity of leukocytes. *The American Journal of Clinical Nutrition* 30(7): 1077–1081

Shiraishi, K., Yamamoto, M., Takai, K., Tei, Y., Suga, A., Aoki, A., Ishizu, K., Naito, K. (1998) [Urolithiasis associated with Crohn's disease: a case report]. *Hinyokika Kiyo. Acta Urologica Japonica.* 44(10): 719–723

Silverberg, D., McIntyre, J., Ulan, R., Gain, E. (1971) Oxalic acid excretion after methoxyflurane and halothane anaesthesia. *Canadian Anaesthetists' Society Journal* 18(5): 496–504

Simon, J., Hudes, E. (1999) Relation of serum ascorbic acid to serum vitamin B12, serum ferritin, and kidney stones in US adults. *Archives of Internal Medicine* 159(6): 619–624

Simon, J., Hudes, E., Tice, J. (2001) Relation of serum ascorbic acid to mortality among US adults. *Journal of the American College of Nutrition* 20(3): 255–263

Singh, P., Kiran, R., Pendse, A., Gosh, R., Surana, S. (1993) Ascorbic acid is an abettor in calcium urolithiasis: an experimental study. *Scanning Microscopy* 7(3): 1041-1047; discussion 1047–1048

Singh, P., Barjatiya, M., Dhing, S., Bhatnagar, R., Kothari, S., Dhar ,V. (2001) Evidence suggesting that high intake of fluoride provokes nephrolithiasis in tribal populations. *Urological Research* 29(4): 238–244

Slakey, D., Roza, A., Pieper, G., Johnson, C., Adams, M. (1993) Delayed cardiac allograft rejection due to combined cyclosporine and antioxidant therapy. *Transplantation* 56(6): 1305–1309

Sohshang, H., Singh, M., Singh, N., Singh, S. (2000) Biochemical and bacteriological study of urinary calculi. *The Journal of Communicable Diseases* 32(3): 216–221

Sundaram, C., Saltzman, B. (1999) Urolithiasis associated with protease inhibitors. *Journal of Endourology* 13(4): 309–312

Swartz, R., Wesley, J., Somermeyer, M., Lau, K. (1984) Hyperoxaluria and renal insufficiency due to ascorbic acid administration during total parenteral nutrition. *Annals of Internal Medicine* 100(4): 530–531

Takenouchi, K., Aso, K., Kawase, K., Ichikawa, H., Shiomi, T. (1966) On the metabolites of ascorbic acid, especially oxalic acid, eliminated in urine, following the administration of large amounts of ascorbic acid. *The Journal of Vitaminology* 12(1): 49–58

Tallquist, H., Vaananen, I. (1960) Death of a child from oxalic acid poisoning due to eating rhubarb leaves. *Annales Paediatriae Fenniae* 6: 144–147

Tanaka, K., Hashimoto, T., Tokumaru, S., Iguchi, H., Kojo, S. (1997) Interactions between vitamin C and vitamin E are observed in tissues of inherently scorbutic rats. *The Journal of Nutrition* 127(10): 2060–2064

Taylor, A., Jacques, P., Nadler, D., Morrow, F., Sulsky, S., Shepard, D. (1991) Relationship in humans between ascorbic acid consumption and levels of total and reduced ascorbic acid in lens, aqueous humor, and plasma. *Current Eye Research* 10(8): 751–759

Tekin, A., Tekgul, S., Atsu, N., Sabin, A., Ozen, H., Bakkaloglu, M. (2000) A study of the etiology of idiopathic calcium urolithiasis in children: hypocitruria is the most important risk factor. *The Journal of Urology* 164(1): 162–165

Terris, M., Issa, M., Tacker, J. (2001) Dietary supplementation with cranberry concentrate tablets may increase the risk of nephrolithiasis. *Urology* 57(1): 26–2

Thamilselvan, S., Selvam, R. (1997) Effect of vitamin E and mannitol on renal calcium oxalate retention in experimental nephrolithiasis. *Indian Journal of Biochemistry & Biophysics* 34(3): 319–323

Thorner, R., Barker, C., MacGregor, R. (1983) Improvement of granulocyte adherence and in vivo granulocyte delivery by ascorbic acid in renal transplant patients. *Transplantation* 35(5): 432–436

Tiselius, H., Almgard, L. (1977) The diurnal urinary excretion of oxalate and the effect of pyridoxine and ascorbate on oxalate excretion. *European Urology* 3(1): 41–46

Torrecilla, C., C. Gonzalez-Satue, L. Riera, S. Colom, E. Franco, F. Aguilo, Serrallach, N. (2001) [Incidence and treatment of urinary lithiasis in renal transplantation]. *Actas Urologicas Españolas* 25(5): 357–363

Torres, V., Erickson, S., Smith, L., Wilson, D., Hattery, R., Segura, J. (1988) The association of nephrolithiasis and autosomal dominant polycystic kidney disease. *American Journal of Kidney Diseases* 11(4): 318–325

Torres, V., Wilson, D., Hattery, R., Segura, J. (1993) Renal stone disease in autosomal dominant polycystic kidney disease. *American Journal of Kidney Diseases* 22(4): 513–519

Trinchieri, A., Rovera, F., Nespoli, R., Curro, A. (1996) Clinical observations on 2086 patients with upper urinary tract stone. *Archivio Italiano di Urologia, Andrologia* 68(4): 251–262

Tsao, C., Salimi, S. (1984) Evidence of rebound effect with ascorbic acid. *Medical Hypotheses* 13(3): 303–310

Tsao, C., Xu, L., Young, M. (1990) Effect of dietary ascorbicacid on heat-induced eye lens protein damage in guinea pigs. *Ophthalmic Research* 22(2): 106–110

Tsugawa, N., Yamabe, T., Takeuchi, A., Kamao, M., Nakagawa, K., Nishijima, K., Okano, T. (1999) Intestinal absorption of calcium from calcium ascorbate in rats. *Journal of Bone and Mineral Metabolism* 17(1): 30–36

Turner, M., Goldwater, D., DavidT. (2000) Oxalate and calcium excretion in cystic fibrosis. *Archives of Disease in Childhood* 83(3): 244–247

Udomratn, T., Steinberg, M., Campbell, G., Oelshlegel, F. (1977) Effects of ascorbic acid on glucose-6-phosphate dehydrogenasedeficient erythrocytes: studies in an animal model. *Blood* 49(3): 471–475

Urivetzky, M., Kessaris, D., Smith, A. (1992) Ascorbic acid overdosing: a risk factor for calcium oxalate nephrolithiasis. *The Journal of Urology* 147(5): 1215–1218

Vander Jagt, D., Hunsaker, L., Campos, N. (1986) Characterization of a hemoglobin-degrading, low molecular weight protease from Plasmodium falciparum. *Molecular and Biochemical Parasitology* 18(3): 389–400

Wagner, B., Buettmer, G., Burns, C. (1993) Increased generation of lipid-derived and ascorbate free radicals by L1210 cells exposed to the ether lipid edelfosine. *Cancer Research* 53(4): 711–713

Wagner, B., Buettmer, G., Burns, C. (1994) Free radical-mediated lipid peroxidation in cells: oxidizability is a function of cell lipid bis-allylic hydrogen content. *Biochemistry* 33(15): 4449–4453

Wall, I., Tiselius, H. (1990) Long-term acidification of urine in patients treated for infected renal stones. *Urologia Internationalis* 45(6): 336–341.

Wapnick, A., Lynch, S., Krawitz, P., Seftel, H., Charlton, R., Bothwell, T. (1968) Effects of iron overload on ascorbic acid metabolism. *British Medical Journal* 3(620): 704–707

Wen, Y., Cooke, T., Feely, J. (1997) The effect of pharmacological supplementation with vitamin C on low-density lipoprotein oxidation. *British Journal of Clinical Pharmacology* 44(1): 94–97

Whitson, P., Pietrzyk, R., Pak, C. (1997) Renal stone risk assessment during Space Shuttle flights. *The Journal of Urology* 158(6): 2305–2310

Whitson, P., Pietrzyk, R., Pak, C. (1999) Space flight and the risk of renal stones. *Journal of Gravitational Physiology* 6(1):P87–P88.

Wilk, I. (1976) Problem-causing constituents of vitamin C tablets. *Journal of Chemical Education* 53(1): 41–43

Williams, A., Riise, G., Anderson, B., Kjellstrom, C., Schersten, H., Kelly, F. (1999) Compromised antioxidant status and persistent oxidative stress in lung transplant recipients. *Free Radical Research* 30(5): 383–393

Williams, H., Smith, L. (1968) Disorders of oxalate metabolism. *The American Journal of Medicine* 45(5): 715–735

Wills, E. (1966) Mechanisms of lipid peroxide formation in animal tissues. *The Biochemical Journal* 99(3): 667–676

Wills, E. (1969) Lipid peroxide formation in microsomes. General considerations. *The Biochemical Journal* 113(2): 315–324
Wills, E. (1969a) Lipid peroxide formation in microsomes. The role of non-haem iron. *The Biochemical Journal* 113(2): 325–332
Wolf, C., Maistre-Charransol, G., Barthelemy, C., Thomas, E., Thomas, J., Arvis, G., Steg, A. (1985) [Calcium oxalate stones and hyperoxaluria secondary to treatment with pyridoxilate]. *Annales d'urologie* 19(5): 313–317
Wong, K., Thomson, C., Bailey, R., McDiarmid, S., Gardner, J. (1994) Acute oxalate nephropathy after a massive intravenous dose of vitamin C. *Australian and New Zealand Journal of Medicine* 24(4): 410–411
Wu, D., Stoller, M. (2000) Indinavir urolithiasis. *Current Opinion in Urology* 10(6): 557–561
Yagisawa, T., Hayashi, T., Yoshida, A., Okuda, H., Kobayashi, H., Ishikawa, N., Goya, N., Toma, H. (1999) Metabolic characteristics of the elderly with recurrent calcium oxalate stones. *BJU International* 83(9): 924–928
Yagisawa, T., Kobayashi, C., Hayashi, T., Yoshida, A., Toma, H. (2001) Contributory metabolic factors in the development of nephrolithiasis in patients with medullary sponge kidney. *American Journal of Kidney Diseases* 37(6): 1140–1143
Yamaguchi, S., Yachiku, S., Okuyama, M., Tokumitsu, M., Kaneko, S., Tsurukawa, H. (2001) Early stage of urolithiasis formation in experimental hyperparathyroidism. *The Journal of Urology* 165(4): 1268–1273
Yamaguchi, T., Hashizume, T., Tanaka, M., Nakayama, M., Sugimoto, A., Ikeda, S., Nakajima, H., Horio, F. (1997) Bilirubin oxidation provoked by endotoxin treatment is suppressed by feeding ascorbic acid in a rat mutant unable to synthesize ascorbic acid. *European Journal of Biochemistry* 245(2): 233–240
Zarembski, P., Hodgkinson, A. (1962) The oxalic acid content of English diets. *The British Journal of Nutrition* 16: 627–634
Zarembski, P., Hodgkinson, A. (1969) Some factors influencing the urinary excretion of oxalic acid in man. *Clinica Chimica Acta* 25(1): 1–10

Kapitel 5

Liposom-Technologie und intrazelluläre Bioverfügbarkeit

Wahres Wissen bedeutet, die Grenzen der eigenen Ignoranz zu kennen.
Konfuzius (551–479 v. Chr.)

Überblick

Nachdem Frederick Klenner den enormen therapeutischen Nutzen von Vitamin C bei zahlreichen Erkrankungen nachgewiesen hatte, erkannte man rasch den zusätzlichen klinischen Vorteil der intravenösen Anwendung gegenüber jeder anderen Anwendungsform. Bei Patienten, die auf die orale Einnahme von Vitamin C nicht ansprachen, waren nach intravenöser Anwendung dramatische Wirkungen zu beobachten. Die intravenöse Anwendung avancierte schnell zum »Goldstandard« der Vitamin-C-Therapie. Die Technik der intravenösen Injektion wurde generell lange Zeit als optimale Methode betrachtet, um fast jedes Arzneimittel oder fast jeden Nährstoff im Körper verfügbar zu machen. Rein intuitiv war man schon immer davon überzeugt, dass die wirksamste Anwendungsform darin besteht, ein Medikament oder einen Nährstoff direkt in den Blutstrom einzubringen.

Die Liposom-Technologie wurde in den 1960er-Jahren entwickelt und ist immer noch nur wenigen Ärzten ein Begriff (Bangham et al., 1965). Sie hat sich fortwährend weiterentwickelt und wurde zunehmend perfektioniert (Gregoriadis, 2007). Man ist gerade erst dabei, das enorme Potenzial dieser Technologie schätzen zu lernen. Kurz gesagt: Die Einnahme von Nährstoffen und Medikamenten, die in Liposomen verkapselt sind, bietet definitiv viele eindeutige Vorteile gegenüber einer intravenösen Gabe dieser Stoffe. Weshalb diese Methode eines Tages einigen intravenösen Therapien überlegen sein wird oder ihnen zumindest den Rang ablaufen und sie zur zweiten Wahl machen könnte, wird in diesem Kapitel erörtert.

Das Liposom

Liposomen sind mikroskopisch kleine Vesikel (Bläschen) aus Phospholipiden, die in Wasser stabil sind und wasserlösliche Substanzen enthalten können (Walde et al., 1990; Walde und Ichikawa, 2001). Strukturell ähneln Liposomen den Zellen in unserem Organismus. Phospholipide, insbesondere Phosphatidylcholin, sind Hauptbestandteil der Zellmembranen von natürlichen Zellen sowie von Liposomen. In wässriger Umgebung bilden sich spontan solche natürlichen Phospholipid-Kügelchen – wie wenn man Öl in Wasser gießt. Phospholipide sind amphiphile Lipide und verfügen über einen hydrophilen (wasserliebenden) Kopf und zwei hydrophobe (wassermeidende) Kohlenwasserstoffschwänze. Die hydrophoben Enden klumpen sich zusammen und lassen Wasser abperlen. Dadurch bildet sich eine Membran, die innen hydrophob und außen hydrophil ist. Diese Membran zerfällt dann natürlich in viele kleine Kügelchen, die das Wasser enthalten, in dem sie gebildet wurden. Je nachdem, welcher Stoff bereits im Wasser gelöst war, bevor das Phospholipid hinzugefügt wurde, können die verschiedensten Substanzen in Liposomen verkapselt werden.

Liposom-Eigenschaften (konventionell)

Das normale, unmodifizierte Liposom weist bestimmte Eigenschaften auf, die es außerordentlich nützlich für die effiziente und typischerweise nichttoxische Einnahme einer Vielzahl von Medikamenten und Nährstoffen machen. Zu den genannten Eigenschaften zählen:

1. Exzellente Absorption (Aufnahme) nach oraler Einnahme. Egal, welche Subszanz in Liposomen verkapselt ist, kann man mit einer exzellenten Absorption in das Blut oder die Lymphflüssigkeit rechnen (Ling et al., 2006).

2. Schutz der verkapselten Substanz vor Verdauung und Abbau. Bis die Substanz vom Liposom freigegeben wird, bleibt sie innerhalb des Körpers weitgehend inaktiv/reaktionsträge in Bezug auf das Umgebungsmilieu im Körper. Solange die Substanz im Liposom verkapselt ist, wird sie durch Enzyme weder abgebaut noch verstoffwechselt, etwa im Darm oder im Blut, und so lange wird sie keine ihrer chemischen/biologischen Wirkungen hervorrufen. Bei Substanzen, die ein toxisches Profil haben, wie beispielsweise krebstötende Mittel, kann man aufgrund der liposomalen Eigenschaften von einer weitaus geringeren klinischen Toxizität ausgehen.

3. Zusätzliche Vorteile des Lipidanteils des Liposoms: Das typische unmodifizierte und unbeladene Liposom enthält viel Phosphatidylcholin (PC). PC und verwandte Verbindungen weisen diverse positive Effekte auf, wenn sie als Reinsubstanz verabreicht werden. Wirkeigenschaften sind unter anderem:

- a. Antioxidativ (Das et al., 2007)
- b. Antiatherosklerotisch (Altman et al., 1980; Levy, 2006)
- c. Cholesterinsenkend (Mastellone et al., 2000)
- d. Schutz der Gewebe vor Ischämie (Aabdallah und Eid, 2004; Demirbilek et al., 2006)
- e. Therapie und Prävention von Lebererkrankungen (Lieber, 2004; Buang et al., 2005; Lamireau et al., 2007)
- f. Therapie und Prävention von Zellmembranschäden (Lubin et al., 1972; Demirbilek et al., 2004)
- g. Schutz vor Pankreasschäden (Lee et al., 2003)
- h. Schutz vor Gallensteinbildung (Kasbo et al., 2003)
- i. Wichtige Rolle für den Stoffwechsel des Zellkerns und seiner Membran (Alni et al., 2008)

4. Tiefer intrazellulärer Zugang. Die Ähnlichkeiten zwischen der liposomalen Membran und der Zellmembran des Körpers ermöglichen dem Liposom die Passage/Absorption in das Zellinnere (Zytoplasma) sowie in intrazelluläre Strukturen wie beispielsweise die Mitochondrien (Yamada und Harashima, 2008), das endoplasmatische Retikulum sowie selbst in den Zellkern (Rawa et al., 2007).

5. Absorption ohne Energieverbrauch. Ein unmodifiziertes Liposom ermöglicht die Aufnahme einer Substanz über den Darm ins Blut und über das Blut in das Zytoplasma und die Zellorganellen auf energieeffiziente Weise. Manche große Moleküle benötigen einen sehr energieintensiven aktiven Membran-Transport-Mechanismus, um in das Innere einer Zelle zu gelangen (Baumrucker, 1985). Selbst ein relativ kleines Molekül wie Vitamin C – egal ob in aktiver oder oxidierter Form (Dehydroascorbat) – benötigt zelluläre Energie, um aus dem Blut in die Zelle zu gelangen (Goldenberg und Schweinzer, 1994; Puskas et al., 2000; Liang et al., 2001; Wilson, 2005). Letztlich muss zelluläre Energie (wie Glutathion) verbraucht oder oxidiert werden, um Dehydroascorbat in der Zelle wieder in seine aktive, reduzierte Vitamin-C-Form innerhalb der Zelle zu verwandeln (Meister, 1994). Das ist sehr unökonomisch, da Vitamin C als Antioxidans Elektronen abgeben und diese nicht verbrauchen sollte. Wenn Vitamin C aber in üblicher Form gegeben wird (also nicht in Liposomen), müssen andere Antioxidanzien verbraucht werden, um das ultimative Ziel der erhöhten Vitamin-C-Konzentration in den Zellen zu erreichen.

6. Eine größere Aufnahmekapazität der Makrophagen (Scavenger-Zellen) im Vergeich zu anderen Zellen. Handelt es sich bei der eingekapselten Substanz um ein potentes Antioxidans wie Vitamin C, kann die Funktion dieser wichtigen Immunzellen unterstützt werden.

7. Verteilung im gesamten Organismus. Das ist eine Besonderheit des unmodifizierten Liposoms. Eine solche Eigenschaft ist in besonderem Maße wünschenswert, wenn es sich bei der eingeschlossenen Substanz um einen Nährstoff handelt, von dem alle Zellen im Körper profitieren. Liposomen können so modifiziert werden, dass sie wie Krebszellen auf bestimmte Zielzellen zugeschnitten sind. In einem solchen Fall ist der eingekapselte Stoff hochtoxisch und würde andere Körperzellen schädigen. Folgende Modifikationen können unter anderem an Liposomen vorgenommen werden:

- a. Verkapselte Inhaltsstoffe
- b. Größe
- c. Dicke der umgebenden Membran (multilamellar)
- d. Phospholipidtyp in Membranen
- e. Membranständige Medikamente oder Substanzen (fettlöslich)
- f. Membranbezogene Immunoglobine, Proteine, Antigene, Antikörper oder Polyethylenglykole [oberflächenmodifiziert] (Cattel et al., 2004; Schnyder und Huwyler, 2005)
- g. pH-Empfindlichkeit
- h. Positive Ladung (kationische Liposomen)

Eine einzigartige Verbindung: Liposomen und Antioxidanzien

Bislang wurde ein breites Spektrum an Antioxidanzien und Nährstoffen therapeutisch wirksam angewendet. Zudem hat sich die Anwendung dieser Substanzen via Liposom-Technologie innerhalb von Versuchsmodellen als wirksam und vorteilhaft bewährt. Unter anderem bezieht sich dies auf die nachfolgenden Stoffe:

- 1. Vitamin C (Hickey et al., 2008)
- 2. Vitamin E (Yao et al., 1994; Wu und Zern, 1999)
- 3. Vitamin A (Lee et al., 2002; Sato et al., 2008)
- 4. Betacarotin, Carotinoide (Chen und Djuric, 2001; Socaciuet al., 2002; Pintea et al., 2005; Gouranton et al., 2008)
- 5. Glutathion (Wendel, 1983; Rosenblat et al., 2007; Mirahmadi et al., 2008)

- ► 6. L-Cystein (El Kateb et al., 2008)
- ► 7. N-Acetylcystein (Hoesel et al., 2008)
- ► 8. Superoxiddismutase (Chan et al., 1987; Imaizumi et al., 1990; Nakae et al., 1990)
- ► 9. Silibinin, Silymarin (Maheshwari et al., 2003; El-Samaligy et al., 2006)
- ► 10. Adenosintriphosphat [ATP] (Chapat et al., 1991; Puisieux et al., 1994; Konno et al., 1996; Verma et al., 2005; Korb et al., 2008)
- ► 11. Quercetin [antioxidatives Flavonoid] (Sarkar and Das, 2006; Mandal et al., 2007; Rivera et al., 2008)
- ► 12. Rutin [antioxidatives Flavonoid] (Goniotaki et al., 2004; Xi und Guo, 2007)
- ► 13. Katalase (Yoshimoto et al., 2006; Jubeh et al., 2006)
- ► 14. Coenzym Q10 [Ubichinon-10] (Verma et al., 2007)
- ► 15. Resveratol (Caddeo et al., 2008)
- ► 16. Melatonin (Dubey et al., 2007; Dubey et al., 2008)
- ► 17. Antioxidanzien-Kombination [Carotinoide und Glutathion] (Junghans et al., 2000); [Vitamin C und Vitamin E] (Waters et al., 1997)

Diese Liste enthält nur einige der vielen Stoffe, die in liposomaler Form verabreicht werden können. Allerdings zeigt sich hier bereits das enorme Potenzial dieses Medikamenten/Nährstoff-Transportsystems.

Intravenöse Wirkung bei oraler Anwendung

Vitamin C eignet sich hervorragend für die normale, nicht zielgerichtete Liposom-Technologie. Es wurde bereits nachgewiesen, dass mit Liposomen etwa zweimal so viel Vitamin C direkt ins Blut gelangt, wie mit »traditionellen« Anwendungssystemen möglich (Hickey et al., 2008). Die klinische Wirkung von liposomalem Vitamin C übertrifft offenbar sogar die Wirkung von intravenös verabreichtem Vitamin C. Da Liposomen die in ihnen verkapselten Substanzen unmittelbar in die Zelle transportieren – häufig ohne Energieverbrauch (Elektronen) –, wird die intrazelluläre Bioverfügbarkeit so verbessert, dass sie sogar der intravenösen Gabe überlegen zu sein scheint.

Durch intravenöse Injektion gelangen die verabreichten Substanzen zu 100 Prozent direkt ins Blut. Das bietet einen erheblichen Vorteil gegenüber jeglicher oralen Verabreichung. Die intravenöse Infusion gewährleistet aber keinen direkten, nicht energieverbrauchenden Zugang zu den Zellen, wo sich bekanntermaßen die Krankheit bei den meisten Patienten abspielt. Dies bedeutet allerdings nicht, dass intravenös verabreichtes Vitamin C nicht hochwirksam ist und niemals verwendet werden sollte. Ganz im Gegenteil! Deshalb sollte ein erkranktes, möglicherweise toxisches Individuum Vitamin C am besten über beide Wege bekommen: oral in Form von liposomalem Vitamin C und intravenös, wenn möglich. Diese beiden Anwendungsformen wirken synergistisch und optimieren die antioxidative Leistung der Therapie einer bestimmten Erkrankung. Muss man sich jedoch für eine Methode entscheiden, ist angemessen dosiertes, orales Liposom-verkapseltes Vitamin C in den meisten Fällen der intravenösen Vitamin-C-Anwendung klinisch überlegen. Bei einer akuten Erkrankung, die das Blut betrifft, wie beispielsweise akuter Intoxikation nach dem Biss einer Giftschlange, kann die intravenöse Infusion allen oral verabreichten Präparaten – Liposom-basiert oder andere – weit überlegen sein. Dabei spielt die Dringlichkeit der klinischen Situation eine wichtige Rolle. Bei Schlangengiften wird Liposom-verkapseltes Vitamin C in der Regel wirksamer sein – nachdem das Gift ins Zelleninnere gelangt ist und die Zellen von innen vergiftet. Liposom-verkapseltes Vitamin C und intravenös verabreichtes Vitamin C sind eine Kombination, bei der sogar Klenner vor Neid erblasst wäre.

Die Dosierung von Liposom-verkapseltem Vitamin C folgt demselben empirischen Ansatz, den Klenner bei all seinen Patienten benutzte. Auf nüchternen Magen eingenommenes Liposom-verkapseltes Vitamin C wird sehr rasch resorbiert. Zusätzliche Dosierungen können bereits 30 bis 60 Minuten nach der Erstdosis gegeben werden, um eine zufriedenstellende klinische Wirkung zu erzielen. Dies entspricht der klinischen Wirkung bei intravenöser Gabe. Sobald klar ist, dass der Patient positiv auf die Therapie anspricht und sich sein Zustand bessert, kann die Dosierung bei gleicher Anwendungshäufigkeit beibehalten werden. Wie auch bei jeder anderen Vitamin-C- und Antioxidanzientherapie sollte die Behandlung noch mindestens 24 bis 48 Stunden bis zur vollständigen Genesung des Patienten fortgeführt – und nicht abgesetzt oder unterbrochen werden. Dies gilt insbesondere für schnell fortschreitende Virusinfektionen. Sollte die klinische Wirkung von Liposom-verkapseltem Vitamin C schwach oder unzureichend ausfallen, kann man diese wie bei allen anderen Vitamin-C-Therapien verbessern. Man intensiviert und verlängert am besten das Dosierungs-Programm.

Zusammenfassung

Arzneistoffabgabe-Systeme, die die Liposom-Technologie nutzen, revolutionieren die Behandlung vieler verschiedener Erkrankungen. Dennoch bleiben sie offenbar weitgehend unbeachtet oder werden vernachlässigt. Die biochemischen Eigenschaften von Liposomen ermöglichen den verkapselten Wirkstoffen den intrazellulären Zugang. Die klinischen Wirkungen bei infizierten und intoxikierten Patienten, die mit einer angemessenen Menge Liposom-verkapselter Wirkstoffe behandelt wurden, insbesondere mit Vitamin C, übertreffen häufig die Wirkung von intravenösen Therapien. Im Fall von Vitamin C kann der Unterschied dramatisch ausfallen. Eine weitaus geringere Dosis von Liposom-verkapseltem Vitamin C (fünf bis zehn Gramm) führt häufig zu einer deutlich überlegenen klinischen Wirkung im Vergleich zu hochdosiert intravenös verabreichtem Vitamin C (25 bis 100 Gramm). Wenn bei einem schwerkranken Patienten sowohl die verkapselte als auch die intravenöse Therapie benutzt werden kann, sollte man dies auch immer tun. Intravenöse Behandlungen sind zeitaufwendig, teuer und nicht für jeden verfügbar. Auch treten hier gelegentlich mitunter schwere Nebenwirkungen auf (beispielsweise entzündete Venen oder Infektionen an den betreffenden Stellen). Zudem können intravenöse Anwendungen unangenehm und schmerzhaft sein. Von angemessen dosiertem, Liposom-verkapseltem Vitamin C profitieren heute mehr Menschen als jemals zuvor.

Fachliteratur zu Kapitel 5

Aabdallah, D., Eid, N. (2004) Possible neuroprotective effects of lecithin and alpha-tocopherol alone or in combination against ischemia/reperfusion insult in rat brain. *Journal of Biochemical and Molecular Toxicology* 18(5): 273–278

Albi, E., Lazzarini, R., Viola Magni, M. (2008) Phosphatidylcholine/sphingomyelin metabolism crosstalk inside the nucleus. *The Biochemical Journal* 410(2): 381–389

Altman, R., Schaeffer, G., Salles, C., Ramos de Souza, A., Cotias, P. (1980) Phospholipids associated with vitamin C in experimental atherosclerosis. *Arzneimittelforschung* 30(4): 627–630

Bangham, A., Standish, M., Watkins, J. (1965) Diffusion of univalent ions across the lamellae of swollen phospholipids. *Journal of Molecular Biology* 13(1): 238–252

Baumrucker, C. (1985) Amino acid transport systems in bovine mammary tissue. *Journal of Dairy Science* 68(9): 2436–2451

Buang, Y., Wang, Y., Cha, J., Nagao, K., Yanagita, T. (2005) Dietary phosphatidylcholine alleviates fatty liver induced by orotic acid. *Nutrition* 21(7-8): 867–873

Caddeo, C., Teskac, K., Sinico, C., Kristl, J. (2008) Effect of resveratol incorporated in liposomes on proliferation and UV-B protection of cells. *International Journal of Pharmaceutics* 363(1-2): 183–191

Cattel, L., Ceruti, M., Dosio, F. (2004) From conventional to stealth liposomes: a new frontier in cancer chemotherapy. *Journal of Chemotherapy* 16 Suppl 4: 94–97

Chan, P., Longar, S., Fishman, R. (1987) Protective effects of liposome-superoxide dismutase on posttraumatic brain edema. *Annals of Neurology* 21(6): 540–547

Chapat, S., Frey, V., Claperon, N., Bouchaud, C., Puisieux, F., Couvreur, P., Rossignol, P., Delattre, J. (1991) Efficiency of liposomal ATP in cerebral ischemia: bioavailability features. *Brain Research Bulletin* 26(3): 339–342

Chen, G., Djuric, Z. (2001) Carotenoids are degraded by free radicals but do not affect lipid peroxidation in unilamellar liposomes under different oxygen tensions. *FEBS Letters* 505(1): 151–154

Das, S., Gupta, G., Rao, D., Vasudevan, D. (2007) Effect of lecithin with vitamin-B complex and tocopheryl acetate on long-term effect of ethanol induced immunomodulatory activities. *Indian Journal of Experimental Biology* 45(8): 683–688

Demirbilek, S., Ersoy, M., Demirbilek, S., Karaman, A., Akin, M., Bayraktar, M., Bayraktar, N. (2004) Effects of polyenylphosphatidylcholine on cytokines, nitrite/nitrate levels, antioxidant activity and lipid peroxidation in rats with sepsis. *Intensive Care Medicine* 30(10): 1974–1978

Demirbilek, S., Karaman, A., Baykarabulut, A., Akin, M., Gurunluoglu, K., Turkman, E., Tas, E., Aksoy, R., Edali, M. (2006) Polyenylphosph atidylcholine pretreatment ameliorates ischemic acute renal injury in rats. *International Journal of Urology: Official Journal of the Japanese Urological Association* 13(6): 747–753

Dubey, V., Mishra, D., Jain, N. (2007) Melatonin loaded ethanolic liposomes: physicochemical characterization and enhanced transdermal delivery. *European Journal of Pharmaceutics and Biopharmaceutics* 67(2): 398–405

Dubey, V., Mishra, D., Nahar, M., Jain, N. (2008) Elastic liposomes mediated transdermal delivery of an anti-jet lag agent: preparation, characterization and in vitro human skin transport study. *Current Drug Delivery* 5(3): 199–206

El Kateb, N., Cynober, L., Chaumeil, J., Dumortier, G. (2008) L-cysteine encapsulation in liposomes: effect of phospholipids nature on entrapment efficiency and stability. *Journal of Microencapsulation* 25(6): 399–413

El-Samaligy, M., Afifi, N., Mahmoud, E. (2006) Evaluation of hybrid liposomes-encapsulated silymarin regarding physical stability and in vivo performance. *International Journal of Pharmaceutics* 319(1–2): 121–129

Goldenberg, H., Schweinzer, E. (1994) Transport of vitamin C in animal and human cells. *Journal of Bioenergetics and Biomembranes* 26(4): 359–367

Goniotaki, M., Hatziantoniou, S., Dimas, K., Wagner, M., Demetzos, C. (2004) Encapsulation of naturally occurring flavonoids into liposomes: physicochemical properties and

biological activity against human cancer cell lines.
The Journal of Pharmacy and Pharmacology 56(10): 1217–1224

Gouranton, E., Yazidi, C., Cardinault, N., Amiot, M., Borel, P., Landrier, J. (2008) Purified low-density lipoprotein and bovine serum albumin efficiency to internalize lycopene into adipocytes. *Food and Chemical Toxicology* 46(12): 3832–36

Gregoriadis, G. [Hg.] (2007) *Liposome Technology*. 3. Auflage. Volume I: Liposome Preparation and Related Techniques. New York, NY: Informa Healthcare USA, Inc.

Gregoriadis, G. [Hg.] (2007) *Liposome Technology*. 3. Auflage. Volume II: Entrapment of Drugs and Other Materials into Liposomes. New York, NY: Informa Healthcare USA, Inc.

Gregoriadis, G. [Hg.] (2007) *Liposome Technology*. 3. Auflage. Volume III: Interactions of Liposomes with the Biological Milieu. New York, NY: Informa Healthcare USA, Inc.

Hickey, S., Roberts, H., Miller, N. (2008) Pharmacokinetics of oral vitamin C.
Journal of Nutritional & Environmental Medicine July 31

Hoesel, L., Flierl, M., Niederbichler, A., Rittirsch, D., McClintock, S., Reuben, J., Pianko, M., Stone, W., Yang, H., Smith, M., Sarma, J., Ward, P. (2008) Ability of antioxidant liposomes to prevent acute and progressive pulmonary injury.
Antioxidants & Redox Signaling 10(5): 973–981

Imaizumi, S., Woolworth, V., Fishman, R., Chan, P. (1990) Liposome-entrapped superoxide dismutase reduces cerebral infarction in cerebral ischemia in rats.
Stroke 21(9): 1312–1317

Jubeh, T., Nadler-Milbauer, M., Barenholz, Y., Rubinstein, A. (2006) Local treatment of experimental colitis in the rat by negatively charged liposomes of catalase, TMN and SOD. *Journal of Drug Targeting* 14(3): 155–163

Junghans, A., Sies, H., Stahl, W. (2000) Carotenoid-containing unilamellar liposomes loaded with glutathione: a model to study hydrophobic-hydrophilic antioxidant interaction. *Free Radical Research* 33(6): 801–808

Kasbo, J., Tuchweber, B., Perwaiz, S., Bouchard, G., Lafont, H., Domingo, N., Chanussot, F., Yousef, I. (2003) Phosphatidylcholineenriched diet prevents gallstone formation in mice susceptible to cholelithiasis. *Journal of Lipid Research* 44(12): 2297–2303

Konno, H., Matin, A., Maruo, Y., Nakamura, S., Baba, S. (1996) Liposomal ATP protects the liver from injury during shock. *European Surgical Research* 28(2): 140–145

Korb, V., Tep, K., Escriou, V., Richard, C., Scherman, D., Cynober, L., Chaumeil, J., Dumortier, G. (2008) Current data on ATP-containing liposomes and potential prospects to enhance cellular energy status for hepatic applications.
Critical Reviews in Therapeutic Drug Carrier Systems 25(4): 305–345

Lamireau, T., Bouchard, G., Yousef, I., Clouzeau-Girard, H., Rosenbaum, J., Desmouliere, A., Tuchweber, B. (2007) Dietary lecithin protects against cholestatic liver disease in cholic acid-fed Abcb4- deficient mice. *Pediatric Research* 61(2): 185–190

Lee, S., Yuk, H., Lee, D., Lee, K., Hwang, Y., Ludescher, R. (2002) Stabilization of retinol through incorporation into liposomes.
Journal of Biochemistry and Molecular Biology 35(4): 358–363

Lee, S., Han, Y., Min, B., Park, I. (2003) Cytoprotective effects of polyenoylphosphatidylcholine (PPC) on beta-cells during diabetic induction by streptozotocin.
The Journal of Histochemistry and Cytochemistry 51(8): 1005–1015

Levy, T. (2006) Stop America's #1 Killer. Reversible Vitamin Deficiency Found to be Origin of ALL Coronary Heart Disease. Henderson, NV: LivOn Books

Liang, W., Johnson, D., Jarvis, S. (2001) Vitamin C transport systems of mammalian cells. *Molecular Membrane Biology* 18(1): 87–95

Lieber, C. (2004) Alcoholic fatty liver: its pathogenesis and mechanism of progression to inflammation and fibrosis. *Alcohol* 34(1): 9–19

Ling, S., Magosso, E., Khan, N., Yuen, K., Barker, S. (2006) Enhanced oral bioavailability and intestinal lymphatic transport of a hydrophilic drug using liposomes. *Drug Development and Industrial Pharmacy* 32(3): 335–345

Lubin, B., Shohet, S., Nathan, D. (1972) Changes in fatty acid metabolism after erythrocyte peroxidation: stimulation of a membrane repair process. *The Journal of Clinical Investigation* 51(2): 338–344

Maheshwari, H., Agarwal, R., Patil, C., Katare, O. (2003) Preparation and pharmacological evaluation of silibinin liposomes. *Arzneimittelforschung* 53(6): 420–427

Mandal, A., Das, S., Basu, M., Chakrabarti, R., Das, N. (2007) Hepatoprotective activity of liposomal flavonoid against arsenite-induced liver fibrosis. *The Journal of Pharmacology and Experimental Therapeutics* 320(3): 994–1001

Mastellone, I., Polichetti, E., Gres, S., de la Maisonneuve, C., Domingo, N., Marin, V., Lorec, A., Farnarier, C., Portugal, H., Kaplanski, G., Chanussot, F. (2000) Dietary soybean phosphatidylcholines lower lipidemia: mechanisms at the levels of intestine, endothelial cell, and hepato-biliary axis. *The Journal of Nutritional Biochemistry* 11(9): 461–466

Meister, A. (1994) Glutathione-ascorbic acid antioxidant system in animals. *The Journal of Biological Chemistry* 269(13): 9397–9400

Mirahmadi, N., Babaei, M., Vali, A., Daha, F., Kobarfard, F., Dadashzadeh, S. (2008) 99mTc-HMPAO-labeled liposomes: an investigation into the effects of some formulation factors on labeling efficiency and in vitro stability. *Nuclear Medicine and Biology* 35(3): 387–392

Nakae, D., Yamamoto, K., Yoshiji, H., Kinugasa, T., Maruyama, H., Farber, J., Konishi, H. (1990) Liposome-encapsulated superoxide dismutase prevents liver necrosis induced by acetaminophen. *American Journal of Pathology* 136(4): 787–795

Pintea, A., Diehl, H., Momeu, C., Aberle, L., Socaciu, C. (2005) Incorporation of carotenoid esters into liposomes. *Biophysical Chemistry* 118(1): 7–14

Puisieux, F., Fattal, E., Lahiani, M., Auger, J., Jouannet, P., Couvreu Pr, Delattre, J. (1994) Liposomes, an interesting tool to deliver a bioenergetic substrate (ATP). In vitro and in vivo studies. *Journal of Drug Targeting* 2(5): 443–448

Puskas, F., Gergely Jr, P., K. Banki, K., Perl, A. (2000) Stimulation of the pentose phosphate pathway and glutathione levels by dehydroascorbate, the oxidized form of vitamin C. *The FASEB Journal* 14(10): 1352–1361

Rawat, A., Vaidya, B., Khatri, K., Goyal, A., Gupta, P., Mahor, S., Paliwal, R., Rai, S., Vyas, S. (2007) Targeted intracellular delivery of therapeutics: an overview. *Die Pharmazie* 62(9): 643–658

Rivera, F., Costa, G., Abin, A., Urbanavicius, J., Arruti, C., Casanova, G., Dajas, F. (2008) Reduction of ischemic brain damage and increase of glutathione by a liposomal preparation of quercetin in permanent focal ischemia in rats. *Neurotoxicity Research* 13(2): 105–114

Rosenblat, M., Volkova, N., Coleman, R., Aviram, M. (2007) Antioxidant and anti-atherogenic properties of liposomal glutathione: studies in vitro, and in the atherosclerotic apolipoprotein E-deficient mice. *Atherosclerosis* 195(2):e61–e68

Sarkar, S., Das, N. (2006) Mannosylated liposomal flavonoid in combating age-related ischemia-reperfusion induced oxidative damage in rat brain. *Mechanisms of Ageing and Development* 127(4): 391–397

Sato, Y., Murase, K., Kato, J., Kobune, M., Sato, T., Kawano, K., Takimoto, R., Takada, K., Miyanishi, K., Matsunaga, T., Takayama, T., Niitsu, Y. (2008) Resolution of liver cirrhosis using vitamin A-coupled liposomes to deliver siRNA against a collagen-specific chaperone. *Nature Biotechnology* 26(4): 431–442

Schnyder, A., Huwyler, J. (2005) Drug transport to brain with targeted liposomes. NeuroRx: *The Journal of the American Society for Experimental NeuroTherapeutics* 2(1): 99–107

Socaciu, C., Bojarski, P., Aberle, L., Diehl, H. (2002) Different ways to insert carotenoids into liposomes affect structure and dynamics of the bilayer differently. *Biophysical Chemistry* 99(1): 1–15

Verma, D., Levchenko, T., Bernstein, E., Torchilin, V. (2005) ATP loaded liposomes effectively protect mechanical functions of the myocardium from global ischemia in an isolated rat heart model. *Journal of Controlled Release* 108(2-3): 460–471

Verma, D., Hartner, W., Thakkar, V., Levchenko, V., Torchilin, V. (2007) Protective effect of coenzyme Q10-loaded liposomes on the myocardium in rabbits with an acute experimental myocardial infarction. *Pharmaceutical Research* 24(11): 2131–2137

Walde, P., Giuliani, A., Boicelli, C., Luisi, P. (1990) Phospholipidbased reverse micelles. *Chemistry and Physics of Lipids* 53(4): 265–288

Walde, P., Ichikawa, S. (2001) Enzymes inside lipid vesicles: preparation, reactivity and applications. *Biomolecular Engineering* 18(4): 143–177

Waters, R., White, L., May, J. (1997) Liposomes containing alphatocopherol and ascorbate are protected from an external oxidant stress. *Free Radical Research* 26(4): 373–379

Wendel, A. (1983) Hepatic lipid peroxidation: caused by acute drug intoxication, prevented by liposomal glutathione. *International Journal of Clinical Pharmacology Research* 3(6): 443–447.

Wilson, J. (2005) Regulation of vitamin C transport. *Annual Review of Nutrition* 25: 105–125

Wu, J., Zern, M. (1999) NF-kappa, B., liposomes and pathogenesis of hepatic injury and fibrosis. *Frontiers in Bioscience* 4:D520–D527

Xi, J., Guo, R. (2007) Interactions between flavonoids and hemoglobin in lecithin liposomes. *International Journal of Biological Macromolecules* 40(4): 305–311

Yamada, Y., Harashima, H. (2008) Mitochondrial drug delivery systems for macromolecule and their therapeutic application to mitochondrial diseases. *Advanced Drug Delivery Reviews* 60(13-14): 1439–1462

Yao, T., Esposti, S., Huang, L., Arnon, R., Spangenberger, A., Zern, M. (1994) Inhibition of carbon tetrachloride-induced liver injury by liposomes containing vitamin E. *The American Journal of Physiology* 267(3 Pt 1):G476–G484

Yoshimoto, M., Miyazaki, Y., Kudo, Y., Fukunaga, K., Nakao, K. (2006) Glucose oxidation catalyzed by liposomal glucose oxidase in the presence of catalase-containing liposomes. *Biotechnology Progress* 22(3): 704–709

Kapitel 6

Anregungen für die Praxis

Ich bekenne mich schuldig – wann immer neue, aufregende Ideen auftauchen, denke ich: Das kann nicht sein.

Paul Greengard, Nobelpreisträger in Medizin/Physiologie 2000

Hinweise und Erfahrungswerte

Ausgewogene antioxidative Supplementierung

Obwohl Vitamin C nachweislich das wichtigste Antioxidans und zudem wohl auch der bedeutendste Nährstoff im Körper ist, wird die ausschließliche Supplementierung mit Vitamin C nicht empfohlen. Allerdings wäre die alleinige Anwendung von Vitamin C sehr wahrscheinlich wirksamer als die Einnahme einer Kombination anderer Nahrungsergänzungsmittel ohne Vitamin C. Die in diesem Kapitel aufgeführten Empfehlungen sind nur als meine persönliche Meinung und allgemeine Richtlinien zu betrachten. Dem Leser wird empfohlen, den Rat eines Arztes einzuholen, bevor er irgendeine Langzeit-Supplementierung mit irgendwelchen Nahrungsergänzungsmitteln beginnt.

Ein gut durchdachtes Nahrungsergänzungsprogramm sollte abgesehen von Vitamin C als Ascorbinsäure oder Natriumascorbat auch Vitamin A (Betacarotin), Vitamin E und B-Vitamine enthalten. Allerdings sollte die Vitamin-B12-Supplementierung nur bei nachgewiesenen Mangelzuständen erfolgen. Um die Vitamin-B12-Speicher aufzufüllen, sollte bevorzugt Hydroxycobalamin statt Cyanocobalamin benutzt werden. Folgende wichtige Antioxidanzien können zusätzlich eingesetzt werden: Alpha-Liponsäure, Coenzym Q10, Silibinin oder Silymarin, Glutathion und N-Acetylcystein. Sie wirken insgesamt antioxidativ, unterstützen aber vor allem direkt die Aufrechterhaltung des Vitamin-C-Spiegels, da sie oxidiertes Vitamin C in die stoffwechselaktive Form zurückverwandeln. Auch Flavonoide wie Quercetin und Rutin unterstützen die Stoffwechselfunktionen von Vitamin C wirksam.

Bei Nahrungsergänzungsmitteln gibt es keine »magische« Dosierung. So sind beispielsweise höhere Vitamin-C-Erhaltungsdosierungen bei bestimmten Erkrankungen wirksamer – und geringere Dosierungen eignen sich besser zur Erhaltung der Gesundheit. Die Kosten sowie die Frage, wie viele Pillen man täglich schlucken möchte, fallen gleichfalls ins Gewicht.

Optimale Vitamin-C-Dosierung

Für den gesunden Durchschnittsbürger ist eine tägliche Vitamin-C-Dosis von etwa 6000 bis 12 000 Milligramm in der Regel ausreichend, um den Bedarf zu decken. Die meisten Erwachsenen benötigen eher 12 000 Milligramm Vitamin C als 6000 Milligramm. Weniger als 6000 Milligramm Vitamin C wäre nur für wenige Menschen eine Optidosierung. Allerdings sollte man nicht vergessen, dass die einzige Möglichkeit, prooxidative Vitamin-C-Effekte auszulösen, darin besteht, niedrigere Dosierungen anzuwenden (siehe Kapitel 4). Ein prooxidativer Effekt tritt bei jeder Dosis eher selten auf, aber Dosierungen von 500 Milligramm oder weniger erhöhen die Wahrscheinlichkeit für solche Effekte. Um die individuelle Optidosierung von Vitamin-C zu ermitteln, sollte man zuvor die Darmtoleranz bestimmt haben – wie von Cathcart (1981) beschrieben. Abhängig sowohl von Erkrankungen als auch von der täglichen Toxinexposition kann die Darmtoleranz im Einzelfall stark variieren. So kann bei chronischen Krebspatienten und Patienten mit chronischen Infektionskrankheiten (wie etwa AIDS) die Darmtoleranzschwelle für Vitamin C bei 100 000 Milligramm Vitamin C oder höher liegen. Die Darmtoleranzdosierung gesunder Individuen mit durchschnittlicher Körpergröße beträgt 10 000 bis 15 000 Milligramm Vitamin C.

Sobald die Darmtoleranzschwelle bestimmt worden ist, kann man diese Vitamin-C-Dosis tagsüber auf drei oder vier Einzelgaben aufgeteilt einnehmen. So wird der Bedarf gedeckt, ohne dass es zum »Spüleffekt« im Darm kommt. Sofern sich Durchfall oder sehr weicher Stuhl einstellen, die trotz Dosishalbierung nicht rückläufig sind, sollte die Dosierung so weit nach unten korrigiert werden, bis die Symptome verschwinden. Man kann es auch so sehen, dass ein Vitamin-C-induzierter Durchfall ab und zu eine gute Kur ist, um den Darm zu reinigen und zugleich die dort gespeicherten Schlacken zu entgiften. Um langfristig gesund zu bleiben, ist es daher empfehlenswert, die durchfallauslösende Dosis beizubehalten – wenn die Symptome nicht allzu unangenehm sind. Ist die Gesundheit im Einzelfall grundsätzlich stabil und treten keine neuen Infektionen oder sonstigen organischen Störungen auf, sollte man die Vitamin-C-Dosierung nahe der Darmtoleranzschwelle beibehalten. Steigt die Darmtoleranzschwelle von Vitamin C plötzlich an, kann dies ein Hinweis darauf sein, dass der Organismus im Begriff ist, sich mit einer Infektion auseinanderzusetzen. Das weist in der Regel darauf hin, dass der Bedarf an Vitamin C akut erhöht ist. Wenn man also die Vitamin-C-Dosierung nahe der Darmtoleranzschwelle beibehält, entwickelt sich normalerweise ein besseres »intuitives« Empfinden für den eigenen Gesundheitszustand. So sind Sie vor Grippe und Erkältungen gefeit – es sei denn, Sie haben es urplötzlich mit einer massiven Keiminvasion zu tun. Dennoch wird es Tage geben, an denen Sie sich zwar nicht richtig krank fühlen, aber auch nicht richtig gesund. Ihre Leistungsbereitschaft kann etwas niedriger ausfallen als sonst, aber Sie werden Ihren Alltag bewältigen können. Behalten Sie weiterhin Ihre individuelle Vitamin-C-Optidosierung bei. Dann werden Sie auch die schwersten Infektionen und toxischen Zustände nur »wenig geschwächt« überstehen.

Ihre Vitamin-C-Optidosierung müssen Sie täglich einnehmen. Lassen Sie auch nur eine Vitamin-C-Dosis an einem Tag weg, können Sie sich leicht mit einer Erkältung oder Grippe anstecken, die gerade in Ihrer Firma »umgeht«. Obwohl Sie aufgrund des hohen Vitamin-C-Gehalts in Ihrem Körper resistenter gegen herkömmliche Viren sind als Ihr infiziertes Umfeld, kann sich der in Kapitel 4 beschriebene Rückstoß-Effekt nach einigen Tagen bemerkbar machen, wenn Sie die Supplementierung plötzlich abgesetzt haben – die Ansteckungsgefahr ist dann temporär erhöht.

Infektionen und Vergiftungen behandeln

Klenner ebnete den Weg, um zu einer Vitamin-C-Optidosierung zu kommen, die zur individuellen Behandlung bei akuter Infektion oder schwerer Toxinexposition geeignet ist. Er behauptete, dass es für eine »schnelle Rückbildung« der Symptomatik unerlässlich sei, die erste Vitamin-C-Dosis intravenös zu verabreichen (Klenner 1971) – in Dosierungen von 350 bis 1200 mg/kg Körpergewicht. Falls die Vitamin-C-Dosis weniger als 400 mg/kg Körpergewicht beträgt, kann Klenner zufolge das Vitamin C nicht als Infusion, sondern direkt aus der Aufziehspritze injiziert werden. Allerdings muss dabei der pH-Wert mittels Natriumhydrogencarbonat (Natron) neutral abgepuffert sein. Je 1000 Milligramm Vitamin C sollten mit mindestens fünf Milliliter wässriger Dextrose, Kochsalz- oder Ringer-Lactat-Lösung verdünnt werden. Diese intravenöse Stoßtherapie sollte ausschließlich bei schwer kranken Patienten benutzt werden, die sterben könnten, bevor die Infusionslösung zubereitet ist.

Die intravenöse Anwendung ist einfach. Steriles Wasser, Kochsalz- und Ringer-Lactat-Lösung sind wahrscheinlich am besten als intravenöse Infusionslösung geeignet. Vitamin C in Form von Natriumascorbat oder Ascorbinsäure, mit Natriumbicarbonat in den neutralen pH-Bereich gepuffert, kann direkt der Infusionslösung zugegeben werden. Insgesamt 500 Milliliter Lösung mit 50 000 Milligramm Vitamin C in der Infusionsflasche bzw. im Infusionsbeutel sind sehr gut wirksam. Generell gilt: Geben Sie nichts anderes in die Infusionslösung, wenn eine Infektion oder Vergiftung behandelt werden soll. Zahllose unterschiedliche Supplemente mit Vitamin C zu mischen, kann zu »gemischten« Ergebnissen führen. Außerdem können andere Nähr- und Supplementstoffe ohne Weiteres oral verabreicht werden. Künftige Forschung mag möglicherweise zur Entwicklung besserer Infusionslösungen führen, doch bisher haben sich reine Vitamin-C-Infusionen ohne Zusatzstoffe außerordentlich gut bewährt.

Wie Klenner vielfach zeigte, kann Vitamin C auf intravenösem Weg je nach Situation sehr schnell, aber auch sehr langsam verabreicht werden. Im Falle einer akuten Toxinexposition, etwa nach einem Schlangenbiss, sollte man die Infusionslösung rasch durchlaufen lassen – je länger das Gift nicht neutralisiert im Körper zirkuliert, desto mehr Schaden richtet es an. Letztlich muss ein bestimmter Vitamin-C-Level erreicht werden, um das Gift vollständig zu neutralisieren. Unter solchen Umständen können ohne Weiteres 500 Milliliter Infusionslösung mit 50 000 Milligramm Vitamin C über etwa 50 bis 60 Minuten erforderlich sein.

Bei der Behandlung von weniger akuten Toxinexpositionen sowie bei den meisten klinisch stabilen Infektionen sollte man eine Infusionslösung mit 500 Millilitern etwa über zwei bis vier Stunden laufen lassen. Bei Komapatienten oder Patienten, die aufgrund einer Enzephalitis desorientiert sind, ist eine schnellstmögliche Gabe unbedingt nötig, da es sehr rasch zum Tod kommen kann. Eine sehr gute intravenöse Stoßtherapie wird in solchen Fällen anfangs mit 5000 bis 15 000 Milligramm Vitamin C durchgeführt.

Leider gibt es keine »Kochrezepte« für optimale Vitamin-C-Dosierungen bis zum Ende eines Therapieplans, wenn der Patient zunächst gut auf die Behandlung anspricht. Temperatur (Fieber), Herzfrequenz und Symptomminderung/-rückgang bestimmen, wie intensiv die Vitamin-C-Dosierung fortgesetzt werden muss. Am wichtigsten ist es wahrscheinlich, auf Nummer sicher zu gehen und Vitamin C in hohen Dosierungen und über lange Zeit anzuwenden, damit es nach der letzten verabreichten Hochdosis nicht zu unerwarteten klinischen Rückfällen kommt.

Die Patienten benötigen eine starke Flüssigkeitszufuhr/-ersatz. Eine hohe Urinausscheidungsmenge muss gewährleistet sein. Selbstverständlich ist dies eine allgemeine ärztliche Empfehlung, die deshalb von großer Bedeutung ist, da bei schwer kranken fiebrigen Patienten hohe Vitamin-C-Dosierungen oder andere Medikamente verabreicht werden sowie hohe Flüssigkeitsverluste und eine zu geringe Flüssigkeitszufuhr vorliegen.

Patienten mit Nierenerkrankung

Bei Patienten mit Nierenerkrankung muss ganz besonders darauf geachtet werden, dass durch Flüssigkeitszufuhr ein hohes Urinvolumen sichergestellt ist, wenn Vitamin C eingesetzt wird. Dies gelingt in der Regel, wenn der Patient noch normale Mengen Urin ausscheidet und sich noch nicht in einem Stadium der akuten oder chronischen Niereninsuffizienz befindet, die eine Dialyse erfordert. Bei den meisten Patienten genügt die tägliche Aufnahme von mindestens zwei Litern Wasser. Wenn der Harnfluss nicht unmittelbar durch eine erhöhte Wasserzufuhr zunimmt, können rasch wirksame Diuretika oral oder intravenös verabreicht werden, sofern Vitamin C im Blut in hoher Konzentration verfügbar ist. Eine solche diuretische Therapie bringt den Harnfluss in Schwung.

Es ist absolut essenziell, dass Patienten mit beeinträchtigter Nierenfunktion alle möglichen Risikofaktoren überprüfen, die zum Anstieg des Oxalatgehalts im Urin führen (siehe Kapitel 4). Der Patient muss hier eigenverantwortlich Risikofaktoren abwägen, da die vorliegende Literatur darauf hindeutet, dass viele Ärzte diesbezüglich bei Patienten mit Nierensteinrisiko nicht gründlich genug vorgehen.

Vitamin C sollte niemals als Calciumascorbat supplementiert werden. Natriumascorbat und Ascorbinsäure sind die Mittel der Wahl. Calciumascorbat ist eine zusätzliche Calciumquelle und kann im Harntrakt zur Oxalatausfällung und Entwicklung von Steinen führen. Darüber hinaus gibt es keinen Beleg dafür, dass Calciumascorbat irgendeinen therapeutischen Vorteil gegenüber Natriumascorbat oder Ascorbinsäure hat. Ergänzende Formen von Vitamin C sind auch Mineralascorbate, wie beispielsweise Magnesiumascorbat. Es spricht nichts gegen die Einnahme, allerdings sollten Mineralascorbate nicht die einzige Vitamin-C-Quelle sein. Als tägliche Vitamin-C-Dosis wäre bei Anwendung mineralisierter Formen eine Überdosierung nötig, wenn man nur mit Mineralascorbaten supplementiert.

Calcium-Supplemente sollten ebenfalls während der Einnahme von hochdosiertem Vitamin C vermieden werden. Allerdings beruht diese Empfehlung, beide Vitalstoffe nicht simultan zu applizieren, nicht auf dem etwaigen Risiko der Bildung von Nierensteinen – wenngleich manche ältere Menschen, die an Nierensteinen erkranken, mit Calcium supplementiert wurden und zudem zahlreiche rezeptpflichtige Medikamente sowie Vitamin C eingenommen haben. Darüber hinaus ist eindeutig nachgewiesen, dass es sich bei den meisten Calcium-Supplementen nicht um bioverfügbare Formen von Calcium handelt und diese zudem für Anwender toxisch sein können. Nicht-bioverfügbare Formen von Calcium können das Risiko für Herzkrankheiten, Krebs und andere chronisch degenerativen Krankheiten erhöhen (Levy, 2001). Die jahrelange Einnahme von Calcium ist manchmal mit erheblichen Calciumablagerungen im Körper assoziiert. Vitamin C löst Calcium sehr leicht auf. Nimmt ein Patient erstmals Vitamin C ein, werden größere Mengen Calcium mobilisiert, als dies bei einer langfristigen Vitamin-C-Supplementierung der Fall wäre. Bei älteren Patienten muss auf eine großzügige Flüssigkeitszufuhr geachtet werden, und anfangs sollten geringere Vitamin-C-Dosierungen gegeben werden. Später können die Vitamin-C-Dosierungen schrittweise erhöht werden. Für jene, die objektive Kontrollparameter erwarten, gilt: Vitamin-C-Dosierungen sollten nur erhöht werden, wenn regelmäßige Laborkontrollen der Calciumkonzentration im Urin klar darauf hinweisen, dass sich die mobilisierten Calciummengen verringern.

Der Patient sollte gereinigtes Wasser trinken. Leitungswasser kann deutliche Spuren von Calcium und anderen Mineralien in nicht bioverfügbarer Form enthalten. Dies würde das Risiko für die Bildung von Nierensteinen erhöhen. Am besten ist destilliertes Wasser. Auch können gefiltertes Wasser oder Osmosewasser getrunken werden. Jedes Filtrierungsverfahren sollte in der Lage sein, Fluoride aus dem Wasser zu entfernen.

Eine optimale Supplementierung zur Aufrechterhaltung guter Gesundheit kann nur durch einen Arzt erfolgen. Deshalb ist die Wahl eines qualifizierten Arztes der wohl wichtigste Faktor. Er sollte motiviert sein und Interesse darin haben, seinen Patienten zu helfen. Darüber hinaus sollte er regelmäßig Bluttests durchführen und den Gesundheitszustand seines Patienten genau im Auge behalten. Ihr Arzt sollte offen für alle Fragen sein, die möglicherweise auftauchen. Sofern man keine bestimmte Erkrankung hat, die behandelt und kontrolliert werden muss, empfehlen sich folgende Vorsorgemaßnahmen, die jährlich durchgeführt werden sollten: großes Blutbild, Routinelaborwerte, Untersuchung der Eisen- und Ferritin-Werte und ein Schilddrüsenfunktionstest. Einmalig wird ein Test zum Ausschluss von G6PD-Mangel empfohlen.

Zusammenfassung

Die perfekte oder präzise Methode für die richtige Supplementierung von Vitamin C und anderen Vitalstoffen gibt es nicht. Deshalb sollten Sie sich einen qualifizierten Arzt suchen, mit dem Sie als Partner zur bestmöglichen Aufrechterhaltung Ihrer Gesundheit zusammenarbeiten. Eine Vitamin-C-Supplementierung ist absolut unerlässlich, um gesund zu bleiben. Und sehr häufig ist sie der einzige Weg, um wieder gesund zu werden. Finden Sie Ihre individuelle Vitamin-C-Optidosierung und nehmen Sie sie täglich ein. Sie sollten auch andere wichtige Vitamine und Antioxidanzien anwenden, die ebenfalls im vorliegenden Buch angesprochen wurden. Haben Sie keine Angst, hören Sie auf Ihren Körper. Wenn Sie alles richtig gemacht haben, kann es sein, dass sie sich anfangs schlechter fühlen, ehe eine allgemeine Besserung eintritt.

Da Liposom-verkapseltes Vitamin C verfügbar ist (siehe hierzu auch Kapitel 5), können Sie Ihr Ziel einer Optidosierung sehr viel leichter und ohne Probleme erreichen – ein vergleichsweise günstiger und hervorragender antioxidativer Schutz. Sollten Sie nur auf übliche Formen von Vitamin C zurückgreifen können, empfiehlt es sich, die oben genannten Hinweise zu beachten.

Fachliteratur zu Kapitel 6

Cathcart, R. (1981) Vitamin C, titrating to bowel tolerance, anascorbemia, and acute induced scurvy. *Medical Hypotheses* 7(11): 1359–1376

Klenner, F. (1971) Observations on the dose and administration of ascorbic acid when employed beyond the range of a vitamin in human pathology. *Journal of Applied Nutrition* 23(3&4): 61–88

Levy, T. (2001) Optimal Nutrition for Optimal Health. The Real Truth About Eating Right for Weight Loss, Detoxification, Low Cholesterol, Better Digestion, and Overall Well-Being. New York, NY: Keats Publishing

Anhang

Infoservice

Empfohlene Lektüre

Adams, R., Murray, F. (1972) *Vitamin C, the Powerhouse Vitamin, Conquers More Than Just Colds.* New York, NY: Larchmont Press

Burns, J., Rivers, J., Machlin, L. [eds.] (1987) *Third Conference on Vitamin C.* New York, N Y: The New York Academy of Sciences

Cheraskin, E., Ringsdorf, W., Sisley, E. (1983) *The Vitamin C Connection. Getting Well and Staying Well with Vitamin C.* New York, NY: Harper & Row, Publishers, Inc.

Cheraskin, E. (1988) *The Vitamin C Controversy. Questions & Answers.* Wichita, KS: Bio-Communications Press

Cheraskin, E. (1993) *Vitamin C … Who Needs It?* Birmingham, AL: Arlington Press & Company

Clemetson, C. (1989) *Vitamin C. Volume I.* Boca Raton, FL: CRC Press, Inc.

Clemetson, C. (1989) *Vitamin C. Volume II.* Boca Raton, FL: CRC Press, Inc.

Clemetson, C. (1989) *Vitamin C. Volume III.* Boca Raton, FL: CRC Press, Inc.

Davies, M., J. Austin, Partridge, D. (1991) *Vitamin C: Ist Chemistry and Biochemistry.* Cambridge, UK: The Royal Society of Chemistry

Goodman, S. (1991) *Vitamin C: The Master Nutrient.* New Canaan, CT: Keats Publishing, Inc.

Gutteridge, J., Halliwell, B. (1994) *Antioxidants in Nutrition, Health, and Disease.* New York, NY: Oxford University Press

Harris, J. [Hg.] (1996) *Subcellular Biochemistry.* Volume 25. Ascorbic Acid: Biochemistry and Biomedical Cell Biology. New York, NY: Plenum Press

Huggins, H., Levy, T. (1999) *Uninformed Consent. The Hidden Dangers in Dental Care.* Charlottesville, VA: Hampton Roads Publishing Company, Inc.

King, C., Burns, J. [Hg.] (1975) *Second Conference on Vitamin C.* New York, NY: The New York Academy of Sciences

Kulacz, R., Levy, T. (2002) *The Roots of Disease. Connecting Dentistry and Medicine.* Philadelphia, PA: Xlibris Corporation

Levy, T. (2001) *Optimal Nutrition for Optimal Health. The Real Truth About Eating Right for Weight Loss, Detoxification, Low Cholesterol, Better Digestion, and Overall Well-Being.* New York, NY: Keats Publishing

Levy, T. (2006) *Stop America's #1 Killer! Reversible Vitamin C Deficiency Found to be Origin of ALL Coronary Heart Disease.* Henderson, NV: LivOn Books

Packer, L., Fuchs J. [eds.] (1997) *Vitamin C in Health and Disease.* New York, N Y: Marcel Dekker, Inc.

Pauling, L. (1981) *Vitamin C, the Common Cold & the Flu.* New York, NY: Berkley Books

Pauling, L. (1987) *How to Live Longer and Feel Better.* New York, NY: Avon Books, Inc.

Seib, P., Tolbert, B. [Hg.] (1982) *Ascorbic Acid: Chemistry, Metabolism, and Uses.* Washington, D.C.: American Chemical Society

Smith, L. (1988) *The Clinical Experiences of Frederick R. Klenner, M.D.: Clinical Guide to the Use of Vitamin C.* Portland, OR: Life Sciences Press

Stone, I. (1972) *The Healing Factor. Vitamin C Against Disease.* New York, NY: Grosset & Dunlap

Webster, J. (1972) *Vitamin C – The Protective Vitamin.* New York, NY: Award Books

Hilfreiche Adressen

http://www.gesundheit.de/ernaehrung/naehrstoffe/vitamine/vitamin-c-ascorbinsaeure

http://flexikon.doccheck.com/de/Ascorbins%C3%A4ure (mit weiteren Links zum Thema)

http://www.vitamin-c-forum.de/de/vitamin-c-therapie/

http://www.carstens-stiftung.de/artikel/hochdosiertes-vitamin-c-in-der-krebstherapie.html

http://www.zentrum-der-gesundheit.de/vitamin-c-gegen-krebs-ia.html

http://www.schnupfen.net/vitamin-c-gegen-schnupfen/

https://www.taramax.de/gesund-werden/therapiemethoden-von-a-z/v/vitamin-c-hochdosistherapie/definition/ (mit Therapeutenfinder)

http://www.forumgesundheit.at/portal27/portal/forumgesundheitportal/content/contentWindow?action=2&viewmode=content&contentid=10007.689793
https://de.wikipedia.org/wiki/Ascorbins%C3%A4ure (mit weiteren Links zum Thema)

Arztpraxen, die auf ihrer Homepage Vitamin-C-Therapie anbieten

(Stand 18. November 2015)

http://www.therapeuten.de/therapien/ausleitungsverfahren.htm (mit Therapeuten-Finder)

Berlin:
http://www.drschmidtkulbe.de/behandlungen/vitalinfusionen/vitamin-c-hochdosiert/

Hasloh:
http://www.gesundheitspraxis-hasloh.de/leistungsspektrum/spezialleistungen/therapien/biologische-krebstherapie/vitamin-c-hochdosis-therapie.html

Düsseldorf:
http://naturheilpraxis-scheumann.de/therapie/vitamin-c-hochdosierung.html

Münster:
http://www.muenster-frauenarzt.de/leistungsspektrum/gesundheitsleistungen/therapie/vitamin-c-therapie.html

Wuppertal:
http://www.naturheilpraxis-hollmann.de/VitaminCHochdosis.htm

Mettlach-Orscholz:
http://www.arztpraxis-rinneberg.de/

Sach- und Personenregister

G

H

I

K

T

U

V

W

X

Z

Register der wissenschaftlichen Studien

A

B

C

D

E

F

G

H

I

J

K

L

M

N

O

P

R

S

T

U

V

W

Y

Z